普通高等教育"十一五"国家级规划教材
新世纪全国高等中医药院校针灸专业创新教材

中医儿科学

（供针灸推拿学、中医学专业用）

主　编　马　融（天津中医药大学）
　　　　梁繁荣（成都中医药大学）
副主编　（以姓氏笔画为序）
　　　　王有鹏（黑龙江中医药大学）
　　　　刘一凡（山东中医药大学）
　　　　李桂兰（天津中医药大学）
　　　　陈华德（浙江中医药大学）
　　　　周国平（湖南中医药大学）
　　　　俞昌德（福建中医学院）

中国中医药出版社
·北　京·

图书在版编目（CIP）数据

中医儿科学/马融，梁繁荣主编．—北京：中国中医药出版社，2009.7（2016.1 重印）
普通高等教育“十一五”国家级规划教材
ISBN 978－7－80231－623－2

Ⅰ．中…　Ⅱ．①马…②梁…　Ⅲ．①中医儿科学－中医学院－教材
Ⅳ．R272

中国版本图书馆 CIP 数据核字（2009）第 099209 号

中国中医药出版社出版
北京市朝阳区北三环东路 28 号易亨大厦 16 层
邮政编码：100013
传真：010 64405750
北京鑫正大印刷有限公司印刷
各地新华书店经销
*
开本 850×1168　1/16　印张 19.25　字数 448 千字
2009 年 7 月第 1 版　2016 年 1 月第 2 次印刷
书　号　ISBN　978-7-80231-623-2
*
定价：25.00 元
网址　www.cptcm.com

社长热线　010 64405720
读者服务部电话：010 64065415　010 84042153
书店网址：csln.net/qksd/

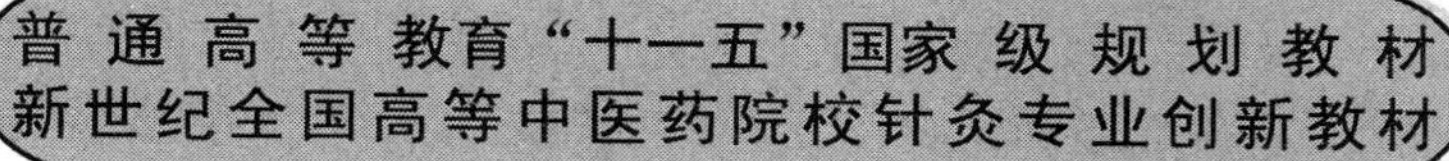

《中医儿科学》编委会

主　编　马　融（天津中医药大学）
　　　　　梁繁荣（成都中医药大学）

副主编（以姓氏笔画为序）
　　　　　王有鹏（黑龙江中医药大学）
　　　　　刘一凡（山东中医药大学）
　　　　　李桂兰（天津中医药大学）
　　　　　陈华德（浙江中医药大学）
　　　　　周国平（湖南中医药大学）
　　　　　俞昌德（福建中医学院）

编　委（以姓氏笔画为序）
　　　　　王　滨（内蒙古医学院）
　　　　　王　巍（辽宁中医药大学）
　　　　　王亚军（甘肃中医学院）
　　　　　许云祥（广州中医药大学）
　　　　　李　瑛（成都中医药大学）
　　　　　杨常泉（天津中医药大学）
　　　　　张庆萍（安徽中医学院）
　　　　　张淑君（河南中医学院）
　　　　　张喜莲（天津中医药大学）
　　　　　金荣疆（成都中医药大学）
　　　　　袁洪平（长春中医药大学）
　　　　　贯成文（陕西中医学院）
　　　　　夏　敏（新疆中医院）
　　　　　燕　平（山西中医学院）

主　审（以姓氏笔画为序）
　　　　　王云凯（天津中医药大学）
　　　　　汪受传（南京中医药大学）

前　言

全国高等中医药院校自1980年设五年制针灸学专业以来，针灸学专业教学计划一直是《针灸治疗学》与中医学专业临床课程（中医内、外、妇、儿、五官科学）分讲，这样的结果造成不仅《针灸治疗学》与中医临床课程中的知识点存在着大量重复，而且术语、证型不统一，也给教学带来不少困扰。

针对这些情况，1993年起，原天津中医学院首先将《中医内科学》、《中医妇科学》、《中医儿科学》与《针灸治疗学》中的相同部分融合，针药合讲，删减了重复，统一了术语、证型等，突出临床需要，在针灸学专业大专班中试行，收到很好效果。1995年，融合后的针药合讲临床课程列入原天津中医学院针灸学本科专业教学计划。

1998年和2000年，天津中医药大学针灸系先后承担了国家中医药管理局和教育部世界银行贷款课题，主研五年制针灸推拿学专业课程体系和课程的优化整合。课题研究结果认为：针灸学课程结构需要进一步完善与深化，针灸推拿学专业需要将临床课程针药合讲，并开设《针灸处方学》，以适应课堂教学与临床应用的需要。2002年，经全国高等中医药院校教材建设研究会同意并得到中国中医药出版社的支持，《针灸处方学》与针药合讲临床课程被列入"新世纪全国高等中医药院校创新教材"。2004年，全国24所中医药院校的专家学者聚会天津，共同商讨编写针药合讲创新教材。此次会上，统一了"全国高等中医药院校针灸专业创新教材《中医内科学》、《中医妇科学》和《中医儿科学》"教材的编写体例和名称，确定了编写大纲和样稿，分配了编写任务。2005年在辽宁中医药大学裴景春教授的建议下增加了针灸专业用的《中医外科学》和《中医五官科学》。故这套针药合讲教材包括：《中医内科学》、《中医妇科学》、《中医儿科学》、《中医外科学》和《中医五官科学》5种。

教材的创新是学科发展与时俱进的必然。本套教材以针药合讲为特色，深化并优化了针灸推拿学专业的课程结构。全套教材紧扣全国高等中医药院校中医学专业的规划教材内容，拓展了针灸学专业规划教材《针灸治疗学》的内容，增加了学生自主学习的时间，适应于21世纪教学改革需要。本套教材的出版，是在天津中医药大学针灸系总支书记兼分管教学副主任陈爽白教授、天津中医药大学针灸系主任郭义教授的整体设计、精心策划和组织下完成的。

张子和曰："针之理，即所谓药之理"，针与药在临床上常结合使用，针、灸、药各有所长，临床必须"杂合以治，各得其所宜"（《素问·异法方宜论》）。但对于在教材的编写上怎样体现针与药的有机结合，在教材的使用中怎样做到根据不同的病证，针药各有所侧重，我们仍存惶惶之心，缺陷与错误在所难免，敬请师生们在使用过程中多提宝贵意见。

2009年6月

编写说明

全国高等中医药院校针灸专业创新教材《中医儿科学》，是根据教育部普通高等教育教材建设与改革的有关精神，为适应新时期、新形势下我国高等中医药教育的改革与发展需要，在新世纪全国高等中医药院校规划教材《中医儿科学》、《针灸学》及《针灸治疗学》的基础上，进行教材优化整合，选择儿科疾病中使用中药和针灸方法治疗的优势病种编撰而成，具有一定的创新性。供高等中医药院校针灸推拿学专业及中医学专业使用，也可作为针灸、中医儿科工作者的临床参考书。

中医儿科学，是一门重要的临床学科，是高等中医院校中医类专业必修课程之一。我国历代医家经过千百年来的临床实践与科学研究，不断丰富了中医儿科学理论，提高了儿科疾病的防治技能，为儿童卫生保健作出了卓越贡献。为了培养高能力、高素质的中医儿科人才，从事中医儿科学教学的中医专家，自20世纪50年代起，即开始编撰高等中医药院校《中医儿科学》教材，经过不断修订、充实，使教材的系统性、科学性、实用性及先进性不断提高，迄今已至第七版。

在使用历版教材教学过程中，我们发现：中药与针灸是中医防治儿科疾病不可缺少的手段，而既往《中医儿科学》教材，对中医针灸儿科发展简史及儿科疾病的针灸治疗论述很少；《针灸学》或《针灸治疗学》教材则缺少儿科基础知识，儿科疾病论述少，辨证论治也过于简单，与临床需要相距较远。为了适应临床的实际需要，我们立足于教学改革，优化教材组合，在广泛调研论证的基础上，编写了此教材。

本教材分为总论和各论两部分，共4章。总论第一章为儿科学基础，介绍了中医儿科学的萌芽、形成与发展，从胎儿至青少年这一时期的生长发育、生理病理、喂养保健及儿科针药诊治概要。各论分为常见病证、传染病、新生儿疾病三章，系统介绍了每一病证定义、历史沿革与源流、病因病机、诊断要点、鉴别诊断、辨证、治疗、预防与调护、病案举例、古代文摘、现代研究。在诊断要点中，除按传统诊断疾病的方法，提出病史和症状要点外，补充了必要的现代诊断方法，以提高学生的临床诊断能力；辨证部分，尽量按国家已颁布的规范和标准分型；在治疗部分，根据临床实际情况，或突出中药辨证治疗，或侧重针灸治法，但绝大部分病证是既详述中医辨证选方用药，又细说针灸治法与选穴。所以对每一病证的针药结合论治是本教材的创新之处，以期提高学生防治疾病的技能。古代文摘选录了前贤对该病的精辟论述与辨治精华；现代研究汇集了当今医家对该病研究的进展，使继承与发展相结合，这是本教材的又一特点。

通过本门课程的学习，使学生学会根据中医理论及儿科特点，运用中药及针灸方法，诊治儿科疾病，并掌握有关问题的思维方式及具体方法。学习中要掌握儿童生长发育和儿科疾病的特点，注意儿童与成人患病的区别，并将学过的中医学、针灸学基础知识，及中医内科学、针灸治疗学等相关学科内容紧密联系，以加深对知识的理解，并融会贯通，理论联系实际，灵活运用于临床。

本教材由全国18所高等中医药院校的20余位具有丰富教学与临床经验的针灸专业和中医儿科专业的专家教授共同编写，大家分工协作，完成了编写任务。在编撰过程中，各单位给予了很大的支持与合作，尤其是天津中医药大学、成都中医药大学，为本教材的编写，做了很多筹划和前期工作，并为编写和审订稿会议提供了诸多方便；著名儿科专家汪受传教授及王云凯教授对本教材进行了最后审订，在此一并表示感谢。同时也感谢历版《中医儿科学》和《针灸治疗学》教材的主编和编委为本教材编写所奠定的良好基础，并感谢本教材所引用医案、文献及相关著作的作者们。

本教材力求继承与发展相结合，改革与创新相结合，使本教材更适应新时期、新形势的教学需要。但探索尚属起步，疏漏与不足在所难免，所以热切希望使用本教材的师生和从事中医针灸儿科的同道们，提出宝贵意见，以便再版时修正提高。

《中医儿科学》编委会

2009年6月

目 录

总 论

各 论

总 论

第一章 儿科学基础

第一节　中医儿科学发展简史

中医儿科学，是以中医学理论体系为指导，以我国传统的中药、针灸等治疗方法为手段，研究从胎儿至青少年这一时期的生长发育、生理病理、喂养保健，以及各类疾病防治的一门临床医学学科。中医儿科学的发展历史，主要分为以下四个阶段。

一、中医儿科学的萌芽期（远古～南北朝）

我国儿科医学起源很早，在出土的4000年前殷墟甲骨文中就记载了20余种病名，其中涉及儿科的有“龋”（龋齿）、“蛊”（寄生虫病）病，直接记载小儿疾病的有“贞子疾首”，是指商王武丁妹妃之子头部生病。远在春秋战国时期已有“小儿医”，《史记・扁鹊仓公列传》记载：“扁鹊名闻天下……入咸阳，闻秦人爱小儿，即为小儿医。”这是儿科专业医生最早的称呼，且扁鹊非常擅长针灸，在路过虢国时曾与弟子一起使用针灸抢救虢太子，使其起死回生，表明此时的小儿针灸已初具雏形。在《五十二病方》这部现存最早的医学专著里，有“婴儿病痫”、“婴儿瘛”的记述。战国前后成书的第一部系统论述中医基本理论的《黄帝内经》中也有关于小儿体质、生理特点、疾病诊断等记载，如《灵枢・卫气失常》篇中提出了儿科范围的划分：“十八以上为少，六岁以上为小。”《素问・上古天真论》中描述了小儿生长发育的过程：“女子七岁肾气盛，齿更发长……丈夫八岁肾气实，发长齿更。”张仲景《伤寒杂病论》以六经辨证治疗外感病、以脏腑辨证治疗杂病，对后世儿科学辨证论治体系的形成产生了重要的影响。西汉名医淳于意（仓公）曾以“下气汤”治疗小儿“气鬲病”，并记录为儿科最早的医案。东汉名医华佗曾以“四物女宛丸”治疗2岁小儿“下利病”。《隋书・经籍志》记载南北朝医药书中专门列出了儿科、产科等医事分科，同时也出现了儿科医学著作，如王末钞的《小儿用药本草》2卷、徐叔响的《疗少小百病杂方》37卷等。

这一时期小儿针灸已开始受到重视，如《灵枢・逆顺肥瘦》篇中根据小儿的体质特点讲述了小儿针刺时的注意事项：“婴儿者，其肉脆、血少、气弱，刺此者，以毫针浅刺而疾发针，日再可也。”这一原则一直为后世针灸医家所遵循。成书于晋代的针灸学专著《针灸甲乙经》立儿科为一篇，取穴21个，提出了十多种儿科疾病的针灸治疗，特别是对小儿惊痫、瘈疭和飧泄等载述尤为详细。晋代医家葛洪的《肘后备急方》还讲述了针灸治疗小儿急重病的方法，如“救猝死而四肢不收，矢便者，灸心下一寸、脐上三寸、脐下四寸各一百壮。”使更多的危重患儿能转危为安。

二、中医儿科学的形成期（隋朝～宋朝）

隋唐时期，人们在小儿健康和疾病的防治方面逐渐有了新的认识，积累了宝贵的经验。

隋代巢元方主持编撰的《诸病源候论》，论小儿杂病多至6卷。详论儿科病因证候255候；将外感病分为伤寒、时气两大类，内伤病以脏腑辨证为主；提出了“戒养小儿，慎护风池，风池……有病乃治之，疾微，慎不欲妄针灸……”及“不可暖衣，宜时见风日，……常当节适乳哺”等正确的小儿养育观。不仅发展了中医儿科学的病因学说，还使儿科针灸得到了发展。

唐代，政府设立太医署，由“医博士”教授医学，其中专设少小科，学制5年。唐代杰出医学家孙思邈尤重视小儿优生，指出婴幼儿护养至关重要。他在《备急千金要方》中列“少小婴孺方”，从初生将护至伤寒杂病分九门专论小儿，载方380首，总结了唐代以前的儿科诊疗经验，是儿科学的重要历史文献。他还就小儿常见的惊痫进行了系统的分类施治，提出灸法23首，如“小儿暴痫，灸两乳头，女儿灸乳下二分”。孙思邈对小儿内、外、皮、五官等各科疾病都叙述了针灸治疗的方法，使运用针灸治疗儿科疾病的范围不断扩大。王焘的《外台秘要》为我国现存集唐以前医方之大成，除载有灸法治疗小儿疾病外，还记载了药物敷脐法，如“儿生百日脐汁出方：烧灰敷脐中”，这一方法后世逐渐发展为小儿重要穴位刺激法之一。

我国最早的儿科专著《颅囟经》，流行于唐末宋初，现存版本是从明代《永乐大典》中辑出，共2卷。书中首创婴幼儿体属“纯阳”的观点；阐述小儿脉法、囟门诊察法；论述了惊、痫、痢、火丹等疾病的证治，其中也有针灸治疗疾病的记载，如“初生小儿鹅口撮口噤，……可以小艾灸三壮，及烙之愈”；记载了内服药56方，外治方28首，广泛用于小儿内外五官诸科疾病。

两宋时期中医儿科专业得到巩固与发展，在小儿生长发育、喂养保健、生理病理、辨证论治诸方面都已形成独特的体系。北宋时期，各地天花、麻疹等时行疾病流行，山东名医董汲擅用寒凉法治疗，撰写成《小儿斑疹备急方论》，书中记录了用白虎汤及青黛、大黄等药物的治疗经验，是为天花、麻疹类专著之始。钱乙，字仲阳，是中医儿科学术发展史上一位有杰出贡献的医家。他的学术建树由其弟子阎季忠收集整理，编写成《小儿药证直诀》3卷，上卷论脉证治法，中卷列医案23则，下卷为方剂。该书刊于公元1119年，比西方最早的儿科著作要早350年。书中将小儿生理病理特点概括为“脏腑柔弱、易虚易实、易寒易热”，对儿科临床有直接指导意义。其在四诊中尤重望诊，对“面上证”、“目内证”、痘疹类出疹性疾病的鉴别诊断记述详细而实用。辨证方面，他首创儿科五脏辨证体系，提出心主惊、肝主风、脾主困、肺主喘、肾主虚的辨证纲领，成为中医儿科辨证学中最重要的方法。论治法，他从五脏补虚泻实出发，又注意柔润清养、运补兼施、攻不伤正。他善于化裁古方

（如六味地黄丸）、研制新方（如异功散、泻白散、导赤散、七味白术散等），创134方，其中丸剂70方，散剂45方，膏剂6方，汤剂6方，外用7方，许多方剂至今仍为临床医师所习用。钱乙还重视小儿脾胃病的调理，提出“疳皆脾胃病”的著名论点。其书中也有针灸治疗疾病的记载，如：“凡针重舌，以针直刺，不可横挑，恐伤舌络，则言语不清。”钱乙对中医儿科学体系的形成作出了突出贡献，因而被誉为“儿科之圣”。《四库全书·目录提要》说：“小儿经方，千古罕见，自乙始别为专门，而其书亦为幼科之鼻祖。后人得其绪论，往往有回生之功。”由宋朝廷组织编纂的《太平圣惠方》，广泛收集宋以前方书及民间验方，其中首部小儿针灸专著《小儿明堂灸经》即被收编在内。《小儿明堂灸经》共载述儿科病证45种，包括内、外、皮肤、五官各科。每一病证均述有证候、取穴及穴位的定位、艾灸壮数及艾炷大小等，还附有小儿穴位图10帧，供取穴时参考。该书对中医儿科学的发展，无疑具有一定的推动作用。另《圣济总录》集前人之精华，包载内、外、妇、儿、针灸等十三门科。窦材《扁鹊心书》叙述了大量运用灸法治疗小儿疾病的方法，强调了灸法治疗急症、重症的重要性。宋代针灸大师王执中的《针灸资生经》对小儿瘈疭、风痫、急慢惊风、疳湿疮、吐奶等都加以叙述说明，为针灸治疗儿科疾病积累了丰富的经验。

南宋刘昉等编著《幼幼新书》40卷，627门，许多散失的宋以前儿科著作被收录其中而得以流传，其中脾胃病占1/4，民间歌诀90余首，方剂2000余首，是当时世界上最完备的儿科学专著，有较高的学术及文献价值。书中载有大量针灸内容，卷十一中专列灸痫法一篇，卷十二详细介绍了艾灸操作、按图取穴之法，且强调灸药结合以提高疗效。同时期还有《小儿卫生总微论方》20卷问世，从初生到年长儿童，各类疾病广泛论述，如认为脐风的病因是断脐不慎所致，和成人破伤风为同一源，提出了烧灼法断脐的预防方法。此外，南宋陈文中编著《小儿痘疹方论》、《小儿病源方论》，他力倡固养小儿元阳，以擅用温补扶正见长，对痘疹类时行疾病因阳气虚寒而产生的逆证，用温补托毒救急。陈文中主温补与钱乙、董汲主寒凉两种学术思想的争鸣，促进了中医儿科学的发展，为儿科疾病辨证论治提供了全面的理论依据和丰富的治疗方法，形成了中医儿科学系统、完整的学术体系。

三、中医儿科学的发展期（元朝～“中华民国”）

从金元始，我国医学又进入了一个昌盛的时代，百家争鸣，名医辈出，学术方面各有所长，进一步促进了中医儿科学的发展。

金元四大家各有所长，他们的著作均有儿科的有关论述。如刘完素在《宣明论方·小儿科论》中说：“大概小儿病者纯阳，热多冷少也。”并用辛苦寒凉治疗小儿热性病，如将凉膈散灵活应用于儿科临床；张从正治热性病善用攻下；李杲重视调理脾胃，强调升降补泻；朱丹溪倡导小儿“阳常有余，阴常不足”，注重养阴，认为六味地黄丸立意极好。

这一时期，小儿针灸有了长足的发展，首先，儿科刺灸法趋于多样，张从正在《儒门事亲》中将其“邪去而元气自复”的理论与针灸儿科相结合，用刺血法治疗小儿病证，如治小儿面上疮时“刺之出血，一刺不愈，当复刺之，再刺不愈，则三刺必愈矣”。窦汉卿则主张在小儿针刺时强调补泻，“泻阴郄止盗汗，治小儿骨蒸”（《针经指南》）。其次，在艾灸上也做了有益的探索，如《疮疡经验全书》提到隔酱灸法：“慢惊灸法，以酱一匕，涂在百会穴，用艾叶如半粒黄豆大者，灸五壮为度。”《黄帝明堂灸经》指出：“夫治小儿之患，诊察幽玄，默而抱疾，自不能言也，……按诸家明堂之内，精选到小儿应验七十余穴，并是曾经使用，易验神功，今具编录于后。”该书对针灸儿科的发展起到了重要的作用。

曾世荣是元代有影响的医家之一，从医60余年，编著《活幼心书》3卷、《活幼口议》20卷，提出以调元散、补肾地黄丸治疗胎怯证。并对多种儿科疾病证候分类治法作了精练、详实而具有指导意义的论述，如将急惊风归纳为四证八候，提出镇惊、截风、退热、化痰治法，立琥珀抱龙丸、镇惊丸等疗惊方，沿用至今。还将小儿病因、病机、诊治等编成七言四句歌诀，并加以注解，以便初学者理解和记诵。

明清时期医家既继承前人的理论，又根据自己的临床实践不断地总结发展，著书立说风行。如明代儿科医家鲁伯嗣著《婴童百问》，将儿科病证列为100条，每条专论一病证，详述病源、证候及疗法，博采众说而又有己见，附方800余首。徐用宣《袖珍小儿方》辑明以前儿科诸家经验，分72门，共624方，各证齐备，叙述详明。明代薛铠、薛己父子精于儿科，著《保婴撮要》20卷，论儿科病证221种，列医案1540则，除小儿内科病外，论及小儿外、皮肤、针灸、骨伤、眼、耳鼻咽喉、口齿、肛肠科病证70多种，脏腑、经络辨证用药，内治、外治、手术兼备，对中医小儿外科学的形成作出了重大贡献。儿科世医万全，著作颇丰，仅儿科就有《育婴家秘》4卷、《幼科发挥》2卷、《痘疹心法》23卷、《片玉心书》5卷、《片玉痘疹》13卷等。他就儿童养育的不同阶段，倡导“育婴四法”，即“预养以培其元，胎养以保其真，蓐养以防其变，鞠养以慎其疾”，形成了中医儿童保健学的系统观点。他在朱丹溪提倡养阴的思想基础上，系统提出了“阳常有余，阴常不足，肝常有余，脾常不足，心常有余，肺常不足，肾常不足”，即“三有余，四不足”的小儿生理病理学说。治疗方面提出“首重保护胃气”，“五脏有病，或泄或补，慎勿犯胃气。”他的处方用药精练而切合病情，并将针灸推拿疗法用于儿科。杨继洲《针灸大成》中有小儿门，列病34种，并将前人针灸治病的方法加以总结，此外书中还引用《按摩经》中的保婴术，用穴位来诊察和治疗小儿疾病，以指代针，便于小儿接受治疗，并为医者治疗小儿疾病提出了具体的指导原则。其提出的“四缝四穴，在手四指内中节是穴，三棱针出血治小儿猢狲痨等症”，至今仍为临床治疗小儿疳证的首选穴。

王肯堂《证治准绳·幼科》综述诸家论说，阐明己见，内容博而不杂，辨析透彻，条理清晰，详略分明。张介宾《景岳全书》有“小儿则”等儿科8卷，重视母乳与婴儿之间的关系，“大抵保婴之法……既病则审治婴儿，亦必兼治其母为善”。学术上多承钱乙、陈文中、薛氏父子之论，辨证重在表里、寒热、虚实，倡导小儿“阳非有余”、“阴常不足”，治疗上认为“脏气清灵，随拨随应”，用药注重甘温扶阳。吴瑭撰《温病条辨·解儿难》，提出了“小儿稚阳未充，稚阴未长”的生理特点；易于感触，易于传变的病理特点；稍呆则滞，稍重则伤的用药特点；六气为病、三焦分证、治病求本等观点。对儿科外感、内伤疾病辨证论治具有指导意义。

明清时期，由于天花、麻疹等时行疾病流行，当时儿科医家十分重视痘疹的防治。仅1368～1840年400多年间的儿科专著，可以查考的约200余种、600余卷中，痘疹专书即占了120余种、320余卷。这一时期，应用人痘接种预防天花已广泛传播。《博集稀痘方论》

(1577 年) 载有稀痘方，《三冈识略》(1653 年) 载有痘衣法。《痘疹金镜赋集解》(1727 年) 记载，明隆庆年间 (1567－1572 年) 宁国府太平县的人痘接种法已盛行各地。后来，我国的人痘接种法流传到俄罗斯、朝鲜、日本、土耳其及欧非各国，较英国琴纳氏发明牛痘接种 (1796 年) 早 200 多年，成为世界免疫学发展的先驱。

清代在诊治儿科痘疹，尤其是针灸治疗痘疹方面有很大发展。儿科医家夏禹铸著《幼科铁镜》，认为“小儿病于内必形于外”，可从望面色、审苗窍来辨别脏腑的寒热虚实，运用“灯火十三燋”治疗脐风、惊风等证，有其独到之处，并重视推拿疗法在儿科的应用。《医宗金鉴·幼科心法要诀》由清代朝廷组织编写，立论精当，条理分明，既适用于临床，又适用于教学。清雍正年间陈梦雷编辑《医部全录·儿科》上、下两册，共 100 卷，收录历代儿科医学文献 120 余种，内容宏富。谢玉琼《麻科活人全书》是一部麻疹专著，详细阐述了麻疹各期及合并症的辨证和治疗。王清任《医林改错》记载了小儿尸体解剖学资料，提出“灵机记性不在心在脑”的观点，阐发了活血化瘀法在儿科紫癜、疳证、小儿痞块等病证中的应用。

陈复正是清代儿科名家，著《幼幼集成》，该书叙述了全身灯火法，认为“婴儿全身灯火，诚幼科第一捷法，实有起死回生之功”。他对指纹诊法也颇有见地，将虎口脉纹辨证概括为“浮沉分表里、红紫辨寒热、淡滞定虚实”，“风轻、气重、命危”，至今为临床所采用。他身为道士，漫游四方，搜集了不少单方验方和外治法。书中内容既不单纯地引经据典，亦不人云亦云，切合临床实用。同时，吴亦鼎的《神灸经纶》系统地讲述了儿科的特点，即从生理、病理、诊断及治疗上完善了针灸儿科学的理论。此时，小儿针灸已日臻成熟，已成为许多医籍中不可缺少的内容。如陈会的《神应经》载述了 29 种小儿疾病的治疗方法；李学川的《针灸逢源》列儿科病 20 余种，并指出病因及治疗方法；朱棣编撰的大型综合医籍《普济方》载针灸治疗小儿病种 13 类之多；徐凤的《针灸大全》将前人治疗小儿疾病的方法融汇一体，集百家之长，使针灸治疗小儿疾病的疗效不断提高。

综合而言，明清时期的小儿针灸有如下几个特点：一是小儿针灸应用范围广泛。据统计，明清时期，约有 60 余种小儿病证应用针灸或辅助针灸治疗。二是小儿针灸方法丰富多彩。除毫针、艾炷灸、刺血法外，明清时还创制出不少适合小儿特点的刺灸法，如指针法、艾卷灸、灯火灸、针挑法。三是小儿针灸处方用穴日趋规范。如感受外邪，入里化热诸疾多取督脉穴及五输穴，内伤饮食诸疾多取脾胃经的俞募穴等。处方用穴的规范化对小儿针灸的推广和疗效的提高有着十分重要的意义。

清朝后期，随着西医学传入我国，儿科界也开始有人提出宜中西医合参。何炳元《新纂儿科诊断学》中除传统中医内容外，引入检诊一项，用于检查口腔、温度、阴器等的变化。民国时期儿科疾病流行，许多医家勤求古训，融会新知，如近代儿科名医徐小圃擅用温阳药回阳救逆，救治了许多时行病危重变证患儿，由此而闻名遐迩，至今被广泛学习应用。

四、中医儿科学的新时期（中华人民共和国成立后）

1949 年中华人民共和国成立后，政府十分重视儿童健康，良好的政策支持和日新月异的科技发展使中医儿科学也进入了快速发展的新时期，呈现出了崭新的面貌。

人才培养方面取得了长足的进展，20 世纪 50 年代开始了现代中医中、高等教育，70 年代开始中医儿科学硕士生教育，80 年代开始中医儿科学博士生教育，90 年代又开始进行在职医师的继续教育，不仅培养了大批中医儿科人才，而且使中医儿科队伍素质不断提高，成为学科发展的有力保证。

为适应中医针灸儿科各层次人才培养的需求，这一时期还编写了不同层次的中医儿科学教材、教学参考资料和各种类型题库，整理出版了历代儿科名著，挖掘了一大批对临床具有理论指导和实践应用价值的可贵资料，出版了大批中医儿科学术著作。王伯岳、江育仁主编的《中医儿科学》，是 20 世纪下半叶出版的第一部现代大型学术专著，系统论述了中医儿科学基础理论和临床常见病的辨证论治。张奇文主编的《儿科医籍辑要丛书》1 套 6 册，全面整理了历代中医著作，选辑其中对现代儿科临床有指导意义的内容作了归类点注。江育仁、张奇文主编的《实用中医儿科学》，分基础篇、临床篇、治法篇，是一部紧密结合临床、具有实用价值的学术著作。汪受传主编的《中医药学高级丛书·中医儿科学》，全面反映了现代中医儿科临床进展，介绍了中医儿科学科研方法，适用于中医儿科学专业研究生教学和继续教育。这些现代中医儿科学术著作，不仅比较系统、完整地反映了中医儿科学的进展，而且适合现代医疗、科研、教学的实际需要，推动了学科学术进步。

现代中医儿科在预防、保健、诊断、治疗、科研方面都取得了可喜的成果。在预防医学方面，对胎黄、胎怯的预防取得了有创新意义的成果；对反复呼吸道感染、哮喘、肾病的防治进行了深入研究；通过中药保健药品、食品、外用药物的开发应用，对增强体质、保护易感儿、降低发病率起到了积极作用。在儿科诊法方面，对色诊定性、舌诊微观化、闻诊声音分析、脉图分析等进行了研究，尝试把利用血液化学、超声影像等现代技术方法取得的微观辨证资料与四诊宏观辨证资料相结合，丰富了传统四诊的内容，发展了儿科辨证学。在临证医学方面，科研成果不断涌现，诊疗水平日益提高，如对流行性乙型脑炎、哮喘、肺炎喘嗽、厌食、泄泻、癫痫、胎黄等疾病的研究不断深入，对病毒性心肌炎、注意力缺陷多动症、维生素 D 缺乏性佝偻病、肾病综合征、新生儿硬肿症等疾病的中西医结合治疗研究取得了可喜的成果。研制推广了大批中成药，如雷公藤制剂等，并产生了一批中药注射剂，如双黄连、清开灵、穿琥宁、醒脑静、参麦注射液等，成为小儿急重症常用药。

中医儿科学术交流也十分活跃，1983 年 9 月成立了中国中医药学会儿科专业委员会，各省、市、自治区相继建立了中医儿科专业委员会，对于促进全国中医儿科界的团结和学术交流、推动中医儿科学发展起到了积极的作用。此外，各种高水平学术会议的召开，深化了学术研究，带动了学科的进一步良性发展。

在中医儿科飞速发展的背景下，针灸儿科也取得了前所未有的进展。首先，应用范围空前扩大。现代针灸儿科已集预防、保健、治疗三位于一体，针灸预防小儿疾病，安全可靠，经济方便，颇受欢迎；保健方面，小儿近视眼和单纯性肥胖症的针灸治疗，已引起国内外人士的关注；治疗上，通过半个世纪的临床实践，可有效治疗小儿病证达 70 余种。第二，穴位刺激方法层出不穷。既有体现新技术的电针法、穴位激光照射、穴位红外照射等，又有传统刺灸法的继承和发扬，如对半刺法的研究推广和穴位贴敷疗法的广泛应用等，这些方法因其疗效高、使用方便而深受患儿和家长的欢迎。第三，随着循证医学的全球兴起，用科学的方法研究小儿疾病的针灸治疗已成为现代针灸儿科学的主要特点之一。穴位的优化组合、优势病种的筛选以及机理研究已日渐成为临床研究的重点。采用大样本临床观察，或设立对照组进行对比分析，积极探索每一种儿科病证的针灸治疗规律，使古老的小儿针灸充满了现代气息，显示出了勃勃生机。

综上所述，荟萃了中华民族数千年来小儿养育和疾病防治经验的中医儿科学目前正向着学科现代化的方向前进。中医儿科学历代医家为了中华民族的繁衍昌盛，为了新一代的健康成长，已作出了卓越的贡献。现在，随着中医学的发展，中医儿科学已逐步形成了自己的理论和实践体系，正在不断地充实壮大。可以相信，中医儿科学的现代化，将会随着整个中医学的现代化而逐步实现，而科学研究和人才培养则是实现这一目标的必由之路和基础工程。

第二节　小儿年龄分期

小儿生命活动的开始，起于胚胎。新生命诞生后，处于连续不断的生长发育过程中，从受精卵到发育结束，不同年龄的小儿其形体、生理、病理方面各有其不同特点，一般分为7个不同阶段或年龄期，有利于掌握各年龄阶段儿童的养育、保健、疾病防治等医疗工作重点。各期之间既有区别，又有联系，应以整体、动态的观点来考虑小儿疾病问题和保健措施。

一、胎儿期

从男女生殖之精相合而受孕，直至分娩断脐，属于胎儿期。胎龄从孕妇末次月经的第1天算起为40周，280天，以4周为一个妊娠月，即“怀胎十月”。

妊娠早期：从形成受精卵至胎龄12周。一般以妊娠初8周为胚胎发育期，从受精卵分化开始，直至大体成形，形成内胚层、外胚层、中胚层三层组织，是机体各器官原基分化的关键时期，最易受到各种病理因素如感染、药物、劳累、物理、营养缺乏以及不良心理因素等伤害，造成流产、死胎或先天畸形。胎儿在此期末基本形成，可分辨出外生殖器。妊娠中期：自13周至27周末，胎儿各器官迅速增长，功能也渐成熟，胎龄28周时体重约有1000g，此时肺泡结构基本完善，已具有气体交换的功能，早产者大多可存活，故常以妊娠28周定为胎儿有无生存能力的界限。妊娠晚期：自28周至40周，此期胎儿以肌肉发育和脂肪积累为主，体重增长快。后两个阶段若胎儿受到伤害，易发生早产。因此，做好妇女孕期保健，不仅是为了保护孕妇，更是为了保护未出生胎儿的健康孕育成长。古代医家为此提倡护胎、养胎、胎教，提出了许多切实可行的措施，这些论述至今对于做好胎儿期保健仍具有指导意义。

目前国内将胎龄满28周至出生后7天，定为围生期。这一时期小儿死亡率最高，因而应特别强调围生期的保健。围生期保健包括胎儿及新生儿的生长发育观察和疾病防治，孕妇、产妇的生理卫生和适当处理，分娩时胎儿监测技术，高危新生儿的集中监护和治疗，某些先天性疾病的筛查和及早治疗等，形成了“围生期医学”。

二、新生儿期

从出生后脐带结扎开始，至生后满 28 天，称为新生儿期。出生不满 7 天的阶段称新生儿早期。

新生儿脱离母体而独立生存，需要在短时期内适应新的内外环境变化。肺系开始呼吸，脾胃开始运化、腐熟水谷精微，心主神明、肝主疏泄、肾主生长的功能开始发挥。但此期小儿体质尤其稚嫩，五脏六腑皆成而未全、全而未壮，极易受到损伤。早产、体重低下不合胎龄、先天畸形、产伤、围生期窒息及各种感染较为多见，发病多，死亡率亦高。应当高度重视新生儿保健，才能降低其发病率和死亡率。

三、婴儿期

出生 28 天后至 1 周岁为婴儿期。

婴儿期已初步适应了外界环境，生长发育迅速。1 周岁与初生时相比，小儿体重增至 3 倍，身长增至 1.5 倍，头围增大 1/3 左右，脏腑功能也在不断发育完善。这一时期机体发育快，营养需求高，容易发生佝偻病、贫血等。婴儿脾胃运化力弱，肺卫娇嫩未固，受之于母体的免疫能力逐渐消失，自身免疫力尚未健全，且大脑皮质功能还未成熟，不能耐受高热、毒素或其他不良刺激，容易发生肺系病证、脾系病证及各种传染病以及惊厥等神经症状。必须加强对这类疾病的预防和保健工作。

四、幼儿期

1 周岁后至 3 周岁为幼儿期。

这一时期小儿体格增长较婴儿期减慢，接触周围事物的机会增多，智力发育迅速，语言、思维和感知、运动的能力增强。断乳后食物品种转换，容易发生各种脾系病证。活动增加，接触面扩大，传染病发病率增高。幼儿识别危险、自我保护能力差，易发生意外事故。要有针对性地做好幼儿期保健工作，注意传染病预防，特别是疫苗、菌苗的接种或复种。

五、学龄前期

3 周岁后到 7 周岁为学龄前期，也称幼童期。

学龄前期的小儿体格发育稳步增长，智力发育渐趋于完善。这一时期已确立了不少抽象的概念，如数字、时间等，能跳跃、登楼梯、唱歌、画图，开始认字并用较复杂的语言表达自己的思维和感情，好奇，多问，是小儿性格特点形成的关键时期。要加强思想品德教育，根据该年龄段儿童的智能发育特点开展早期教育。学龄前期儿童容易发生溺水、烫伤、坠床、错服药物以致中毒等。接触面广，可发生传染病，并易患免疫性疾病，如急性肾炎、风湿热等。学龄前期发病率有所下降，但也要注意加强该年龄期好发疾病的防治。

六、学龄期

7 周岁后至青春期来临（一般为女 12 岁，男 13 岁）称学龄期。

学龄期儿童体格发育仍稳步增长，乳牙脱落，换上恒牙，脑的形态发育已基本与成人相同，智能发育更成熟，自控、理解、分析、综合等能力均进一步增强，已能适应学校、社会的环境。要因势利导，使他们在入学之后在德、智、体三个方面都得到发展。淋巴系统发育加速，容易出现扁桃体肥大及发炎。这一时期儿童的发病率进一步下降，但要注意防止近视眼和龋齿，端正坐、立、行的姿势，安排有规律的生活、学习和锻炼，保证足够的营养和睡眠，防治精神、情绪和行为等方面的问题。保健和预防工作应由家长与学校配合做好。

七、青春期

青春期受地区、气候、种族等影响，有一定差异。一般女孩自 11～12 岁到 17～18 岁，男孩自 13～14 岁到 18～20 岁。近几十年来，小儿进入青春期的平均年龄有提早的趋势。

青春期是从儿童向成人过渡的时期，其生理特点是肾气盛、天癸至、阴阳和。形体增长出现第二次高峰，精神发育由不稳定趋向成熟，易于产生相应的疾病。此期可分三个阶段：青春前期，指第二性征出现之前体格形态开始加速发育的阶段，约 2～3 年；性征发育期，指从第二性征开始出现到性发育成熟阶段，约 2～4 年；青春后期，指从第二性征已经发育如成人到体格停止生长为止，约计 3 年。

青春期比较多见的医学问题为离群独居、学校恐惧症、近视眼、痤疮、肥胖症、缺铁性贫血、结核病等。应继续做好该期好发疾病的防治工作，保障青春期的身心健康。

第三节　小儿生长发育

小儿从胚胎到出生，从新生儿到成年，一直处于不断的生长发育过程中。生长发育是小儿不同于成人的重要特点。一般来说，“生长”是指形体的增长，“发育”是指功能活动的演进；生长主要反映量的变化，发育主要反映质的变化。在生长和发育的整个过程中，形态与功能不断完善、成熟，反映了小儿生长发育的规律和特点。掌握小儿生长发育规律，对于指导儿童保健、做好儿科疾病防治，具有重要意义。

一、体格生长

体格生长是根据小儿生长发育规律，通过科学测量得出的各项生理常数，这些生理常数，用来衡量和判断儿童生长发育状况，并为一些疾病诊断和临床治疗用药提供依据。

（一）体重

体重是小儿机体量的总和，代表机体在量方面的生长。测量体重，应在清晨空腹、排空大小便、仅穿单衣的状况下进行。

小儿体重的增长不是匀速的，在青春期之前，年龄愈小，增长速率愈快。出生时体重约为 3kg，出生后的前半年平均每月增长约 0.7kg，后半年平均每月增长约 0.5kg，1 周岁以后平均每年增加约 2kg。临床可用以下公式推算小儿体重：

1～6 个月　　体重（kg）＝3＋0.7×月龄

7～12个月　　体重（kg）＝7＋0.5×（月龄－6）

1岁以上　　体重（kg）＝8＋2×年龄

体重是衡量小儿生长发育和健康营养状况的指标，也是西医学计算用药量的根据。体重增长过快，超过正常体重标准，常见于肥胖症；体重不足，低于正常均值的85%，常见于营养不良或其他消耗性疾病。

（二）身高

身高是指从头顶至足底的垂直长度。一般3岁以下小儿应采用仰卧位测量，3岁以上小儿采用立位。立位测量身高时，应脱去鞋袜，摘帽，取立正姿势，枕、背、臀、足跟均紧贴测量尺。

出生时身长约为50cm。生后第一年身长增长最快，约25cm，其中前3个月增长约12cm。第二年身长增长速度减慢，约10cm。2周岁后至青春期身高增长平稳，每年平均约7cm。进入青春期，身高增长出现第二个高峰，其增长速率约为学龄期的2倍，持续2～3年。临床可用以下公式推算2岁后至12岁儿童的身高：

身高（cm）＝70＋7×年龄。

身高（长）是反映骨骼发育的重要指标之一，身高的增长与种族、遗传、体质、营养、运动、疾病等因素有关，身高的显著异常是疾病的表现。如身高低于正常均值的70%，应考虑侏儒症、克汀病、营养不良等。

此外，身高还有上部量和下部量的测定。从头顶至耻骨联合上缘的长度为上部量，从耻骨联合上缘至足底的长度为下部量。上部量与脊柱增长关系密切，下部量与下肢长骨的生长关系密切。12岁前上部量大于下部量，12岁以后下部量大于上部量。

（三）头围

自双眉弓上缘处，经过枕骨结节，绕头一周的长度为头围。

足月儿出生时头围约为33～34cm，出生后前3个月和后9个月各增长6cm，1周岁时约为46cm，2周岁时约为48cm，5周岁时约增长至50cm，15岁时接近成人，约为54～58cm。

头围的大小与脑的发育有关。头围过小者多为脑发育不良，头围过大常见于解颅。

（四）胸围

测量胸围时，3岁以下小儿可取立位或卧位，3岁以上取立位。被测者应处于安静状态，两手自然下垂或平放（卧位时），两眼平视。测量者立于被测者右前侧，用软尺由乳头向后背绕肩胛角下缘1周，取呼气和吸气时的平均值。测量时软尺应松紧适中，前后左右对称。

新生儿胸围约32cm，1岁时约44cm，接近头围，2岁后胸围逐渐大于头围。

胸围的大小与肺和胸廓的发育相关，一般营养不良或缺少锻炼的小儿胸廓发育差，胸围超过头围的时间较晚；反之，营养状况良好的小儿，胸围超过头围的时间较早。

（五）囟门

囟门有前囟、后囟之分。前囟是额骨和顶骨之间的菱形间隙，后囟是顶骨和枕骨之间的三角形间隙。前囟的大小是指囟门对边中点间的连线距离，一般出生时约为1.5～2cm。

前囟应在小儿出生后12～18个月闭合。后囟在小儿出生时部分已经闭合，未闭合者正常情况应在生后2~4个月内闭合。

囟门反映小儿颅骨间隙闭合情况，对某些疾病有一定诊断意义。囟门早闭且头围明显小于正常者，常见于小头畸形；囟门迟闭且头围大于正常者，常见于解颅（脑积水）、佝偻病等。囟门凹陷多见于阴伤液竭之失水；囟门凸出多见于热炽气营之脑炎、脑膜炎等。

（六）牙齿

人一生有两副牙齿，即乳牙（20颗）和恒牙（32颗）。生后4~10个月乳牙开始萌出，出牙顺序是先下颌后上颌，自前向后依次萌出，唯尖牙例外。乳牙约在2~2.5岁出齐。出牙时间推迟或出牙顺序混乱，常见于佝偻病、呆小病、营养不良等。6岁左右开始萌出第1颗恒牙，自7~8岁开始，乳牙按萌出先后逐个脱落，代之以恒牙，最后一颗恒牙（第三磨牙）一般在20~30岁时出齐，也有终生不出者。

2岁以内乳牙的颗数可用以下公式推算：

乳牙数=月龄-4（或6）

（七）呼吸、脉搏

呼吸、脉搏的检测应在小儿安静时进行。对小儿呼吸频率的检测可观察其腹部的起伏状况，也可用少量棉花纤维放置于小儿的鼻孔边缘，观察棉花纤维的摆动次数；对小儿脉搏的检测可通过寸口脉或心脏听诊完成。各年龄组小儿呼吸、脉搏的正常值见表1-1。

表1-1 各年龄组小儿呼吸、脉搏次数（次/分）

年龄	呼吸	脉搏	呼吸:脉搏
新生儿	45~40	140~120	1:3
≤1岁（婴儿期）	40~30	130~110	1:(3~4)
2~3岁（幼儿期）	30~25	120~100	1:(3~4)
4~7岁（学龄前期）	25~20	100~80	1:4
8~14岁（学龄期）	20~18	90~70	1:4

（八）血压

测量血压时应根据不同年龄选择不同宽度的袖带，袖带宽度应为上臂长度的2/3，袖带过宽测得的血压值较实际血压值为低，过窄测得的血压值较实际血压值为高。小儿年龄愈小血压愈低。

不同年龄小儿血压正常值可用公式推算：

收缩压（mmHg）=80+2×年龄

舒张压（mmHg）=收缩压×2/3

（注：血压单位若以kPa表示，kPa=mmHg÷7.5）

二、智能发育

智能发育与体格生长一样，是反映小儿发育正常与否的重要指征。智能发育指神经心理发育，包括感知、运动、语言、性格等方面。智能发育除与先天遗传因素有关外，还与后天所处环境及受到的教育等密切相关。

（一）感觉发育

视感觉的发育：新生儿视觉在15～20cm距离处最清晰，可短暂地注视和反射地跟随近距离内缓慢移动的物体；3个月时头眼协调较好；6个月时能转动身体协调视觉；9个月时出现视深度感觉，能看到小物体；1岁半时能区别各种形状；2岁时能区别垂线与横线，目光跟踪落地的物体；5岁时可区别各种颜色；6岁时视深度感觉已充分发育。

听感觉的发育：新生儿出生3～7天听觉已相当良好；3个月时可转头朝向声源；4个月时听到悦耳声音会微笑；5个月时对母亲的语声有反应；8个月时能区别语声的意义；9个月时能寻找来自不同方向的声源；1岁时听懂自己的名字；2岁时听懂简单的吩咐；4岁时听觉发育已经完善。

（二）运动发育

小儿运动发育有赖于视感觉的参与，与神经、肌肉的发育有密切的联系。发育顺序是由上到下、由粗到细、由不协调到协调演变的。新生儿仅有反射性活动（如吮吸、吞咽等）和不自主的活动；1个月小儿睡醒后常作伸欠动作；2个月时扶坐或侧卧时能勉强抬头；4个月时可用手撑起上半身；6个月时能独坐片刻；8个月时会爬；10个月时可扶着学走；12个月时能独立站立，开始学走；多数小儿13～15个月时能独立行走；18个月可跑步和倒退行走；24个月时可双足并跳；36个月时会骑三轮车。

手指精细运动的发育表现在握物的方式上：新生儿时双手握拳；3～4个月时可自行玩手，并试图抓东西；5个月时眼与手的动作取得协调，能有意识地抓取面前的物品；5～7个月时出现换手与捏、敲等探索性的动作；9～10个月时可用拇指、食指拾东西；12～15个月时学会用匙、乱涂画；18个月时能摆放2～3块方积木；2岁时开始学会翻书页；3岁时会穿简单的衣服。

（三）语言发育

语言是表达思维、意识的一种方式。小儿语言的发育，除了与神经系统的发育密切相关外，还需要正常的听觉和发音器官，并且与后天的教育培养紧密相关。

小儿语言发育要经过发音、理解与表达三个阶段。新生儿时会哭叫；2个月时能发出和谐喉音；3个月时发出咿呀之声；4个月时能发出笑声；5～6个月时会发出单音；7～8个月时会发复音，如“妈妈”、“爸爸”等；1岁时能说出简单的生活用语，如吃、走、拿等；1岁半时能讲单句，用语言表达自己的要求，如吃饭等；2岁后能简单地交谈；5岁后能用完整的语言表达自己的意思。

（四）性格发育

性格是指人在对事、对人的态度和行为方式上所表现出来的心理特点，如英勇、刚强、懦弱、粗暴等。

从人的性格发展过程来看，小儿性格的形成、变化是在受社会生活和教育条件的影响下，经过不断的量变和质变而发展起来的。小儿的性格表现在新生儿期就有相应的反映，比如每当母亲将小儿抱在怀里时，小儿会有积极的探寻母乳的表现；在出生后的第二个月，就能对他人发出特有的"天真快乐反应"，做出手脚乱动的样子，甚至微笑。这种最初的性格表现是多变而不稳定的，个体特征也是不鲜明的。随着小儿不断的成长发育，小儿性格的个体特征逐渐鲜明稳定。

婴儿时期由于一切生理需要必须依赖于成人的照顾，因而随之建立的是以相依情感为突出表现的性格。2~3个月时的小儿以笑、停止啼哭、伸手、眼神或发出声音等动作表示见到父母的愉快；3~4个月时会对外界感到高兴的事情表现出大笑；7~8个月会对不熟悉的人表现出认生；9~12个月会对外界不同的事情作出许多不同的面部表情反应；18个月的小儿逐渐建立起一定的自我控制能力，在成人附近可以较长时间独自玩耍。

幼儿时期由于已经能够行走，并且具备了一定的语言表达能力，性格的相依性较前减弱。但由于幼儿的行为能力和语言表达能力都非常有限，仍对成人有很大的依赖性，因此常常表现为相依情感与自主情感或行为交替出现的性格特征。小儿在2岁左右就开始表现出对父母的依赖性的减弱，不再认生，与以前相比较易与父母分开；3岁后可与小朋友做游戏，能表现出自尊心、害羞等情感。

三、变蒸学说

变蒸学说是古代医家阐述婴幼儿生长发育规律的一种理论，始见于西晋王叔和的《脉经》。变者，变其情智，发其聪明；蒸者，蒸其血脉，长其百骸。婴幼儿处于人一生中生长发育的旺盛阶段，其形体、神智都在较快地不断地变化，蒸蒸日上，故称变蒸。

小儿变蒸有一定的规律性，《诸病源候论》等医籍指出：小儿自出生起，32日为一变，两变（64日）为一小蒸，十变五小蒸，历时320日，小蒸完毕。小蒸以后是大蒸，前两个大蒸各为64日，第三个大蒸为128日，合计576日，变蒸完毕。小儿在变蒸过程中，形体不断地生长，脏腑功能不断地完善成熟，因而形成了小儿形与神之间的协调发展。

变蒸学说总结出婴幼儿生长发育的一些规律：小儿生长发育在婴幼儿时期最快；婴幼儿生长发育是一个连续不断的变化过程；每经过一定的时间周期，显示出显著的生长发育变化；在小儿周期性生长发育变化中，形、神是相应发育、同步发展的；变蒸周期是逐步延长的，显示婴幼儿生长发育随着年龄增长而逐步减慢；一定年龄（576日）后，不再有变蒸，小儿生长发育趋于平稳。

变蒸学说揭示的婴幼儿生长发育规律是符合实际的，对于我们认识小儿的生长发育特点、研究当代儿童的生长发育规律有重要的借鉴价值。但是，也曾有些古代医籍提出，变蒸时小儿会出现发热、呕吐等症状，属于正常表现，不需治疗，这种说法有待商榷。

第四节 儿童生理及病因病理特点

小儿自出生到成人，始终处于不断的生长发育过程中，年龄越小生长发育越快。小儿无论是在形体、生理方面，还是在病因、病理及其他方面，都与成人有着显著的不同，因此，不能简单地将小儿看成是成人的缩影。有关小儿的生理、病因、病理特点，历代医家论述颇多，归纳起来有：生理方面主要表现为脏腑娇嫩，形气未充；生机蓬勃，发育迅速。病因方面主要以外感邪气、乳食内伤及先天因素居多。病理方面主要表现为发病容易，传变迅速；脏气清灵，易趋康复。掌握这些特点，对于指导儿童保健和疾病防治，有着重要的意义。

一、生理特点

（一）脏腑娇嫩，形气未充

脏腑，指五脏六腑；娇，指娇弱，不耐攻伐；嫩，指柔嫩；形，指形体结构、四肢百骸、精血津液等；气，指各种生理功能；充，指充实旺盛。脏腑娇嫩，形气未充，概括地说明小儿处于生长发育时期，其机体脏腑的形态尚未成熟，各种生理功能尚未健全。脏腑柔弱，对病邪侵袭、药物攻伐的抵抗和耐受能力都较低。如小儿与成人相比易于感受风寒或风热邪气，出现发热，鼻塞流涕，咳嗽等症；使用攻伐之品与成人相比用量小、禁忌多。小儿形、气均未充盛，人体的各种生命现象还不能完全表达，如语言能力、行为能力都较成人为差，生殖能力至青春期后才能逐步具备等。

小儿脏腑娇嫩，形气未充，常常表现为五脏六腑的功能状况不够稳定，不够完善。如心主血脉、主神明，小儿表现为脉数，易受惊吓，思维及行为的约束能力较弱；肺主气、司呼吸，小儿表现为呼吸较急促，易发咳嗽；肝主疏泄、主风，小儿表现为多动，易发惊风；脾主运化，小儿表现为摄入的食物要软而易消化，易出现食积、呕吐；肾主藏精、主水，小儿表现为青春期前的女孩无“月事以时下”，男孩无“精气溢泻”，二便不能自控或自控能力较弱等等。

小儿处于生长发育的旺盛阶段，对肾气生发、脾气运化、肺气宣发的功能状况要求更高，因而相对于小儿的生长发育速度，经常会出现肾、脾、肺之气的不足，古人将其归纳为“脾常不足”、“肺常不足”、“肾常虚”。

清代医家吴鞠通运用阴阳理论，将小儿的生理特点概括为“稚阳未充，稚阴未长”。这里的“阴”，指机体的精血、津液及脏腑、筋骨、脑髓、血脉、肌肤等有形之质；“阳”指脏腑的各种生理功能活动；“稚”指幼小，在此指不成熟。稚阴稚阳包括了机体柔嫩、气血未盛、脾胃薄弱、肾气未充、腠理疏松、神气怯弱、筋骨未坚等特点。吴鞠通的稚阴稚阳理论，从阴阳学说方面进一步阐明了小儿时期的机体，无论在形体结构方面还是生理功能方面，都是需要随着年龄的不断增长而不断生长发育，逐步完善和成熟。

（二）生机蓬勃，发育迅速

小儿的机体无论是在形态结构方面，还是在生理功能方面，都在不断地、迅速地发展变化。如小儿的身长、胸围、头围随着年龄的增长而迅速地变化，小儿的思维、语言、动作能力随着年龄的增长而迅速地提高。小儿的年龄越小，这种蓬勃的生机、迅速的发育就越明显。

肾气的生发是推动小儿生长发育、脏腑功能成熟完善的根本动力。《素问·上古天真论》说：“女子七岁，肾气盛，齿更发长；二七而天癸至，任脉通，太冲脉盛，月事以时下，故有子；……丈夫八岁，肾气实，发长齿更；二八肾气盛，天癸至，精气溢泻，阴阳和，故能有子。”小儿的脏腑功能是在肾气的推动下，随着年龄的不断增长，至女子“二七”14岁左右，男子“二八”16岁左右才能逐渐成熟完善起来。肾气包括寓于肾中的元阴元阳，禀赋于先天并赖于后天水谷精微之气的不断充养。

我国现存最早的儿科专著《颅囟经·脉法》中说：“凡孩子3岁以下，呼为纯阳，元气未散。”将小儿这种蓬勃生机、迅速发育的生理特点概括为“纯阳”。这里的“纯”指小儿先天所禀的元阴元阳未曾耗散，“阳”指小儿的生命活力，犹如旭日之初生，草木之方萌，蒸蒸日上，欣欣向荣。对于小儿为“纯阳”之体的理解，历代医家不尽一致。《宣明方论·小儿门》说：“大概小儿病者纯阳，热多冷少也。”《医学正传·小儿科》说：“夫小儿八岁以前曰纯阳，盖其真水未旺，心火已炎。”《幼科要略·总论》说：“襁褓小儿，体属纯阳，所患热病最多。”上述医家多从小儿病理角度对“纯阳”进行了阐述。但是，从《颅囟经·脉法》原文，结合小儿的生长发育过程来看，则应从小儿生理方面去认识，理解为生机蓬勃、发育迅速。若将小儿“纯阳”之体理解为生理上阳亢阴亏或有阳无阴则是不恰当的。

二、病因特点

引起小儿发病的病因与成人大致相同，但是，由于自身的生理特点，小儿对不同病因为病的情况和易感程度与成人有明显的差别。病因以外感、饮食所伤和先天因素居多，情志、意外和其他因素也值得注意。另外，不同年龄对不同病因的易感程度也不同，如年龄越小，对六淫邪气的易感程度越高，因乳食而伤的情况越多等。

（一）外感邪气

外感邪气包括六淫邪气与疫疠邪气，均易于伤害小儿而致病。

由于小儿为稚阴稚阳之体，脏腑娇嫩，又寒温不知自调，因而与成人相比，更易被“六淫”邪气所伤。

小儿“肺常不足”，卫外功能较成人为弱，最易被风邪或风热、风寒邪气所伤，产生各种肺系疾病；小儿脏腑娇嫩，又易被燥邪、暑邪所伤，形成肺胃阴津不足、气阴两伤等病证；小儿为纯阳之体，六气易从火化，伤于外邪以热性病证为多。

疫疠是一类具有强烈传染性的病邪，其引发的疾病有起病急骤、病情较重、症状相似、易于流行等特点。小儿之体为“稚阴稚阳”，形气未充，御邪能力较弱，是疫疠邪气所伤的易感群体，容易形成疫病的发生与流行。

（二）乳食因素

小儿“脾常不足”，且饮食不知自调，易于为乳食所伤。

小儿乳食贵在有序、有时、有节。由于家长喂养不当，初生缺乳，或未能按期添加辅食，或任意纵儿所好，饮食营养不均衡，皆能使其脾气不充，运化失健，产生脾胃病证。又常因小儿幼稚，不能自控、自调饮食，易造成挑食、偏食、饥饱不均。过食寒凉者伤阳，过食辛热者伤阴，过食肥甘厚腻者伤脾等；食量偏少可致气血生化不足，食量过多又可导致食伤脾胃。

饮食不洁也是小儿发病的一个常见原因。由于缺乏卫生知识，易于误食一些被污染的食物，引发肠胃疾病，如吐泻、腹痛、寄生虫病等。

（三）情志因素

小儿对外周环境认识的角度不同于成人，因而情志致病的因素与成人有着一定的区别。小儿心怯神弱，最常见的情志所伤是惊恐。当小儿乍见异物或骤闻异声时，容易导致惊伤心神，出现夜啼、心悸、惊惕、抽风等病证；长时间的所欲不遂，缺少关爱，容易导致忧思，思虑损伤心脾，出现厌食、呕吐、腹痛、孤独忧郁等病证；家长对子女的过于溺爱，使儿童心理承受能力差，或者学习负担过重、家长期望值过高，都易于产生精神行为障碍类疾病。

（四）先天因素

先天因素即胎产因素，是指小儿出生之前已作用于胎儿的致病因素。遗传病因是先天因素中的主要病因，父母的基因缺陷可导致小儿先天畸形、生理缺陷或代谢异常等。妇女受孕以后，不注意养胎护胎，也是导致小儿出现先天性疾病的常见原因，如妊娠妇女饮食失节、情志不调、劳逸失度、感受外邪、房事不节等，都可能损伤胎儿而为病。早产、难产、初生不啼等，也是引起小儿残障的重要病因。

（五）意外因素

小儿缺乏对周围环境安全或危险状况的判断能力，因而容易受到意外伤害。例如：误触水火的烫伤，跌仆损伤的外伤，误食毒物的中毒，误吸异物的窒息等。

（六）其他因素

现代临床上，环境污染、食品污染或农药、激素类超标，已成为普遍关心的致病因素。放射性物质损伤，包括对胎儿和儿童的伤害，引起了广泛的重视。医源性损害，包括治疗、护理不当、院内感染等，有增多的趋势，需要特别引起儿科工作者的注意。

三、病理特点

（一）发病容易，传变迅速

小儿脏腑娇嫩，形气未充，为“稚阴稚阳”之体，年龄越小，脏腑娇嫩的表现就越突出。正是由于小儿机体不够成熟、不够完善的生理特点，形成了小儿的御邪能力较弱，抗病能力不强，容易被外邪所伤，出现病情多变而迅速传变的特点。

1. 小儿发病容易，突出表现在肺、脾、肾系疾病及传染病方面

肺为娇脏，主气，司呼吸；主宣发肃降；外合皮毛。而小儿“肺常不足”，宣发肃降功能尚不健全，腠理开阖、固表抗邪的能力较弱，加之小儿冷暖不知自调，家长护养失宜，因此六淫之邪，易从口鼻、皮毛而入，侵犯于肺，引发感冒、咳嗽、肺炎喘嗽、哮喘等肺系病证。

小儿“脾常不足”，其脾胃之体成而未全，脾胃之气全而未壮，因而易于因家长喂养不当、小儿饮食失节，出现受纳、腐熟、精微化生转输等方面的异常。小儿之体处于快速的生长发育阶段，脾为后天之本，气血生化之源，需为其提供物质基础。小儿脾胃的功能状态与小儿快速生长发育的需求常常不相适应，故而由于乳食失节、食物不洁、脾运失健等因素导致的呕吐、泄泻、腹痛、积滞、厌食等脾系病证常见，其发病率在儿科仅次于肺系病证而居第二位。

小儿“肾常虚”，是针对小儿“气血未充，肾气未固”而言。肾藏精，主水主骨，为先天之本。肾的这种功能对身形尚未长大、多种生理功能尚未成熟的小儿更为重要，它直接关系到小儿骨、脑、发、耳、齿的功能及形态，关乎生长发育和性功能成熟。因而临床多能见到肾精失充、骨骼改变、水液代谢失常等疾病，如小儿五迟、五软、解颅、遗尿、水肿等。

小儿脏腑娇嫩、形气未充，御邪抗邪的能力较弱，易于感受各种时邪。邪从鼻入，肺卫受袭，形成麻疹、流行性腮腺炎、水痘等时行疾病；邪从口入，脾胃受邪，形成痢疾、霍乱、肝炎等时行疾病。时行疾病一旦发生，易于在儿童当中相互染易，造成流行。

小儿病理特点的另一方面表现为“心常有余”、“肝常有余”，这是指儿童既易见心惊，又易见肝风的病证，临床上多有神昏、抽搐之症。

2. 小儿为病传变迅速的病理特点，主要表现在寒热虚实的迅速转化方面，即易虚易实、易寒易热的病理表现特点

易虚易实：虚实是指小儿机体正气的强弱与导致疾病的邪气盛衰状况。小儿患病，病之初常见邪气呈盛势的实证，但由于其正气易伤而虚，可迅速出现正气被损的虚证或虚实相兼之证。如小儿不慎感受外邪而患感冒，可以迅速发展成为肺炎喘嗽，皆属实证；如若此时邪热炽盛，正气不支，可以产生正虚邪陷、心阳虚衰的虚证，或夹有气滞血瘀的虚实夹杂证。又如小儿泄泻，起病多由乳食不节或湿热邪气所致，可见腹痛腹胀，发热吐泻，舌苔厚腻等，属实热之证；若失治误治，或邪毒嚣张，正不敌邪，则易迅速出现气阴两伤或阴竭阳脱之证。

易寒易热：寒热主要是指两种不同性质的证候属性。由于小儿“稚阴未长”，故易见阴伤阳亢，表现为热证；又由于小儿“稚阳未充”，故易见阳气虚衰，表现为寒证。小儿的易寒易热常常与易实易虚交错出现，形成寒证、热证迅速转化或兼夹。如小儿风寒外束的寒实证，易转化为外寒内热，甚至邪热入里的实热证，也易于转变成阳气虚衰的虚寒证，或阴伤内热的虚热证等。

（二）脏气清灵，易趋康复

与成人相比，小儿的机体生机蓬勃，脏腑之气清灵，对各种治疗反应灵敏；并且小儿宿疾较少，病情相对单纯。因而，小儿为病虽具有发病容易、传变迅速的特点，但一般说来，病情好转的速度较成人为快、疾病治愈的可能也较成人为大。如小儿感冒、咳嗽、泄泻等病证多数发病快好转也快，小儿哮喘、癫痫、阴水等病证虽病情缠绵但其预后较成人相对为好。

第五节 儿童保健与喂养

一、儿童保健

儿童保健是专门研究各年龄期小儿的生长发育、营养保健、疾病防治和健康管理的一门综合性防治医学，目的是采取有效措施，防止不利因素，以促进和保证儿童身心的健康成长。

1. 胎儿期保健 我国古代称之为“养胎护胎”、“胎养胎教”，是儿童保健的第一步。胎儿保健，对于后天体质强弱、智力高下、疾病预后有着深远的影响。胎儿期间，母体与胎儿息息相关。胎儿的强弱，禀受于父母，胎儿期保健，必须依靠胎前及妊娠期孕妇的保健来实现。孕妇的体质、精神、营养、起居、疾病、用药、环境等，均会影响胎儿的生长发育。男女双方必须在适当的年龄结婚生育，男子三八，女子三七，肾气平均，发育完全成熟，所以，男子24~32岁，女子21~28岁是婚育的合适年龄。婚前应进行遗传咨询，避免近亲结婚，以减少遗传性疾病的可能性。孕妇的饮食，应当富于营养，清淡可口，易于消化，进食按时、定量。妊娠早期要有全面的营养，按孕妇的口味调配饮食，不要吃可能加重妊娠反应的刺激性食品。妊娠中期胎儿迅速增长，必须多进富含各种营养成分的食品。妊娠后期，应加强铁、锌、钙、维生素D等重要微量元素的补充。孕妇应戒烟酒，酒对男性精子和女性卵子都有伤害，可使受精卵发育障碍，造成流产、先天性畸形或智力低下等；孕妇吸烟过多，也会伤胎而造成流产、早产，或胎怯、智力低下、先天性心脏病等。妇女怀孕之后，应注意寒温调摄，居室空气流通，勿去环境污染的场所，避免接触放射线以及铅、苯、汞、有机磷农药等化学毒物，更要注意防止感受外邪。现代研究表明，各种感染性疾病，尤其是病毒感染，包括风疹病毒、流感病毒、巨细胞病毒、单纯疱疹病毒、水痘病毒、肝炎病毒等，都可能导致先天性畸形、流产或早产。妊娠期间，孕妇要防止各种有形和无形的外伤，劳逸结合，心情愉快，以利于胎儿的发育成长。孕妇用药，应当十分审慎，无病不可妄投药物，有病也要谨慎用药，中病即止。妊娠禁忌中药主要有毒性药如乌头、附子、南星、雄黄、蜈蚣等；破血类药如水蛭、虻虫、瞿麦等；攻逐类药如巴豆、牵牛子等；多种抗生素如四环素、链霉素、卡那霉素等；激素如黄体酮、可的松等；激素拮抗剂如丙硫氧嘧啶、甲巯咪唑以及抗肿瘤药、抗惊厥药，均可能损伤胎儿。

围生期保健：要预防产时感染，对早产儿、低体重儿、宫内感染、产时异常等高危儿应予以特殊监护；预防并及时处理围生期小儿缺氧、窒息、低体温、低血糖、低血钙和颅内出血等疾病。

2. 新生儿期保健 小儿初生，脏腑柔弱，气血未充，胃气始生，全赖悉心调护。新生儿发病率和死亡率为一生中最高峰，而且1周内的新生儿死亡数占总死亡数的70%左右，故新生儿保健重点在1周内。新生儿娩出后应拭口洁眼，清理口腔黏液，保证呼吸道通畅。断脐、护脐必须无菌操作。祛除胎毒常用的方法有：①金银花甘草法：金银花6g，甘草2g，煎汤拭口并以少量喂服；②豆豉法：淡豆豉10g，浓煎取汁，滴入小儿口中，用于脾胃薄弱者；③黄连法：黄连2g，用水浸泡令汁出，滴汁入小儿口中；④大黄法：生大黄3g，沸水适量泡或略煮，取汁滴儿口中，胎粪通下后停服。新生儿洗浴，不要将小儿没入水中，以免浸湿脐部。小儿刚出生必须注意保暖，尤其对胎怯儿，寒冷季节更需注意。指导母亲正确哺乳，生后尽早开乳，使用科学的人工喂养方法。父母应多与婴儿说话，抚摸、摇、抱婴儿以交流感情。

新生儿有几种特殊生理状态，不可误认为病态。新生儿上腭中线和齿龈部位有散在黄白色、碎米大小隆起颗粒，称为“马牙”，会于数周或数月自行消失，不需挑刮。女婴生后3~5天乳房隆起如蚕豆到鸽蛋大小，可在2~3周后消退，不应处理或挤压。女婴生后5~7天阴道有少量流血，持续1~3天自止者，是为假月经，一般不必处理。新生儿两侧颊部各有一个脂肪隆起，称为“螳螂子”，有助于吮乳，不能挑割。还有新生儿生理性黄疸等，均属于新生儿的特殊生理状态。

3. 婴儿期保健　度过新生儿期，婴儿的适应能力已大为增强。婴儿期生长发育迅速，脾胃常显不足，易患消化紊乱、腹泻、营养不良等疾病，因此，应提倡纯母乳喂养至4~6个月，部分母乳喂养婴儿则应正确选择喂奶方法；自4个月开始可添加辅食，为断离母乳做准备。定期进行体格检查，便于早期发现缺铁性贫血、佝偻病、发育异常等疾病。坚持户外活动，进行空气浴、日光浴和被动体操。用带有声、光、色的玩具促进其感知发育。按计划免疫程序完成基础免疫。总之，婴儿期保健，要做好喂养、护养和预防接种等工作。

4. 幼儿期保健　此期儿童心理活动，尤其自我意识的发展，对周围环境产生好奇心，尤多模仿，但易被成人过分呵护而抑制其独立能力的发展，应注意训练儿童的自行进食技能；重视与幼儿的语言交流，通过游戏、讲故事、唱歌等促进幼儿语言发育与运动能力的发展；培养幼儿的自我生活能力，安排规律生活，养成良好的生活习惯，如睡眠、进食、排便、沐浴、游戏、户外活动等；每3~6个月应进行体格检查一次，预防龋齿，筛查听、视力；防止异物吸入、烫伤、跌伤等意外事故；幼儿的肺系疾病、脾系疾病发病率高，要适寒温、慎起居、调饮食、讲卫生，才能减少发病；要继续按计划免疫程序做好预防接种，以防传染病。

5. 学龄前期保健　学龄前期儿童智力发展快，独立活动范围扩大，是性格形成的关键时期。应注意培养其学习习惯、想象与思维能力，使之具有良好的心理素质。加强体格锻炼，增强幼儿体质。疾病预防方面，对反复呼吸道感染儿童，辨证调补，改善体质，减少发病；哮喘缓解期扶正培本，控制发作；厌食患儿调节饮食，调脾助运，增进食欲；疳证患儿食治、药治兼施，健脾开胃，促进生长发育。

6. 学龄期保健　学龄期保健的主要任务是，保障身心健康，促进儿童的全面发展。学龄期儿童的发病率有所降低，但也有这一时期的好发疾病，须注意防治。一些免疫性疾病如哮喘、风湿热、过敏性紫癜、肾病综合征等这一时期发病率高，必须预防和及时治疗各种感染、避开环境污染、避免接触过敏源，减少发病；注意小儿情绪和行为的变化，避免思想过度紧张，减少精神行为障碍的发生；进行法制教育，学习交通规则，防范意外事故。

7. 青春期保健　青春期肾气充盛，进入第二次生长发育高峰，生理、心理变化大，做好青春期保健，对于顺利完成从儿童向成人的过渡，使之身心健康地走向社会，有着重要的意义。青春期女孩月经来潮，男孩发生遗精，家长要教孩子学会正确处理。生长发育出现第二次高峰，要保证充足的营养、足够的休息和必要的锻炼。对于这一时期的好发疾病，如甲状腺肿、痛经、月经不调等，要及时检查和治疗。青春期神经内分泌调节不够稳定，常引起心理、行为、精神方面的不稳定，同时，生理方面的不断变化可能造成不安或易于冲动，环境改变、与人接触增多也会带来适应社会的心理问题。要根据其生理、心理、精神方面的特点，加强教育与引导，向他们普及青春期保健知识，包括性生理知识，使之认识自我，正确对待和处理青春期的生理变化；认识社会，适应社会，正确处理好人际关系，增强识别能力，抵御社会不良风气的侵害；培养良好的思想素质，学好文化知识，使自己能够顺利地融入社会，成为对国家有用的人才。

二、儿童喂养

1. 新生儿喂养 在正常分娩、母婴健康状况良好的条件下尽早开奶，尽管此时并无乳汁分泌，但吸吮的刺激对以后乳汁的正常分泌和母婴相依感情的建立有重要的作用。此后应以婴儿的饥饿啼哭为准，根据按需哺乳的原则不定时给予哺乳，每次哺乳尽量让婴儿吸奶到满足为止，但不宜超过15~20分钟。若婴儿有明显的饥饿表现或体重减轻过多，可在哺乳后补授适量糖水或配方乳，但切不可以糖水或牛奶取代母乳。母乳所含的维生素C、D不足，故从生后2周起即可逐步添加浓鱼肝油和维生素C，但不作为辅食对待。

2. 婴儿喂养 婴儿喂养方法分为母乳喂养、人工喂养和混合喂养三种。

（1）母乳喂养：生后6个月之内婴儿以母乳为主，母乳营养丰富，最适合婴儿的生理需要；母乳易为婴儿消化吸收；母乳含优质蛋白质、必需氨基酸及乳糖较多，有利于婴儿脑的发育；母乳具有增强婴儿免疫力的作用；母乳喂哺最为简便经济；有利于增进母子感情，又便于观察小儿变化，随时照料护理。一般说来，第一、二个月不需定时喂哺，可按婴儿需要随时喂。此后按小儿睡眠规律可每2~3小时喂1次，逐渐延长到3~4小时1次，夜间逐渐停1次。4~5个月后喂5次，每次哺乳约15~20分钟。每次哺乳前要用温开水拭净乳头，乳母取坐位，将小儿抱于怀中，让婴儿吸空一侧乳房后再吸另一侧。哺乳完毕后将小儿抱直，头靠母肩，轻拍其背，使吸乳时吞入胃中的空气排出，可减少溢乳。母亲患传染病、重症心脏病，或肾脏病，或身体过于虚弱者，不宜哺乳。乳头皲裂、感染时可暂停哺乳，但要吸出乳汁，以免愈后无乳。在小儿10~12个月时断奶，若母乳量多者也可适当延期。

（2）混合喂养：①补授法。每日母乳喂养的次数照常，每次先哺母乳，将乳房吸空，然后再补充一定量代乳品，直到婴儿吃饱。②代授法。一日内有一至数次完全用乳品或代乳品代替母乳，使用代授法时，每日母乳哺喂次数最好不少于3次，维持夜间喂乳，否则母乳会很快减少。

（3）人工喂养：可选用牛乳、羊乳或其他兽乳，或大豆类代乳品。①奶方的配制。牛奶中所含的蛋白质和矿物质比人乳多2~3倍，为了使它更接近人乳，应加以稀释，稀释的程度与小儿的月龄有关；生后不满2周者可采用2:1奶（即2份牛奶加1份水）；以后逐渐过渡到3:1或4:1奶；满月后即可食用全奶；牛奶中碳水化合物浓度低于人乳，应加糖以改变三大产能物质的比例，利于吸收，一般每100ml牛乳中可加蔗糖5～8g；奶类需煮沸或其他消毒方法消毒后才可服用。②奶量的计算。按婴儿每天所需的总能量和总液量来计算奶量。设有4月龄乳儿，体重6kg，每昼夜按需液量150ml/kg、能量110kcal/kg计算，则：总能量为660kcal，每100ml牛奶的能量为65kcal，加入8g糖后的热量约为110kcal，故每日哺给含8%糖的牛奶600ml即可满足能量需要；总液量为150ml/kg×6kg＝900ml，扣除600ml牛奶量外应再加水900－600＝300ml；若每日哺乳5次，则每次哺乳（及水）量为900ml/5＝180ml。③牛乳制品和其他代乳品。全脂奶粉，按重量计1份奶粉加水到8份即成全脂奶；脱脂乳，将牛乳的顶层脂肪脱去即成脱脂乳，适于腹泻儿童短期应用；蒸发乳，将新鲜牛奶经真空浓缩至原体积一半，装罐消毒而成，适宜胃容量小而需要较多营养素的低体重儿；还包括甜炼乳、酸牛奶、蛋白乳、奶糊、黄豆制品等。无论母乳喂养、人工喂养或混合喂养的婴儿，都应按时于一定月龄添加辅助食品。添加辅助食品的原则：由少到多，由稀到稠，由细到粗，由一种到多种，在婴儿健康、消化功能正常时逐步添加。添加辅助食品的顺序：1～3个月以鲜果汁、青菜水、鱼肝油制剂为主；4～6个月以米糊、乳儿糕、烂粥、蛋黄、鱼泥、豆腐、动物血、菜泥、水果泥为主；7～9个月以烂面条、烤馒头片、饼干、碎菜、鱼、蛋、肝泥、肉末为主；10～12个月以稠粥、软饭、挂面、馒头、面包、碎菜、碎肉、油、豆制品等为主。

3. 幼儿喂养 幼儿期由以乳食为主转变为以普通饮食为主，乳牙逐渐出齐，但咀嚼功能仍差，脾胃功能较薄弱，食物宜热、细、软、烂、碎，同时每日给予牛奶、豆浆、鱼、肉、蛋、蔬菜、水果等多种食物。

4. 儿童、少年膳食安排 合理的儿童食谱必须符合下列基本原则：①各种营养素和能量的摄入须满足该年龄阶段儿童的生理需要。1～2岁小儿每日能量的供给为4.6MJ（1100kcal），2～3岁为5.0MJ（1200kcal）；蛋白质每日40g左右，其中优质蛋白质（动物性蛋白质和豆类蛋白质）应占总蛋白质的1/3～1/2。蛋白质、脂肪和碳水化合物产能之比约为10%～15%：25%～30%：50%～60%。②食物的性质应适合儿童的消化功能。幼儿的食品应较细软，避免具刺激性和过于油腻的食品。小于3岁的托幼机构小儿，宜采用混拌在一起的食物，以利小儿自食；大于4岁的儿童食谱可接近成人；大于6岁儿童则可与成人同桌共餐。1～6岁儿童每日需要的食品种类和数量参见表1－2。③良好的食欲有助于食物的消化吸收。注意食物品种多样化，食物的烹调要注意色、香、味、形，让小儿有择食的自由，创造良好的进食环境，培养良好的饮食习惯。④烹调方法。避免不适宜的食物，生硬、粗糙、油腻、过于刺激的食物对幼儿皆不适宜，咖啡、浓茶、辣椒等食物皆应避免。

表1－2　1～6岁儿童每日需要食品的种类和数量（g）

年龄（岁）	粮	油	蔬菜鲜豆	豆制品	蛋或肉	鱼或肉	牛奶或豆浆	白糖
1～3	150	25	100～150	15～100	50	50～100	150～250	10～12.5
3～6	180	25	250～500	50～100	50	50～100	250	10～12.5

5. 疾病期间的膳食

（1）乳品：稀释乳，供新生儿、早产儿食用；酸奶，牛乳加酸或经乳酸杆菌发酵而成，其蛋白凝块小、易消化，供腹泻及消化力弱的病儿；蛋白奶，牛奶中加入脂肪、蛋白质或糖以提高热量，适用于营养不良、食量小的病儿；豆奶，适用于乳糖吸收不良病儿。

（2）一般膳食：普通饮食，采用易消化、营养丰富、热能充足的食物；软食，将食物烹调得细、软、烂，介于普通饮食和半流质饮食之间，如稠粥、烂饭、面条、馒头、肉末、鱼羹等，使之易于消化，供消化功能尚未完全恢复或咀嚼能力弱的病儿；半流质饮食，呈半流体状，介于软食和流质饮食之间，如稀粥、烂面条、蒸蛋羹等，可补加少量饼干、面包，适用于消化功能尚弱，不能咀嚼吞咽大块固体食物的病儿；流质饮食，全部为液体，如牛乳、豆浆、米汤、蛋花汤、藕粉糊、果汁、牛肉汤等，不需咀嚼就能吞咽，且易于消化吸收，适用于高热、消化系统病、急性感染、胃肠道手术后病儿，亦用于鼻饲。流质饮食供热能与营养素均低，只能短期应用。

（3）特殊膳食：少渣饮食，纤维素含量少，对胃肠刺激性少，易消化，适用于胃肠感染、肠炎病儿；无盐及少盐饮食，每日食物中含钠量在3g以下，烹调膳食不另加食盐，但少盐饮食则每天额外供给1g氯化钠，供心力衰竭和肝肾疾病导致的水肿患儿食用；贫血饮食，每日增加含铁食物，如鸡蛋1个，动物肝脏100～200g，绿叶蔬菜100～200g和含维生素食物如水果等；高蛋白膳食，在一日三餐中添加富含蛋白质的食物，如鸡蛋、鸡、鱼、肉、动物肝脏或豆制品等，适用于营养不良、消耗性疾病患儿；低脂肪饮食，膳食中不用或禁用油脂，肥肉等，适用于肝病患儿；低蛋白饮食，膳食中减少蛋白质含量，以碳水化合物如马铃薯、甜薯、水果等补充热量，用于尿毒症、肝性脑病和急性肾炎的少尿期患儿；低热能饮食，一日三餐的普通饮食中减少脂肪和碳水化合物的含量，又要保证蛋白质和维生素的需要量，可选用鱼、蛋、豆类、蔬菜和瘦肉等，供单纯肥胖症的小儿；代谢病专用饮食，如不含乳糖食物用于半乳糖血症病儿，低苯丙氨酸奶用于苯丙酮尿症小儿，糖尿病饮食等。

第六节　儿科诊法概要

诊断小儿疾病，与临床其他各科一样，均用望、闻、问、切的诊查手段进行诊断和辨证。由于乳婴儿不会说话，较大儿童虽已会说话，也不能正确叙述自己的病情，所以古称儿科为“哑科”。加上就诊时常啼哭吵闹，影响气息脉象，造成诊断上的困难。所以，历代儿科医家对于小儿诊法，既主张四诊合参，又特别重视望诊。诚如《幼科铁镜·望形色审苗窍从外知内》所说：“而小儿科，则唯以望为主，问继之，闻则次。”

一、望诊

望诊内容可分为总体望诊（望神色、望形态）和分部望诊（审苗窍、辨斑疹、察二便、察指纹）两个方面。

（一）望神色

望神色就是望小儿的精神气色。通过对小儿目光、神态、表情、反应等方面的综合观察，了解五脏精气盛衰和病情轻重及预后。凡精神振作，二目有神，表情活泼，面色红润，呼吸调匀，反应敏捷，均为气血调和，神气充沛的表现，是健康或病情轻浅之象；反之，若精神委顿，二目无神，表情呆滞，面色晦暗，呼吸不匀，反应迟钝，均为体弱有病之表现，或病情较重之象。

面部望诊是小儿望神色中的重要组成部分。《灵枢·邪气脏腑病形》说："十二经脉，三百六十五络，其血气皆上于面而走空窍。"望面色可以了解脏腑气血的盛衰，以及邪气之所在。常用的面部望诊方法有五色主病和五部配五脏，其中五色主病是望神察色诊病的主要方法。

1. 五色主病　又称五色诊，即按面色红、青、黄、白、黑五种不同颜色的偏向表现来诊察疾病。

白色：多为寒证、虚证。若面白浮肿为阳虚水泛，常见于阴水；面色惨白，四肢厥冷，多为滑泄吐利，阳气暴脱，可见于脱证；面白少华，唇色淡白，多为血虚。

红色：多为热证。若面红耳赤，咽红，脉浮，为风热外感；午后颧红潮热，口唇红赤，为阴虚内热，虚火上炎；若两颧艳红如妆，面白肢厥，冷汗淋漓，为虚阳上越，是阳气欲脱的危重证候。新生儿面色嫩红，或小儿面色白里透红，为正常肤色。

黄色：多为脾虚证或有湿浊。若面色萎黄，形体消瘦，为脾胃功能失调，常见于疳证；面黄无华，脐周阵痛，夜间磨牙，多为肠寄生虫；面目色黄而鲜明，为湿热内蕴之阳黄；面目黄而晦暗，为寒湿阻滞之阴黄；出生后不久出现的黄疸为胎黄，有生理性与病理性之分。

青色：多为寒证、痛证、瘀证、惊痫。若面色白中带青，表情愁苦皱眉，多为里寒腹痛；面青而晦暗，神昏抽搐，常见于惊风和癫痫发作之时；面青唇紫，呼吸急促，为肺气闭塞，气血瘀阻。大凡小儿面呈青色，病情一般较重，应注意多加观察。

黑色：多为寒证、痛证、瘀证、水饮证。若面色青黑，手足逆冷，多为阴寒里证；面色黑而晦暗，兼有腹痛呕吐，可为药物或食物中毒；面色青黑晦暗，为肾气衰竭，不论新病久病，皆属危重。若小儿肤色黑红润泽，体强无病，是先天肾气充沛的表现。

2. 五部配五脏　根据小儿面部不同部位出现的各种色泽变化，结合所属脏腑来推断病变的部位与性质，就是五部配五脏的望诊方法。五部指左腮、右腮、额上、鼻部、颏部。五部与五脏的关系及主病，最早见于《小儿药证直诀·面上证》："左腮为肝，右腮为肺，额上为心，鼻为脾，颏为肾。赤者，热也，随证治之。"可供临床参考。

（二）望形态

形指形体，态指动态。望形态就是观察病儿形体的强弱胖瘦和动静姿态。形体望诊，包括头囟、躯体、四肢、肌肤、毛发等。

1. 望形体　凡发育正常、筋骨强健、肌丰肤润、毛发黑泽、姿态活泼者，是胎禀充足，营养良好，属健康表现；若生长迟缓、筋骨软弱、肌瘦形瘠、皮肤干枯、毛发萎黄、囟门逾期不合、姿态呆滞者，为胎禀不足，营养不良，属于病态。如头方发稀，囟门宽大，当闭不闭，可见于五迟证；头大颌缩，前囟宽大，头缝开解，目睛下垂，见于解颅；前囟及眼窝凹陷，皮肤干燥，可见于婴幼儿泄泻，阴伤液脱；胸廓高耸，形如鸡胸，可见于佝偻病、哮喘病；肌肉松弛，皮色萎黄，多见于厌食、偏食、反复感冒；腹部膨大，肢体瘦弱，发稀，额上有青筋显现，多属疳积；毛发枯黄，或发竖稀疏，或容易脱落，均为气血虚亏的表现。

2. 望动态 通过动态观察，可以分析不同姿态显示的疾病。如小儿喜伏卧者，为乳食内积；喜蜷卧者，多为腹痛；颈项强直，手指开合，四肢拘急抽搐，角弓反张，是为惊风；若翻滚不安，呼叫哭吵，两手捧腹，多为盘肠气痛所致；端坐喘促，痰鸣哮吼，多为哮喘；咳逆鼻煽，胁肋凹陷如坑，呼吸急促，多为肺炎喘嗽。

（三）审苗窍

苗窍是指口、舌、目、鼻、耳及前后二阴。苗窍与脏腑关系密切。舌为心之苗，肝开窍于目，肺开窍于鼻，脾开窍于口，肾开窍于耳及前后二阴。脏腑有病，能在苗窍上有所反映，审察苗窍可以测知脏腑病情。

1. 察舌 主要观察舌体、舌质和舌苔三个方面。正常小儿舌体柔软、淡红润泽、伸缩自如，舌面有干湿适中的薄苔。小儿舌质较成人红嫩。新生儿舌红无苔和哺乳婴儿的乳白苔，均属正常舌象。食后或服药后对舌苔有一定影响，应予注意。

舌体：舌体胖嫩，舌边齿痕显著，多为脾肾阳虚，或有水饮痰湿内停；舌体肿大，色泽青紫，可见于气血瘀滞；舌体强硬，多为热盛伤津；急性热病中出现舌体短缩、舌干绛者，则为热甚津伤，经脉失养；舌体肿大，板硬麻木，转动不灵，甚则肿塞满口，称为木舌，由心脾积热，火热循经上行所致；舌下红肿突起，形如小舌，称为重舌，属心脾火炽，上冲舌本所致；舌体不能伸出唇外，转动伸缩不灵，语音不清，称为连舌，因舌系带过短所致；舌吐唇外，掉弄如蛇，称为弄舌，多为大病之后，心气不足或惊风之兆；舌吐唇外，缓缓收回，称吐舌，常为心经有热所致，吐舌不收，心气将绝；若舌常吐于唇外，伴见眼裂增宽，表情愚钝者，为智力低下之表现。时时用舌舔口唇，以致口唇四周发红或有脱屑、作痒，称舔舌，多因脾经伏热所致。

舌质：正常舌质淡红。若舌质淡白，为气血虚亏；舌质绛红，舌有红刺，为温热病邪入营入血；舌质红，少苔，甚则无苔而干，为阴虚火旺；舌质紫黯或紫红，为气血瘀滞；舌起粗大红刺，状如杨梅者，常见于猩红热。

舌苔：苔白为寒；苔黄为热；苔白腻为寒湿内滞，或有寒痰食积；苔黄腻为湿热内蕴，或乳食内停；热性病见剥苔，多为阴伤津亏所致；舌苔花剥，状如地图，时隐时现，经久不愈，多为胃之气阴不足所致；若舌苔厚腻，垢浊不化，状如霉酱，伴便秘腹胀者，为宿食内积，中焦气机阻滞。当出现异常苔色时，要询问是否吃过某种食物或药品，注意是否系染苔。如吃橄榄、乌梅、铁剂等可使苔色染黑；服青黛可使苔色染青；喝牛奶、豆浆可使苔色染白；吃橘子、蛋黄可使苔色染黄；吃有色糖果可染成相应颜色，均不可误认为是病苔。

2. 察目 黑睛等圆，目珠灵活，目光有神，开阖自如，是肝肾气血充沛之象。若眼睑浮肿，多为水肿之象；眼睑开阖无力，是元气虚惫；寐时眼睑张开而不能闭合，是脾虚气弱之露睛；上眼睑下垂不能提起，是气血两虚之睑废。两目呆滞，转动迟钝，是肾精不足，或为惊风之先兆；两目直视，瞪目不活，是肝风内动。白睛黄染，多为黄疸。目赤肿痛，是风热上攻。目眶凹陷，啼哭无泪，是阴津大伤。瞳孔缩小或不等或散大，对光无反应，病情危殆。

3. 察鼻 主要观察鼻内分泌物和鼻形的变化。鼻塞流清涕，为风寒感冒；鼻流黄浊涕，为风热客肺；长期鼻流浊涕，气味腥臭，为肺经郁热；鼻孔干燥，为肺经燥热伤阴；鼻衄鲜红，为肺热迫血妄行；鼻翼翕动，伴气急喘促，为肺气郁闭。

4. 察口 主要观察口唇、口腔、齿龈、咽喉的颜色、润燥及外形变化。唇色淡白，为气血不足；唇色淡青，为风寒束表；唇色红赤，为热；唇色红紫，为瘀热互结；唇色樱红，为暴泻伤阴；唇白而肿，是为唇风；面颊潮红，唯口唇周围苍白，是猩红热征象。

口腔黏膜色淡白为虚为寒，色红为实为热。口腔破溃糜烂，为心脾积热之口疮；口内白屑成片，为鹅口疮；两颊黏膜有针尖大小的白色小点，周围红晕，为麻疹黏膜斑；上下臼齿间腮腺管口红肿如粟粒，按摩肿胀腮部，无脓水流出者为痄腮（流行性腮腺炎），有脓水流出者为发颐（化脓性腮腺炎）。

齿为骨之余，龈为胃之络。牙齿萌出延迟，为肾气不足；齿衄龈痛，为胃火上炎；牙龈红肿，为胃热熏蒸。新生儿牙龈上有白色斑点斑块，称为马牙。

咽喉为肺胃之门户，是呼吸与饮食通道。咽红，恶寒发热，是外感之象；咽红，乳蛾肿痛，为外感风热或肺胃之火上炎；乳蛾溢脓，是热壅肉腐；乳蛾大而不红，是为肥大，多为瘀热未尽，或气虚不敛。咽痛微红，有灰白色假膜，不易拭去，为白喉之症。

5. 察耳 小儿耳壳丰厚，颜色红润，是先天肾气充沛的表现；耳壳薄软，耳舟不清，是先天肾气未充的证候；耳内疼痛，流脓，为肝胆火盛之证。以耳垂为中心的腮部漫肿疼痛，是痄腮（流行性腮腺炎）之表现。

6. 察二阴 男孩阴囊不紧不松，是肾气充沛的表现；若阴囊松弛，多为体虚或发热。阴囊中睾丸肿大透亮，不红，为水疝；阴囊中有物下坠，时大时小，上下可移，为小肠下坠之狐疝。阴囊水肿，常见于阳虚阴水；女孩前阴部潮红灼热，常见于湿热下注，亦须注意是否有蛲虫病。

小儿肛门潮湿红痛，多属尿布皮炎。肛门脱出，为中气下陷之脱肛；肛门裂开出血，多因大便秘结，热迫大肠所致。

（四）辨斑疹

一般说来，皮肤之发斑，形态大小不一，不高出皮面，压之不褪色；皮肤之出疹，高出皮面，压之褪色。斑与疹在儿科多见于外感时行疾病，如麻疹、幼儿急疹、风疹、猩红热、水痘等，也见于杂病，如紫癜等。

斑色红艳，摸之不碍手，压之不褪色，多为热毒炽盛，病在营血；斑色紫黯，面色苍白，肢冷脉细，为气不摄血，血溢脉外。

潮热3～4天出疹，疹细小状如麻粒，口腔颊黏膜出现麻疹黏膜斑者为麻疹；皮疹细小，呈浅红色，身热不甚，常见于风疹；肤红如锦，稠布疹点，身热，舌绛如杨梅，常见于猩红热；丘疹、疱疹、结痂并见，疱疹内有水液色清，见于水痘；斑丘疹大小不一，如云出没，瘙痒难忍，常见于荨麻疹。

（五）察二便

新生儿生后3～4天内，大便呈黏稠糊状，褐色，无臭气，日行2～3次，是为胎粪。单纯母乳喂养之婴儿大便呈卵黄色，稠而不成形，稍有酸臭气，日行3次左右。牛乳、羊乳为主喂养者，大便色淡黄，质较干硬，有臭气，日行1～2次。当小儿饮食过渡到与成人接近时，大便亦与成人相似。

大便燥结，为内有实热或阴虚内热；大便稀薄，夹有白色凝块，为内伤乳食；大便稀薄，色黄秽臭，为肠腑湿热；下利清谷，洞泄不止，为脾肾阳虚；大便赤白黏冻，为湿热积滞，常见于痢疾；婴幼儿大便呈果酱色，伴阵发性哭闹，常为肠套叠；大便色泽灰白不黄，多系胆道阻滞。

小便清澈，量多，为寒；小便色黄，量少，为热；尿色深黄，为湿热内蕴；黄褐如浓茶，多为湿热黄疸；尿色红如洗肉水，或镜检红细胞增多者为尿血，如鲜红色为血热妄行，淡红色为气不摄血，红褐色为瘀热内结，黯红色为阴虚内热。

（六）察指纹

小儿指纹是指食指桡侧的浅表静脉。婴幼儿皮肤薄嫩，络脉易于显露，故儿科对于3岁以下小儿常以察指纹作为望诊内容之一。

指纹分三关。自虎口向指端，第一节为风关，第二节为气关，第三节为命关（见图1－1）。看指纹时要将小儿抱于光亮处，医生用左手食指、拇指固定患儿食指末端，用右手拇指在小儿食指桡侧命关向风关轻轻推几次，使指纹显露。

正常小儿的指纹大多淡紫，隐隐而不显于风关以上。若发生疾病，尤其是危重病证，指纹的浮沉、色泽、部位等可随之发生变化。因而，察指纹对疾病的诊断辨证有一定的参考价值。

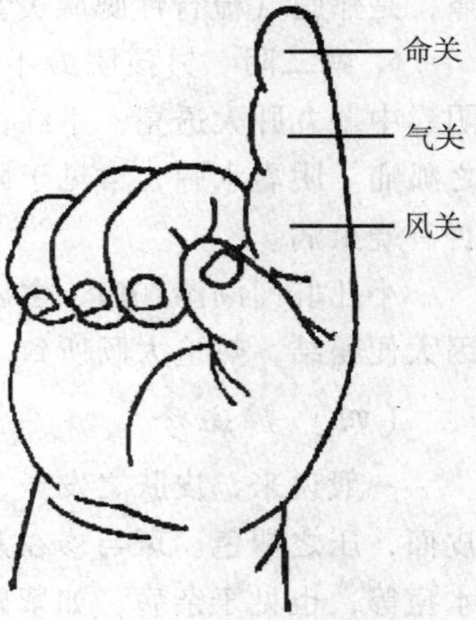

指纹的辨证，可以归纳为“浮沉分表里，红紫辨寒热，淡滞定虚实，三关测轻重”。指纹浮现，主病邪在表；指纹沉伏，主病邪在里。纹色鲜红浮露，多为外感风寒；纹色紫红，多为邪热郁滞；纹色淡红，多为内有虚寒；纹色青紫，多为瘀热内结；纹色深紫，多为瘀滞络闭，病情深重。指纹色淡，推之流畅，主气血亏虚；指纹色紫，推之滞涩，复盈缓慢，主实邪内滞，如瘀热、痰湿、积滞等。纹在风关，示病邪初入，病情轻浅；纹达气关，示病邪入里，病情较重；纹进命关，示病邪深入，病情加重；纹达指尖，称透关射甲，若非一向如此，则示病情重危。

图1－1　指纹三关图

察指纹时，应结合患儿无病时的指纹状况，以及患病后的证候表现，全面分析。与病证不符，或病轻指纹变化不著者，又可“舍纹从证”，或“舍纹从脉”。

二、闻诊

闻诊是用听觉和嗅觉来辅助诊查疾病的方法。儿科听声音主要包括小儿的啼哭、呼吸、咳嗽、语言等声音的高亢、低微；嗅气味包括小儿口中之气味及大小便、痰液、汗液、呕吐物等的气味。

（一）听声音

1. 啼哭声 啼哭是婴儿的语言，新生儿乃至婴幼儿常以啼哭表达要求和痛苦。若喂养不当，护理不善也会引起啼哭。此类啼哭主要表现为啼哭声调一致，哭声洪亮而长，有泪状。哺乳、饮水或更换潮湿尿布、衣着，抱起亲昵走动，顺其心意后，啼哭即停。若因饥饿引起的啼哭多绵长无力，口作吮乳之状。腹痛引起的啼哭声音尖锐，忽缓忽急，时作时止；肠套叠引起的啼哭声音尖锐阵作，伴呕吐及果酱样或血样大便；夜卧啼哭，睡眠不安，白天如常者为夜啼。一般说来，小儿啼哭以洪亮为实证；哭声微细而弱为虚证；哭声清亮和顺为正常或病轻；哭声尖锐或细弱无力为病重。

2. 呼吸声 正常小儿的呼吸均匀调和。若乳儿呼吸稍促，用口呼吸者，常因鼻塞所致；若呼吸气粗有力，多为外感实证，肺蕴痰热；若呼吸急促，喉间哮鸣者，为邪壅气道，是为哮喘；呼吸急迫，甚则鼻煽，咳嗽频作者，是为肺气闭郁；呼吸窘迫，面青不咳或呛咳，常为异物堵塞气道；呼吸微弱及吸气如哭泣样，为肺气欲绝之状。

3. 咳嗽声 咳嗽是肺系疾病的主症之一，从咳嗽声和痰鸣声可辨别其表里寒热。如干咳无痰或痰少黏稠，多为燥邪犯肺，或肺阴受损；咳声清高，鼻塞声重，多为外感；咳嗽频频，痰稠难咯，喉中痰鸣，多为肺蕴痰热或肺气闭塞；咳声嘶哑如犬吠状者，常见于白喉、急喉风；连声咳嗽，夜咳为主，咳而呕吐，伴鸡鸣样回声者为顿嗽（百日咳）。

4. 语言声 小儿语言以清晰响亮为佳。语声低弱，为气虚的表现；呻吟不休，多为身体不适；突然语声嘶哑，多为外感；高声尖叫，多为剧痛所致；谵语妄言，声高有力，兼神识不清，为热闭心包；语声謇涩，多为温病高热伤津或痰湿蒙闭心包。

（二）嗅气味

1. 口中气味 口气秽臭，多为肺胃积热，伤食积滞，浊气上蒸；口气血腥，多见于齿龈、肺部出血；口气腐臭，兼吐脓痰带血，多属肺痈。

2. 大小便气味 大便酸腐，多因伤食；臭味不著，完谷不化，多为脾肾虚寒。小便气味臊臭，多因湿热下注；小便清长少臭，多属脾肾阳虚。

3. 呕吐物气味 吐物酸腐，多因食滞化热；吐物臭秽如粪，多因肠结气阻，秽粪上逆。

在嗅气味时，应注意排除因食用某些食物后引起的特殊气味。

三、问诊

问诊是收集病情病史的一个重要方面。由于婴幼儿不会说话，较大儿童也难以用语言正确表达自己的病情，因此，除年长儿可由自己陈述外，儿科问诊主要靠询问家长或保育员。

（一）问年龄

询问年龄对诊断疾病具有重要意义，儿科某些疾病与年龄有密切关系，儿童用药的剂量也应按年龄的大小而定。

问年龄要询问实足年龄，新生儿应问明出生天数；2 岁以内的小儿应问明实足月龄；2 岁以上的小儿，应问明实足岁数及月数。

1 周内新生儿易患脐风、胎黄、脐湿、脐疮等；新生儿和乳婴儿易患鹅口疮、脐突、夜啼；婴幼儿易患泄泻；6 个月以后的小儿易患麻疹，1 岁左右的婴幼儿易患幼儿急疹等传染病；学龄前小儿易患水痘、百日咳等传染病；12 岁以后疾病谱已基本上接近成人。

（二）问病情

包括询问疾病的症状及持续时间、病程中的病情变化、发病的原因等。着重询问以下内容：

1. 问寒热 主要问清寒热的微甚进退，发作时间与持续时间，温度高低最好用体温计测量。为了辨别寒热性质，也需结合观察、触摸、询问等。如通过患儿额头、胸腹、四肢、手足心等部位的触摸，或哺乳时的感觉，呼吸时鼻气温度来测知小儿是否发热；通过观察其姿态，如依偎母怀，蜷缩而卧，喜暖避冷，测知有无畏寒存在。

小儿恶寒、发热、无汗，多为外感风寒；发热、有汗，多为外感风热；寒热往来，多为邪郁少阳；但热不寒为里热，但寒不热为里寒；大热、大汗、口渴不已为阳明热盛；发热持续、热势枭张、面黄苔厚为湿热蕴滞；夏季高热，持续不退，伴有无汗、口渴、多尿，秋凉后自平，常为夏季热；午后或傍晚低热，伴盗汗者，为阴虚燥热；夜间发热，腹壁手足心热，胸满不食者，多为内伤乳食。

2. 问出汗 小儿肌肤嫩薄，腠理疏松，清阳发越，易于出汗。常见入睡之时，头额汗出，若汗出不多，又无他症者，不属病态。若因天气炎热、室温过高、穿衣盖被过多、快速进热食、剧烈运动后汗出过多，也属正常生理现象。问汗主要询问汗出的多少、部位、时间等。若在白天汗出较多，稍动尤甚，不发热者，为气虚卫外不固的自汗；入睡则汗出淋漓，醒后汗止，为阴虚或气阴两虚的盗汗。热病中汗出热不解者，为表邪入里；若口渴、烦躁、脉大、大汗者，为里热实证；若大汗淋漓，伴呼吸喘促，肢冷脉伏者，为阳气将绝、元气欲脱之危象。头部汗出者多表虚里热或阳热上蒸；上半身汗出者较全身出汗病证为轻，全身出汗者病证属重。前半夜出汗者多营不内守；后半夜出汗者多阴虚阳浮。

3. 问头身 较大儿童能诉说头痛、头晕及身体其他部位的疼痛和不适。头痛而兼发热恶寒为外感风寒；头痛呕吐，高热抽搐，为邪热入营，属急惊风；头晕而兼发热多因外感；头晕而兼面白乏力，多为气血不足；肢体酸痛而兼发热，多为外感，或邪阻经络。

4. 问二便 患儿大小便的数量、性状、颜色及排便时的感觉，有些可从望诊中获悉，有些可通过问诊了解。若大便溏薄不化，或先干后溏，次数较多，或食后欲便者，多为脾虚，运化失职；若便泻日久，形瘦脱肛者，多为中气下陷；若便时哭闹不安，多为腹痛。小便刺痛，点滴不尽，或见尿血鲜红，或排出砂石者，为湿热下注或湿热熬结成砂，灼伤血络；小便清长，夜间遗尿量多色清者，为肾气不足，下元虚冷。

5. 问饮食 不思饮食，或所食不多，兼见面白神疲，为脾胃虚弱；若腹部胀满，纳食不下，或兼呕恶，为乳食积滞；嗜食异物，多为疳证、虫证。热病时渴饮为津伤；渴而不欲饮，或饮而不多，多为湿热内蕴。

6. 问睡眠 小儿睡眠总以安静为佳。年龄越小，睡眠时间越长。睡眠不宁，辗转反侧，喜俯卧者，多为气血失和，胃弱疳积；睡中龂齿，或因虫积，或因胃气失和、肝火内盛；寐而不宁，肛门瘙痒，多为蛲虫；入夜心怀恐惧而难寐，多为心神失养；睡中惊惕，梦中呓语，多为肝旺扰神或胃不和而寐不安。睡中露睛，多为久病脾虚；寐不安宁，多汗惊惕，常见于佝偻病脾虚肝旺证。

（三）问个人史

包括胎产史、喂养史、生长发育史、预防接种史等。

1. 胎产史 要问清胎次、产次，是否足月，顺产或难产，有否流产以及接生方式、出生地点、出生情况、孕期母亲的营养和健康状况等。

2. 喂养史 包括喂养方式和辅助食品添加情况，是否已经断奶和断奶的情况。对年长儿还应询问饮食习惯，现在的食物种类和食欲等。

3. 生长发育史 包括体格生长和智能发育，如坐、立、行、语、齿等出现的时间；囟门闭合的时间；体重、身长增长情况；对已入学小儿还应了解学习成绩，推测智力情况。

4. 预防接种史 包括卡介苗、麻疹减毒活疫苗、脊髓灰质炎减毒活疫苗、白喉类毒素、百日咳菌苗、破伤风类毒素混合制剂、乙型脑炎疫苗、流行性脑膜炎菌苗，以及甲型肝炎减毒活疫苗、乙型肝炎血清疫苗、伤寒菌苗等疫苗的预防接种情况。记录接种年龄和反应等。

（四）其他方面

问诊中尚须注意问清主要痛苦，发病时间及经过，病因及治疗情况，即主诉及现病史；以往曾患何种疾病、治疗效果，即既往史；家庭人员健康状况，即家族史等。

四、切诊

切诊包括脉诊和按诊两个方面，是诊断儿科疾病的重要手段。

（一）脉诊

小儿脉象较成人软而稍数，年龄越小，脉搏越快。注意因恐惧、活动、啼哭等影响脉象。一般认为，以成人一息6~7至为常度，5至以下为迟，7至以上为数。

小儿脉象，主要分浮、沉、迟、数、有力、无力六种，同时，应注意结、代、细、弦、滑、不整脉等病脉。

浮为病在表，沉为病在里；迟为寒，数为热；有力为实，无力为虚。结脉为心气伤；代脉为脏气损；细脉为阴虚；弦脉为肝旺或为痛为惊；滑脉为痰食中阻。脉律不整，时缓时数，为心之气血失和。

（二）按诊

1. 按头囟 按察小儿头囟的大小、凹凸、闭合的情况，头颅的坚硬程度等。囟门隆凸，按之紧张，为囟填，多为风火痰热上攻，肝火上亢，热盛生风；囟门凹陷，为囟陷，常因阴津大伤，若兼头颅骨软者为气阴虚弱，精亏骨弱；颅骨按之不坚而有弹性感，多为维生素D缺乏性佝偻病。

2. 按颈腋 正常小儿在颈项、腋下部位可触及少许绿豆大小之臖核（淋巴结），活动自如，不痛，不为病态。若臖核增大，按之疼痛，或肿大灼热，为痰热之毒；若仅见增大，按之不痛，质坚成串，则为瘰疬。

3. 按胸腹 左侧前胸心尖搏动处古称"虚里"，是宗气会聚之所。若搏动太强，节律不匀，为宗气内虚外泄；若搏动过速，伴喘促，是宗气不继之证。胸廓高耸如鸡之胸，后凸如龟之背是为骨疳；肋骨串珠亦为虚赢之证。按察腹部，右上腹胁肋下触及痞块，或按之疼痛，为肝肿大；左上腹胁肋下触及有痞块，为脾肿大，多为气滞血瘀之证。剑突下疼痛多属胃脘痛；脐周按之痛，可触及团块、推之可散者，多为虫证。大凡腹痛喜按，为虚为寒；腹痛拒按，多为实为热。腹部胀满，叩之如鼓者为气胀；叩之音浊，按之有液体波动之感，脐突者，多有腹水。右下腹按之疼痛，兼发热，右下肢拘急者多属肠痈。

4. 按四肢 高热时四肢厥冷为热深厥甚；平时肢末不温为阳气虚弱；手足心发热多为阴虚内热。四肢肌肉结实者，体壮；松弛软弱者，脾气虚弱。

5. 按皮肤 肤冷汗多，为阳气不足；肤热无汗，为热闭于内；肤热汗出，为热蒸于外；皮肤干燥，失去弹性，为吐泻阴液耗脱之证。肌肤无水，虚胀为气，按之凹而不起为水。

第七节 儿科针药治法概要

儿科疾病的治疗大法基本与成人一致，可根据病情需要选择中药内服、针灸外治等不同方法。但由于小儿在生理、病因、病理、病种上与成人有所不同，故在治疗方法、给药剂量、给药途径的运用上也有其自身的特点。此外，也可根据病证特点及患儿的个体情况选用推拿和一些其他的外治方法。

一、药物治法

药物治法是使药物直接进入体内的治疗方法，是儿科最基本的治疗方法。具体应用时要注意掌握以下几个方面。

（一）用药原则

1. 治疗及时审慎 由于小儿生理病理上具有脏腑娇嫩、形气未充、发病容易、变化迅速的特点，因此要掌握有利时机，及时采取有效措施，争取主动，力求及时控制病情的发展变化。例如，小儿感冒初起只有发热咳嗽之表证，若治疗不当，邪气内侵，可演变为肺炎喘嗽；泄泻日久，或暴泻急迫，容易出现伤阴伤阳之变证。因此，当病邪在表，且有外解之机时，应因势利导，引邪外达，从表而解，不可凉遏而使表邪留恋，不可发汗太过耗损卫阳，也不可骤然固涩而闭邪留寇。《温病条辨·解儿难》中指出："其用药也，稍呆则滞，稍重则伤，稍不对证，则莫知其乡，捉风捕影，转救转剧，转去转远。"指出了儿科用药的难点和注意点。

2. 处方轻巧灵活　小儿脏气清灵，随拨随应，在治疗时，处方也就应轻巧灵活。要根据病儿的体质特点、病情轻重及脏腑功能，灵活运用，不宜呆滞，不可重浊，不得妄加攻伐。对于大苦、大寒、大辛、大热、峻下、毒烈之品，均当慎用，即便有是证而用是药，也应中病即止，或衰其大半而止，不可过剂，以免耗伤小儿正气。

3. 注意顾护脾胃　脾胃为后天之本，气血生化之源。小儿的生长发育，有赖于后天脾胃化生精微之气以充养；疾病的恢复也依赖于正常的胃纳脾运；先天不足的小儿更要靠后天来调补。治疗应特别重视小儿脾胃的特点，处处顾及脾胃之气，切勿使之损伤。患病后注重调理脾胃是儿科的重要治则。

4. 重视先证而治　由于小儿发病容易，传变迅速，虚实寒热的变化较成人为快，故应见微知著，先证而治，挫病势于萌芽之时，挽病机于欲成未成之际。尤其是外感热病，病情发展迅速，而医者在诊察之后，病家需取药煎煮，直到汤药喝下发挥药效，需一段时间，在这一段时间内，病情很可能已经变化。因而，医者应把握这种变化，揭示病情的演变规律，提前一步，在相应的证候出现之前预先落实治疗措施，先发制病，药先于证，先证而治，顿挫病势，防止传变，达到治病防变的目的。即使是内伤杂病，虚则补之，实则泻之，寒者热之，热者寒之，已成定理，然而补虚致滞，泻实伤正，寒祛热生，热清寒至之变不可不知。故用补益的同时，应注意兼以消导，免生中满；在用攻下剂时注意扶正，免耗正气；在用温热药时注意病情热化而稍佐以寒凉；在用寒凉药时应防止中寒内生适当伍以温热，此皆属先证而治之例。

5. 不可乱投补益　补益之剂对体质虚弱的小儿有增强机体功能，助长发育的作用。但是，由于药物每多偏性，有偏性即有偏胜，故虽补剂也不可乱用。正如朱丹溪所说："虽参芪之辈，为性亦偏。"小儿生机蓬勃，只要哺乳得当，护养适宜，自能正常生长发育。健康小儿不必靠药物来补益，长期补益可能导致性早熟。或者小儿偶受外邪，或痰湿食滞，未能觉察，若继续服用补益之剂，则是闭门留寇，邪留不去，为害不浅。故补益之剂切不可滥用。

6. 掌握用药剂量　小儿用药剂量常随年龄大小、个体差异、病情轻重、方剂的组合、药味多少、医师的经验而异。由于小儿服药时常有浪费，所以中药的用量相对较大，尤其是益气健脾、养阴补血、消食和中一类药性平和之剂更是如此。但对一些辛热有毒、苦寒攻伐和药性猛烈的药物，如麻黄、附子、细辛、乌头、大黄、芒硝等，应用时则需要注意。为方便计算，可采用下列比例用药。新生儿用成人量的1/6，乳婴儿用成人量的1/3，幼儿用成人量的1/2，学龄儿童用成人量的2/3或接近成人用量。一般病例可按上述比例拟定药物剂量，但若病情急重则不受此限制。如治疗流行性乙型脑炎所用清热解毒药中，生石膏、板蓝根等的用量也有超过成人一般剂量的。此外，尚可按处方中药味的多少、方剂配伍要求决定其剂量。

（二）给药方法

目前常用的药物给药方法有以下几种：

1. 口服给药法　汤剂及各种内服中成药均可口服。汤剂的煎煮，药汁不宜太多，年龄越小药汁的量越要少些，并可采取少量多次喂服的方法，不必限制于1日2次服。对抗拒服药的小孩，可固定小儿头部，用小匙将药汁送至舌后部，将小匙竖起，使之自然吞入。切勿捏鼻灌服，以防呛入气管。另外，可在药汁内稍加食糖矫味，使之便于服下。丸剂、片剂可研成细末，加糖水服；颗粒及浸膏可用温开水溶解稀释后喂服。对幼童，服药时最好还是做好说服教育工作，争取患儿主动配合治疗。

2. 鼻饲给药法 对于昏迷或吞咽困难的患儿，可采取鼻饲给药的方法。取消毒鼻饲管轻轻由鼻腔插入食管至胃中，用针筒吸取药液，徐徐注入鼻饲管内。

3. 蒸气及气雾吸入法 用蒸气吸入器械或气雾吸入器，使水蒸气或气雾由病儿口鼻吸入，常用于治疗肺炎喘嗽、哮喘、感冒、咳嗽等。使用中药作气雾吸入，注意不可直接用汤剂、口服液类药剂，只能用注射液类药剂，如鱼腥草注射液、穿琥宁注射液等。吸入时可将蒸气对准口鼻，或将管口含于口中，通常每次吸入 20 分钟左右。

4. 吹鼻法 用药末吹入鼻腔内取嚏，或将药物滴人鼻腔内，可治疗惊风高热神昏等病证。

5. 直肠给药法 取导尿管作常规消毒后，轻轻插入肛门直肠中，用针筒吸入药液缓缓注入直肠；或将药液倒入点滴瓶中，接上输液管，使药液徐徐滴入直肠中，从直肠吸收以治疗疾病。此法在一定程度上避免了小儿服药难的问题，而且对于外感发热、肠胃疾病、水毒内闭等，有较好的疗效。

6. 注射给药法 将供肌肉注射、静脉滴注的中药制剂，按要求给予肌肉注射、静脉注射或静脉点滴。如用清开灵注射液加在 10% 葡萄糖注射液中，静脉点滴，以治疗外感发热。

（三）常用药物治法

在辨清证候、审明病因、分析病机之后，应针对性地采取一定的治疗方法，其中“汗、吐、下、和、温、清、补、消”是最基本的治法。程钟龄《医学心悟·医门八法》说：“论病之原，以内伤、外感四字括之；论病之情，则以寒、热、虚、实、表、里、阴、阳八字统之；而论治病之方，则又以汗、和、下、消、吐、清、温、补八法尽之”。

按照八法原则，根据儿科临床特点，可组合成以下多种治法。

1. 疏风解表法 主要适用于外邪侵袭肌表所致的表证。由于外邪郁闭肌表，开阖失司，出现发热、恶风、汗出或无汗等症。可用疏散风邪的药物，使邪气从汗而解。外感风寒可用疏风散寒的方药，如麻黄汤、荆防败毒散、葱豉汤等；外感风热可用辛凉解表的方药，如银翘散、桑菊饮等。

2. 止咳平喘法 主要适用于邪郁肺经、痰阻肺络所致的咳喘。寒痰内伏可用温肺散寒、化痰平喘的方药，如小青龙汤、射干麻黄汤等；痰热内蕴可用清热化痰、宣肺平喘的方药，如定喘汤、麻杏石甘汤等；咳喘病久，每易由肺及肾，出现肾虚的证候，此时在止咳平喘的方剂中，可加入温肾纳气的药物，如参蛤散等。

3. 清热解毒法 主要适用于邪热炽盛的实热证，如温热病、湿热病、斑疹、痢疾等。其中又可分为甘凉清热、苦寒清热、苦泄降热、咸寒清热等，应按邪热之在表、在里，属气、属血，入脏、入腑等，分别选方用药。病邪由表入里而表邪未尽解者，可用栀子豉汤、葛根黄芩黄连汤等清热透邪；证属阳明里热者，可用白虎汤清热生津；湿热化火或湿热留恋，可用白头翁汤、茵陈蒿汤、甘露消毒丹等清热化湿；温热之邪入于营血，发为神昏、斑疹，可用清营汤、犀角地黄汤、神犀丹等清热凉血；出现丹毒、疔疮走黄、下痢脓血等火热实证者，可用黄连解毒汤、泻心汤等清火解毒；肝胆火旺时，可用龙胆泻肝汤等清肝泻火。

4. 凉血止血法 主要适用于诸种出血的证候，如鼻衄、齿衄、尿血、便血、紫癜等。常用方剂如犀角地黄汤、玉女煎、小蓟饮子、槐花散等，单味参三七、白及、仙鹤草，以及成药云南白药等，也有较好的止血作用。小儿血证常由血热妄行、血不循经引起，用清热凉血法治疗居多；但气不摄血、脾不统血、阴虚火旺等其他原因引起的出血临床也不少见，可用补气、健脾、养阴等法治疗。

5. 安蛔驱虫法 主要适用于小儿肠道虫证，如蛔虫、蛲虫等。其中尤其以蛔虫病变化多端，可合并蛔厥（胆道蛔虫症）、虫瘕（蛔虫性肠梗阻）等，发生这些情况，当先安蛔缓痛为主，方用乌梅丸等，待病势缓和后，再予驱虫。常用驱蛔方剂有追虫丸、下虫丸等。驱蛔虫有效中药有使君子、苦楝皮等；驱姜片虫有槟榔等；驱蛲虫有大黄与使君子同用，配合百部煎剂灌肠等法。

6. 消食导滞法 主要适用于小儿饮食不节、乳食内滞之证，如积滞、伤食泻、疳积等。小儿脾胃薄弱，若饮食不节，恣食无度，则脾胃运化无权。轻则呕吐泄泻，厌食腹痛；重则为积为疳，影响生长发育。常用方药如保和丸、消乳丸、枳实导滞丸等。在消食导滞药物中，麦芽擅消乳积，山楂能消肉食积，神曲善化谷食积，莱菔子擅消面食积。

7. 镇惊开窍法 主要适用于小儿惊风、癫痫等证。小儿暴受惊恐，神志不安，可用朱砂安神丸、磁朱丸等镇惊安神；热极生风，项强抽搐，可用羚角钩藤汤等镇惊熄风；热入营血出现神昏、惊厥，可用安宫牛黄丸、至宝丹、紫雪丹等镇惊开窍，清热解毒；痰浊上蒙，惊风抽搐，可用苏合香丸等豁痰开窍；感受时邪秽浊之气而吐泻昏厥，可用行军散、玉枢丹等辟秽开窍。

8. 利水消肿法 主要适用于水湿停聚、小便短少而水肿的患儿。若为湿邪内蕴，脾失健运，水湿泛溢肌肤，证属阳水者，可用麻黄连翘赤小豆汤、五苓散、五皮饮、越婢加术汤等；若为脾肾阳虚，不能化气行水，水湿内聚为肿，病属阴水者，可用防己黄芪汤、实脾饮、真武汤等。此外，车前子、荠菜花、玉米须等，也有较好的消肿利尿作用。

9. 健脾益气法 主要适用于脾胃虚弱、气血不足的小儿，如泄泻、疳证及病后体虚等。常用七味白术散、异功散、六君子汤、补中益气汤等。单味怀山药粉调服，有良好的健脾止泻作用。气虚与脾虚关系密切，治气虚时多从健脾着手，健脾时多借助益气，两者常配合运用。

10. 培元补肾法 主要适用于小儿胎禀不足、肾气虚弱及肾不纳气之证，如解颅、五迟、五软、遗尿、哮喘等。常用方剂如六味地黄丸、金匮肾气丸、调元散、参蛤散等。

11. 活血化瘀法 主要适用于各种血瘀之证，如肺炎喘嗽、哮喘口唇青紫，肌肤有瘀斑瘀点，以及腹痛如针刺、痛有定处、按之有痞块等。常用桃红四物汤、血府逐瘀汤、少腹逐瘀汤、桃仁承气汤等。基于“气为血之帅，气行则血行”的原则，活血化瘀方中常辅以行气的药物。

12. 回阳救逆法 主要适用于小儿元阳虚衰欲脱之危重证候。临床可见面色苍白、神疲肢厥、冷汗淋漓、气息奄奄、脉微欲绝等，此时必须用回阳救逆的方药加以救治。常用方剂如四逆汤、参附龙牡救逆汤等。

二、针灸治法

针灸治法包括体针、头针、耳针、灸法、拔罐法等。儿科针灸疗法常用于治疗遗尿、哮喘、泄泻、痢疾、痹证等疾病，所选用的经穴基本与成人相同。但是，由于小儿具有脏腑娇嫩，“随拔随应”的特点，所以治疗时与成人针灸应有所不同。一般而言，采用浅刺、速刺的针法和艾条间接灸法以及选用腕踝针、耳针、激光穴位照射等治疗方法可以提高小儿治疗的依从性，获得较好的治疗效果。

（一）治疗原则

1. 取穴宜少而精 小儿肌肤稚嫩而又生机蓬勃，故针灸取穴不宜太多，否则会造成不必要的损伤。取穴时应辨证准确，重视功效集中，配伍精当。

2. 针刺宜轻浅、少留针 小儿脏腑经络娇嫩，形气未充，一般只要轻刺浅刺即可达到治疗目的。如针刺过深，手法过重，往往难以被患儿及家长接受。同时，小儿肌肤浅嫩，针刺过深时亦易酿成针刺事故。留针时间亦不宜过长，一般得气后即可出针，或仅点刺后出针，以防小儿不配合而造成滞针、折针等意外事故的发生。

3. 艾炷宜小、壮数宜少 小儿艾灸，应以间接灸及艾条灸为主。间接灸时，壮数宜少，艾炷亦宜小；艾条灸时时间不可过长，以局部皮肤红润为度，以防烫伤小儿柔嫩的肌肤。

4. 尽量采用轻刺激的方法 小儿耐受力较差，故选穴时宜避开刺激量大的穴位，如井穴等，尽量采用刺激较小的穴位，如肌肉丰厚处的穴位等。另外，采用刺激量轻且创伤小或无创伤的治疗方法，如激光针法，微波针法及耳穴和体穴的贴敷之类进行治疗易受患儿及家长的欢迎。

（二）小儿针灸的常用方法

1. 毫针刺法 毫针刺法是针灸儿科中最常用的一种刺灸方法，适应面广，用于各种小儿针灸适应证。与成人针刺不同的是，小儿针刺不可过深，刺激量也不宜过强，并且留针时间宜短。

2. 艾灸法 常用的小儿灸法主要包括间接灸法及艾条灸法。间接灸包括隔姜灸、隔盐灸、隔蒜灸、隔附子饼灸，可治小儿外感风寒、泄泻、腹痛、疮疖、急性吐泻、四肢厥冷等。艾条灸适用于各种虚寒病证及面积较大的皮肤病等。

3. 拔罐法 拔罐法常用于小儿咳嗽、哮喘、腹痛、遗尿、扭挫伤等病证，有活血化瘀、祛风散寒、舒筋止痛等作用。儿科拔罐常采用闪火法，取口径较小的竹罐或玻璃罐，留罐时间较短，以3～5分钟为宜。取罐时注意先以食指按压罐边皮肤，使空气进入罐内，火罐自行脱落，不可垂直用力硬拔。若是高热惊风、水肿、出血、严重消瘦、皮肤过敏、皮肤感染的小儿，不可使用此法。

4. 头针 头针又称头皮针，常用于治疗小儿瘫痪、失语、癫痫、舞蹈病、遗尿等病证。选穴原则是单侧肢体病，选用病肢对侧的穴线；双侧肢体病，选用双侧穴线；内脏或全身性疾病，选用双侧穴线。治疗时患者取坐位或卧位，作局部常规消毒，与头皮呈30°角进针，快速刺入头皮下。运针时只捻转不提插，捻转速度每分钟约200次左右，一般持续捻转2～3分钟，留针5～10分钟，反复操作1～2次即可起针。亦可在主要刺激穴区用电针仪通电，以代替手法运针。

5. 耳针　耳针具有适应证广、穴位刺激方法多样、疗效好、操作简便、副作用少等特点。耳穴的刺激方法较多，临床主要有毫针法、埋针法、压丸法和刺血法等。主要适用于扁桃体炎、流行性腮腺炎、泄泻、遗尿等。

6. 指针与鍉针法　指针与鍉针法因其不刺破皮肤，故最乐于被小儿接受。指针法包括用手指按压、点叩、捏掐、揉搓所选穴位，至局部轻度潮红或患儿耐受为度，对小儿痛症、惊风等有较满意的效果。鍉针法以拇指、中指及无名指挟持鍉针针柄，食指抵针尾，将针尖按压在穴位上，待局部红晕为度，适用于腹痛、泄泻、婴幼儿消化不良、呕吐等。

7. 穴位药物敷贴法　将中草药加工成药泥、药粉、药膏等不同剂型，敷贴在选定的穴位的部位上，如背俞穴、神阙穴等，靠药物的刺激作用治疗疾病。根据所选的药物和穴位不同，分别可以治疗小儿遗尿、疳证、哮喘、泄泻等。

8. 穴位注射法　穴位注射法又称水针，是将小剂量的药液注入穴位以防治疾病。由于减少了用药剂量和毒副作用，而综合了针刺和药物的双重效果，故较适用于小儿疾病的防治。但在操作时，要注意药物的性能、药理作用、有效期、配伍禁忌、副作用和过敏反应等。

三、其他外治法

（一）推拿疗法

有促进气血循行、经络通畅、神气安定、脏腑调和的作用，能达到驱邪治病的目的。儿科临床常用于小儿泄泻、腹痛、厌食、痿证、斜颈等疾病，以年幼小儿治疗效果尤佳。其手法应轻快柔和，取穴和操作方法与成人有所不同。常用推、拿、揉、掐等手法，常用手部的六腑、天河水、三关，掌部的大肠、脾经、板门，背部的大椎、七节骨、龟尾，腹部的脐中、丹田等穴。

（二）捏脊疗法

捏脊疗法指提捏和按摩背部督脉和膀胱经以治疗疾病的一种方法，有调和阴阳，疏通经络，改善胃肠功能的作用。具体操作方法：患儿俯卧，医者两手半握拳，两食指抵于背脊之上，再以两手拇指伸向食指前方，合力夹住肌肉提起，而后食指向前，拇指向后退，作翻卷动作，两手同时向前移动，自长强穴起，一直捏至大椎穴止，如此反复3～5次，捏到第3次后，每捏3把，将皮肤提起1次。每日1次，6天为1疗程。对有脊背皮肤感染、紫癜等疾病的患儿禁用此法。

（三）熏洗法

是利用中药的药液及蒸气熏洗人体外表的一种治法。如夏日高热无汗，可用香薷煎汤擦洗，发汗退热；麻疹发疹初期，为助透疹，用生麻黄、浮萍、芫荽子、西河柳煎汤后，加黄酒擦洗头部和四肢，并将药液放在室内煮沸，使空气湿润，体表亦能接触药气。

（四）涂敷法

是将新鲜的中草药捣烂，或用药物研末加入水或醋调匀后，涂敷于体表的一种外治法。如用鲜马齿苋、青黛、紫金锭等，任选一种，调敷于腮部，治疗流行性腮腺炎；用吴茱萸粉涂敷于足底涌泉穴，治疗滞颐等。

（五）罨包法

是将药物置于皮肤局部，并加以包扎的一种外治法。如用皮硝包扎于脐部，以消食积；用五倍子粉加食醋调罨包脐内，治疗盗汗等。

（六）热熨法

是将药炒热后，用布包裹以熨肌表的一种外治法。如炒热食盐熨腹部，治疗腹痛；用生葱、食盐炒热，熨脐周围及少腹，治疗癃闭等。

（七）敷贴法

是将药物制成软膏、药饼，或研粉撒于普通膏药上，敷贴于局部的一种外治法。如用丁香、肉桂等药粉，撒于普通膏药上贴于脐部，治疗寒证泄泻。再如在夏季三伏天，用元胡、白芥子、甘遂、细辛研末，以生姜汁调成药饼，中心放少许丁香末，敷于肺俞、膏肓、百劳穴上，治疗哮喘等。

（八）擦拭法

是用药液或药末擦拭局部的一种外治法。如冰硼散擦拭口腔，或用淡盐水、或金银花甘草水拭洗口腔，治疗鹅口疮、口疮等。

（九）药袋疗法

选用山柰、苍术、白芷、砂仁、丁香、肉桂、甘松、豆蔻、沉香、檀香等芳香药物，根据病情，选药配合成方，研成粉末，制成香袋、肚兜、香枕等。经常佩带使用，具有辟秽解毒、增进食欲、改善环境、防病治病的作用。

（十）灯火燋法

本法古称“神火”。操作时用灯芯蘸麻油，燃火，烧灼所选的穴位或部位，手法必须迅速，一触及皮肤随即离去。古人用治脐风、惊痫、风痰闭阻、猝死等。《幼科铁镜》中取囟门、眉心、人中、承浆、两手拇指少商、脐心、脐轮等共十三燋，治疗脐风。现代用灯火燋角孙穴治疗流行性腮腺炎有效。但是，对邪已入里的实热证，久病体弱、久热消渴、阴虚火旺等证，均不宜采用此法。

各 论

第二章 常见病证

第一节 感 冒

感冒是感受外邪引起的以发热、头痛、鼻塞流涕、喷嚏、咳嗽为主要临床表现的一种常见外感疾病。由于感受外邪常以风邪为主，又称伤风。本病任何年龄小儿皆可发病，婴幼儿更为常见。一年四季均可发病，以气候骤变及冬春时节发病率较高。因小儿肺脏娇嫩，脾常不足，神气怯弱，感邪之后，易出现夹痰、夹滞、夹惊的兼证。

感冒一词，见于北宋《仁斋直指方·诸风》，其伤风方论中介绍用参苏饮治"感冒风邪，发热头痛，咳嗽声重，涕唾稠黏"。本证与伤寒不同，《景岳全书·伤风》："伤风之病，本由外感，但邪甚而深者，遍传经络即为伤寒；邪轻而浅者，止犯皮毛，即为伤风。"其发病机理是外邪侵犯肺卫所致，故一般都有肺卫表证。

西医学称为上呼吸道感染（简称上感），常见鼻炎、咽炎、扁桃体炎等。也常并发中耳炎、鼻窦炎、眼结膜炎、颈淋巴结炎，临诊时要注意兼顾。儿科常见的多种急性传染病早期，也可表现类似感冒的症状，须注意鉴别，避免误诊。

【病因病机】

小儿感冒发生的原因，以感受风邪为主，常兼杂寒、热、暑、湿、燥等，在气候变化、冷热失常、沐浴着凉、调护不当时容易发生本病。亦有感受时邪疫毒所致者，具有传染性，症状较重。当小儿正气不足、机体抵抗力低下时，外邪易乘虚侵入而成感冒。

风性轻扬，"伤于风者，上先受之"。头面居人体之上，肺为脏腑之华盖，故感冒的病变部位主要在肺卫，可累及肝脾。病机关键为肺卫失宣。外邪自口鼻或皮毛而入，客于肺卫，致肺气失宣，表卫调节失司，卫阳被遏，因而出现发热、恶风寒、鼻塞流涕、喷嚏、咳嗽等症。

1. 感受风寒 小儿脏腑娇嫩，形气未充，腠理空疏，表卫不固，冷暖不能自调，易受外邪侵袭而发病。寒主收引，风寒之邪，多从皮毛而入，郁闭肌肤，使卫阳不得宣发，而致发热、恶寒、无汗；寒邪郁于太阳经脉，经脉拘急收引，气血凝滞不通，则致头痛、身痛、肢节酸痛；寒邪束肺，肺气失宣，气道不利，则致鼻塞、流涕、咳嗽等肺系症状。

2. 感受风热 风热之邪，多从口鼻而入。咽喉为肺胃之门户，风热上乘咽喉，则致咽喉肿痛；“温邪上受，首先犯肺”，热邪客于肺卫，肺气失宣，则致鼻塞、流涕、喷嚏、咳嗽；邪在卫表，卫气不畅，则致发热较重、恶风、微有汗出；风热之邪上扰，则头痛。小儿为纯阳之体，感邪之后，易从热化，即使是外感风寒，也易化热，而成风热之证；表寒未解，而又入里化热，可成寒热夹杂之证。

3. 感受暑湿 暑为阳邪，暑多夹湿，夏季感冒，暑湿之邪，束表困脾，而致暑邪感冒。暑邪外袭，表卫失和，则致壮热无汗；暑邪郁遏，清阳不升，则致头晕或头痛；湿遏肌表，则身重困倦；湿困中焦，阻碍气机，脾胃升降失司，则致胸闷、泛恶、食欲不振，甚至呕吐、泄泻。

4. 感受时邪 外感时疫，易犯肺胃。疫邪性烈，易于传变，故起病急骤，传变迅速；邪犯肺卫，郁于肌表，则初起发热、恶寒、肌肉酸痛；疫火之邪，循经上扰，则目赤咽红；邪毒犯胃，胃气上逆，则见恶心、呕吐等症。

由于小儿脏腑娇嫩，脾为生痰之源，肺为贮痰之器。感邪之后，脾失健运，肺失宣肃，内生痰液，阻于气道，则咳嗽加剧，喉间痰鸣，此为感冒夹痰。小儿脾常不足，感邪之后，脾运失司，稍有饮食不节，致乳食停滞，阻滞中焦，则脘腹胀满，不思乳食，或伴呕吐、泄泻，此为感冒夹滞。小儿肝常有余，神气怯弱，感邪之后，邪扰心肝，易致心神不宁，睡卧不实，惊惕抽风，此为感冒夹惊。

【诊断要点】

1. 病史 冬春季节，气候骤变，冷暖失调，或与感冒病人接触，或有感受外邪病史。

2. 症状

(1) 发热，恶风寒，鼻塞，流涕，喷嚏，微咳，咽痛等为主证。

(2) 感冒伴兼夹证者，可见咳嗽加剧、喉间痰鸣，或脘腹胀满、不思饮食、呕吐泄泻，或睡卧不宁、惊惕抽风。

3. 检查

(1) 血象检查：细菌感染者白细胞总数及中性粒细胞均增高；病毒感染者白细胞总数正常或偏低。

(2) 病原学检查：鼻咽或气管分泌物病毒分离或桥联酶标法检测，可作病毒学诊断。咽拭子培养可有病原菌生长；链球菌感染者，血中抗链球菌溶血素“O”（ASO）滴度增高。

【鉴别诊断】

1. 急性传染病早期 多种急性传染病如麻疹、百日咳、水痘、幼儿急疹、流行性脑脊髓膜炎等，早期均可出现发热、咳嗽、流涕、喷嚏等类似感冒症状，但在流行病学史、临床表现及演变、实验室检查等方面均有各自的特点，可据此加以鉴别。如麻疹患儿在流行季节，有麻疹接触史；早期除感冒症状外，有泪水汪汪、畏光羞明、口腔内两颊黏膜近臼齿处可见麻疹黏膜斑等表现；取口腔黏膜或鼻咽拭子涂片，可找到多核巨细胞等。

2. 急喉瘖（急性感染性喉炎） 本病初起亦可见发热、轻咳，但多无明显鼻塞、流涕、喷嚏等症，患儿哭叫时可闻及声音嘶哑，病情较重时可闻犬吠样咳嗽及吸气性喉鸣，有助于鉴别。

【辨证】

本病辨证，重在辨风寒、风热、暑湿、时邪之病因及感冒挟痰、挟滞、挟惊之兼证。

根据发病季节及流行特点，冬春二季多为风寒、风热感冒；夏季多为暑湿感冒；冬末春初，发病呈流行性者多为时邪感冒。

根据全身及局部症状，凡恶寒，无汗，鼻流清涕，头痛，舌淡，苔薄白，为风寒之证；若发热恶风，有汗，鼻流浊涕，咽红，舌苔薄黄，为风热之证；长夏季节胸闷，泛恶，身重困倦，食少纳呆，舌苔腻，为暑湿之证；起病急，传变快，症状重，为时邪感冒。

感冒为外感疾病，病在肌表肺卫，属表证、实证；若反复感冒，体质虚弱，易出汗，畏寒，多为虚实夹杂证。

1. 风寒感冒

证候：发热，恶寒，无汗，头痛，鼻流清涕，喷嚏，咳嗽，咽不红，舌淡红，苔薄白，脉浮紧或指纹浮红。

分析：风寒外袭，肺卫失宣，上窍不利，故见鼻流清涕，喷嚏，咳嗽；风寒束表，寒为阴邪，其气凝闭，最易伤阳，卫阳被遏，故见发热，恶寒，无汗，头痛；舌苔薄白，脉浮紧或指纹浮红均是风寒侵袭之象。

2. 风热感冒

证候：发热较重，恶风，有汗或少汗，头痛，鼻流浊涕，咳嗽，喷嚏，痰稠，色白或黄，咽喉红肿疼痛，口干渴，舌质红，苔薄黄，脉浮数或指纹浮紫。

分析：风热上受，首先犯肺，肺主气属卫，卫气失于宣扬，故见发热重，恶风；风热为阳邪，热蒸肌表，肌腠疏泄，故有发热重，有汗而邪不解；阳从火化，最易伤阴，故口干渴；风热上扰则头痛，鼻塞，鼻流浊涕，喷嚏，咽红肿痛；肺失清肃则咳嗽，痰稠，色白或黄；舌质红，苔薄黄，脉浮数或指纹浮紫为风热侵于肺卫之象。

3. 暑邪感冒

证候：发热，无汗或汗出热不解，头痛，身重困倦，胸闷泛恶，口渴，心烦，食欲不振，或有呕吐，泄泻，小便短黄，舌质红，苔黄腻，脉数或指纹紫滞。

分析：暑为阳邪，其性炎热，其致病可见发热，口渴，心烦，无汗或汗出热不解；暑性升散，易伤津耗气，故见小便短黄；暑多夹湿，故见身重困倦，胸闷泛恶，食欲不振，或有呕吐，泄泻；头痛，鼻塞为邪犯肺卫；舌红，苔黄腻，脉数为暑热之象。

4. 时邪感冒

证候：起病急骤，全身症状重。高热，恶寒，无汗或汗出热不解，头痛，心烦，目赤，咽红，肌肉酸痛，腹痛，或有恶心呕吐，舌质红，苔黄，脉数。

分析：时邪性烈，且具有较强的传染性，故起病急骤，病情重笃，传变迅速；邪犯肺卫，肌表郁闭，故初起发热，恶寒，无汗，肌肉酸痛；邪热循经上扰，则头痛，目赤，咽红；邪毒犯胃，胃气上逆，则见恶心呕吐；舌红，苔黄，脉数均为时邪侵袭之象。

【治疗】

1. 中药治疗

本病治疗，以疏风解表为基本原则。根据不同的证型分别治以辛温解表、辛凉解表、清暑解表、清热解毒。治疗兼证，则在解表基础上，分别佐以化痰、消导、镇惊之法。小儿为稚阴稚阳之体，发汗不宜太过，以防津液耗损。小儿感冒易于寒从热化，或热为寒闭，形成寒热夹杂证，单用辛凉药汗出不透，单用辛温药又易助热化火，故常以辛凉、辛温药并用。体质虚弱患儿可采用扶正解表法。本病除内服汤药外，还常使用中成药等法治疗。

（1）风寒感冒

治法：辛温解表。

方药：荆防败毒散（《摄生众妙方》）。

方中荆芥、防风、羌活、独活解表散寒；川芎行血祛风，柴胡辛散解肌，二者助邪外出，并止疼痛；前胡祛痰，茯苓渗湿，桔梗宣肺，枳壳降气，四味共奏宣利肺气、化痰止咳之功；甘草调和诸药。若头痛明显加白芷、藁本散寒止痛；恶寒、无汗重者加桂枝、生麻黄解表散寒；咳声重浊加白前、紫菀宣肺止咳；痰多加半夏燥湿化痰；呕吐加半夏、生姜降逆止呕；纳呆、舌苔白腻去甘草，加厚朴行气和中；若有外寒里热征象加黄芩、生石膏等清热泻火。

另外，可选用中成药正柴胡饮颗粒，每次 3g，一日 3 次。

（2）风热感冒

治法：辛凉解表。

方药：银翘散（《温病条辨》）。

方中金银花、连翘解表清热；薄荷、桔梗、牛蒡子疏风散热，宣肺利咽；荆芥穗、豆豉辛温透表，助辛凉药疏表达邪外出；芦根、竹叶清热生津除烦。若高热可加栀子、黄芩清热；咳嗽重，痰稠色黄加鱼腥草、瓜蒌皮、黛蛤散宣肺止咳祛痰；咽红肿痛加射干、山豆根、玄参清热利咽；大便秘结加枳实、生大黄通腑泄热。

另外，可选用中成药羚羊感冒胶囊，每次 2 粒，一日 2～3 次。

（3）暑邪感冒

治法：清暑解表。

方药：新加香薷饮（《温病条辨》）。

方中香薷清暑解表；金银花、连翘清热解毒；厚朴行气除痞；扁豆健脾和中，利湿消暑。

偏热重者加黄连、栀子清热；偏湿重加六一散、佩兰、藿香祛暑利湿；若呕吐者可加半夏、竹茹降逆止呕；泄泻加葛根、黄芩、黄连清肠化湿。

（4）时邪感冒

治法：清热解毒。

方药：银翘散（《温病条辨》）合普济消毒饮（《景岳全书》）去橘红、僵蚕、马勃、升麻。

方中金银花、连翘、黄连清热解毒；荆芥穗、豆豉、羌活解表祛邪；柴胡疏散风热；栀子、黄芩清肺泄热；桔梗、元参、牛蒡子清利咽喉；薄荷辛凉发散；竹叶、芦根清热生津除烦；甘草调和诸药。若恶心呕吐加竹茹降逆止呕。

若感冒夹痰，在疏风解表的基础上，风寒夹痰证加用三拗汤、二陈汤，常用麻黄、杏仁、半夏、陈皮等宣肺化痰。风热夹痰证加用桑菊饮加减，常用桑叶、菊花、瓜蒌皮、浙贝母等清肺化痰。

若感冒夹滞，在疏风解表的基础上，加用保和丸加减。常加用山楂、神曲、鸡内金消食化积；莱菔子、枳壳导滞消积。若大便秘结，小便短黄，壮热口渴，加大黄、枳实通腑泄热，表里双解。

若感冒夹惊，在疏风解表的基础上，加用镇惊丸加减，常加用钩藤、僵蚕、蝉蜕清热镇惊，另服小儿回春丹或小儿金丹片。

2. 针灸治疗

（1）体针

基本处方：列缺　合谷　风池　外关

方中列缺为肺经络穴，刺之可疏风散寒解表；合谷为手阳明大肠经原穴，可疏调太阴、阳明经经气，散风解表；阳维脉主阳系表，风池、外关疏调阳维而解表邪。共同组成疏风散寒，清热宣肺之处方。

加减应用：若风寒感冒，加风门、印堂疏风散寒；若风热感冒，加大椎、曲池疏风清热；若暑邪感冒，加四弯穴清暑解表；若时邪感冒，加大椎、委中放血祛邪解毒。夹痰者加丰隆、中脘健脾化痰；夹滞者加足三里、梁门健脾消滞；夹惊者加太冲、印堂镇惊熄风。鼻塞加迎香宣通鼻窍；咽喉肿痛加少商、商阳放血清热利咽。

（2）其他：还可用梅花针叩击上背部脊柱两侧及上肢肺经自上而下各3次，以潮红为度；针罐大椎、肺俞15分钟；或膀胱经自大杼至大肠俞自上而下走罐3~5次。也可用耳针，取肺、气管，风寒加膀胱、颈、外鼻，风热加神门、交感，以0.5寸毫针刺单侧耳穴，每次留针30分钟，每日1次，3次为1疗程。或用灸法，取大椎、风门、肺俞，用艾炷1~2壮，依次灸治，每穴5~10分钟，以表面皮肤温热为宜，每日1~2次，用于风寒感冒。

【预防与调护】

1. 预防

（1）经常户外活动，多晒太阳，呼吸新鲜空气，加强锻炼。

（2）慎起居，避外邪，随气候变化，及时增减衣服。

（3）避免与感冒病人接触，感冒流行期间少去公共场所。

（4）按时接种流感疫苗。

2. 调护

（1）居室保持空气流通、新鲜，每天可用食醋50ml，加水熏蒸20~30分钟，进行空气消毒。

（2）发热期间多饮热水，汤药应热服。饮食宜易消化、清淡者，如米粥、新鲜蔬菜、水果等，忌食辛辣、冷饮、油腻食物。

（3）注意观察病情变化。

【医案举例】

1. 艾某，男，7个月。1980年5月19日就诊。

患儿发热，微咳，有汗不多，鼻流清涕，曾由家长自予阿鲁片、感冒冲剂、至宝锭等药，症犹未减。今晨起又增目眦红痒，口角流涎，体温仍39℃。查：咽部红肿，舌苔白。证属外感风邪，上犯心肺。治宜祛风邪以解表，清心肺以退热。

处方：荆芥穗6g，羌活6g，板蓝根6g，牛蒡子10g，防风6g，黄芩10g，炒知母6g，淡豆豉6g，神曲10g，桔梗6g，杏仁泥6g，淡竹叶6g，生甘草3g。服上药3剂，诸证悉除。（张士卿．中国百年百名中医临床家丛书·王伯岳．北京：中国中医药出版社，2001：10）

2. 张某，女，7岁，学生。

感冒2天，流涕，鼻塞，全身不适，畏寒发热，嗓子发痒，偶咳无痰，胃纳差。检查：体温37.8℃，心肺听诊未见异常，咽部微充血，舌苔薄，脉浮数。锁骨上窝及第1颈椎两侧有压痛，胸1～5两侧有条索及压痛。证属外感风寒，肺气失宣，拟疏风解表宣肺为治。选取脊柱两侧，大、小鱼际，肘窝，太渊，风池，鼻部，气管两侧，经梅花针治疗一次，针后微汗出，回家后自觉松快，症状减轻，次日上午复诊，体温37℃，症状消除，再针一次，以巩固调理。（伦新，李万瑶．现代针灸临床集验．北京：人民卫生出版社，2003：218）

【古代文摘】

《素问·骨空论》："风者百病之始也，……，风从外入，令人振寒，汗出头痛，身重恶寒，治在风府，调其阴阳，不足则补，有余则泻。"

《丹溪心法·中寒》："伤能属肺者多，宜辛温或辛凉之剂散之。"

《幼科释谜·感冒》："感冒之原，由卫气虚，元府不闭，腠理常疏，虚邪贼风，卫阳受摅。"

《杂病源流犀烛·感冒源流》："风邪袭人，不论何处感受，必内归于肺。"

【现代研究】

经国内外病原学研究，90%以上的上呼吸道感染的病原是病毒，西医目前尚缺少明显有效的抗病毒药物。临床上，中医治疗感冒有较好的疗效，某些中药有实验室病毒灭活作用，但尚缺乏临床研究资料，故其疗效除缓解症状之外是否有特异作用尚不明确。研究表明，针灸治疗感冒的机制，主要表现在抗炎、退热和抑制流感病毒增殖3个方面：

1. 抗炎作用 临床观察证实，针灸能有效治疗各种急、慢性炎症；动物实验也证实，针灸对炎症过程的渗出、变质、增生等基本变化均具有良性调整作用。就针灸治疗感冒而言，则主要与针灸影响白细胞和网状内皮细胞的吞噬功能有关。实验研究证明，针灸足三里、合谷等穴位，可使正常人白细胞对金黄色葡萄球菌的吞噬指数明显增高，艾灸正常人足三里、内关穴亦有相似效应；另外，针灸对白细胞吞噬功能的影响表现出一种调整作用，当白细胞吞噬功能处于降低状态时可促进其吞噬作用，当处于活跃状态时可使其吞噬指数下降。观察还发现针刺大椎、曲池等穴位，可增强人体的网状内皮系统功能，使多种免疫抗体增加。动物实验中，在雄性大白鼠身上静脉注射墨汁，用定量测定分析方法证明，针刺大椎、命门穴可引起其肝脏网状内皮系统吞噬活动明显增强。

2. 退热作用 针灸对细菌性发热和非细菌性发热均有一定的清热作用，其影响发热反应的途径主要有：通过电针家兔大椎、曲池穴，观察对视前区——下丘脑前部（PO－AH）热敏神经元和冷敏神经元放电的影响，发现针灸能促进 PO－AH 热敏神经元活动，抑制冷敏神经元活动，从而影响体温调节中枢的功能状态；针灸还可通过抑制交感神经的活动，从而降低机体的代谢、提高皮肤血流量的方式来调节体温；针灸也能降低发热机体的内环磷酸腺苷和前列腺素 E1 含量，即通过减少发热的中枢介质，而达到调节体温之目的；针灸还能通过升高脑脊液中的钙浓度，以稳定下丘脑即中枢神经的兴奋性，从而影响体温的调节。

3. 抑制流感病毒增殖作用 有人用病毒造成小鼠急性流感模型，对一些受感染的小鼠在病毒繁殖的三个不同阶段，分别使用激光针照射 3 次（病毒滴注后 0.5、2、4 小时），每组治疗只使用 1 个产生反射的区（肺区或下丘脑区），若感染 2 小时治疗采用肺区，则病毒增殖可被空气抑制，而下丘脑区治疗对其不产生影响。流感病毒感染导致针灸穴位的生物电位增加，并使细胞 P450 色素表达减少，用肺区治疗的小鼠上发现这些参数之间确实相关，故针灸可控制病毒的繁殖。

（伦新，李万瑶．现代针灸临床集验．北京：人民卫生出版社，2003：208－209）

【结语】

感冒是临床上的常见病，但小儿脏腑娇嫩，形气未充，易生诸多变证。事实上，感冒易引起肺炎、扁桃体炎等，而儿科常见的感染性疾病如麻疹、流脑、乙脑等，在疾病之初，也常表现为感冒症状。在治疗方面，因小儿为纯阳之体，易受外邪，故以祛邪为主。

第二节　咳　　嗽

咳嗽是儿科常见的肺系病证。有声无痰为咳，有痰无声为嗽，有声有痰谓之咳嗽。

咳嗽在《内经》有专篇论述，并认为与肺系受邪及脏腑功能失调有关，如《素问·宣明五气》：“五气所病，……肺为咳。”《素问·咳论》：“五脏六腑皆令人咳，非独肺也。”后世医家则认为无论何因所致，咳嗽一证，主源于肺，如《景岳全书·咳嗽》：“咳证虽多，无非肺病。”古代对咳嗽的分型，《内经》以五脏六腑命名，至张景岳始分为外感、内伤两大类，沿袭至今。小儿咳嗽虽有外感、内伤之分，但发生的原因，主要为感受外邪，其中又以感受风邪为主。《活幼心书·咳嗽》指出：“咳嗽者，固有数类，但分冷热虚实，随证疏解，初中时未有不因感冒而伤于肺。”此外，肺脾虚弱则是本病的主要内因。这与小儿的生理特点有关。

西医学所称之上呼吸道感染、支气管炎、肺炎，即属本病范畴。本病一年四季均可发生，以冬春二季发病率高。任何年龄皆可发病，以婴幼儿为多见。咳嗽是以症状命名的病证，在小儿时期，许多外感、内伤疾病及传染病都可兼见咳嗽症状，若咳嗽不是其突出主症时，则不属于本病证。

【病因病机】

咳嗽的病变部位在肺，常涉及于脾，病理机制为肺失宣肃。肺为娇脏，其性清宣肃降，上连咽喉，开窍于鼻，外合皮毛。小儿脏腑娇嫩，形气未充，易受外邪侵袭，邪侵于肺，肺气不宣，清肃失职而发生咳嗽，故小儿咳嗽以外感为多，内伤者少。小儿脾常不足，或为食滞所伤，脾虚生痰，上贮于肺；或咳嗽日久不愈，耗伤正气，可转为内伤咳嗽。

1. 外感风邪 风邪致病，首犯肺卫。肺为邪侵，气机不宣，清肃失司，上逆致咳。风为百病之长，其他外邪又多随风而侵袭人体。若风寒束肺，肺气失宣，则见咳嗽频作，咽痒声重，痰白清稀；若风热犯肺，肺失清肃，则致咳嗽不爽，痰黄黏稠。

2. 痰热蕴肺 小儿肺脾虚弱，若喂养不当，致脾失健运，酿生痰湿。若素有食积内热，或心肝火热，或外感邪热稽留，痰热相结，阻于气道，肺失清肃，则致咳嗽痰多，痰稠色黄，不易咯出。

3. 痰湿蕴肺 小儿脾常不足，易为乳食、生冷所伤，则使脾失健运，水湿不能化生津液、水谷不能化生精微，酿为痰浊，上贮于肺，肺失宣降，气机不畅，则致咳嗽痰多，痰色白而稀。

4. 肺气亏虚 小儿禀赋不足，素体虚弱，或外感咳嗽经久不愈，耗伤正气，致使肺气亏虚，则致咳嗽无力，久咳不止，痰白清稀。

5. 肺阴亏虚 小儿肺脏嫩弱，若咳嗽日久不愈，正虚邪恋，或热病之后，耗伤肺阴，肺失清润，宣降失常，致久咳不止，干咳无痰，声音嘶哑。

小儿咳嗽病因虽多，但其发病机理则一，皆为肺脏受累，宣肃失司而成。外感咳嗽病起于肺，内伤咳嗽可因肺病迁延，或他脏先病，累及于肺所致。

【诊断要点】

1. 病史 好发于冬春二季，常因气候变化而发病，病前多有感冒病史。

2. 症状 咳嗽，有痰或无痰。

3. 检查

（1）肺部听诊：两肺呼吸音粗糙，或闻及干啰音。

（2）血象检查：病毒感染者血白细胞总数正常或偏低；细菌感染者血白细胞总数及中性粒细胞增高。

（3）病原学检查：鼻咽或气管分泌物标本作病毒分离或桥联酶标法检测，可作病毒学诊断。冷凝集试验可作为肺炎支原体感染的过筛试验，一般病后1～2周开始上升，滴度>1:32为阳性，可持续数月，50%～76%的肺炎支原体感染患儿可呈阳性。痰细菌培养，可作为细菌学诊断。

（4）X线检查：胸片显示正常，或肺纹理增粗，肺门阴影增深。

【鉴别诊断】

原发型肺结核　亦可见咳嗽，但常伴低热、盗汗，多有结核病接触史，结核菌素试验阳性，气道排出物中可找到结核菌，胸部X线检查显示活动性原发型肺结核改变，纤维支气管镜检查可见明显的支气管结核病变，故可与本病鉴别。

【辨证】

本病辨证，应首辨外感与内伤，再分虚实与寒热。外感咳嗽，发病较急，咳声高扬，病程短，伴有表证，多属实证；内伤咳嗽，发病较缓，咳声低沉，病程较长，多兼有不同程度的里证。咳嗽痰白清稀，咽不红，舌质淡红，苔薄白或白腻，多属寒证；咳嗽痰黄黏稠，咽红，舌质红，苔黄腻，多属热证。

1. 外感咳嗽

（1）风寒咳嗽

证候：咳嗽频作，咳声重浊，痰白清稀，鼻塞流涕，恶寒无汗，头痛身痛，咽痒，舌苔薄白，脉浮紧或指纹浮红。

分析：风寒袭肺，肺失宣降，则见咳嗽频作，咳声重浊，痰白清稀，咽痒；风寒外束，腠理闭塞，则见恶寒无汗，头痛身痛。舌苔薄白，脉浮紧或指纹浮红为风寒在表之征。

（2）风热咳嗽

证候：咳嗽不爽，痰黄黏稠，不易咯出，鼻流浊涕，口渴咽痛，可伴有发热恶风，头痛，微汗出，舌质红，苔薄黄，脉浮数或指纹浮紫。

分析：风热犯肺，肺失清肃，肺气上逆，则见咳嗽不爽，咽痛；热邪炼液成痰，则见痰黄黏稠，不易咯出，鼻流浊涕；风热上扰，则见发热恶风，头痛。舌质红，苔薄黄，脉浮数或指纹浮紫为风热在表之征。

2. 内伤咳嗽

（1）痰热咳嗽

证候：咳嗽痰多，色黄黏稠，难以咯出，甚则喉间痰鸣，发热口渴，烦躁不宁，尿少色黄，大便干结，舌质红，苔黄腻，脉滑数或指纹青紫。

分析：素有痰湿，郁而化热，痰热犯肺，肺失宣降，则见咳嗽痰多，色黄黏稠，难以咯出，甚则喉间痰鸣；热扰心神则见烦躁不宁；肺与大肠相表里，肺热肠燥，则大便干燥；热甚于内，则见发热口渴，尿少色黄。舌质红，苔黄腻，脉滑数或指纹青紫为痰热内甚之征。

（2）痰湿咳嗽

证候：咳嗽重浊，痰多壅盛，色白而稀，喉间痰声辘辘，神乏困倦，胸闷纳呆，舌淡红，苔白腻，脉滑。

分析：脾失健运，痰浊内生，痰湿渍肺，肺失宣降，则见咳嗽重浊，痰多壅盛，色白而稀，喉间痰声辘辘；湿浊困脾，则见神乏困倦，胸闷纳呆。舌淡红，苔白腻，脉滑为痰浊之象。

(3) 气虚咳嗽

证候：咳嗽无力，痰白清稀，气短懒言，语声低微，面色苍白，自汗畏寒，舌淡嫩，边有齿痕，脉细无力。

分析：本证常为久咳，尤多见于痰湿咳嗽转化而成，久咳伤肺，肺气不足，故咳嗽无力，气短懒言，语声低微；阳气不足，则见痰白清稀，面色苍白，自汗畏寒。舌淡嫩，边有齿痕，脉细无力为肺气不足之征。

(4) 阴虚咳嗽

证候：干咳无痰，或痰少而黏，或痰中带血，不易咯出，口渴咽干，喉痒音哑，午后潮热或手足心热，舌红，少苔，脉细数。

分析：热病伤阴，肺阴不足，肺失清润，故见干咳无痰，或痰少而黏，或痰中带血，不易咯出；阴虚生内热，故喉痒音哑，午后潮热或手足心热；阴津耗伤，无以上承者口渴咽干。舌红，少苔，脉细数为阴虚内热之征。

【治疗】

治疗咳嗽，首先应分清外感、内伤。外感咳嗽以疏散外邪，宣通肺气为基本法则，并根据寒、热证候不同分别治以散寒宣肺、解热宣肺。外感咳嗽一般邪气盛而正气未虚，治疗时应注意不宜过早使用滋腻、收涩、镇咳之品，以免闭门留寇。内伤咳嗽应辨明病位、病性，随证施治。痰盛者，应区别痰热、痰湿，分别治以清肺化痰、燥湿化痰。气阴虚者，按气虚、阴虚之不同，分别治以健脾补肺、益气化痰和养阴润肺、兼清余热之法。

1. 中药治疗

(1) 外感咳嗽

①风寒咳嗽

治法：疏风散寒，宣肺止咳。

方药：金沸草散（《南阳活人书》）去大枣。

方中用金沸草祛风化痰止咳；前胡、荆芥疏散风寒；细辛温经发散；生姜、半夏、茯苓散寒燥湿化痰，甘草调和诸药。寒邪较重加麻黄辛温宣肺；咳重加杏仁、桔梗、枇杷叶宣肺止咳；痰多加陈皮、款冬花化痰理气。

若属风寒夹热证，方用杏苏散加大青叶、黄芩清肺泄热。

②风热咳嗽

治法：疏风解热，宣肺止咳。

方药：桑菊饮（《温病条辨》）。

方中用桑叶、菊花疏风散热；薄荷、连翘辛凉透表；桔梗、杏仁宣肺止咳；芦根解热生津；甘草调和诸药。肺热重加大青叶、金银花、黄芩清宣肺热；咽红肿痛加山豆根、玄参、僵蚕利咽消肿；咳重加枇杷叶、前胡清肺止咳；痰多加浙贝母、瓜蒌皮化痰止咳；若风热夹湿者，加薏苡仁清热利湿，半夏燥湿化痰。

（2）内伤咳嗽

①痰热咳嗽

治法：清肺化痰止咳。

方药：清金化痰汤（《东病广要》引《统旨方》）去茯苓，加前胡、冬花。

方中用桑白皮、前胡、款冬花肃肺止咳；栀子、黄芩清泻肺热；知母清热生津；桔梗、浙贝母、橘红止咳化痰；瓜蒌仁泻热通便；麦冬、甘草润肺止咳。若痰多色黄、黏稠难咯加瓜蒌皮、胆南星清肺化痰；咳重、胸胁疼痛加郁金、青皮理气通络；心烦口渴加石膏、竹叶清心除烦；大便干结加大黄增强泻热通便之力。

②痰湿咳嗽

治法：燥湿化痰止咳。

方药：三拗汤（《太平惠民和剂局方》）合二陈汤（《太平惠民和剂局方》）加白前。

方中用炙麻黄、杏仁、白前宣肺止咳；陈皮、半夏、茯苓燥湿化痰；甘草和中。痰多加苏子、莱菔子、白芥子利气化痰；湿盛加苍术、厚朴燥湿健脾；咳重加款冬花、百部、枇杷叶宣肺止咳化痰；纳呆者加焦山楂、焦神曲、焦麦芽醒脾消食。

③气虚咳嗽

治法：健脾补肺，益气化痰。

方药：六君子汤（《世医得效方》）加味。

方中党参健脾益气；白术、茯苓健脾化湿；陈皮、半夏、甘草健脾燥湿化痰；加百部、炙紫菀宣肺止咳。气虚甚加黄芪、黄精益气补虚；咳重痰多加杏仁、川贝母、炙枇杷叶止咳化痰；纳呆加焦山楂、焦神曲和胃消食。

④阴虚咳嗽

治法：养阴润肺，兼清余热。

方药：沙参麦冬汤（《温病条辨》）加生地、冬花、炙杷叶。

方中用南沙参清肺养阴；麦门冬、生地、玉竹清热润燥；天花粉、甘草生津保肺；桑叶、炙冬花、炙枇杷叶宣肺止咳。阴虚重加地骨皮、石斛、阿胶养阴清热；咳嗽重加炙紫菀、川贝母润肺止咳；咳嗽痰中带血加仙鹤草、茅根、藕节炭清肺止血。

2. 针灸治疗

（1）体针

基本处方：肺俞 列缺

方中肺俞是肺的背俞穴，功善调整肺脏功能；列缺为肺经络穴，与肺俞相配，理肺止咳。故为治疗咳嗽的基本方。

加减运用：若风寒咳嗽，加合谷、外关、风门，诸穴均用泻法，以解表散寒，宣肺止咳；若风热咳嗽，加大椎、曲池、尺泽，诸穴均用泻法，以疏散热邪，清肺止咳；若痰热咳嗽，加丰隆、尺泽、曲池，诸穴均用泻法，以清热泻肺，化痰止咳；若痰湿咳嗽，加丰隆、脾俞、太白，诸穴均用平补平泻法，以健脾运湿，祛痰止咳；若属气虚咳嗽，加太渊、气海、足三里，诸穴均用补法，补益肺气，养肺止咳；若属阴虚咳嗽，加太渊、太溪、膏肓，诸穴均用补法，养阴润肺，止咳化痰。

（2）其他：还可选用拔罐法，取肺俞、风门、膏肓、膈俞，每日1次，留罐15分钟。适用于寒性咳嗽。

【预防与调护】

1. 预防

（1）加强身体锻炼，增强抗病能力。

（2）注意气候变化，防止受凉及风邪侵袭，积极预防感冒。

（3）避免与煤气、烟尘、油气等接触，减少不良刺激。

2. 调护

（1）注意保持室内空气流通，室温以18℃～20℃为宜，相对湿度约60%。

（2）注意休息，保证充足的睡眠。

（3）经常变换体位及拍打背部，以促进痰液的排出。

（4）饮食应易消化、富含营养。婴幼儿尽量不改变原有的喂养方法，咳嗽时应停止喂哺或进食，以防食物呛人气管。年长儿饮食宜清淡，不食辛辣油腻食物，少食生冷、过甜、过咸之品。

【医案举例】

1. 范某某，男，6岁。1975年3月13日初诊。

1个月前患儿发热，伴剧咳少痰，纳呆。经西药抗炎治疗后转为低热，午后明显，咳嗽仍重。心脏听诊未闻异常，两肺呼吸音粗。胸透（－）。舌红无苔，脉象细数。

辨证：阴虚久嗽。

治则：养阴止嗽。

处方：咳而安（款冬花4.7g，川贝母9g，肥知母6g，寸麦冬9g，润元参9g，天门冬9g，野百合9g，粉甘草3g，粉丹皮4.7g，马兜铃4.7g，枇杷叶6g，北沙参9g。共为细末，蜜丸。）九丸，每日3次，每次1丸（当时重量，每丸3g）。

3月16日复诊：咳嗽大减，食欲增进，大便正常。舌质微红少苔，脉象略数。仍服上药继续治疗，三日痊愈。（徐振刚．何世英儿科医案．宁夏：宁夏人民出版社，1979：61）

2. 孙某，男，10岁。1986年2月21日诊。

外感失于宣解，咳嗽迁延已1月，入夜咳甚气逆，喉间痰滞不爽，胃纳不振，舌嫩苔腻，脉滑。治拟化痰肃肺。

处方：甜葶苈10g，炒苏子10g，车前子10g，桑白皮10g，瓜蒌仁10g，海浮石10g，蒸紫菀6g，炒冬花8g，炒白前8g，炒黄芩8g，鱼腥草15g，生甘草5g。

服7剂，咳嗽告平，仅胃纳欠佳。又来求诊，予以调理之剂善后而愈。（史宇广，单书健．当代名医临证精华·小儿咳喘专辑．北京：中医古籍出版社，1988：60）

【古代文摘】

《千金方》：“喉痹，气逆咳嗽，口中流涎，灸肺俞七壮。”

《玉龙歌》："寒痰咳嗽更兼风，列缺二穴最可攻，先把太渊一穴泻，多加艾火即收功。"

《幼科全书》："治法有三：有发汗者，有泻下者，有清补者。"

《小儿卫生总微论方》："治嗽大法，盛则下之，久则补之，风则散之。"

【现代研究】

小儿咳嗽是临床常见病，中药治疗效果颇佳。著名中医儿科专家王伯岳认为，小儿咳嗽表证居多，自当宣发肺气，表散外邪，使邪从外达；疏散肌腠，宣通卫阳，使热从表解。同时，小儿胃肠病多，如积食化热，腹胀食减，则易致痰浊内生，阻滞气机，而见咳即作呕作吐。这类咳嗽，多属于肺胃不和，积热内盛。如兼大便干燥，可用下法。因为"肺与大肠相表里"，当积食不消或胃火太盛者，往往一经泻下，则热去咳止。此即是"盛则下之"。但是，也应知道，泻下之义，并非单纯通大便。大凡清热、泻火、利小便、通大便等能使邪从下去者，都属泻下之法。至于久咳不止，虚火上灼，口燥咽干，干咳潮热者，治须养阴润肺为法；如咳嗽气短，食减腹泻，又当补脾益气为治；若至肾虚久咳，肾气不纳，则治宜纳肾固本、培元敛肺方可有效。此即为"久则补之"。而且认为小儿为稚阳之体，加之寒温不知自调，所以，最易感冒外邪而引起咳嗽，且咳嗽病作，总以表证居多。而小儿又"阳常有余"，表现为热证多，实证多，但"阴常不足"，久咳不已又最易伤阴。所以，治疗小儿咳嗽，解表不宜过于发散，泻热要注意存阴，即使有可下之证，也宜轻下，而不宜峻攻。（张士卿．北京：中国百年百名中医临床家丛书·王伯岳．北京：中国中医药出版社，2001：40）

何世英认为临床上小儿急性气管炎以风热咳嗽为多见，小儿风热咳嗽最易向两个方面转化：一是转为肺热，再由肺热引起大便燥结，进而出现肺胃热证；一是转为肺阴虚，进而出现剧咳不止。前者肺胃俱热，如果矛盾主要方面是胃热，也就是阳明腑热，那么，釜底抽薪是行之有效的治疗方法。阴虚剧咳，必须侧重滋阴润肺。由于小儿具有"易虚易实"的病理特点，一经滋阴润肺，剧咳很快制止，其效果往往超过成人。

慢性气管炎的病机与肺、脾、肾有关。脾为生痰之源，肺为贮痰之器，脾肺功能失职，则痰湿内生。又肺为气之主，肾为气之根，肺肾失职则呼吸不利而喘促。因而治疗慢性气管炎，既着眼于化痰蠲饮，又重视肺脾肾功能的调整，贯彻标本同治的原则，才能取得比较满意的效果。（罗笑容．儿科专病中医临床诊治．北京：人民卫生出版社，2000：67－68）

【结语】

小儿咳嗽不外外感、内伤两大类。临证时，要注意辨别。咳嗽常为呼吸系统疾病的主要症状，治疗不当，还可能引起其他脏腑的病变。因此，对于久治不愈的咳嗽，须引起足够的重视。

第三节　肺炎喘嗽

肺炎喘嗽是小儿时期常见的肺系疾病之一，尤以婴幼儿多见，且死亡率位居住院病人第一。临床以发热、咳嗽、痰壅、气急、鼻煽为主要症状，重者可见张口抬肩，呼吸困难，面色苍白，口唇青紫等症。

本病相当于西医学中的小儿肺炎。肺炎喘嗽的病名首见于谢玉琼的《麻科活人全书》，是对麻疹病程中由于热邪不清，郁闭肺脏而出现咳嗽、喘息、鼻煽等肺气闭塞证的命名。本病一年四季均可发生，尤以冬春两季为多。好发于婴幼儿，年龄越小，发病率越高，病情越重，且常反复发作。本病若治疗及时得当，一般预后良好。若误治失治，易生变证。

【病因病机】

小儿肺脏娇嫩，形气未充，卫外不固，外感风邪，外邪由口鼻或皮毛而入，侵犯肺卫，肺失宣肃，肺气郁闭，发为肺炎喘嗽。

盖因肺主气，司呼吸，外合皮毛，主一身之气，通调水道，下输膀胱，为水之上源。其性以宣发肃降为顺，若邪气闭郁于肺，肺失清宣肃降，水液输化无权，则凝而为痰，痰滞肺络，阻于气道，以致肺气上逆，为咳为喘，喉中痰鸣；若外邪入里化热，热邪炽盛，灼津炼液成痰，痰热交结，壅于气道，痰随气逆，则壮热烦渴，喘嗽多痰，喉间痰鸣漉漉。从而出现以咳嗽、气喘、痰鸣、鼻煽、发热等肺气闭塞为主的肺炎喘嗽证候，是为常证。

肺主气而朝百脉，若邪气壅盛，病情进一步发展，可由肺而涉及其他脏腑。如肺失肃降，可影响脾胃升降失司，以致浊气停聚，大肠之气不得下行，出现腹胀、便秘等腑实证候；肺主气，心主血，肝藏血，气为血帅，气行则血行，气滞则血瘀，故重症患儿常因脉道涩滞，而见颜面苍白、青紫，唇甲发紫，舌质紫黯等气滞血瘀的征象。

体质虚弱或邪毒炽盛之患儿，病情常迁延难愈，日久伤阴、耗气，逐步转为肺阴耗伤、肺脾气虚等证。若热毒之邪炽盛，内陷厥阴，引动肝风，则又可致神昏、抽搐之变证。若正不胜邪，气滞血瘀加重，可致心失所养，心气不足，甚而心阳虚衰，临床出现呼吸不利，或喘促息微，颜面唇甲发绀，右胁下出现痞块并渐增大，肢端逆冷，皮肤紫纹等心阳不振危重症。而心阳不振和邪陷厥阴的变证，如未能得到正确治疗使病情好转，有可能导致患儿死亡。

【诊断要点】

1. 症状

（1）起病较急，有发热、咳嗽、气急、鼻煽、痰鸣等症，或有轻度发绀。

（2）病情严重时，常见喘促不安，烦躁不宁，面色苍白，口唇青紫发绀，或高热不退。

（3）新生儿患肺炎时，常以不乳、精神萎靡、口吐白沫等症状为主，而无上述典型表现。

2. 检查

（1）查体：肺部听诊可闻及较固定的中细湿啰音，常伴干性啰音，如病灶融合，可闻及管状呼吸音。

（2）X线检查：肺纹理增多、紊乱，肺部透亮度降低或增强，可见小片状、斑片状阴影，也可出现不均匀的大片状阴影。

（3）实验室检查：①血象检查：细菌引起的肺炎，白细胞总数较高，中性粒细胞增多；若由病毒引起，白细胞总数正常或降低，有时可见异型淋巴细胞。②病原学检查：细菌培养、病毒分离和鉴别，可获得相应的病原学诊断，病原特异性抗原或抗体检测常有早期诊断价值。

【辨证】

本病辨证首先要区分常证、变证，继辨表里、寒热与虚实。肺炎喘嗽的基本病机是邪热闭肺、肺气郁闭，典型症状是“热、咳、痰、喘、煽”。病初多有表证，应分清风热还是风寒，风寒者多恶寒无汗，痰多清稀；风热者则发热重，咯痰黏稠。但在表为时短暂，很快入里化热，主要特点为咳嗽、气喘、发热，此时应辨清热重还是痰重，热重者高热稽留不退，面红唇赤，烦渴引饮，便秘尿黄；痰重者喉中痰声辘辘，胸高气急。若高热炽盛，喘憋严重，张口抬肩，为毒热闭肺重症。若出现心阳虚衰或邪陷厥阴，见肢厥脉微或神昏抽搐，为邪毒炽盛，正气不支的危重症。若病程迁延，多为邪渐祛而正气伤，此时应辨阴虚与气虚，阴虚者低热，盗汗，干咳无痰，舌红少苔乏津，脉细数；气虚者可见面白少华，动则汗出，咳嗽无力，纳差便溏，神疲乏力，舌淡苔白，脉细无力。

（一）常证

1. 风寒闭肺

证候：恶寒发热，无汗，呛咳不爽，呼吸气急，痰白而清稀，口不渴，咽不红，舌质不红，苔薄白或白腻，脉浮紧或指纹浮红。

分析：本证多见于疾病初期。风寒之邪外袭，由皮毛而入，肺为邪侵，宣发肃降无权，肺气上逆，故呛咳不爽，呼吸气急；肺气郁闭，水液输化失常，聚而为痰，故痰白清稀；邪郁肌表，卫阳被遏，故恶寒发热无汗。舌不红，苔薄白，脉浮紧或指纹浮红，均为风寒闭肺，邪在表分之征象。此期一般较短暂，易发生风寒化热之证候转化。

2. 风热闭肺

证候：初起证候较轻，可见发热恶风，咳嗽气急，痰多，质稠黏色黄，口渴，咽红，舌红，苔薄白或黄，脉浮数。重证则见高热烦躁，咳嗽微喘，气急鼻煽，喉中痰鸣，面红目赤，便秘溲黄，舌红苔黄，脉滑数，指纹紫滞。

分析：风热之邪郁于卫表，或风寒之邪入里化热，则可见发热恶风；邪热灼津为痰，痰热阻于气道，肺失肃降，气逆于上，痰随气逆，故可见咳嗽气急，痰多。舌红，苔薄白或黄，脉浮数均为风热闭肺之象。若邪热炽盛，则见高热烦躁；热烁肺津，炼液为痰，则见咳嗽微喘，气急鼻煽，喉中痰鸣；肺热郁闭，大肠传导失司，故便秘；面红目赤，溲黄，舌红苔黄，脉滑数，指纹紫滞均为邪热炽盛之象。此期重证很快发展为痰热闭肺证。

3. 痰热闭肺

证候：高热烦躁，咳嗽喘促，呼吸困难，气急鼻煽，喉间痰鸣，泛吐痰涎，口唇发绀，面赤口渴，胸闷胀满，舌质红，舌苔黄，脉弦滑。

分析：痰热俱盛，郁闭于肺，气机壅塞，气动则痰升，故见高热烦躁，咳嗽喘促，喉间痰鸣，泛吐痰涎；肺络阻塞，清肃失职，则呼吸困难，气急鼻煽；痰阻胸宇，气机不畅，故胸闷胀满；热毒壅盛，故面赤口渴；气滞血瘀，血行不畅通，故口唇发绀。舌红，苔黄，脉弦滑均为痰热内阻之象。此期病情危急，若救治不及时，易因邪盛正衰转为变证。

4. 毒热闭肺

证候：高热持续，咳嗽剧烈，气急鼻煽，甚至喘憋，涕泪俱无，鼻孔干燥，面赤唇红，烦躁口渴，尿赤便秘，舌红而干，舌苔黄腻，脉滑数。

分析：本证邪热炽盛，毒热郁闭肺气，常由痰热闭肺证发展而成。热炽郁闭肺气而见高热不退，咳嗽剧烈，气急喘憋；毒热耗灼阴液故见涕泪俱无，鼻孔干燥。毒热闭肺证病情重笃，因邪热化火内陷或正虚心阳不支，易迅速转为邪陷厥阴、心阳虚衰之危重变证。

5. 阴虚肺热

证候：病程较长，低热盗汗，干咳无痰，面色潮红，舌质红少津，舌苔花剥、苔少或无苔，脉细数。

分析：肺炎喘嗽后期，因久热久咳，耗伤肺阴，而余热留恋不去，故见面色潮红，脉细数；阴虚阳越，则低热盗汗；肺阴亏损，故干咳无痰，舌红少津，苔剥或无苔。

6. 肺脾气虚

证候：低热起伏不定，面白少华，动则汗出，咳嗽无力，纳呆便溏，神疲乏力，舌质偏淡，舌苔薄白，脉细无力。

分析：本证多见于肺炎喘嗽恢复期，或体质素弱的病儿，病程迁延，故面白少华，神疲乏力；肺主气，肺虚则气无所主，故咳嗽无力；肺气虚弱，卫外不固，故见低热起伏不定，动则汗出；脾主运化，脾虚运化不健，痰湿内生，则纳呆便溏。舌淡，苔薄白，脉细无力均为肺脾气虚之象。

（二）变证

1. 心阳虚衰

证候：骤然面色苍白，口唇发绀，呼吸困难或浅促，额汗不温，四肢厥冷，虚烦不安或神萎淡漠，右胁下出现痞块并渐增大，舌质略紫，苔薄白，脉细弱而数，指纹青紫，可达命关。

分析：本证常出现于婴幼儿，或素体虚弱而患肺炎喘嗽者，来势急，病情重。由于肺气郁闭，气郁则血滞，而心主血，血行不畅，则心阳不振，失于温煦，故见四肢厥冷，面色苍白，额汗不温，口唇发绀，舌质略紫；肝居右胁下，主藏血，血滞则瘀郁，故见右胁下痞块；心主血脉，心阳虚衰，运血无能，故脉细弱而数。

2. 邪陷厥阴

证候：壮热烦躁，神昏谵语，四肢抽搐，口噤项强，双目上视，舌质红绛，指纹青紫，可达命关，或透关射甲。

分析：本证由于邪热炽盛，内陷手厥阴心包经和足厥阴肝经而致。邪陷心包，则见壮热烦躁，神昏谵语；邪扰肝经，引动肝风，则见四肢抽搐，口噤项强，双目上视；邪热化火伤阴，故舌质红绛。出现本证，若不及时救治，危亡将至。若拖延稍久，亦可出现气阴两竭，阴伤及阳的危证。

【治疗】

本病治疗，以开肺化痰、止咳平喘为基本法则。若痰多壅盛者，首先降气涤痰；喘憋严重者，治以平喘利气；气滞血瘀者，佐以活血化瘀；壮热炽盛时可通腑泄热。出现变证者，或温补心阳，或涤痰开窍熄风，随证施治。病久肺脾气虚者，宜健脾补肺以扶正为主；若阴虚肺燥，余邪留恋，宜养阴润肺化痰，兼清解余邪。

1. 中药治疗

（1）风寒闭肺

治法：辛温宣肺，化痰止咳。

方药：华盖散（《太平惠民和剂局方》）。

方中麻黄、杏仁宣肺散寒；荆芥、防风解表散寒；桔梗、白前宣肺止咳；苏子、陈皮化痰平喘。恶寒，身痛重者加桂枝、白芷温散表寒；痰多，苔白腻者加半夏、莱菔子化痰止咳。

若寒邪外束，内有郁热，证见呛咳痰白、发热口渴、面赤心烦、苔白、脉数者，则宜用大青龙汤（《伤寒论》）表里双解。

（2）风热闭肺

治法：辛凉宣肺，清热化痰。

方药：银翘散（《温病条辨》）合麻杏石甘汤（《伤寒论》）加前胡、桑叶。

方中用麻黄、杏仁、生石膏宣肺清热；金银花、连翘、薄荷解表清热；芥穗、豆豉疏表达邪；芦根、竹叶解热生津除烦；牛蒡子清热利咽；桑叶、桔梗、前胡宣肺止咳；甘草调和诸药。若咽痛明显者，加射干、板蓝根清利咽喉；咳甚痰多者，加瓜蒌皮、浙贝母、天竺黄清化热痰；热重者，加黄芩、栀子、鱼腥草清肺泄热。

（3）痰热闭肺

治法：清热涤痰，开肺定喘。

方药：五虎汤（《和剂局方》）合葶苈大枣泻肺汤（《金匮要略》）。

方中用麻黄、杏仁、前胡宣肺止咳；生石膏、黄芩、鱼腥草、甘草清肺泄热；桑白皮、葶苈子、苏子泻肺涤痰；细茶清神化痰。热盛者加栀子、虎杖清泄肺热；便秘，痰壅喘急者加生大黄，或用牛黄夺命散涤痰泻火；痰盛者加浙贝母、天竺黄、鲜竹沥清热化痰；喘促而面唇青紫者加紫丹参、赤芍活血化瘀。

（4）毒热闭肺

治法：清热解毒，泻肺开闭。

方药：黄连解毒汤（《肘后方》）合三拗汤（《太平惠民和剂局方》）去黄柏，加枳壳、生石膏、知母。

方中用炙麻黄、杏仁、枳壳宣肺开闭；黄连、黄芩、栀子清热解毒；生石膏、知母、生甘草清解肺热。热毒重加虎杖、蒲公英、败酱草清解热毒；便秘腹胀加生大黄、玄明粉通腑泄热；口干鼻燥，涕泪俱无，加生地、玄参、麦冬养阴润肺生津；咳重加前胡、款冬花宣肺止咳；烦躁不宁加白芍、钩藤清心宁神。

(5) 阴虚肺热

治法：养阴清肺，润肺止咳。

方药：沙参麦冬汤（《温病条辨》）加冬花。

方中用沙参、麦冬、玉竹、天花粉养阴清肺；桑叶、炙冬花肃肺润燥止咳；扁豆、甘草益气和胃。余邪留恋，低热反复者，选加地骨皮、知母、黄芩、鳖甲滋阴退热；久咳者，加百部、枇杷叶、诃子敛肺止咳；汗多加龙骨、牡蛎、五味子敛阴止汗。

(6) 肺脾气虚

治法：补肺健脾，益气化痰。

方药：人参五味子汤（《幼幼集成》）去麦冬，加百部、橘红。

方中用人参、茯苓、炒白术、炙甘草益气健脾，培土生金；五味子敛肺止咳；百部、橘红止咳化痰。若咳嗽痰多者去五味子，加半夏、陈皮、杏仁化痰止咳；咳嗽重者加紫菀、款冬花宣肺止咳；汗多加黄芪、龙骨、牡蛎固表止汗；若汗出不温加桂枝、白芍温卫和营；大便不实加怀山药、炒扁豆健脾益气；纳差加焦山楂、焦神曲和胃消食。

(7) 心阳虚衰

治法：温补心阳，救逆固脱。

方药：参附龙牡救逆汤（经验方）。

方中人参大补元气；附子回阳救逆；龙骨、牡蛎潜阳敛阴；白芍、甘草和营护阴。阳气虚衰者可用独参汤或参附汤少量频服以救急，亦可用参附注射液静脉滴注。若气阴两竭，可加用生脉注射液静脉滴注，以益气养阴救逆。若出现面色苍白而青，唇舌发紫，右胁下痞块等血瘀较著者，可酌加红花、丹参以活血化瘀。出现本证，病情危重，应予中西医结合抢救治疗。

(8) 邪陷厥阴

治法：平肝熄风，清心开窍。

方药：羚角钩藤汤（《重订通俗伤寒论》）合牛黄清心丸（《痘疹世医心法》）。

方中用羚羊角粉、钩藤平肝熄风；茯神安神定志；白芍、生地、甘草滋阴而缓急解痉；黄连、黄芩、栀子清热泻火解毒；郁金解郁开窍。另服牛黄清心丸。昏迷痰多者，加菖蒲、胆南星、竹沥、猴枣散等豁痰开窍；高热神昏抽搐，可选加紫雪丹、安宫牛黄丸、至宝丹等成药。

2. 针灸治疗

(1) 体针

基本处方：大椎　风池　曲池　合谷

方中大椎为督脉穴，六阳经会穴，功善通阳泄热；风池为胆经与阳维脉交会穴，刺之可解表清热；合谷、曲池同为大肠经腧穴，刺之可疏风宣肺，清热退烧。四穴合用，组成宣肺解表，清热理气之方。

加减应用：若风寒闭肺，加风门、肺俞拔火罐，刺列缺以疏风散寒，宣肺止咳；若风热闭肺，加尺泽、孔最疏风清热，宣肺止咳；若痰热闭肺，加丰隆、孔最、肺俞、中府以清热化痰，宣肺止咳；若毒热闭肺，加天突、膻中、丰隆，并取大椎、十宣点刺放血以解毒祛邪，化痰止咳；若阴虚肺热，加太溪、鱼际、肺俞滋阴清热；若肺脾气虚，加肺俞、脾俞、太渊、足三里补益肺脾；若心阳虚衰，加灸气海、关元温固心阳；若邪陷厥阴，加十宣放血，针印堂、四关以醒神开窍，熄风止痉。

（2）其他：对于肺炎喘嗽实证，常取大椎、风池、曲池、合谷为主穴，配十宣、耳尖，用三棱针放血。对于初期病证，也可用耳穴疗法，取耳尖、热穴、皮质下为主穴，王不留行籽贴压，每穴重压2～3分钟，每日5～6次，隔日贴一次，每次一侧耳，双侧耳交替贴压。对于肺炎后期湿性啰音久不消失者，可取肩胛双侧下部，拔火罐，每次5～10分钟，1日1次，5日为1疗程。

3. 心力衰竭的西医诊断和治疗

（1）诊断：①呼吸突然加快，>60次/分。②婴儿心率突然>180次/分，幼儿>160次/分。③骤然极度烦躁不安，明显发绀，面色发灰，指（趾）甲微血管充盈时间延长。④心音低钝，奔马律，颈静脉怒张。⑤肝脏迅速增大。⑥尿少或无尿，颜面、眼睑或双下肢水肿。具有前5项者即可诊断为心力衰竭。

（2）治疗：除镇静、给氧外，要增强心肌收缩力，减慢心率，增加心搏出量；减轻体内水钠潴留，以减轻心脏负荷。①强心：毛花苷C（西地兰），洋地黄化总量<2岁者，0.03～0.04mg/kg，>2岁者，0.02～0.03mg/kg，静脉注射，首次给洋地黄化总量的1/2，余量分两次，每隔4～6小时用1/4量。②利尿：常用呋塞米（速尿），每次1mg/kg，稀释成2mg/ml，5～10分钟缓慢静脉推注，必要时8～12小时可重复。③血管活性药物：心力衰竭伴有血压下降时可用多巴胺，每次用10mg，以5%葡萄糖注射液100ml稀释，开始以每分钟10～15滴速度静脉滴入，根据需要调节滴速，一般不超过每分钟30μg/kg。

糖皮质激素适用于：①中毒症状明显；②严重喘憋；③伴有脑水肿、中毒性脑病、感染性休克、呼吸衰竭等；④胸膜有渗出。常用地塞米松，每次2～5mg（或氢化可的松每次5～10mg/kg），每日2～3次，1疗程3～5日。

【预防与调护】

1. 预防

（1）搞好个人和环境卫生，保持室内空气新鲜。冬春季节少带儿童去人群密集的公共场所，预防各种时行疾病。

（2）积极开展体格锻炼，提倡户外活动，增强体质。

（3）注意根据气候变化随时增减衣服，寒温适宜，减少感冒的发生。

（4）营养不良，发育较差的小儿最易罹患肺炎，应予积极防治。

2. 调护

（1）饮食宜清淡富有营养，忌食油腻、辛辣等刺激性食物，多喂开水。

（2）保持室内安静，环境清洁，空气新鲜。

（3）呼吸急促时，应保持气道通畅，随时吸痰。

（4）对于重症肺炎患儿要加强巡视，密切观察病情变化。

【医案举例】

1. 张某，女，1岁半。因高烧喘急5天，于1960年6月13日住某医院。

入院检查摘要：肺部叩诊有浊音，听诊有水泡音，并有大片实化。肝大，右肋下2.5cm，体重7.6kg，急性病容。血化验：白细胞总数$6.25 \times 10^9/L$，中性44%，淋巴56%。

病程与治疗：入院后诊断为腺病毒性肺炎。曾用清热寒凉之剂治疗。于6月15日请蒲老会诊。患儿已成昏迷状态，面色黯黄，痰壅喉间，咳嗽无力，高度喘急，并见下颌颤动及抬肩呼吸，四肢发凉，体温降为37.8℃，而脉速达220次/分，呼吸72次/分。唇焦、舌干、齿燥，舌质绛，苔老黄无津，脉细数无力。据此乃热厥，邪入包络闭证，肺之化源欲竭之象，虚实互见。宜祛邪扶正并用，清热开窍，益气生津，并紧密配合西医抢救措施。

处方：西洋参6g，安宫牛黄散3g，先将西洋参煎水，分5次将牛黄散送下，2小时一服。

抢救措施：①随时吸出稠痰，硬如烂肉球。②持续给予氧气吸入。③静脉点滴血浆与毒毛旋花子苷K，并在点滴器中段加入1ml洛贝林。④鼻饲，每日3次米汤或水，每2~3小时，徐徐灌入中药。⑤肌注氯丙嗪2号合剂。中药服半剂后，患儿渐见咳痰松活，皮肤转红润，手心潮汗，体温再度升高，达41℃。辅以热水擦浴，使全身微汗徐出，至次日原方再服1剂，患儿之神志渐清，病情遂趋稳定。

6月17日复诊：体温已近正常，喘减，神清，仍有咳痰，舌色红，苔减少，脉右滑左数，此热闭已开，正气渐复，余邪未净，治以养阴清热。

处方：玉竹6g，麦冬5g，天冬6g，玄参10g，细生地6g，石斛6g，稻芽10g，荷叶3g。服1剂，次日以原方加减，续进1剂。

6月20日三诊：除尚有咳嗽及散在肺部水泡音存在外，余证悉除，脉亦缓和。遂改用保和丸加减调和肺胃，兼化湿痰，以善其后。越5日，痊愈出院。（高辉远．蒲辅周医案．北京：人民卫生出版社，2005：149）

2. 谭某，男，7个月。1984年7月8日就诊。

3天来，高热无汗，阵咳痰壅，喘促鼻煽，夜寐不宁，时有惊惕，尿短赤，粪干结。经用青霉素、链霉素、泼尼松、福白龙等治疗2天，诸症未减，慕名求医。检查：体温39.8℃，两颧微赤，满肺干湿啰音，白细胞$15.6 \times 10^9/L$，中性81%，舌苔薄白，指纹赤紫，脉浮数。证属风寒束表，里热闭肺（小儿肺炎），治宜解表清里、化痰定喘。取风池、大椎、曲池、合谷为主穴，配肺俞、膻中、少商速刺，不留针，摇大针孔出针，自然出血，不出血者加压挤血2~3滴。下午复诊，体温39.3℃。取主穴及十宣、耳尖、印堂、丰隆、天突。9日三诊，体温37.2℃，热清，稍咳不喘。再取肺俞、合谷、丰隆。治4次病愈。10日复查血象，白细胞$8.4 \times 10^9/L$，中性69%，淋巴29%，单核2%。（胡熙明．针灸临证指南．北京：人民卫生出版社，1991：438-439）

【古代文摘】

《麻科活人全书·气促发喘鼻煽胸高第五十一》："气促之症，多缘肺热不清所致……如肺炎喘嗽，以加味泻白散去人参甘草主之。"

《普济方·婴孩·喘》："夫喘急者，肺心之不安也。巢氏云：肺气有余即喘咳上气，若为风冷所加，即气聚于肺，肺胀胸满气虚也。肺主气，气为阳为卫；心主血，血为阴为荣。皆由荣卫气血共度，阴阳虚实不调，食寒饮冷不避，乳食饥饱不停，内则伤于肺，外则伤于皮毛。上不得下降，下不得上升，中不得中消，则令关膈不通，气道不利，邪客肺经，痰停胃脘，与气相逆，肺脘壅隘，故喘急鸣息。"

《东医宝鉴·痰涎喘嗽》："痰乃风黄，火静则伏于脾，火动则壅于肺；痰火交作，则咳嗽喘急，宜泻白散合导痰汤。脾肺母子也，二脏俱虚，则生顽涎。顽涎者，脾肺所出也，涎则流溢在于咽喉，如水鸡声，喘嗽烦闷，宜抱龙丸、夺命散。马脾风宜用马脾风散、牛黄夺命散、保命丹。"

【现代研究】

1. 不同病原小儿肺炎证候演变规律 临床大量实践观察表明，不同病原引起的肺炎，虽其临床表现的共同点为发热、咳嗽、呼吸急促或呼吸困难、肺部啰音，但其临床症状、体征出现轻重、时间早晚各有其特点。中医辨证治疗有了新的进展，如泻肺调中法、宣肺泻腑法、扶正祛邪法、活血化瘀法、内病外治法等。病毒性肺炎早期，多表现肺热痰浊，治以清热解毒、化痰止咳。风寒型多以温肺开闭为主。病初以标实为主，极期多表现为气阴两虚，心阳虚损。舌质黯红、紫暗、舌下静脉瘀张，宜按中医血瘀辨证，养血活血、益气化瘀、活血化瘀、破血消瘀。

2. 中药对病毒的抑制作用

（1）清肺注射液：由黄芩、栀子、大黄三味药组成，治愈及临床治愈 97.3%。对 3 种药提纯进行药理试验研究，发现对多种细菌及流感病毒有抑制作用。

（2）莪术静脉注射液：对呼吸道合胞病毒（RSV）作用体外试验发现莪术对 RSV 病毒有直接灭活作用。动物实验研究，用纯系 BALB/C 小鼠，结果显示莪术静脉注射液在体内具有抑制 RSV 的作用。临床单用莪术注射液治愈 RSV 肺炎。其作用机理：①抑制病毒作用同时消除支气管的高过敏反应，因而临床上小儿喘息也随之而愈；②改善肺微循环的作用；③防止血小板的聚集及红细胞、白细胞阻塞。

（3）板蓝根：含吲哚苷、靛红、芥子苷、水苏糖、靛苷等化学成分，对多种细菌有抗菌作用，对病毒亦有一定作用。

（4）双黄连粉针剂：由双花、黄芩、连翘 3 味中药组成的制剂以蒸馏水稀释成 20mg/ml 溶液供雾化吸入用。每次雾化吸入时间为 40 分钟，每日 3 次，疗程 5～7 天。对呼吸道合胞病毒（RSV）所致急性下呼吸道感染肺炎或毛细支气管炎进行治疗研究，疗效较好。体外实验证实它对 RSV 具有控制作用；动物 RSV 感染模型雾化给药可降低小鼠肺病毒滴度。

3. 中药对免疫功能影响的实验研究 机体对感染的抗病能力十分复杂，包括非特异性和特异性免疫能力，即体液免疫和细胞免疫。有人观察重症腺病毒性肺炎患儿的总补体，C_1、C_3 在肺炎极期均低于正常值，恢复期达到正常水平。IgG、IgA 在极期均显著高于正常值，IgM 在两极均低于正常组。E 玫瑰花环值极期低于正常，恢复期接近正常。某些活血化瘀药物治疗小儿腺病毒性肺炎，对免疫系统存在着调节功能。有人研究黄芪可促进淋巴转化率及白细胞吞噬功能，还有诱生干扰素的作用。

4. 中药防治小儿肺炎并发弥漫性血管内凝血的研究

（1）当归注射液及其有效成分阿魏酸钠治疗小儿 RSV 肺炎，全部治愈。动物实验表明：当归及其有效成分阿魏酸钠明显抑制以凝血酶诱导的血小板 5－羟色胺的释放，对血小板环核苷酸代谢和花生四烯酸代谢均有明显影响，能增加血小板 CAMP 含量。阿魏酸钠可拮抗血小板血栓素（TXA_2）样物质活性，从而抑制 TXA_2 的收缩血管和增强血小板聚集作用。对 $PG_{12}-TXA_2$ 的平衡失调有调节作用。当归及阿魏酸钠有改善微循环及防治 DIC 的作用。

（2）化瘀汤为主治疗小儿腺病毒性肺炎合并 DIC。这种肺炎在临床上有明显心血管改变、凝血功能改变、血液流变学异常，采用化瘀汤（当归、赤芍、川芎、鸡血藤、水蛭、虻虫、丹皮、黄芪）治疗收到较好的疗效。化瘀汤作用机理是改善微循环，减轻肺泡毛细血管膜的水泡裂隙损伤，保护毛细血管壁的完整，有利机体供氧，减轻肺部炎症病变。有人认为复方丹参等活血化瘀中药，对改善心血管功能与微循环障碍有良好的作用，对预防 DIC 发生亦有一定作用。

5. 中药治疗小儿肺炎时抗氧化作用的研究 近年来，自由基学说的理论与技术已渗透到中医药学的研究领域中。一些实验证明，由于活血化瘀中药为植物，它们除含有各自治疗疾病的成分外，也含有多种抗氧化成分，主要为含酚羟基类化合物，如黄酮类、鞣质类、芪类等等，均具有清除自由基和抑制自由基反应的作用。服用化瘀汤治疗小儿肺炎，于治疗前后分别测定红细胞超氧化物歧化酶（SOD）活性，观察到服药后 SOD 活性显著提高。以化瘀汤及各单味药的水提取液通过所含有的抗氧化物成分清除氧自由基、抑制鼠肝匀浆脂质过氧化及缓解氧自由基诱导的透明质酸解聚作用。各方面资料都证明，这类中药均有不同程度的抗氧化作用，对于治疗呼吸道疾病是十分有益的。（张梓荆．实用中西医结合儿科学．北京：北京医科大学中国协和医科大学联合出版社，1997：219－220）

6. 针灸治疗小儿肺炎的机制 针灸对小儿肺炎有独特的疗效，尤其对缓解突发高热之危候及防止惊厥的发生，可收速功。关于针灸治疗小儿肺炎的机制，主要有以下几个方面：①增强小儿免疫功能。由于小儿机体免疫功能尚未发育完善，故抵抗力较差，容易生病，针灸可激发其免疫功能，增加白细胞、吞噬细胞的数量和增强吞噬能力，加快对入侵病菌的消除。②调节自主神经功能。因小儿神经系统亦未发育完善，感染性疾病很容易致热而产生变证，针灸通过调节小儿自主神经功能，扩张小血管，能增强其皮肤血流量，加快其散热过程，从而降低发热小儿的体温。（伦新，李万瑶．现代针灸临床集验．北京：人民卫生出版社，2003：663）

【结语】

肺炎喘嗽在儿科疾病中以外因致病，且传变快，证候凶险，尤其发生变证时，应急治其标，中西医配合治疗，可起到较好的效果。

第四节 哮 喘

哮喘是小儿时期常见的一种肺系疾病，以发作性哮鸣气喘，喉间有水鸡声，呼吸困难，不能平卧为特征。哮为喉中哮鸣有声，喘为气短不足以息，哮必兼喘，故通称哮喘。本病常遇气候变化、情绪波动、饮食改变，或接触其他过敏物质而诱发。初发年龄1～6岁多见。多数患儿经治疗缓解，有的随生长发育的完善，可逐渐治愈。但如长期反复发作，则难以根除，甚至造成终身痼疾。

小儿哮喘，古代文献记载甚多。最早当溯至《素问·咳论》："肺咳之状，咳而喘息有音。"《丹溪心法·喘论》："哮喘专主于痰。"《诸病源候论·咳嗽病诸候》指出本病的病理是："其胸膈痰饮多者，嗽则气动于痰，上搏喉咽之间，痰气相击，随嗽动息，呀呷有声，谓之呷嗽。"

哮喘相当于西医学的支气管哮喘、哮喘性支气管炎和急性毛细支气管炎。

【病因病机】

小儿哮喘的发病原因既有内因，又有外因。内因责之于伏痰，与素体肺、脾、肾三脏功能失调，气血虚弱有关；外因是诱发本病的重要因素，多责之于感受外邪，接触异物，吸入粉尘、煤烟及嗜食生冷、酸咸、肥甘，劳倦，情志不调等。

人体正常的水液代谢与肺脾肾三脏密切相关，肺主通调水道，脾主运化水湿，肾主水。小儿具有肺脏娇嫩、脾常不足、肾常虚的生理特点，若三脏功能失调，可致水液代谢失常，痰饮留伏。肺虚则表卫不固，腠理不密，易为外邪所侵，邪阻肺络，气机不利，治节无权，津液输布失常，凝聚为痰；脾虚运化失司，生湿酿痰，上贮于肺；肾气虚弱，失于蒸化，水泛为痰，聚而成饮，痰饮留伏。

哮喘的发病，是痰饮久伏，外受邪气触动而诱发。邪气侵肺，肺失宣降，肺气不利，引动伏痰，痰气互结，阻于气道，气因痰阻，痰随气升，相互搏击，气机升降不利，发为哮喘。若感受风寒，内伤生冷，寒痰内伏，聚液生痰，则为寒性哮喘；若外感风热，痰热郁肺，或小儿素体阴虚，痰热内伏，则为热性哮喘；若外寒未解，内有热盛，则为外寒内热；若痰饮壅肺，肾阳虚衰，则为肺实肾虚。

哮喘反复发作，肺气耗散，故在缓解期表现为肺气虚弱，久而不复。肺与脾肾关系密切，母病及子，子病又可及母，肺虚则脾气亦虚，脾虚不运，则停湿生痰，痰浊上贮，则呼吸不利，且哮喘反复发作。肺脾久虚又可导致肾气虚弱，肾虚则摄纳失职，气逆于上，而致"喘气不足以息"，故在缓解时，可表现有轻度持续性哮喘征象。

【诊断要点】

1. 病史 本病常反复发作，多与气候变化、寒暖失常、进食生冷或触感某些异物（过敏物质）等诱发因素有关。也与家族的遗传病史有关，有湿疹史，过敏性鼻炎史。

2. 症状 本病发作前，先感鼻喉作痒、喷嚏；发作时，呼吸不畅，胸闷气短，继则呼吸困难，喘息不已，喉中哮鸣，甚则不能平卧，烦躁不安，濒于窒息状态。

3. 检查

（1）肺部听诊：发作时，两肺可闻及哮鸣音，若有继发感染时，两肺可闻及湿啰音。

（2）实验室检查：嗜酸性粒细胞增多，若肺部感染时，白细胞总数和中性粒细胞均增多。

【鉴别诊断】

肺炎喘嗽 哮喘是以咳嗽、哮鸣、气喘、呼气延长为主症，多数患儿不发热，有以往反复发作的病史或家族遗传因素，肺部听诊可闻及哮鸣音。肺炎喘嗽是以咳嗽并重，以发热、咳嗽、气促、鼻煽为主症，患儿有感冒病史或其他热病史，肺部听诊可闻及湿啰音，两者不尽相同。

【辨证】

本病临床可分为发作期和缓解期，发作期属邪气盛，证候有寒、热、虚、实之不同；缓解期属正气虚，证候有肺、脾、肾之偏。发作期，咳喘畏寒肢冷，痰涎稀薄，舌苔白滑为寒性哮喘；咳喘痰黄而黏，面赤身热，口干舌红为热性哮喘。缓解期，气短多汗，易感冒为气虚；形寒肢冷，面白，动则心悸为阳虚；形体消瘦，潮热盗汗，面色潮红为阴虚。

1. 发作期

（1）寒性哮喘

证候：咳嗽气喘，喉间哮鸣，鼻流清涕，咳痰清稀色白有沫，面色淡白，口不渴，形寒无汗，四肢不温，舌淡红，苔薄白，脉浮滑。

分析：因外感风寒，内宿痰饮，郁闭于肺，寒痰阻塞气道，痰饮内伏，肃降失司，故咳嗽气喘，形寒无汗；风寒闭肺，肺窍不利，故鼻流清涕；寒邪阻滞肺气，胸中阳气不宣，故痰稀色白有沫，面色淡白；风寒之邪内侵，故四肢不温，口不渴。舌淡红，苔薄白，脉浮滑均为外感风寒之象。

（2）热性哮喘

证候：咳嗽喘息，喉间痰鸣，声高息涌，喉中痰吼，痰稠色黄，胸膈满闷，烦渴面赤，小便黄赤，大便秘结，舌红，苔黄，脉滑数。

分析：因感受风热，或进食肥甘咸酸，热自内生，痰因热动，痰热交阻，壅塞于肺，肃降失常，故咳嗽喘息，喉间痰鸣；痰热互结，阻于气道，气实有余，故胸膈满闷，声高息涌；痰火内扰，肺胃热盛，津液被灼，故痰稠色黄，烦渴面赤；肺气不宣，腑气不通，故大便秘结；肺失宣降，热蒸津液，故小便黄赤。舌红，苔黄，脉滑数均为外感风热之象。

（3）外寒内热

证候：喘促气急，咳嗽痰鸣，恶寒发热，鼻流清涕，喷嚏，吐痰黏稠色黄，口渴引饮，大便干结，舌红，苔白，脉滑数或浮数。

分析：因外感风寒，表寒未解，邪气入里化热形成寒热夹杂之候。临床辨证以外有风寒之表证，内有痰热之里证。外寒重，证见恶寒怕冷，头痛身重，喷嚏，鼻流清涕；内热重，证见热势较重，口渴引饮，咳痰黏稠色黄，大便干结。舌红，苔白，脉滑数或浮数，均为外寒内热之象。

（4）肺实肾虚

证候：哮喘持续不已，反复发作，病程较长，喘促胸痛，端坐抬肩，动则喘甚，面色欠华，畏寒肢冷，神疲乏力，小便清长。常伴有发热、咳嗽、喉中痰吼，舌淡，苔薄白，脉细弱。

分析：患儿禀赋不足或素体虚弱，咳喘久病不愈，形成正虚邪恋、虚实夹杂之候。哮喘发作不止，喉间有痰，并伴有发热、咳嗽，此为外邪客肺，痰涎壅肺之肺实证；哮喘反复发作，病程较长，面色欠华，脉细弱，此为禀赋不足，气血亏损之肾虚证。

2. 缓解期

（1）肺脾气虚

证候：反复感冒，咳嗽无力，语声低微，面色少华，气短懒言，自汗怕冷，形体消瘦，纳少便溏，舌质淡，苔薄白，脉细无力。

分析：肺气虚则卫外不固，卫外之阳不能充实腠理，故自汗怕冷，易感冒；肺主一身之气，肺气虚则气短懒言，咳嗽无力；脾气虚则运化失健，故纳少便溏；失于充养则形体消瘦。舌质淡，苔薄白，脉细无力均为肺脾气虚之象。

（2）脾肾阳虚

证候：动则喘促咳嗽，气短心悸，面色苍白，形寒肢冷，倦怠乏力，脚软无力，腹胀纳少，大便溏泻，舌质淡，苔薄白，脉细弱。

分析：脾胃为后天之本，运化水谷，摄纳精微。肾为先天之本，五脏之根。若先天禀赋不足，后天水谷失养则脾肾阳虚，运化失司，摄纳无权。脾阳虚证见腹胀纳少，倦怠乏力，大便溏泻；肾阳虚证见动则喘促咳嗽，面色苍白，形寒肢冷，脚软无力。舌质淡，苔薄白，脉细弱均为脾肾阳虚之象。

（3）肺肾阴虚

证候：咳嗽时作，喘促气短，咳嗽痰少，面赤颧红，潮热盗汗，五心烦热，夜间尿多，舌质红，苔少津，脉细数。

分析：肺主气，主宣发肃降。肾主纳气。哮喘久病不愈，肺肾两亏，宣肃、摄纳失职，故咳嗽痰少，喘促气短；偏肺阴虚者，虚火内生，则咳嗽少痰，面赤颧红，潮热盗汗；偏肾阴虚者，膀胱不能制约，故夜间尿多；五心烦热，舌质红，苔少津，脉细数均为肺肾阴虚之象。

【治疗】

1. 中药治疗

（1）发作期

① 寒性哮喘

治法：温肺散寒，化痰平喘 。

方药：小青龙汤（《伤寒论》）合三子养亲汤（《韩氏医通》）。

方中麻黄、桂枝解表散寒，宣肺平喘；芍药合甘草解痉缓急；细辛、干姜、半夏温化寒痰内饮；配五味子温敛肺气以止喘；白芥子、苏子利气豁痰，润肺止咳；莱菔子行气消食化痰。诸药合用散中兼收，燥中有润。若咳甚者加紫菀、款冬花止咳化痰；喘甚者加葶苈子泻肺平喘；哮吼者加射干、地龙解痉祛痰。

另外，可选用小青龙口服液，每次10ml，1日2次。

② 热性哮喘

治法：清热化痰，宣肺平喘。

方药：麻杏石甘汤（《伤寒论》）合苏葶丸（《医宗金鉴》）加味。

方中麻杏石甘汤清肺定喘，苏葶丸豁痰利气，加黄芩清肺，桑白皮、射干、瓜蒌皮、枳壳降气化痰，共奏清热化痰、降逆平喘之功。若喘甚者加地龙清热解痉，涤痰平喘；痰多者加全瓜蒌、胆南星润肺豁痰降气；热重者加栀子、虎杖、鱼腥草清热解毒；便秘者加大黄荡涤通腑；咽喉红肿者加山豆根、板蓝根解毒利咽。

③ 外寒内热

治法：解表清里，止咳平喘。

方药：大青龙汤（《伤寒论》）加味。

方中麻黄、桂枝、生姜、大枣宣肺解表，散寒和营；杏仁降气化痰；生石膏清泄肺热；甘草调和药性；加黄芩以增清肺泄热之力，葶苈子、苏子泄肺降逆；紫菀化痰平喘。若热重者加栀子、鱼腥草清泄肺热；痰多者加地龙、鲜竹沥清热化痰。

另外，可选用桂龙咳喘宁，每次服2粒，1日3次，温开水冲服。

④ 肺实肾虚

治法：清肺益肾，标本同治。

方药：苏子降气汤（《丹溪心法》）合都气丸（《医宗已任编》）。

方中苏子降气平喘，止咳化痰；半夏、前胡止咳化痰平喘；厚朴、陈皮降逆理气；肉桂温肾祛寒，纳气平喘；当归养血补肝，活血化瘀；生姜、苏叶散寒宣肺；六味地黄丸滋补肾阴；五味子敛肺纳气；甘草、大枣和中调药。诸药合用，上下兼顾，咳喘自平。若发热咳嗽者加黄芩清泄肺热；畏寒肢冷者加附子、淫羊藿温肾阳。

（2）缓解期

① 肺脾气虚

治法：益气健脾，化痰止咳。

方药：人参五味子汤（《幼幼集成》）合玉屏风散（《医方类聚》）加百部、橘红。

方中人参、五味子补气敛肺；茯苓、白术、甘草益气健脾，培土生金；黄芪、防风固表祛邪；百部、橘红化痰止咳平喘。若汗出多者加龙骨、牡蛎生津敛汗；痰多者加半夏、桔梗化痰平喘；肢冷者加桂枝温阳散寒化气；饮食纳少者加神曲、麦芽、山楂、砂仁消食助运，醒脾开胃；便溏者加怀山药、炒扁豆健脾止泻。

② 脾肾阳虚

治法：健脾化痰，温阳补肾。

方药：金匮肾气丸（《金匮要略》）去丹皮、泽泻，并以肉桂易桂枝。

方用金匮肾气丸去丹皮、泽泻，并以肉桂易桂枝。其中附子、肉桂温肾壮阳；熟地滋阴补肾；山茱萸补肾纳气；怀山药、茯苓健脾利湿；加淫羊藿、胡桃肉、五味子、白果温肾纳气。若虚喘者加蛤蚧、冬虫夏草补肾纳气；虚喘甚者加磁石镇纳气之根；夜尿多者加益智仁、菟丝子补肾固摄小便。

③ 肺肾阴虚

治法：养阴清热，固肾益肺。

方药：麦味地黄汤（《寿世保元》）加百合、枸杞子。

方中麦门冬、百合养阴润肺；五味子益阴敛肺；山茱萸、熟地黄、枸杞子、怀山药滋补肾阴；丹皮清虚热；茯苓健脾益肾。若盗汗者加知母、黄柏育阴清热；潮热者加鳖甲、青蒿滋阴退热；干咳不爽加沙参、炙枇叶润肺止咳。

2. 针灸治疗

（1）体针

基本处方：大椎 风门 肺俞 中府 定喘

方中大椎、风门、肺俞是治疗哮喘主穴。大椎为诸阳之会以清热解表；风门祛风邪，既能祛风热，又能祛风寒；肺俞和中府为俞募配穴，能调理肺脏，止咳平喘；定喘是止喘经验效穴。

加减运用：若寒性哮喘，加太渊，用平补平泻法以疏风宣肺散寒；热性哮喘，加尺泽、合谷，均用泻法以清热解表；痰多，加丰隆，用泻法以祛痰平喘；痰壅气道，加天突、膻中，均用泻法以降气化痰；肺脾气虚，加脾俞、足三里，均用补法以培土生金；脾肾阳虚，加三阴交、肾俞、关元，均用补法以补益脾肾，振奋元阳；肺肾阴虚，加肾俞、关元、太溪，均用补法以滋肾阴补肺气，止咳平喘。

（2）其他：还可选用耳针、皮肤针、穴位注射疗法治疗哮喘发作期。耳针取平喘、下屏尖、肺、神门、脑、屏间等穴，每次选用 3 个穴，实证用强刺激，虚证用轻刺激，留针 5～10 分钟，每日 1 次，10 次为 1 个疗程；皮肤针取两侧胸锁乳突肌、第 7 颈椎至第 2 腰椎旁开 1.5 寸处的足太阳膀胱经、鱼际至尺泽的手太阴肺经，每个部位循序叩刺，以皮肤潮红或微渗血为度；穴位注射疗法取大椎、膻中、定喘、内关，用维生素 B_{12} 注射液，每穴注入 0.3～0.5ml 药液，隔日 1 次，5 次为 1 个疗程。也可选用小儿推拿疗法、穴位贴敷疗法治疗哮喘缓解期。小儿推拿疗法先用推法，依椎次推胸腹，以华盖、膻中为重点，腰背部自上而下，推脊椎及两侧，以风门、肺俞、命门为重点，每 1～2 天推拿 1 次，10 次为 1 疗程；穴位贴敷疗法取大椎、风门、肺俞、天突、膻中，用白芥子、甘遂、细辛、肉桂、元胡、丁香等药研成细末，用姜汁调成膏状，“三伏”期间贴敷。

【预防与调护】

1. 预防

（1）重视预防，积极治疗，清除感染病灶，避免吸入烟尘和刺激性气体。

（2）避免受凉，防止感冒，注意气候变化，及时增减衣服，做好保暖防寒工作。

(3) 发病季节，避免活动过度和情绪激动，以防诱发本病。

(4) 饮食起居要有节制，不宜过饱，勿食过甜、过咸及生冷之品。

2. 调护

(1) 发作时应保持安静，尽量减轻患儿的紧张心情，室内空气要新鲜、流通，阳光充足。冬季要保暖，夏季要凉爽通风。

(2) 饮食宜清淡易消化，忌进生冷油腻。

(3) 缓解期必须注意营养，多见阳光，适当活动，增强体质，加速恢复。

(4) 保持心率、脉象平稳，防止哮喘发作。

【医案举例】

1. 施某，女，7岁。1987年10月20日初诊。

主诉：支气管哮喘病史4年余，多因季节交替、气候突变，常常发作。

现病史：4年来曾在本市多家医院诊治，反复应用青霉素、庆大霉素、氨茶碱、激素及中药治疗。本次因秋凉感冒后见高热、哮喘大作，张口抬肩，口唇青紫，不能平卧。曾在本市某医院用过青霉素、氨茶碱、泼尼松，并服过中药，但哮喘一直未能得到控制，已持续发作20余天。故前来我处求治。现见患儿面色苍白，疲乏无力，舌质红，苔黄、白相兼，脉数无力。

诊断：哮喘

辨证：肺实肾虚型

治法：宣肺豁痰，清热平喘，补肾纳气。

方药：麻黄9g，杏仁10g，金银花15g，连翘15g，苏子10g，葶苈子10g，地龙15g，女贞子20g，胡桃仁4枚，补骨脂15g，甘草3g。连服5剂，并嘱其停用西药观察疗效。

二诊：患儿咳喘症状明显减轻，现有夜间多汗，咳嗽痰稠。此为肺气畅而热未清，肾气仍虚。再与上方加白术8g。继服5剂。

三诊：患儿轻咳，痰多黄稠，多汗，纳少，舌质正常，苔微黄。此为肺经余热未清，继用上方加黄芩8g。连服5剂，诸症悉除。后用补益脾肾法调治3月，以巩固疗效。随访5年，哮喘一直未发。[陈立翠．补肾法治疗小儿支气管哮喘探讨．成都中医药大学学报，1999，22（3）：6-9]

2. 赵某，女，13岁。

现病史：患哮喘已7~8年。在6岁时曾因感冒咳嗽，经治已愈，但有时咳嗽，每遇感冒或入冬季，咳嗽加重，渐发哮喘，经常治疗，时轻时重，之后无论冬夏遇凉，喘即发作。重时喘息痰鸣，难以平卧，甚至昼夜不止，呼吸困难，口唇青紫，经久不愈。查：脉沉细无力，舌质淡红，舌苔薄白滑润，面黄肌瘦，手足欠温，呼吸急促，喉中痰鸣，胸背部听诊均有明显哮鸣音。此病乃因初病风邪侵袭于肺，失于宣降，以致风寒客肺，久病影响于脾，脾虚失于健运，痰生闭拒气道乃发哮喘。治以宣肺化痰平喘。针取大椎、肺俞、风门，针刺斜刺0.5~0.8寸，进针得气后，留针15分钟，行针2~3次，起针后用艾条灸5~7分钟，喘即缓解，每日针1次，10次后，呼吸已正常，哮喘控制，休息1周，改为隔日针灸1次，又巩固治疗10次，当年冬季，遇寒凉而喘未发，感冒时仅感胸闷不适，呼吸不利，次年又按前法治疗20次，第三年又针灸10次，从而本病得到根治。十多年来体质健壮，哮喘再没发作。（刘冠军．现代针灸医案选．北京：人民卫生出版社，1985：5）

【古代文摘】

《金匮要略·肺痿肺痈咳嗽上气篇》："咳而上气，喉中水鸡声，射干麻黄汤主之。"

《小儿药证直诀·咳嗽》："有肺虚者，咳而哽气，时时长出气，喉中有声，此久病也，以阿胶散补之。"

《万氏秘传片玉心书·哮喘门》："哮喘之症有二，不离痰火。有卒感风寒而得者，有曾伤盐水而得者，有伤醋汤而得者，至天阴则发，连绵不已，轻则用五虎汤一帖，重则葶苈丸治之。此皆一时急解之法，若要断根，常服五圣丹，外用灸法。"

《幼幼集成·哮喘证治》："素有哮喘之疾，遇天寒喧不时，犯则连绵不已，发过自愈，不须上方，于未发时，可预防之。有一发既能吐痰者，宜服补肾地黄丸，加五味、故脂，多服自愈。有发而不吐痰者，宜痰喘方。"

【现代研究】

中药治疗哮喘，一般分为发作期和缓解期。发作期以祛风解表，缓解期以调补肺、脾、肾。但李氏认为：哮喘多因痰壅而致，故在治疗时，应以运脾疗法治疗本病。并认为运脾治疗意义有三：一为运脾化痰，杜绝病根；二为乾转中宫，燮理气机，以利升降；三为脾土健运，体质强壮，不易受邪。因此无论哮喘发作期或缓解期，一定要运脾［赵伟强．李学耕教授治疗小儿哮喘的经验．北京中医，1994，(2)：6］。但李氏则主张以清热活血通腑之法治疗小儿哮喘，以泻利大便，使壅阻于肺的病邪、病理产物从下而去，有利于肺气的宣降，可使之平喘。本法共治疗50例，结果：临床控制23例，显效12例，有效9例，总有效率100%［李惠群，韩新民．清热活血通腑治疗小儿哮喘50例．南京中医药大学学报，1996，12(5)：51］。张氏则认为哮喘之病系肺气壅塞所致，而肺气壅塞又由于"痰瘀伏肺"而成，故用疏利气机，活血化瘀之法。疗效较好，共治疗120例哮喘，总有效率达91.6%〔张采玲．疏利气机活血化瘀法治疗小儿哮喘120例．山东中医杂志，1996，15(7)：305〕。以针灸治疗哮喘，临床也多有报道，如张氏用多法联用来防治小儿哮喘。①推拿方法：用"推、揉、按"等常规手法。②针刺方法：症状急者，取大椎、合谷、膻中、风门、尺泽；较平缓者，取肺俞、肾俞、足三里、太渊。用1寸毫针，刺0.2～0.3寸，留针5～10分钟，每日1次，10天为1个疗程，休息3～5天，再行1疗程。③药物敷贴法：白芥子、元胡各20g，甘遂、细辛各30g，研细粉加鲜姜汁50ml，加60%乙醇400ml，浸渍24小时过滤，用纱布条浸泡滤液后，敷贴于大椎、定喘、风门、百劳，布包固定，贴5小时后取下，连贴3天，隔10天再贴〔张道武，张周萍．夏令按摩结合秋冬针刺、药物敷贴防治小儿哮喘的临床观察．针灸临床杂志，1994，(2)：45〕。文氏用耳穴贴压加拔火罐治疗小儿哮喘。取主穴：肺、肾、支气管、平喘。配穴：交感、肾上腺、内分泌。5天更换1次，每日重压耳穴5～6次，10次为1个疗程。然后让患儿俯卧，在背腰部涂上红花油，沿督脉及膀胱经行闪罐，顺经脉循行方向走罐3～5次，最后在双肺俞及定喘穴（第7颈椎旁开0.5寸）处留罐，时间为10～15分钟。再让患儿仰卧，沿任脉（天突至鸠尾）及胸部走罐，不留罐。每日1次，10次为1个疗程。结果：105例中，显效71例，有效25例，无效9例〔文习玲.耳穴贴压加拔火罐治疗小儿哮喘.湖南中医学院学报，2000，(2)：59〕。

【结语】

哮喘是儿科常见病之一，证型虽复杂多种，但不外发作期和缓解期两个方面，发作期多因风寒或风热所致，以邪实为主，常采用攻邪实治其标，以宣肺、涤痰、利气、定喘祛邪实；缓解期多由肺、脾、肾三脏功能失常而致，以正虚为主，常采用补虚治其本，以补肺、健脾、益肾调补正气，扶正固本。但在具体辨证治疗原则中，还应强调治标时，注意分辨寒热，对反复发作者，又要适当兼固其虚，治本时，还应注意区别脏腑。

第五节 鹅口疮

鹅口疮是以小儿口腔、舌上满布白屑，状如鹅口为临床特征。因色白似雪片，故又称“雪口”。本病常见于新生儿、早产儿，久病、久泻、体质虚弱的婴幼儿。一年四季均可发病，一般病情较轻。若患儿身体状况良好，只有局部症状，治疗得当，预后良好。若患儿体虚邪盛，抵抗力低下或因治疗不当，白屑可蔓延至鼻腔，咽喉气道，影响吮乳或呼吸，严重者可危及生命，预后不良。

“鹅口”之病名，最早见于《诸病源候论·鹅口喉》：“小儿初生，口里白屑起，乃至舌上生疮，如鹅口里，世谓之鹅口，此由在胎时，受谷气盛，心脾热气熏发于口故也。”《备急千金要方·少小婴孺方》：“凡小儿初出腹有鹅口者，其舌上有白屑如米，剧者，鼻中亦有之，此由儿在胞胎中受谷气盛故也。”《外科正宗·鹅口疮》：“鹅口疮，皆心脾二经胎热上攻，致满口皆生白斑雪片；甚则咽间叠叠肿起，致难乳哺，多生啼叫。”以上文献不仅指出了鹅口疮的发病原因，同时详细说明了鹅口疮的症状。

鹅口疮在现代医学上也称“鹅口疮”，是由白色念珠菌感染所致。临床上，以口腔黏膜上有白色凝乳样斑块，带有特殊气味为其主要特征。

【病因病机】

鹅口疮的发病原因，多由禀赋不足，体质虚弱，或护理不当，口腔不洁，感受秽毒之邪，以致心脾积热，或虚火上浮。根据发病情况可分：

1. 心脾积热 因孕妇平素过食辛热炙煿之品，热伏胞中，胎热内蕴，遗于胎儿；或出生后护理不当口腔不洁，复感邪毒，秽毒积热，蕴于心脾。心开窍于舌，心脉布于舌，舌为心之苗；脾开窍于口，脾络布于舌，口为脾之窍。热毒循径上行，熏灼口舌，发为本病。

2. 虚火上浮 因患儿素体阴虚，虚火上炎；或久病、久泻，大伤元气，肾阴亏损，水不制火，虚火循经上扰，内熏口舌亦可发为本病。

鹅口疮若治疗不当，病程迁延，机体抵抗力低下，形成虚实夹杂证候。若邪毒蔓延，犯胃入肠，侵及气道，影响呼吸，危及生命。

【诊断要点】

1. 症状 主要表现口腔及舌上满布白屑，边缘红晕，甚则白屑叠叠，堵塞气道，喉中痰鸣，呼吸不利，吞咽困难。

2. 检查

（1）查体：患儿口腔可见黏膜上有白色斑块，呈凝乳状、糜粥样，易被刮除，留下微微渗血的创面，不久斑块又重生出。重者可蔓延到咽喉、气管、食管。

（2）实验室检查：取白屑少许涂片，加10%氢氧化钠液，置显微镜下，可见到白色念珠菌芽孢及菌丝。

【鉴别诊断】

1. 口疮 多见于婴儿、儿童。亦可见于口腔、舌上、黏膜等处，但为淡黄或白色溃疡面，周围黏膜红色，不能拭去，拭后出血，与本病白屑不同；且疼痛、流涎症状明显，与本病不尽相同。

2. 白喉 是一种传染病，多见于2～6岁儿童，白喉假膜多起于扁桃体、咽喉、软腭和鼻腔等处，与本病不同；为灰白色，较致密，紧附于黏膜，不易剥离，剥脱后易出血；多有发热、喉痛、疲乏等症状，病情严重。

【辨证】

鹅口疮的辨证主要在辨别虚实。实证为心脾积热，一般病程短，体质好，口腔、舌上白屑较多、较厚，热势较高，尿赤便秘；虚证为虚火上浮，一般病程较长，体质虚弱，口腔、舌上白屑稀疏，无发热或仅低热，大便稀薄。

1. 心脾积热

证候：口腔、舌上满布白屑，周围红晕，蔓延迅速，面赤唇红，烦躁不宁，哭闹不安，口干或渴，大便干结，小便短黄，舌尖红，苔黄，脉滑，指纹青紫。

分析：脾胃实热，热邪循经上扰，熏灼口舌，故口舌满布白屑；心火炽盛，火热炎上，故面赤唇红，烦躁不安；心火移热于小肠，故小便短黄；火盛伤津，故口干或渴，大便干结；舌尖红、苔黄、脉滑均为心脾积热之象。

2. 虚火上浮

证候：口腔、舌上白屑散在，周围红晕不著，形体瘦弱，两颧潮红，手足心热，精神困倦，口干不渴，食欲不振，大便溏薄，小便色淡，舌红，少苔，脉细或指纹紫。

分析：由于先天禀赋不足，后天调护失宜，肾阴不足，虚火上浮，故口腔、舌上白屑散在，黏膜周围淡红不著；真元不固，虚火无根，故面颧潮红，手足心热；脾肾阴虚，故精神疲倦，食欲不振，大便溏薄，小便色淡。舌红，少苔，脉细均为虚火上浮之象。

【治疗】

1. 中药治疗

（1）心脾积热

治法：清心泻脾，解毒祛火。

方药：清热泻脾散（《医宗金鉴》）。

方中常用黄连、栀子清心泻火；黄芩、石膏散脾胃之热；生地滋阴清热凉血；茯苓健脾利湿；竹叶、灯心导热下行；甘草调和诸药。药物合用，心脾积热得除，疾病痊愈。若大便秘结者加生大黄通腑泻火；口渴者加芦根生津止渴。

另外，可选用小儿清热解毒口服液，每次服5～10ml，1日2～3次。也可用冰硼散、珠黄散涂搽口腔患处。

（2）虚火上浮

治法：滋阴降火，引火归元。

方药：知柏地黄丸（《医宗金鉴》）。

方中常用知母、黄柏滋阴降火；熟地、山萸肉滋阴补肾；山药、茯苓健脾利水；丹皮泻肝火；泽泻清肝肾之虚火。若饮食不佳者加乌梅、生麦芽滋养脾胃；大便秘结者加火麻仁润肠通便。

另外，可选用知柏地黄丸，每次服3g，1日3次，温开水冲服。

2. 针灸治疗

（1）体针

基本处方：合谷　地仓　廉泉　足三里　三阴交

方中合谷、地仓为手、足阳明经腧穴，手、足阳明经脉皆循行于口，根据“经脉所过，主治所及”，近取、远取相配合，故能泻其阳明之热；廉泉局部取穴是疗口腔病之专穴；足三里胃经合土穴，故能调理脾胃、扶正培元；三阴交为三条阴经之汇，故能调脾胃、益肝肾、滋其阴、降其火；诸穴相配，使邪无留恋之地，邪不得生，疾病痊愈。

加减运用：若心脾积热者加内庭、阴陵泉以健脾利水，清热泻火；虚火上浮者加劳宫、涌泉以清热除烦、引火下行；对于上唇内侧及上齿部发病较重者配水沟；下唇内侧及下齿龈缘发病较重者配承浆；上腭发病重者配腭中穴（上腭的正中点）。水沟、承浆、腭中均采用快速点刺法，不捻转，不留针，廉泉用1寸毫针，刺向舌体正中约0.5寸，快速捻转数下，即可出针。

（2）其他：心脾积热还可选用耳针：取口、心、胃、内分泌，用王不留籽贴压，每日重按耳穴5～6次，隔日贴1次，每次一侧耳，双侧耳交替贴压，3次为一疗程；小儿推拿：用清心经、清板门、揉小天心、按揉小横纹、掐揉四横纹、揉总筋、清天河水、退六腑、推下节骨、摩腹（泻法）以清心脾积热。虚火上浮可用穴位贴敷疗法：选用吴茱萸10g，研成细末，用陈醋适量调成糊状，贴敷在两涌泉穴上，每日换药1次；或用肉桂、附子各等量，另加面粉适量，以高粱酒调成饼状，贴敷涌泉，每日更换1～2次。

【预防与调护】

1. 预防

（1）注意饮食卫生，母乳喂养时，不宜进辛辣炙煿之品，婴儿适当进食新鲜水果汁、蔬菜。

（2）注意小儿口腔卫生，婴儿的奶瓶、奶嘴、乳母乳头均保持清洁。

（3）注意患儿营养，积极治疗原发病，不能滥用抗生素类药物，以免引起菌群失调，若长期用抗生素者，应尽可能暂停使用。

2. 调护

（1）母乳喂养时，应用冷开水清洗乳头。

（2）经常用消毒纱布或棉签轻轻擦洗患儿口腔，每日 2～3 次。

（3）经常保持大便通畅，若大便干结者，适当食用水果及蜂蜜。

【医案举例】

1. 缪某，女，5 个月。

胎火上冲，口舌生疮，白腐满舌，流涎，啼哭不安，舌尖红赤，指纹紫滞。病证较重，不能吮乳。此乃胎热内盛，蕴于心脾，热毒循经上行，熏灼口舌，苔布白腐。治以清解心脾之热，以白腐速退为宜。拟方清心泻脾散加减。处方：金银花 5g，莲子心 1.2g，甘草 2.4g，炒栀子 5g，连翘心 5g，荷叶 6g，灯心草 1g。服 4 剂。另用珠黄散 1.2g，外吹口腔，每日 3 次。药后诸症大减，原方金银花 6g，继服 4 剂，病愈。[姚广智，黄万均，褚润庭．儿科验案举要．江苏中医杂志，1994，(9)：96]

2. 何某，男，6 个月。1993 年 7 月就诊。

其母代诉：患儿口腔满布白点，吸乳时啼哭，曾在我市某大医院检查，诊断为“鹅口疮”。曾用冰硼散等药不见好转。当时采用针刺治疗，穴位选用合谷、地仓。操作方法：刺合谷快速进针，捻转泻法 1 分钟即出针；刺地仓平透颊车，捻转平补平泻数下后即出针。隔日针刺 1 次，2 次后痊愈。3 个月后随访，未见复发。[王远华．针刺治疗鹅口疮 100 例．中国针灸，1998，(5)：92]

【古代文摘】

《幼科类萃·耳目口鼻门》：“小儿初生，口内白屑满舌上，如鹅之口，故曰鹅口也。此乃胎热而心脾最盛，重发于口也。用发缠指头蘸薄荷自然汁水拭口内，如不脱，浓煮粟米汁拭之，即用黄丹煅过出火毒，掺于患处。”

《万氏秘传片玉心书·口疮门》：“小儿鹅口者，口内白屑满舌上，如鹅之口者，此为胎热，而心脾最甚，重发于口也。”

《医门补要·鹅口疮》：“脾胃郁热上蒸，口舌白腐，叠如雪片，在小儿名鹅口疮。先以牛桔汤升发其火。”

《婴童类粹·胎毒论》：“凡妇怀孕，宜清心远欲，饮食宜淡，忌煎炒辛辣厚味，并飞禽走兽之肉俱不可食……或暑月胎，冬月拥炉，胎中内蕴热毒，所以生下而生重舌、木舌、鹅口……皆母不洁故也。”

【现代研究】

陈氏等用自制青梅散（青黛、梅花冰片、生石膏、硼砂、人中白、黄连、大黄、黄柏、制乳没、川芎）吹敷患处，治疗小儿口疮1238例，其中鹅口疮312例，用药3天内，治愈者203例；4~7天治愈者92例；7天以上治愈者17例。并认为青梅散治疗小儿鹅口疮疗效显著的原因是：大黄、黄连、黄柏、硼砂、青黛、冰片均有不同程度的抗菌作用；黄柏、黄连、冰片、制乳没对白色念珠菌、真菌有很强的抑制作用；生石膏、人中白、黄连、川芎、硼砂均具有良好的消炎镇痛作用；生石膏、人中白不仅能降低血管通透性，减少分泌物渗出，阻断重复感染，而且还能抑制外周神经末梢，产生外周性镇痛作用；黄连、黄柏、川芎能扩张血管平滑肌，改善微循环，减轻局部充血，促进局部瘀血的吸收和损伤的修复。总之，青梅散能清热解毒，消肿止痛，祛腐生肌，善退虚浮之火，故治疗小儿鹅口疮效果显著［陈天祥，齐昕．青梅散治疗小儿口腔炎1283例报告．光明中医，1997，（1）：34］。关氏运用中西医结合治疗小儿鹅口疮。中药：冰片20g，麝香少许，硼砂50g，石膏30g，共研细末，过120目筛，备用。西药：制霉菌素50万单位，10片，研末。交替使用，每日各涂2~3次，可咽下。治疗200例，痊愈166例，好转22例，无效12例，总有效率94%。并认为本方具有清热解毒，剥脱防腐，收湿敛疮，抑制真菌感染之功效［关祥娥．中西药合用治疗小儿鹅口疮200例．贵阳中医学院学报，1996，18（4）：30］。王氏用针刺合谷、地仓两穴治疗小儿鹅口疮100例，治愈99例，好转1例，总有效率100%。并认为针刺虽不直接杀灭霉菌，但可提高人体免疫力，有收敛疮面作用［王远华．针刺治疗鹅口疮100例．中国针灸，1998，（5）：92］。徐氏等用针刺治疗鹅口疮，用0.5寸毫针点刺承浆、劳宫（双），每日1次，配合中药，治疗60例，多在3天治愈［徐明．针刺与中药并用治疗婴儿鹅口疮60例．第三军医大学学报，1994，16（4）：262］。韩氏采用吴茱萸穴位外敷配合针刺手法治疗鹅口疮，针刺双侧神门、涌泉0.3~0.5mm深，用泻法不留针；涌泉点刺后，用12g吴茱萸研末，醋调糊状，敷贴于涌泉穴，每次12小时，每日1次。治疗32例均获良效［韩国红，范林．针药并用治疗小儿鹅口疮32例．中国针灸，1996，16（10）：51］。孙氏等用细辛粉敷脐治疗鹅口疮，将细辛3g研为细末，置于神阙穴内，以填平为度，上用胶布覆盖固定，2日后取下，一般2~3次敷脐，症状即可消失［孙爱丽，李霞．细辛粉敷脐治疗鹅口疮．中国民间疗法，2002，10（2）：33］。

【结语】

鹅口疮为小儿口腔常见病，证分实热、虚火两类。实证治以清热泻火，虚证治以滋阴降火。除辨证用药，内外合治外，还应注意口腔卫生，防止重复感染。

第六节 口 疮

口疮又名口疡，是婴儿常见的口腔疾病，以口腔、口唇、舌边、齿龈、两颊、上腭等处出现黄色或白色的溃疡为特征。患儿常伴有发热、疼痛、流涎等症状。发生于口唇两侧者，称燕口疮；满口糜烂，色红作痛者，称口糜。口疮可单独发生，也可伴发于其他疾病中，一年四季均可发病。发病年龄 2 ~4 岁多见，也有出生后发病，一般预后良好。若素体虚弱，久病或疳积病程长者，可反复发作，预后较差。

小儿口疮在《素问·气交变大论》中就有类似的记载："岁金不及，炎火乃行……民病口疮。"《诸病源候论·唇口病诸候》阐述了本病的发病机理，指出："手少阴，心之经也，心气通于舌；足太阴，脾之经也，脾气通于口。腑脏热盛，热乘心脾，气冲于口与舌，故令口舌生疮也。诊其脉，浮则为阳，阳数者，口生疮。"《幼幼集成·口疮证治》认为："口疮者，满口赤烂，此因胎禀本厚，养育过温，心脾积热，熏蒸于上，以成口疮。"《圣济总录·小儿口疮》也持上述观点，指出："口疮者，由血气盛实，心脾蕴热，熏发上焦，故口生疮。"

小儿口疮相当于西医学的口腔炎，常见于疱疹性口炎和球菌感染性口炎。

【病因病机】

口疮的发生，多由外感、食伤、正虚等因素所致。多见于外感风热乘脾，心脾积热，热毒随经上通口舌；或热毒火盛，血气壅盛，火性炎上；或久病阴虚火盛，水不制火，虚火上炎而生口疮。

1. 风热乘脾 感受风热，外邪入侵，由口而入，首先犯肺，内伤脾胃，熏灼口舌，口腔黏膜破溃，形成口疮。

2. 心脾积热 胎禀热盛，脾胃素蕴积热，喂养不当，调护失常；或喜食煎炒炙烤，内火偏盛，积于心脾，热邪循经上炎，邪毒熏灼口腔而发病。

3. 虚火上浮 先天不足，体质虚弱，气血亏损；久病、久泻，脏腑失养，津液大伤导致水不制火，虚火上浮，熏灼口舌而生口疮。

【诊断要点】

1. 症状 齿龈、舌体、两颊、上腭等部位出现黄白色溃疡点，大小不等，甚则口腔糜烂，疼痛拒食，口臭流涎，可伴有发热，颌下淋巴结肿大、疼痛。

2. 检查 血象检查可见白细胞总数及中性粒细胞偏高或正常。

【鉴别诊断】

1. 口糜 口腔内布满白色斑点，甚或糜烂，互不融合，一般多见于成年人。

2. 手足口病 除口腔黏膜溃疡外，伴有手、足、臀部皮肤疱疹，春夏之季流行，多见于4岁以下儿童。而本病无手、足、臀部疱疹表现，发病亦无明显季节性，可与之鉴别。

【辨证】

口疮的辨证重在辨实火和虚火。是根椐起病、病程、溃疡程度等辨别。凡起病急，病程短，口腔周围颜色焮红溃烂，局部灼热，疼痛较重，口臭流涎，并伴有发热、口渴、小便短少、大便干结者，多为实证；起病缓，病程长，口疮周围颜色淡红，疼痛较轻，少见发热或仅有低热，颧红体倦，虚烦不寐者，多属虚证。实证，病位在心脾；虚证，病位在肝肾。

1. 风热乘脾

证候：口颊、上腭、齿龈、口角溃疡面较多，甚则满口糜烂，周围焮红，疼痛拒食，口臭流涎，伴有发热，烦躁多啼，小便短黄，大便干结，舌质红，苔薄黄，脉浮数，指纹紫滞。

分析：感受风热，或饮食积滞，热蕴脾胃，上薰口舌，故发为口疮、口糜，疼痛流涎，烦躁多啼；肠胃积热，津液被劫，故大便干结，小便短黄。舌质红，苔薄黄，脉浮数均为风热之象。

2. 心火上炎

证候：舌上、口腔糜烂或溃疡，色红疼痛，饮食困难，心烦不安，面赤口渴，小便短赤，舌尖红，苔黄，脉细数，指纹紫滞。

分析：手少阴心通于舌，舌为心之苗，心火炽盛，心热上灼，热邪循经上行，故口舌生疮，口疮色红疼痛；心火内炽，内扰神明，故心烦不安；心火上炎，伤津耗液，故面赤口渴；心经有热，移热于小肠，故小便短赤。舌尖红，苔黄，脉细数均为心火上炎之象。

3. 虚火上浮

证候：口舌溃疡或糜烂，稀疏色淡，疼痛较轻，反复发作或迁延不愈，神疲乏力，口干不渴，颧红盗汗，手足心热，舌红苔少，脉细数，指纹淡紫。

分析：小儿素体虚弱，久病阴津内耗，气血亏虚，故口腔、舌上溃烂色淡，疼痛较轻；水不制火，虚火上炎，故神疲乏力，手足心热，颧红盗汗。舌红，少苔，脉细数均为阴虚内热之象。

【治疗】

1. 中药治疗

（1）风热乘脾

治法：疏风解表，清热解毒。

方药：银翘散（《温病条辨》）。

方中用金银花、连翘清热解毒；薄荷、牛蒡子、豆豉疏风解表；竹叶、芦根解热除烦；甘草、桔梗解毒利咽。若发热不退者加柴胡、生石膏清肺胃之热；口渴烦躁者加生石膏清热生津；小便短赤者加生地清热凉血；大便干结者加生大黄、玄明粉通腑化滞；疮面糜烂不愈合者加黄连、五倍子、薏苡仁清热利湿、生肌收敛。

另外，可选用牛黄解毒片，每次服1~2片，每日3次，温开水冲服。

（2）心火上炎

治法：清心泻火，凉血通便。

方药：泻心导赤散（《医宗金鉴》）。

方中用黄连泻心火，生地凉血生津，竹叶清心除烦，通草导热下行，甘草调和诸药。药物合用，泻火不伤胃，利水不伤阴，使疾病自除。若小便短赤者加车前子、滑石清利湿热，通利小便；口渴者加石膏、天花粉清热生津；便秘者加大黄通腑泻热；热毒内盛者加栀子、黄芩清热解毒。

另外，可选用小儿化毒散，每次服0.6g，每日2次，3岁以内小儿酌减。

（3）虚火上浮

治法：滋阴降火，引火归元。

方药：六味地黄汤（《小儿药证直诀》）加肉桂。

方中用熟地养血补肾；山萸肉滋补肝肾；山药、茯苓健脾利湿；丹皮、泽泻凉血清虚火；肉桂引火归元。诸药配合可升降阴阳，使水火互济，浮火收敛。若心阴不足，心烦不得寐者加五味子、麦冬养心安神；脾阴不足，纳少口渴，舌少苔者加石斛、沙参运脾生津。

另外，可选用知柏地黄丸，每次服3g，1日3次，温开水冲服。

2. 针灸治疗

（1）体针

基本处方：廉泉、合谷、曲池、外关、太溪、足三里。

方中廉泉为任脉腧穴，又为阴维与任脉之会，是疗口疮之效穴；合谷、曲池为手阳明大肠经，面口之疾用之最效，故有“面口合谷收”之说；外关为手少阳三焦经之络穴，与心包相络属，太溪为足少阴肾经之原穴，两穴配伍泻心肾之火；足三里为足阳明胃经合土穴，取之健脾和胃。诸穴配伍能恢复和调节人体营内卫外，提高人体自身免疫功能，从而达到治愈的目的。

加减运用：风热乘脾者加内庭、阴陵泉清热祛风、健脾利湿；心火上炎者加劳宫以清心泻火，清热除烦；虚火上浮者加涌泉引火下行，使邪有出路。

（2）其他：实证口疮可选用耳针疗法，取口、心、肺、肾上腺、脾、胃、神门，贴压王不留行籽，每日重按耳穴5~6次，隔日贴1次，每次一侧耳，双耳交替，3次为1疗程。虚证口疮可选用穴位贴敷法，选用细辛粉末2.5g与适量的小麦粉用温水调成稠饼状，敷贴在神阙穴上，用胶布固定，早晚各换1次，3日为1个疗程。

【预防与调护】

1. 预防

（1）注意保持口腔清洁，晨起、饭后、睡前要漱口，避免口腔感染。

（2）调节饮食，注意卫生，饮食有节，不偏食，不挑食，宜多吃新鲜水果和蔬菜，不宜过食肥甘厚味之品。

（3）给初生儿、婴儿清洁口腔时，动作宜轻。

2. 调护

（1）适当选用金银花、野菊花、板蓝根等中药煎剂，频频漱口。

（2）注意口腔外周皮肤的卫生。

（3）饮食宜清淡，忌辛辣刺激、粗硬、过咸食品。

（4）多休息，避免过度劳累。

【医案举例】

1. 裴某，女，8 个月。

近 3 天来舌尖、口内两颊黏膜、咽峡部满布疱疹溃疡，溃疡周围红赤，疼痛拒食，哭闹不安，口角流涎，大便干结，小便黄赤，无发热，舌偏红，苔薄黄，脉滑数。诊断为口疮（心脾积热）。治以清心泻火，解毒敛疮。处方：人中黄 5g，碧玉散 10g，焦栀子 6g，炒黄芩 5g，生地黄 15g，竹叶 10g，玄参 10g，全瓜蒌 30g。服 3 剂后，口腔内多处疱疹缩小，疼痛大减，稍有进食，流涎也止，原方去全瓜蒌 30g，加南沙参 10g，又服 3 剂后口疮已敛。[邓雅玲，钱育寿．儿科临床运用药对举隅．江苏中医杂志，1993，(4)：5]

2. 李某，男，12 岁，学生。1993 年 9 月就诊。

自述 3 个月前，因口腔黏膜咬伤后，引起溃疡，曾服用维生素、谷维素及外涂一些药物，疗效不显，持续 10 余天后痊愈。此次发病于 3 天前，初起时，只有散在的溃疡点 2、3 个，渐渐加重，曾用喉风散等外敷，未见好转。就诊时见口唇上片状溃疡两处，口唇肿胀，张口疼痛，颊黏膜及舌的两侧也有数处溃疡，溃疡周围黏膜红肿，疼痛难忍，不能进食及说话。舌红，苔黄，脉细数。针灸处方：廉泉、合谷、曲池、足三里、三阴交。针刺 1 次后，口唇肿胀基本消退，唇上溃疡面已趋干爽，疼痛减轻，继续针刺 2 次，基本痊愈。[孔玉风．针刺治疗口疮 2 例．河北中医学院学报，1994，9（1）：36]

【古代文摘】

《幼科类萃·耳目口鼻门》："口疮者，乃小儿将养过温，心脏积热，熏蒸于上，故成口疮也。宜南星末醋调，贴两脚心，乳母宜服洗心散，以泻心汤主之。"

《幼科释谜·口病原由证治》："小儿口内白烂于舌上，口外糜溃于唇弦，疮少而大，不甚痛，常流清水，此脾胃虚热上蒸，内已先发而后形于外也。"

《小儿卫生总微论方·唇口病论》："风毒湿热，随其虚处所著，搏于血气，则生疮疡……若发于唇理，连两颊生疮者，名曰口疮；若发于口吻，两角生疮者，名曰燕口。"

《幼幼集成·口疮证治》："口疮服凉药不效，乃肝脾之气不足，虚火泛上而无制，宜理中汤收其浮游之火，外以上桂末吹之。若吐泻后口中生疮，亦是虚火，理中汤。昧者以为口疮悉为实热，概用寒凉，必不救。"

【现代研究】

王乐平根据钱育寿老中医治疗小儿口疮的经验，并经临床观察发现，大多口疮患儿多系心脾积热或脾胃积热，复感外邪，内外相合，肺胃热盛，火炎蒸腾，阴津受伤，阴伤则内火愈炽，唇龈舌体受灼，肌膜腐蚀而成。故小儿口疮多邪热与阴伤并存，以甘寒护阴，清热生津之法治疗。共治疗75例，痊愈68例，有效5例，无效2例，总有效率97.3%。发热大都在2~3天消失，口腔溃疡多在5天内愈合［王乐平．甘寒护阴法治疗小儿口疮75例．上海中医药杂志，1994，(5)：23］。李氏则用珍珠粉治疗小儿口疮60例，用珍珠粉0.05~0.1g外敷患处，每日3~4次；或0.1g口服，每日3次。结果：显效47例，有效10例，无效3例，总有效率95%。并认为珍珠粉有镇静安神、养阴清热、解毒生肌之功。可覆盖黏膜，起保护作用，增加抵抗力，促进上皮组织增生，并可隔离细菌，有利于黏膜水肿消退，促进上皮组织恢复再生［李艳英，张波．珍珠粉治疗小儿口腔溃疡60例．光明中医，1998，13(4)：53］。段氏用清热泻脾散治疗小儿口疮100例，全部治愈。并认为方中黄连、山栀清心泻火；黄芩、石膏泻脾胃之积热；生地清热养阴；赤芍、灯心草导热下行。全方共奏清心脾积热之功，故疗效显著［段琚华．清热泻脾散治疗小儿疱疹性口炎100例．陕西中医，1992，13(7)：294］。赵氏用竹叶石膏汤配合西药治疗小儿口疮28例，口疮溃疡3天内愈合者10例，3天内缩小、5天内愈合者18例［赵玉兰，王永来．竹叶石膏汤加减治疗小儿口腔溃疡28例．安徽中医临床杂志，1997，9(5)：259］。徐氏用针灸玉枕穴治疗小儿口疮。方法：让患儿端坐，医者立于患儿背后，两手拇指按住玉枕穴，向内上方用力揉按，口疮生于何侧，何侧玉枕穴压痛明显，双侧有口疮，双侧玉枕穴压痛明显。实证者只针不灸，针刺用泻法或针后轻挤其针孔出血1滴即可；虚证者针后加灸20~30分钟，针刺先泻后补，再用灸法，每日1~2次。共治疗100例，其中2次治愈者62例，5次治愈者33例，7次治愈者5例［徐以经．针刺玉枕穴治愈口疮100例．中医杂志，1989，(3)：43］。另有朱氏用吴茱萸敷贴双侧涌泉穴治疗小儿复发性口疮39例，显效22例，有效9例，无效8例，有效率79%。方法：用吴茱萸薄膜贴双侧涌泉穴，每24小时更换1次，5天为一疗程，在敷贴时间不用其他药物［朱聘倬．涌泉穴敷贴治疗复发性口疮39例．上海针灸杂志，1994，13(4)：169］。

【结语】

口疮多发生于婴幼儿，发病原因多由风热乘脾、心火上炎、虚火上浮所致。临床表现为口腔出现溃烂，色白或淡黄。治疗应内外合治，内服以清热解毒，泻火通便，滋阴降火；外用冰硼散涂拭口腔。另外，治疗时还要保持口腔卫生，多吃新鲜水果和蔬菜，对本病也非常重要。

第七节　泄　　泻

泄泻是以大便次数增多，粪质稀薄或如水样为特征的一种小儿常见病。泄泻又称腹泻，其主要致病因素是湿邪，脾病湿盛是导致泄泻发病的关键。本病一年四季均可发生，以夏秋季节发病率最高。发病年龄多在3岁以下，1岁以内发病者占半数，因婴幼儿脾常不足，易于感受外邪、伤于乳食，或脾肾阳气亏虚，均可导致脾病湿盛而发生泄泻。轻者治疗得当，预后良好；重者下泄过度，易见气阴两伤，甚至阴竭阳脱；久泻迁延不愈者，则易转为疳证。

早在《内经》已有飧泄、濡泄等记载，宋以后著作多称为泄泻，《幼科金针·泄泻》说："泄者，如水之泄也，势犹纷绪；泻者，如水之泻也，势惟直下。为病不一，总名泄泻。"因此，大便稀薄，时作时止叫"泄"；大便直下，如水倾注，叫"泻"。

泄泻相当于西医学中所述婴幼儿腹泻，可分为感染性腹泻和非感染性腹泻两类。临床急性结肠炎、慢性结肠炎、肠结核、肠功能紊乱、过敏性结肠炎等疾病有腹泻症状时亦属于泄泻范畴。

【病因病机】

泄泻发生的原因，以感受外邪、伤于饮食、脾胃虚弱为多见。其主要病位在脾胃。因胃主受纳腐熟水谷，脾主运化水湿和水谷精微，若脾失运化、胃失腐熟，则饮食入胃后，水谷不化，精微不布，清浊不分，合污而下，致成泄泻。正如《幼幼集成·泄泻证治》云："夫泄泻之本，无不由于脾胃。盖胃为水谷之海，而脾主运化，使脾健胃和，则水谷腐化而为气血以行荣卫。若饮食失节，寒温不调，以致脾胃受伤，则水反为湿，谷反为滞，精华之气不能输化，乃致合污下降，而泄泻作矣。"

1. 感受外邪 小儿脏腑柔嫩，藩篱不密，冷暖不知自调，易为外邪所侵。且因脾胃薄弱，不耐受邪，若外感风、寒、暑、湿，脾受邪困，运化失职，升降失调，水谷不分，合污而下，则为泄泻。

2. 内伤饮食 小儿脾常不足，运化力弱，饮食不知自节及自洁，若调护失宜，乳哺不当，饮食失节或不洁，过食肥甘黏腻、寒凉之品或饮食自倍必损伤脾胃。脾伤运化失职，胃伤水谷难以腐熟，造成宿食内停，清浊不分，并走大肠，发生泄泻。如《素问·痹论》所说："饮食自倍，肠胃乃伤。"

3. 脾胃虚弱 先天禀赋不足，后天调护失宜，或久病迁延不愈，皆可导致脾胃虚弱。而小儿生长发育迅速，相对水谷精微需求迫切，若饮食稍有不调，就会出现胃弱难以腐熟水谷，脾虚运化失司，则水反为湿，谷反为滞，不能分清别浊，水湿水谷合污而下，而成脾虚泄泻。亦有暴泻实证，失治误治，迁延不愈，转成脾虚泄泻者。

4. 脾肾阳虚 脾胃赖肾中之阳、命门之火腐熟水谷。久病、大病之后脾虚必及肾，肾阳伤则命门火衰，火不暖土，不能温煦中州，腐熟水谷，水谷不化，并走肠间，而致澄澈清冷，洞泄而下的脾肾阳虚泻。如张景岳说："肾为胃之关，开窍于二阴，所以二便之开闭，皆肾脏之所主。"

由于小儿具有"稚阴稚阳"的生理特点和"易虚易实、易寒易热"的病理特点，泄泻后较成人更易于损阴伤阳发生变证。其中暴泻者常伤阴，久泻者常伤阳，病情严重者亦可同时阴阳两伤。若久泻不止，脾气虚弱，肝旺而生内风，可成慢惊风；脾虚失运，生化乏源，气血不足以荣养脏腑肌肤，久则可致疳证。

【诊断要点】

1. 病史　患儿有乳食不节、饮食不洁或感受时邪的病史。

2. 症状

（1）大便次数较平时明显增多，每日 3 ~5 次或多达 10 次以上。粪呈淡黄色或清水样；或夹奶块、不消化物，如同蛋花汤；或黄绿稀溏，或色褐而臭，夹少量黏液。可伴有恶心、呕吐、腹痛、发热、纳减、口渴等症。

（2）腹泻及呕吐较严重者，可见小便短少，体温升高，烦渴神萎，皮肤干瘪，囟门凹陷，目珠下陷，啼哭无泪，口唇樱红，呼吸深长，腹胀等症。

3. 检查

（1）大便镜检可有脂肪球或少量白细胞、红细胞。

（2）大便病原体检查，可有轮状病毒等病毒检测阳性，或致病性大肠杆菌等细菌培养阳性。

【鉴别诊断】

1. 细菌性痢疾　便次频多，大便亦稀，与泄泻相似，但多急性起病，大便有黏冻脓血，且腹痛、里急后重明显。大便常规检查脓细胞、红细胞多，可找到吞噬细胞；大便培养有痢疾杆菌生长，与泄泻不尽相同。

2. 霍乱　急性起病，多无发热，亦有腹泻，但呈米泔水样便，无粪臭，每日大便次数自数次至数十次；常伴呕吐、少尿或无尿，腓肠肌、腹直肌等肌肉痛性痉挛；粪便和呕吐物培养可检出霍乱弧菌。为甲类肠道传染病，死亡率较高，显然与泄泻不同。

【辨证】

泄泻的辨证，首先要分常证与变证。常证重在辨寒、热、虚、实；变证重在辨阴、阳虚损孰重。常证按起病缓急、病程长短分为暴泻、久泻，暴泻多属实，久泻多属虚或虚中夹实。湿热泻便下急迫，色黄褐，气秽臭，或见少许黏液，舌苔黄腻；风寒泻大便清稀多泡沫，臭气轻，腹痛重，伴外感风寒症状；伤食泻纳呆腹胀，便稀夹不消化物，泻下后腹痛减；脾虚泻病程迁延，伴脾气虚弱证候；脾肾阳虚泻病程更长，大便澄澈清冷，完谷不化，阳虚内寒征象显著。若泻下不止，精神委顿，皮肤干燥，为气阴两伤证，属重证；精神萎靡，尿少或无尿，四肢厥冷，脉细欲绝，为阴竭阳脱证，属危症。

1. 常证

（1）湿热泻

证候：泻下如注，一日数次或数十次，粪色深黄而臭，或便排不畅似痢非痢，或夹少许黏液，甚则肛门灼热而痛，食少纳呆，口渴喜饮，腹痛阵哭，或伴呕恶，小便短黄，舌质红，苔黄厚腻，脉滑数，指纹紫滞。

分析：本证多发生于夏秋或盛夏之际，在暴泻中占多数。暑多挟湿，湿热内扰，迫于肠胃，纳运无权，水谷不化，清浊交混下注大肠，传导失职而泻下如注；湿热内扰壅遏，水谷停聚，湿热交蒸，气机不调，故大便不爽，似痢非痢，便色深黄而臭，微见黏液伴腹痛阵哭；湿热之邪内蕴，邪热偏盛，口渴喜饮，小便短黄，肛门灼热而痛。舌质红，苔黄厚腻均为湿热之征象。

（2）风寒泻

证候：大便清稀，夹有泡沫，臭气不甚，肠鸣腹痛，痛则喜按，或伴有鼻塞流清涕，喷嚏，或兼恶寒发热，舌质淡，苔薄白，脉浮紧，指纹淡红。

分析：风寒之邪外袭，客于肠胃，寒凝气滞，中阳被困，运化失职，故见大便清稀，臭气不甚；便中夹有泡沫乃为风邪之象；寒邪阻于中焦，脾阳受困，而现肠鸣腹痛，痛时喜按；鼻塞流清涕，喷嚏，舌质淡，苔薄白，脉浮紧等，均为外感风寒的表现。

（3）伤食泻

证候：脘腹胀满，腹痛即泻，泻后痛减，泻物酸臭，或如败卵，嗳气酸馊，或呕吐酸腐，不思乳食，夜卧不安，舌苔厚腻或微黄，脉滑实，指纹沉滞。

分析：喂养不当，食滞不化，壅积肠中，气机不畅，脘腹胀满；腑气不通，不通则痛，而见腹痛欲泻；泻后腐浊暂下，腑气暂行，气机得畅，腹痛亦暂缓；乳食内积腐败，秽气上冲，故嗳气酸馊，呕吐酸腐；乳食内腐，则泻物酸臭，或如败卵；脾为食困，故胃满拒纳，不思乳食；胃不和则夜卧不安；食滞中焦，湿滞之气上熏舌本而呈现舌苔厚腻，或微黄。

（4）脾虚泻

证候：大便溏薄、完谷不化，色淡不臭，食后即泻，时轻时重，面色萎黄，形体消瘦，神疲倦怠，睡时露睛，舌淡苔白，脉弱无力，指纹淡红。

分析：脾胃气虚，运化失职，故食后即泻，完谷不化；脾虚气阳不振，不能分化水谷，则大便溏薄，色淡不臭；面色萎黄，形体消瘦，神疲倦怠，睡时露睛等，皆为脾虚不运，精微不能化生所致。

（5）脾肾阳虚泻

证候：久泻不止，下利清谷，澄澈清冷，完谷不化，食入即泻，或见脱肛，精神萎靡，四肢不温，面色苍白，小便色清，舌淡苔白，脉细弱，指纹色淡。

分析：久泻不止，脾肾阳虚，命门火衰，土失火暖，水谷不得腐熟，故食入即泻，下利清谷；命门火衰，阳气不能温布，故四肢不温，形寒肢冷，面色苍白；脾虚气陷则见脱肛；精神萎靡，舌淡苔白，脉细弱，指纹色淡，均为脾肾阳虚之象。

2. 变证

（1）气阴两伤

证候：泻下无度，质稀如水，精神萎靡或心烦不安，目眶及囟门凹陷，皮肤干燥或枯瘪，啼哭无泪，口渴引饮，小便短少，甚至无尿，唇红而干，舌红少津，苔少或无苔，脉细数。

分析：本证多起于湿热泄泻之后，由于泻下无度，津伤液脱，肌肤不得滋养，故皮肤干燥或枯瘪，啼哭无泪，精神萎靡，目眶及囟门凹陷，唇红而干；水液不足，故小便短少；胃阴伤，故口渴引饮；阴虚则火旺，故心烦不安，舌红少苔，脉细数。

（2）阴竭阳脱

证候：泻下不止，次频量多，精神萎靡，表情淡漠，面色青灰或苍白，哭声微弱，啼哭无泪，尿少或无，四肢厥冷，舌淡无津，脉沉细欲绝。

分析：本证常因气阴两伤，或久泻不止阴阳俱耗而成，中阳虚极，命火衰微，故泻下不止；阳气将亡，故面色青灰或苍白，精神萎靡，哭声微弱，表情淡漠，四肢厥冷，脉沉微；阴液欲竭，故啼哭无泪，尿少或无，舌淡无津。本证为变证危症，不及时救治则迅即夭亡。

【治疗】

1. 中药治疗

（1）常证

① 湿热泻

治法：清肠解热，化湿止泻。

方药：葛根黄芩黄连汤（《伤寒论》）。

方中葛根解表退热，生津升阳；黄芩、黄连清解胃肠湿热。若腹痛甚可加白芍、木香以理气止痛；若发热口渴加滑石、芦根清热生津；湿重于热者多用藿香、苍术、厚朴以化湿浊；呕吐加竹茹、半夏降逆止呕；不思乳食者可加陈皮、厚朴、神曲行气消积。

另外，可选中成药葛根芩连微丸，每服 1～2g，1 日 3～4 次；或用肠胃康，每服 3～8g，1 日 2～3 次。

② 风寒泻

治法：疏风散寒，化湿和中。

方药：藿香正气散（《太平惠民和剂局方》）。

方中藿香、苏叶、白芷、生姜疏风散寒，理气化湿；茯苓、白术健脾化湿，和中止泻；半夏、陈皮温燥寒湿，和胃理气；大腹皮、厚朴顺气消胀，行气化湿；桔梗宣肺利膈，以利解表化湿；生姜、甘草、大枣调脾胃，和药性。诸药相合，散风寒，化湿浊，畅气机，诸症自愈。若大便质稀色淡，泡沫多，加防风炭祛风止泻；寒阻中焦，腹痛较剧者，加干姜、砂仁、木香温中散寒理气；夹有食滞者，去甘草、大枣，加焦山楂、鸡内金消食导滞；小便短少加车前子、泽泻渗湿利尿；恶寒鼻塞声重加荆芥、防风以加强解表散寒之力。

中成药可选服藿香正气水，每服 5～10ml，1 日 3 次。

③ 伤食泻

治法：消食导滞，运脾止泻。

方药：保和丸（《丹溪心法》）。

方中山楂、神曲、莱菔子消食化积导滞；连翘可清解郁热、散积滞；茯苓健脾渗湿；陈皮、半夏降逆止呕、理气消胀。若脘腹胀满痛甚者，加厚朴、木香、槟榔理气止痛；呕吐较甚者，加藿香、生姜以和中止呕。

中成药可选服枳实导滞丸，每服 2～3g，1 日 2～3 次。

④ 脾虚泻

治法：健脾益气，助运止泻。

方药：参苓白术散（《太平惠民和剂局方》）。

方中以人参、茯苓、白术为主药，益气健脾；辅以山药、莲肉、扁豆、薏苡仁健脾化湿；佐砂仁芳香化湿和胃理气，炙甘草益气和中；桔梗为使药，载药上行，理气和胃。若胃纳呆滞，舌苔腻者，加藿香、苍术、陈皮、焦山楂以芳香化湿，消食助运；脘腹胀痛者，加厚朴、香附理气止痛；腹冷舌淡，大便夹不消化物者，加炮姜以温中散寒，暖脾助运；久泻不止无滞者，加诃子、赤石脂涩肠止泻；久泻中气下陷脱肛者，加升麻、炙黄芪以益气升提；泻久，脾虚及肾者，加补骨脂、益智仁温扶肾阳。

另外，可选中成药健脾丸、启脾丸、健脾八珍糕等。

⑤ 脾肾阳虚泻

治法：温补脾肾，固涩止泻。

方药：附子理中丸（《太平惠民和剂局方》）合四神丸（《内科摘要》）。

方中附子、补骨脂温补肾阳；人参、白术、甘草、大枣健脾益气；吴茱萸、炮姜、肉豆蔻温散脾寒；五味子止泻。若久泻不止可加诃子、石榴皮、赤石脂、金樱子加强收敛固涩之力；甚者还可加罂粟壳、乌梅涩肠固便。

另外，可选服中成药附子理中丸，每服2～3g，1日3～4次。

（2）变证

① 气阴两伤

治法：健脾益气，酸甘敛阴。

方药：人参乌梅汤（《温病条辨》）。

方中人参、炙甘草补气健脾，乌梅涩肠止泻，木瓜祛湿和胃，四药合用且能酸甘化阴；莲子、山药健脾止泻。若泻下不止加山楂炭、诃子、赤石脂涩肠止泻；口渴引饮加石斛、玉竹、天花粉、芦根养阴生津止渴。

② 阴竭阳脱

治法：挽阴回阳，救逆固脱。

方药：生脉散（《内外伤辨惑论》）合参附龙牡救逆汤（《经验方》）加减

方中人参大补元气；麦冬、五味子、白芍、炙甘草益气养阴，酸甘化阴；附子回阳固脱；龙骨、牡蛎潜阳救逆。

2. 针灸治疗

（1）体针

基本处方：神阙　天枢　大肠俞　上巨虚　三阴交

本病病位在肠，故取大肠募穴天枢、大肠背俞穴大肠俞而成俞募配穴，与大肠之下合穴上巨虚合用，调理肠腑而止泻；神阙穴居中腹，内连肠腑，无论急、慢性泄泻，灸之皆宜；三阴交健脾利湿，各种泄泻皆可用之。五穴合用，标本兼治，泄泻自止。

加减运用：湿热泻，加合谷、下巨虚清利湿热；风寒泻，加合谷疏风散寒，脾俞健脾化湿；伤食泻，加中脘、建里消食导滞；脾虚泻，加脾俞、足三里健脾益气；脾肾阳虚泻，加百会升阳举陷，肾俞、命门、关元温肾固本。诸穴均常规针刺；神阙穴用隔盐灸或隔姜灸。

（2）其他：还可选用耳针治疗：取大肠、小肠、腹、胃、脾、神门，每次选3～5穴，毫针浅刺，也可用王不留行籽贴压；脐疗：取五倍子适量研末，食醋调成膏状敷脐，用橡皮膏固定，2～3日一换，适用于久泻；穴位注射：取天枢、上巨虚，用小檗碱注射液或维生素 B_1、维生素 B_{12}注射液，每穴0.1～0.3ml。

【预防与调护】

1. 预防

（1）注意饮食卫生。饭前便后要洗手，餐具要卫生；食品宜新鲜、清洁，不吃变质食物；忌暴饮暴食及过食肥甘厚腻之品。

（2）注意合理喂养。提倡母乳喂养及科学的喂养方法，遵守添加辅食的原则，注意断奶的时间。

（3）加强户外活动，注意气候变化，及时增减衣服，避免腹部受凉。

2. 调护

（1）控制饮食。轻症患儿适当减少乳食，重症患儿暂时禁食，以后随病情好转，逐渐增加饮食。

（2）保持清洁，勤换尿布。每次便后要用温水清洗臀部，并扑爽身粉防止红臀。

（3）密切观察病情变化，注意变证的发生。

【医案举例】

1. 余某，女，2岁。

2000年夏初患泄泻。一日3～4次，泻下夹有未消化食物，腹部膨胀，不想饮食。其母为当地乡卫生院医生，诊为伤食泄，投以消积化滞之保和丸治之，其病加重，大便清稀，日十余次。改服西药呋喃唑酮、小檗碱、泻痢停，肌注庆大霉素等近一月之久，仍未见效。于2000年5月29日来我院门诊治疗。患儿面黄形瘦，神疲倦怠，洞泄无度，下利清谷，睡时露睛，四末不温，舌淡苔白，脉沉细而迟。余诊此为脾肾阳虚，火不生土，不能腐熟水谷之证。治宜温补脾肾为主，以理中汤、四神丸合用，方中党参8g，炒白术5g，干姜5g，破故纸8g，五味子4g，炒豆蔻4g，吴萸3g，大枣2g，生姜1片。服两剂后，仅精神好转，饮食稍振，泄泻依然不止。余虑其久泻必致虚寒滑脱，故仍宗前方加附片10g，粟壳5g，续服两剂，泄泻止，诸症俱除。再服参苓白术散二剂以善其后。[李克勋．小儿泄泻治验一则．黑龙江中医药，2002，(1)：9]

2. 张某某，男，5岁。

患儿腹胀，腹泻，食欲不振年余，近两月症状加重，睡觉惊厥，盗汗，曾多方治疗无效。检查：面黄肌瘦，毛发焦枯无华，肌肉松弛，腹胀如鼓，精神萎靡，大便呈蛋花汤样，奇臭。心肺正常，肝脾未触及。治疗：点刺四缝，针中脘、天枢、足三里，捻转手法，短促行针。针1次后，腹胀减轻，大便好转。针3次，腹胀消失，大便成形，食欲增加。共计5次，症状消失。半年后追访，患儿体重增加5kg，体壮活泼。（孙学全．针灸临证集验．济南：山东科学技术出版社，1980：221）

【古代文摘】

《素问·阴阳应象大论》："湿胜则濡泻"、"春伤于风，夏生飧泄"。

《诸病源候论·四十七卷·热利候》："小儿本挟虚热，而为风所乘，风热俱入于大肠，而利。"

《针灸资生经》："若灸溏泄，脐中第一，三阴交等穴乃其次也。"

《幼幼集成·泄泻证治》："夫泄泻之本，无不由于脾胃。……凡泄泻肠鸣腹不痛者，是湿，宜燥渗之；饮食入胃不住，或完谷不化者，是气虚，宜温补之；腹痛肠鸣泻水，痛一阵泻一阵者，是火，宜清利之；时泻时止，或多或少，是痰积，宜豁之；腹痛甚而泻，泻后痛减者，为食积，宜消之，体实者下之；如脾泄已久，大肠不禁者，宜涩之，元气下陷者，升提之。"

【现代研究】

泄泻的病因病机学研究主要体现在消化系统疾病过程中出现以腹泻为主的病因病机探讨。徐迪三等对婴幼儿轮状病毒腹泻辨证施治63例临床资料分析，湿热型占88.9%，寒湿型占7.9%，脾虚兼表型占3.2%［徐迪三．婴幼儿轮状病毒腹泻辨证施治－附63例临床资料分析．中医杂志，1981，（10）：42］。在治法研究方面，袁斌等用苍葛止泻灵颗粒（苍术、葛根、车前子、地锦草、白芍、甘草）治疗婴幼儿轮状病毒性肠炎湿热型74例，治愈率86.49%，疗效显著优于思密达对照组50例［袁斌，韩新民，叶进．苍葛止泻灵治疗婴幼儿轮状病毒肠炎74例临床疗效观察．河北中医，2002，24（10）：726］。杨硕平报告用驱隐汤（苍术、苦参、百部、白芍、槟榔、葛根、陈皮、芜荑、甘草、雷丸）治疗隐孢子虫肠炎49例，47例治愈，2例无效［杨硕平，戈建军，沈京培．驱隐汤治疗婴幼儿隐孢子虫感染49例报告．中医杂志，1994，35（1）：42］。杨自威用针灸治疗婴幼儿腹泻，先灸神阙，再针天枢、足三里及配穴，有效率98%［杨自威．针灸治疗婴幼儿腹泻100例．上海针灸杂志，1998，17（6）：11］。朱竟江以捏脊加按揉中脘、神阙、足三里治婴儿腹泻90例，疗效优于七味白术散加减组［朱竟江．捏脊合穴位按揉治疗婴幼儿腹泻90例．按摩与导引，1999，15（2）：37］。

【结语】

泄泻是儿科常见多发病证，其主要病因是湿，病位在脾胃，脾病湿盛是致病的关键。治法以运脾化湿为基本法则，实证以祛邪为主，虚证以扶正为主；针灸治疗泄泻有显著疗效。若因泄泻频繁而出现脱水现象者，应适当配合输液治疗。

第八节　积　　滞

积滞系指小儿内伤乳食，停聚中焦，积而不化，气滞不行所形成的一种胃肠疾患。以不思乳食，食而不化，脘腹胀满，嗳气酸腐，大便溏薄或便结酸臭为特征。本病四季皆可发生，尤以夏秋季节暑湿当令之时，发病率较高。各年龄段均可发病，但以婴幼儿多见。本病预后一般较好，个别患儿若积滞日久，迁延失治，脾胃功能损害难复者，可导致气血化源虚亏，营养和生长发育障碍，而转化为疳证等，故前人有“积为疳之母，有积不治，乃成疳证”之说。

积滞病名，源于《内经》，如《灵枢·百病始生》云：“积之始生，得寒乃生，厥乃成积也。”该“积”包括了儿科的“积滞”之积。其病名与证候较为完整者，当属《婴童百问·第四十九问》所云：“小儿有积滞，面目黄肿，肚热胀痛，覆睡多困，酷啼不食，或大肠闭涩，小便如油，或便利无禁，粪白酸臭，此皆积滞也。”并将积滞分为乳积、食积和气积三个证型。病因以虚立论者，如《幼幼集成》载“积因脾虚”，指出脾虚为本，证属虚实夹杂，治疗主张要寓消于补中，“消补并行，或补多消少，或先补后消”，应“察儿之形气，或虚或实”，“不可妄攻”。其次，以寒冷立论者，如《诸病源候论·小儿杂病诸候八十》载有“小儿宿食不消者，脾胃冷故也。小儿乳哺饮食，取冷过度，冷气积于脾胃，脾胃则冷……宿食不消”，指出寒冷伤脾，为积滞之因。《小儿药证直诀·食不消》曰：“脾胃冷，故不能消化，当补脾，益黄散主之。”指出了该病主证、治则与方药。《医宗金鉴·幼科心法要诀》集前人经验，结合临床实际，把积滞简分“乳滞”与“食滞”，列证候详细，方药实用有效，为后世医家所推崇。

西医学的消化不良症、营养不良症主要临床表现与本病相似。

【病因病机】

引起本病主要原因有乳食不节，伤及脾胃；或脾胃虚弱，腐熟运化失司，乳食积滞不化。其病位在脾胃，基本病理改变为乳食停聚中脘，积而不化，气滞不行。

1. 乳食伤脾　小儿脾常不足，乳食不知自节，脾胃易伤。伤于乳者，多因哺乳不节，过急过量，冷热不调；伤于食者，多因饮食喂养不当，偏食嗜食，暴饮暴食，或过食膏粱厚味，煎炸炙煿，或贪食生冷，质硬难化之物，或添加辅食不当，脾胃受损，纳谷运化失职，升降失调，宿食停聚，积而不化，则成积滞。

2. 脾虚夹积　若禀赋不足，脾胃虚弱；或病后失调，脾气亏虚；或过用寒凉攻伐之品，致脾胃虚寒，腐熟运化不及，乳食稍有增加，即停滞不化，酿成积滞。

若积滞日久不消，迁延失治，则可致脾胃更伤，正气难复，气血生化乏源，营养及生长发育障碍，形体日渐消瘦而转为疳证。

【诊断要点】

1. 病史　有伤乳、伤食史。

2. 症状　以不思乳食，食而不化，脘腹胀满，大便溏泻或便秘，臭如败卵为特征；伴有烦躁不安，夜间哭闹，或呕吐等症。

3. 检查　大便化验可见不消化食物残渣、脂肪滴。

【鉴别诊断】

1. 厌食 长期食欲不振，厌恶进食，但无脘腹胀痛及大便质、量明显改变或味酸臭。

2. 疳积 属于疳证常见的证候类型之一，多由疳气转化而来，临床表现为形体明显消瘦，四肢枯细，肚腹膨胀，烦躁不宁。甚则青筋暴露，毛发稀疏结穗，夜卧不宁，或揉眉挖鼻吮指，或嗜食异物等。

【辨证】

本病病位主要在脾胃，一般病初多实，积久则夹虚。若因脾胃虚弱所致者，初起即可表现虚实夹杂之证候。若素体阳盛，或因嗜食辛辣肥甘而致，口气臭秽，呕吐酸腐，大便干结臭秽，胸腹灼热，舌红苔黄厚腻，为热证；若素体阳虚，或因贪食生冷而致，面白唇淡，肢凉喜暖，朝食暮吐，或暮食朝吐，吐物酸腥，大便稀溏，舌淡苔白腻，为寒证。

1. 乳食内积

证候：不思乳食，或食而不化，脘腹胀满，嗳腐酸馊或呕吐食物、乳块，大便酸臭，烦躁啼哭，夜寐不安，舌质红，苔白厚或黄腻，脉弦滑，指纹紫滞。

分析：乳食不节，停滞不化，中焦气滞不行则有脘腹胀满，嗳腐酸馊或呕吐宿食；胃气失降，腑气不通，则大便酸臭或秘结；积而化热，胃气不和，上扰心舍则烦躁啼哭，夜寐不安。舌脉所见皆为乳食内停的表现。

2. 脾虚夹积

证候：面色萎黄，神疲肢倦，形体消瘦，不思乳食，食则饱胀，脘满喜按，大便溏稀酸腥，夹有乳块或不消化食物残渣，舌质淡，苔白腻，脉细滑，指纹淡滞。

分析：脾胃虚弱，中气不运，生化不足，则面色萎黄，神疲肢倦，甚则形体消瘦；脾虚运化失职，乳食内停，中焦升降失司，故不思乳食，食则饱胀，腹满喜按；乳食内停，积而不化，故见大便溏稀酸腥，夹有乳块或不消化食物。舌脉所见均为脾虚食滞的表现。

【治疗】

1. 中药治疗

（1）乳食内积

治法：消乳化食，和中导滞。

方药：保和丸（《丹溪心法》）加砂仁、香附。

常用山楂、神曲、莱菔子消食化积；香附、陈皮、砂仁行气和中；茯苓、半夏健脾化湿；连翘清解郁热。腹胀明显者，加木香、厚朴、枳实行气导滞消胀；腹痛拒按，大便秘结者，加大黄、槟榔破积通滞；恶心呕吐者，加竹茹、生姜和胃降逆止呕；大便稀溏者，加苍术、薏苡仁健脾渗湿，消中兼补；舌红苔黄，低热口渴者，加胡黄连、天花粉清热生津止渴。

（2）脾虚夹积

治法：健脾助运，消积化滞。

方药：健脾丸（《证治准绳》）。

方中人参、白术、茯苓、山药、甘草健脾益气；麦芽、山楂、神曲消食化积；陈皮、木香、砂仁、肉蔻醒脾理气化滞。呕吐者，加生姜、丁香、半夏温中和胃，降逆止呕；大便稀溏者，加薏苡仁、苍术化湿健脾；腹痛喜按者，加干姜、白芍温中散寒，缓急止痛；舌苔白腻者，加藿香、佩兰醒脾化湿。

2. 针灸治疗

（1）体针

基本处方：足三里　中脘　梁门

方中足三里为胃之下合穴，有健脾和胃作用；中脘为胃之募穴，有健脾理气消滞作用；梁门居中脘旁胃府所在，善治腹中积气结痛病证。

加减运用：若乳食内积者，加内庭、天枢消积化滞；脾虚者，加四缝、脾俞、胃俞健脾和胃；呕吐者，加内关和中止呕；烦躁者，加神门清心安神。每次取 3～5 穴，毫针平补平泻，多捻转少提插，不留针，实证可用泻法，辅以补法，虚证用补法为主，辅以泻法，冷寒者适当用灸，四缝穴用点刺放出少许淡黄液体。

（2）其他：还可用穴位注射：选足三里、中脘，取维生素 $B_1$50mg、B_{12}0.5mg 混匀注射于足三里、中脘，每穴注入 0.3～0.5ml，隔天 1 次。耳针：选胃、脾、大肠、交感、神门，每次取 2～3 穴，用王不留行籽贴压，左右交替，每日按压 3～4 次，2～3 日换 1 次。推拿治疗：乳食内积，可清胃经，揉板门，运内八卦，推四横纹，揉按中脘、足三里，推下七节骨，分腹阴阳，烦躁不安加清心平肝，食积化热加揉曲池；脾虚夹积，补脾经，运内八卦，摩中脘，清补大肠，揉按足三里。

【预防与调护】

1. 预防

（1）注意合理喂养，调节饮食，饮食宜定时定量，清淡营养富于消化，忌暴饮暴食及偏食。

（2）随小儿生长发育需求，按添加辅食原则与要求，逐渐添加相应辅食。

2. 调护

（1）积滞患儿应暂时控制饮食，待积滞消除后，再逐渐恢复正常饮食。

（2）注意病情变化，若患儿呕吐、腹胀、便秘等症严重者，应予适当处理。

【医案举例】

1. 孟某，男，5 岁。1983 年 9 月 26 日初诊。

主诉：（其母代诉）食欲不振近 3 个月。

病史：患儿平素饮食不知饥饱，食量较多，近 3 个月来渐见厌食，食量较前明显减少，大便干燥难排，夜寐欠安，多汗。

检查：面色青黄，腹胀，无明显压痛。舌质淡红，苔厚腻，脉弦滑。

诊断：积滞（食伤脾胃）

治法：消食导滞，健脾和胃。

方药：足三里　中脘　天枢

操作：取1.5寸毫针，刺入1寸许，行捻转泻法，留针15分钟，每日1次，6次为1疗程。针2次后食欲好转，大便不干，6次后饮食基本正常，无便秘。嘱其每日定时定量饮食，再治疗1疗程后停针，观其舌苔薄白，脉缓，告之痊愈。入小学时随访，良好。（王雪苔，刘冠军．中国当代针灸名家医案．吉林：吉林科学技术出版社．1991：151）

2. 陶某某，女，3个月，住院号：120499。1974年10月22日初诊。

积滞泄泻，日4～5次。腹痛胀满，矢气频多，啼哭不安，小溲尚通，舌苔厚腻。治以导积消滞。陈皮3g，青皮4.5g，广木香2.4g，炒麦芽9g，佛手片4.5g，赤苓9g，荷叶9g，煨葛根6g，炒楂肉9g，炒枳壳4.5g，2剂。10月24日二诊：腹软不满，泻利转和，矢气尚有，小溲通长，舌苔属黄。拟消扶兼施，元参4.5g，赤苓9g，扁豆衣9g，陈皮3g，广木香2.4g，青皮4.5g，炒楂肉9g，焦白术9g，荷叶9g，炒麦芽9g，2剂。药后诸症均愈。（史宇广，单书健．当代名医临证精华·小儿腹泻专辑．北京：中医古籍出版社．1988：1）

3. 吕某，女，6岁，住院号：48176。于1998年1月5日以过敏性紫癜入院。

腹痛，双膝关节疼痛，全身皮肤反复出现紫癜。给予激素等治疗后第3日，患儿食欲大增，家长未遵医嘱，给予食入过量的肉制品。次日，患儿腹痛又发，腹胀满，拒按，无大便，干呕不食，精神差。查腹部平片，无肠梗阻、肠套叠等。予肌注654－2针3mg，开塞露塞肛，引出少量黄色软便。30分钟后腹痛仍不缓解，考虑为食滞胃脘之积滞症，给予服用肥儿丸6粒，须臾又吐出。征得家长同意后，针泄中脘、内庭二穴。针后5分钟，干呕、腹胀满缓解，20分钟后，服保和丸1粒，日2次。并配以激素、青霉素G钠、维生素C等西药治疗，1周后病愈出院。［乔学军．针灸在小儿积滞证中的应用．河南中医药学刊，1998，13（3）：32］

【古代文献】

《诸病源候论·卷四十七宿食不消候》："小儿宿食不消者，脾胃冷故也。小儿乳哺饮食，取冷过度，冷气积于脾胃，脾胃则冷。胃为水谷之海，脾气磨而消之，胃气和调，则乳哺消化。若伤于冷，则宿食不消。诊其三部脉沉者，乳不消也。"

《幼幼集成》："有因甘肥肆进，饮食过餐，积滞日久。……有二三岁后，谷肉果菜，恣其饮啖，因而停滞中焦，食久成积。……积者亦虚中之积，故治积不可骤攻。"

"若积因脾虚，不能健运药力者，或消补并行，或补多消少，或先补后消，洁古所谓养正而积自除，故前人破滞削坚之药，必假参术赞助成功。"

《幼幼新书·积聚第一》："夜间肚微热，或呕，或泻，为食积，此因饮食伤饱，即睡致之。"

【现代研究】

对积滞治疗研究，体现辨证论治为基本思路。饮食不节，喂养不当，损伤脾胃，病有缓急，治有先后，故论治注重分期用药，区别虚实，权衡缓急。如梁宗翰认为，本症初起宜消，芳香苦降，消导化滞，用焦神曲、焦山楂、焦麦芽、莱菔子、藿香、佩兰、草蔻仁、黄连、莲子心；久病当和，平调阴阳，选谷稻芽、莲子心、黄连、石斛、麦冬、天花粉；湿滞困阳者，用谷稻芽、茯苓、白术、党参、草果；湿热充斥，化滞为先，用焦神曲、焦山楂、焦麦芽、莱菔子、鸡内金、谷稻芽；湿盛加薏苡仁、茯苓皮；热盛加金银花、连翘［张纲．梁宗翰老中医治疗小儿积滞证的经验．辽宁中医杂志，1986，（2）：14］。毕可恩提出积滞当分四个阶段：早期伤食，以消积化滞汤，药用焦神曲、焦山楂、焦麦芽、槟榔、枳实、炒莱菔子、陈皮、生姜；食积化热阶段，以消积清热生津汤，药用焦山楂、槟榔、炒莱菔子、连翘、天冬、麦冬、玉竹；若舌红剥脱苔或无苔者，用清热生津汤，药用沙参、玉竹、天冬、麦冬、连翘；日久脾胃并伤阶段，用补脾化积汤，药用党参、炒白术、陈皮、炒扁豆、焦山楂、槟榔、炒莱菔子、甘草［毕可恩．小儿食积的阶段性研究．中医药研究，1992，（2）：24］。朱锦善认为积滞的辨证重在虚实之辨。新积之证，以实证为主，属食滞内停；积滞较久，以积滞化热和积滞伤脾为主，为虚实夹杂，或实多虚少，或实少虚多；也有部分患儿，因素体脾虚，或病后脾虚，运化失职，再伤于乳食，而致积滞者；则在初病之时也属虚实夹杂。实证主要为食积、气滞、化热；虚证主要为脾胃气虚和伤津。积滞的治疗，应视其虚实，分别轻重缓急而治之。①内服方：乳食停滞证，治以消食导滞为主，常用方剂有保和丸和加味平胃散，同时也宜视病情轻重缓急，适时配合行气攻下之法。积滞化热证，治以清热导滞为主。若为新积化热，宜在上述乳食停滞证治法基础上加用清热之品，如黄芩、石膏、知母、栀子、连翘之类，又因新积化热，往往热闭胃肠，大便不通，宜用承气汤通腑泄热；若为久积化热，可用枳实导滞丸加减，或用香连导滞汤加减。脾虚夹滞证，治以健脾助运、消食导滞。虚多实少者，用健脾丸或人参启脾丸；若虚多实少而兼有化热者，可用肥儿丸；实多虚少者，用木香大安丸。②针灸疗法：针刺四缝穴，左右手交替，每日1次，挤出少许淡白色分泌液；或针刺足三里、中脘、大肠俞、气海、脾俞、胃俞。均用于脾虚夹滞证［朱锦善．第7讲 小儿积滞．中国农村医学，1996，24（5）：8］。李治湖用中药敷脐法，取肉桂60g、丁香30g、苍术30g、焦三仙各30g、枳壳10g、玄明粉10g等共研细末，过筛，装瓶中密封备用。主穴：神阙。配穴：脾俞、肾俞、涌泉等。敷药前先将所选穴位常规消毒，取上述药粉适量入小酒杯中，加适量注射用水或生姜汁调糊状填入脐中（神阙穴），胶布封贴固定，同时根据病情辨证后选敷配穴1～3个。敷药时间根据不同年龄而定［李治湖，李永红．中药敷脐治疗小儿积滞30例．现代中西医结合杂志，2004，13（5）：658］。

【结语】

积滞是临床常见病证，证型虽然复杂，但简而言之，不外虚实两端。虚者小儿脾常不足，纳运化生乏源为本虚，乳食不化、停滞内聚为标实。本病病位为脾胃，病性为虚实兼杂。治宜消补兼施，或补多消少，或先补后消，宜根据虚实而权衡，即使破滞消坚，也应循“必假参术赞助之功”而为消的古训。

第九节　疳　　证

疳证是由喂养不当或多种疾病影响，导致脾胃受损、气液耗伤而形成的一种慢性疾病。临床以形体消瘦、面色无华、毛发干枯、精神萎靡或烦躁、饮食异常为特征。本病发病无明显季节性，各年龄均可罹患，临床以5岁以下小儿多见。因起病缓慢，病程迁延，对小儿生长发育存在不同程度的影响，严重者可导致阴竭阳脱，卒然化险，因而古人视为儿科四大要证之一。近年发病率已明显下降，特别是重症患儿显著减少，经恰当治疗，绝大多数患儿均可痊愈，仅少数重症或有严重兼证者，预后较差。

"疳"之含义，古有两种解释：一是"疳者甘也"，小儿恣食肥甘厚腻，损伤脾胃，积滞成疳证；二是"疳者干也"，指气液干涸，形体羸瘦，肢颈细小。前者言其病因，后者述其病机与主症。

疳证分类，自古医家认识不一，有以五脏分类的，如肝疳、心疳、脾疳、肺疳、肾疳；有以病因分类的，如蛔疳、食疳、哺乳疳；有以患病部位分类的，如眼疳、鼻疳、口舌疳；有以某些主要证候分类的，如疳嗽、疳泻、疳肿胀；有以病情轻重分类的，如疳气、疳积、疳虚、疳极、干疳等。目前临床一般将疳证按病程与证候特点分类，有疳气、疳积、干疳三大证候及其兼证。

西医学的小儿营养不良症和多种维生素缺乏症属本病范畴。

【病因病机】

引起疳证的病因较多，临床以喂养不当、营养失调、其他疾病影响以及先天禀赋不足为常见，其病机损伤主要在脾胃，可涉于五脏。胃主受纳，脾主运化，共主饮食物的消化、吸收及其水谷精微输布，以营养全身。脾健胃和，则气血津液化生有源，全身上下内外得以滋养。若脾胃失健，生化乏源，则气血不足，津液亏耗，肌肤、筋骨、经脉、脏腑失于濡养，日久则形成疳证。正如《小儿药证直诀·诸疳》所说："疳皆脾胃病，亡津液之所作也。"

1. 喂养不当　饮食不节，喂养不当是引起疳证最常见的病因，这与小儿"脾常不足"的生理特点密切相关。小儿神识未开，乳食不知自节，若乳食无度，过食肥甘厚味、生冷、坚硬难化食物，或妄投滋补食品，以致食积内停，积久成疳，所谓"积为疳之母"也。若母乳匮乏，代乳品配制失当，营养不足、失调或未能及时添加辅食，或过早断乳，摄入食物的数量、质量不足，或偏食、挑食，致营养失衡，长期不能满足生长发育需要，气液亏损，形体日渐消瘦亦可形成疳证。

2. 疾病影响　多因小儿久病失治，如吐泻亡失津液难复，或反复外感，罹患时行热病、肺痨诸虫，失于调治或误用攻伐，使脾胃受损，津液耗伤，以致气血亏损，肌肉消灼，形体羸瘦，而成疳证。此即《幼科铁镜·辨疳积》所言："疳者……或因吐久、泻久、痢久、疟久、热久、汗久、咳久、疮久，以致脾胃亏损，亡失津液而成也。"

3. 禀赋不足　早产、多胎、胎怯，脏腑功能薄弱；或孕期生病失治、药物损伤胎元，致胎元气虚，先天胎禀不足，生后脾胃功能薄弱，纳化不健，水谷精微摄取不足，气血亏耗，脏腑肌肤失于濡养，形体羸瘦，则可形成疳证。

综上所述，疳证主要病位在脾胃，其基本病理改变为脾胃受损，津液消亡。因脾胃受损程度不一，病程长短不同，则病情轻重悬殊。初起表现以脾胃失和，运化不健，或胃气未损，脾气已伤，胃强脾弱，肌肤失荣不著者，为病情轻浅，正虚不著的疳气阶段；继之脾胃俱损，运化不及，积滞内停，壅塞气机，阻滞络脉，则呈现虚中夹实的疳积证候；若病情进一步发展或失于调治，脾胃日渐衰败，津液消亡、气血耗伤、元气衰惫者，则导致干疳。

干疳及疳积重症阶段，因脾胃虚衰，生化乏源，气血亏耗，必累及其他脏腑，因而易于出现各种兼证。若脾病及肝，肝失所养，肝阴不足，目失所养，而见视物不清、夜盲目翳者，则谓之“眼疳”；脾病及心，心开窍于舌，心火上炎，而见口舌生疮者，称为“口疳”；脾病及肺，土不生金，肺气受损，卫外不固，易于外感，而见咳喘、潮热者，称为“肺疳”；脾病及肾，肾精不足，骨失所养，久致骨骼畸形者，称为“骨疳”；脾虚不运，气不化水，水湿泛滥，则出现“疳肿胀”。若脾虚失摄，血不归经，溢出脉外者，则可现皮肤紫斑、瘀点及各种出血证候，重者脾气衰败，元气耗竭，直至阴阳离决而卒然死亡。

【诊断要点】

1. 病史 有喂养不当或病后饮食失调及长期消瘦史。

2. 症状

（1）面色无华、毛发稀疏枯黄，形体消瘦，体重比正常同龄儿低 15% 以上，严重者干枯羸瘦，体重可比正常平均值低 40% 以上。

（2）饮食异常，大便溏薄或脘腹胀满等明显脾胃功能失调症状。

（3）兼有精神不振，或好发脾气，烦躁易怒，或者喜揉眉擦眼，或吮指磨牙等。

3. 检查

（1）血常规：血红蛋白及红细胞减少；血清总蛋白、血清白蛋白减少，前者常在 45g/L 以下，后者在 20g/L 以下。

（2）粪便检查：可见肠道寄生虫，如蛔虫等。

（3）B 超：部分患者有肝脾肿大。

【鉴别诊断】

1. 厌食 由喂养不当，脾胃运化功能失调所致，以长期食欲不振，厌恶进食为主症，无明显消瘦，精神尚好，病在脾胃，不涉及他脏，一般预后良好。

2. 积滞 以不思乳食，食而不化，脘腹胀满，大便不调，精神郁闷，烦躁为特征。与疳证形体消瘦、毛发稀疏枯黄、腹膨青筋暴露的特征有区别。但两者有密切联系，若积久不消，影响水谷精微化生，以致形体日渐消瘦，则有转化疳证之虞。即所谓：“如迁延不治则成积成癖，治之不当则成疳成痨。”

【辨证】

本病辨证以脏腑为纲，结合八纲辨证中的虚实两端，分清疳证所累及的脏腑，以脾胃为辨证核心，按病程久暂、病情轻重、病性虚实区别疳气、疳积、干疳三种证型。

1. 疳气

证候：初起形体渐瘦，面黄，毛发稀疏，食欲不振，大便不调，精神正常，舌质淡，苔薄腻，脉细。

分析：疳气为疳证初级阶段，多由乳食不节，杂食乱投，饥饱失常，损伤脾胃所引起。脾主运化，以运为健，胃主受纳，以消为和。若脾胃失健，则饮食水谷不能化生气血精微以滋养全身，而致形体不充；脾运失健，则大便不调；脾胃升降失常，则食欲不振。舌淡苔薄腻，脉细均为脾运失健之征象。

2. 疳积

证候：疳气日久，形体明显消瘦，面色萎黄，肚腹膨隆，甚则青筋暴露，毛发稀疏结穗，烦躁多啼，夜寐不宁，多食易饥或嗜食异物。舌质淡体小，苔白腻，脉沉细或滑。

分析：本型多由疳气日久，失治或误治而发，或他病伤及，脾胃受损，积滞内蕴，消耗精微，虚实夹杂，病情较为复杂。若脘腹胀满，嗳气纳差为食积；大腹胀满，叩之如鼓为气积；腹胀有块，按揉可散为虫积；腹内有块，按之不消为血积。病久则脾胃虚甚，气血生化无源，故发黄如穗结，形瘦面黄；积滞内停，络脉瘀阻，则腹膨如鼓，青筋暴露。心肝之火内扰，则夜寐不宁，烦躁多啼；胃有伏热，故多食易饥。

3. 干疳

证候：形体严重消瘦，毛发稀枯，面色苍白无华，精神萎靡，啼哭无力，皮肤干瘪起皱，大肉已脱，皮包骨头，貌似老人，腹凹如舟，大便稀溏或便秘，舌淡嫩体小，苔少或无苔，脉细弱。

分析：由于疳积日久失治或他病误治，以致脾胃衰败，津液消亡，气血两虚，故见形神消瘦萎靡，杳不思食，精微亏竭，肌肤干瘪，骨瘦如柴等症。亦有因幼时缺乳，喂养不当或摄食困难，气血无以资生，饥则伤脾，久则亦可成干疳。常有损及五脏的种种见证，严重者可随时出现气血衰竭，阴厥阳脱的危候。

4. 兼证

（1）眼疳

证候：两目干涩，畏光羞明，眼角赤烂，甚者白翳遮睛，或黑睛浑浊而夜盲。

分析：因失治误治，脾病及肝，肝血不足，目窍失养所致。

（2）口疳

证候：口舌生疮，口腔内膜糜烂，秽臭难闻，面赤心烦，夜寐不宁，小便短黄，或吐舌、弄舌，舌质红，苔黄，脉细数。

分析：证因子病及母，心失所养，心火上炎而致。

（3）疳肿胀

证候：足踝浮肿，甚者颜面或全身浮肿，面色苍白，神疲乏力，四肢欠温，小便不利，舌淡嫩，苔薄白，脉沉迟无力。

分析：证系脾病及肾，阳气虚衰，气不化水，水湿泛溢肌肤所致。

【治疗】

1. 中药治疗

（1）疳气

治法：健脾助运。

方药：参苓白术散（《太平惠民和剂局方》）加神曲、山楂、麦芽。

方中党参、白术、山药、甘草益气健脾；莲子肉、茯苓、薏苡仁、泽泻健脾渗湿；砂仁、扁豆、广陈皮、桔梗醒脾开胃；加麦芽、神曲、山楂消食助运。食欲不振，腹胀苔厚腻，去党参、白术，加苍术、鸡内金、厚朴运脾化湿，消积除胀；性情急躁，夜卧不宁加钩藤、龙骨、牡蛎宁心安神；大便稀溏加炮姜、肉豆蔻温运脾阳；大便秘结加火麻仁、决明子润肠通便。

（2）疳积

治法：消积理脾。

方药：肥儿丸（《医宗金鉴》）。

方中人参、白术、茯苓健脾益气；神曲、山楂、麦芽、鸡内金消食化滞；大腹皮、槟榔、芦荟、使君子理气消积杀虫；黄连、胡黄连清心平肝，退热除烦；甘草调和诸药。腹胀明显加枳实、木香理气宽中；大便秘结加火麻仁、郁李仁润肠通便；烦躁不安，揉眉挖鼻加栀子、莲子心清热除烦，平肝抑木；多饮善饥加石斛、天花粉滋阴养胃；恶心呕吐加竹茹、半夏降逆止呕；胁下痞块加丹参、郁金、山甲活血散结；大便下虫加苦楝皮、雷丸、榧子杀虫消积。

治疗过程中须注意消积、驱虫药不可久用，应中病即止，积去、虫下后再调理脾胃。

（3）干疳

治法：补益气血。

方药：八珍汤（《正体类要》）加砂仁、陈皮、扁豆。

方中党参、白术、茯苓、甘草补脾益气；熟地、当归、白芍、川芎养血活血；加陈皮、扁豆、砂仁醒脾开胃。四肢欠温，大便稀溏去熟地、当归，加肉桂、炮姜温补脾肾；夜寐不安加五味子、夜交藤宁心安神；舌红口干加石斛、乌梅生津敛阴。

若出现面色苍白、呼吸微弱，四肢厥冷，脉细欲绝者，应急施独参汤或参附龙牡救逆汤，以回阳救逆固脱，并配合西药抢救。

（4）兼证

① 眼疳

治法：养血柔肝，滋阴明目。

方药：石斛夜光丸（《原机启微》）。

方中二冬、二地、五味子、石斛生津养血；菟丝子、枸杞子、牛膝、肉苁蓉滋阴补肾；人参、甘草、茯苓、山药益脾补肺；枳壳、川芎、菊花、杏仁、防风、草决明、白蒺藜、青菊子疏风清热明目；黄连、羚羊角平肝泻心凉血。共凑平肝熄风、滋阴明目之功。

夜盲者选羊肝丸加减。

② 口疳

治法：清心泻火，养阴生津。

方药：泻心导赤散（《医宗金鉴》）去木通，加栀子、连翘、竹叶、麦冬、玉竹。

方中黄连、栀子、连翘清心泻火除烦；灯心草、竹叶、甘草梢清心利尿；生地、麦冬、玉竹滋阴生津。内服药同时，加外用冰硼散或珠黄散涂搽患处。

③ 疳肿胀

治法：健脾温阳，利水消肿。

方药：防己黄芪汤（《金匮要略》）合五苓散（《伤寒论》）。

方中黄芪、白术、甘草健脾益气；茯苓、猪苓、泽泻、防己健脾利水；桂枝温阳化气行水；生姜、大枣调和营卫。

若浮肿明显，腰以下为甚，四肢欠温，偏于肾阳虚者，可用真武汤加减。

2. 针灸治疗

（1）体针

基本处方：四缝　中脘　天枢　足三里　气海　内关　脾俞　胃俞　肾俞　太白

四缝为治疗疳证的经验有效穴；中脘、天枢分别是胃、大肠之募穴，具有健脾理气消滞作用；足三里为胃之下合穴，可健脾和胃；气海为元气之海，益气健脾补肾；内关为八脉交会穴之一，和中降逆；脾俞、胃俞、肾俞为脏腑气血输注之位，补益气血；太白为脾经之原穴，乃原气所生发，益气健脾。诸穴相伍，具有健脾和胃、理气宽肠、消疳化滞、生化水谷精微、输布水精、营养五脏六腑的作用。

每次取3～5穴，3周岁以下者，用30号1寸毫针，进针约0.3～0.5寸左右，轻捻转数秒，持针守气数秒，再捻转数秒，反复3～5次，不留针；3周岁以上者，进针0.5寸左右，轻捻转操作同上，可适当延长，每天或隔天1次，10次为1疗程。四缝穴消毒后，用28号毫针点刺放出淡黄色液体少许，视疳证轻重，每周1～2次，轻者即可痊愈，重者再治1～2次有显效，或即可痊愈。

加减运用：烦躁易怒，夜寐不安者加神门、三阴交以宁心安神；腹膨气积者加上脘、大横理气消胀；恶心呕吐者加大骨空，以增内关、天枢理气降逆之功；眼疳者加睛明、丝竹空、四白清肝明目；口疳者加合谷、劳宫以清心泻阳明之邪热；疳肿胀者加大椎、阴陵泉、三阴交以助中脘、足三里健脾温肾、利水消肿。

（2）其他：还可用艾灸法：取足三里、中脘、天枢、气海、脾俞、肾俞，每次灸2～3穴，悬灸到皮肤轻度潮红即可，每日或隔日一次，5次为1疗程，视疳证轻重、久暂、寒热而定疗程。推拿治疗：取用推三关，退六腑，分阴阳，推脾土，运土入水，推板门，揉阴陵泉、足三里、胃俞，揉腹摩脐，适于疳气、疳积。腹泻加推上七节骨；呕吐加推天柱骨；腹胀加揉天枢；发热加推天河水。捏脊疗法：常用重提大椎、脾俞、胃俞。如烦躁不安，眼眵多，重提肝俞、风府；夜寐不安，口舌生疮，加重提心俞；咳嗽气喘，咽喉不适，加重提肺俞；干疳者重提肾俞、命门等。

【预防与调护】

1. 预防

（1）提倡母乳喂养，根据生长发育需求，及时适当地添加辅食。断乳应选择适宜的时间，断乳后应予富含营养且易消化的食物。注意纠正不良的饮食习惯。

（2）合理安排小儿生活起居，经常参加户外活动，增强体质。

2. 调护

（1）应加强饮食调护，食物要有营养而易消化，添加食物应循序渐进。

（2）病室应温度适宜，空气流通。

（3）要注意患儿全身护理，防止口疳、眼疳等并发症的发生。

（4）定期测量体重、身高，及时掌握病情，检测治疗效果。

【医案举例】

1. 患儿头胎，8个月早产。断乳3月。

2个月来，每天泄泻不消化样便7～8次，带少量黏液，或时夹泡沫、嘈杂食物，口渴，或带呃腐，精神不振，易发脾气，体重由12.5kg降为9.5kg。用能量合剂和卡那霉素补液治疗6天，大便次数减至每天3～4次，余证同上。体检：T 37.5°C，神清，烦躁易怒，消瘦，面黄，贫血，巩膜无黄染，呼吸音粗，心率108次/分，律齐，腹膨大，腹壁静脉显露，肝剑下2cm，质软，腹部叩诊鼓音，肠鸣音亢进，脐旁皮下脂肪 <0.35cm。血常规示：血红蛋白91g/L，红细胞 3.45×10^{12}/L，白细胞总数 8.6×10^{9}/L，中性粒细胞72%，淋巴细胞26%，嗜酸性细胞2%。大便常规：外观黏黄稀，脓球少许，不消化样（+）。舌质淡红，苔腻，脉偏细，指纹淡紫。以自拟益气健脾补肾止泻方，太子参、云苓各6g，焦白术5g，厚朴、枳壳、肉豆蔻、煨诃子各3g，破故纸2g，炙内金、山楂各10g，芡实9g，加当归、白芍各6g，连服15剂。复诊：大便成形，诸症消失，饮食基本正常，体重增至10.5kg。继续调服半月，大便正常而痊愈。[蒋尊五．益气健脾补肾止泻方治疗疳积合并腹泻56例．中国中西医结合脾胃杂志，1997，5（2）：109]

2. 江某某，女，1岁2个月。1988年7月4日就诊。

其母代诉：患儿食欲不振，进食欲呕18天。伴夜间吵闹，盗汗，腹胀，大便5～6日1次，干硬味臭，小便色黄。检查：体重为6.5公斤，面色萎黄，形体消瘦，毛发稀疏、干枯，心肺正常，肝脾未触及，指纹暗紫。诊断为小儿疳证，属疳气证型。治拟调补脾胃，消食导滞。给予针刺四缝穴治疗。针1次后，腹胀减轻，进食欲呕症状消失，大便2日1次，质软。共针4次后，食欲增加，余症均消。1月后其母来告，患儿体重增加2公斤，健康活泼。[金虹，刘本立．针刺四缝穴治疗小儿疳证342例临床观察．湖南中医杂志，1991，（2）：37－39]

【古代文献】

《太平圣惠方·治小儿一切疳诸方》：“夫小儿疳积者，其状多端，虽轻重有殊，形证各异，而细穷根本，主疗皆同，由乳哺乖宜，寒温失节，脏腑受病，气血不荣，故成疳也。”

《保婴撮要·疳》：“盖疳者干也，因脾胃津液干涸而患。”

《小儿药证直诀·诸疳》：“疳，皆脾胃病，亡津液之所作也。因大病或吐泻后，以药吐下，致脾胃虚弱亡津液。……小儿易虚易实，下之既过，胃中津液耗损，渐令疳瘦。又有病伤寒，……以冷药下之太过，致脾胃津液少，即使引饮不止而生热也。热气内耗，肌肉外消，他邪相干，证变诸端。因亦成疳。”

《小儿药证直诀·诸疳》：“大抵疳病，当辨冷热肥瘦。其初病者，为肥热疳；久病者，为瘦冷疳。”

《幼幼集成·诸疳证治》：“疳之为病，……皆虚所致，即热者亦虚中之热，寒者亦虚中之寒，积者亦虚中之积。”

《医宗金鉴·幼科心法要诀·疳证门》：“疳疾伤脾因作泻，先清后补为妙诀，疳疾肿胀面浮光，传化失宜脾肺伤，气逆喘咳胸膈满，疳疾日久频下痢，多缘肠胃热凝滞，或赤或白腹窘急，小儿疳疾身发热，轻重虚实当分别，肥甘积热伤津液，大渴引饮心烦热。”

【现代研究】

疳病论治，重在补虚泻实。补虚者，健运中焦脾胃为本；泻实者，消滞破积驱虫为标。或补或泻，孰先孰后，依据标本缓急而量。近年多有结合疳症发病久暂分期而治，如王伯岳等对疳证分三期论治，初期健脾和胃，佐以消食导滞，以钱氏白术散加味，或《局方》参苓白术散；中期调理脾胃，温消和中，佐以清利湿热，予益黄枳术思食合剂（由钱氏益胃散、张洁古枳术丸和徐灵胎思食丸合方加减应用）；后期益气培本，扶脾和胃，育阴除烦，增液生津，用理中丸合补中益气汤加味应用（王伯岳，江育仁．中医儿科学．北京：人民卫生出版社，1984：176）。朱锦善提出论治疳证当量候轻重，根据症情轻重缓急、标本虚实而施治。治疗大法：理脏腑，和中脘，顺三焦，调脾胃，做到攻不伤正，补不留邪。疳气证为疳证初期，病尚轻浅，仅为脾胃受损，气机失调为主，治宜健脾助运，开胃进食，方用人参启脾丸或健脾丸。前者用于脾胃虚弱，食纳不开，大便溏稀；后者用于脾胃虚弱，内有积热者。如积热较甚，大便干结者，用刘尚书传肥儿丸。中期为疳积证，脾胃正气损伤日久较著，虚实夹杂亦显，治宜消积理脾，清热导滞。若体质尚可，正气尚盛，以破积为主，可用消疳理脾汤，积破热清再调补脾胃，用上述健脾丸、人参启脾丸之属可也。若疳积日久，正气虚损显著者，则应先扶脾胃中气，而后治积，方用五味异功散、七味白术散或人参启脾丸、健脾丸加减调理，待中气来复正盛者，再用消疳理脾汤治积。也可补消兼施，疳积同治，也可用肥儿丸加减，或千金保童丸［朱锦善．中医儿科临症心法讲座．中国农村医学，1996，（6）：7］。王永炎治疗疳证初期健脾和胃，佐以消食导滞，用钱氏白术散或参苓白术散加减；中期调理脾胃，温化和中，佐以清利湿热，并着重改进喂养及饮食方法，用益黄枳术思食丸合剂；后期益气培本，扶脾和胃，育阴除烦，增液生津，可用调中丸与补中益气汤加味合用（王永炎，王庆文．今日中医儿科．北京：人民卫生出版社，2000：315）。朱正平将疳积根据临床表现分为早、中、后三期，认为小儿脏腑娇嫩，气血未充，“脾常不足”则运化易损，“肝常有余”则风阳易动。而外感热病、伤食吐泻等调护失宜则导致脾胃津

（阴）液亏虚，承载濡养失常，出现津（阴）虚积滞的疳积早期证候。治疗既不能一味消导，又不能甘温壅塞，更不能苦寒滋腻，唯有甘淡养津（阴）、运脾和胃、化积消疳，才能正邪兼顾，取得最佳的疗效。自拟甘淡运脾汤以山药、黄精、芡实健脾益肾、补气养精为君；扁豆、苡仁、茯苓运脾开胃，鸡内金、二芽消积和胃，共为臣佐［林聪，陈永红，朱正平，等．朱正平甘淡运脾法治疗疳积经验．实用中医药杂志，2003，19（12）：652］。张有花等运用自制消疳脐敷膏治疗疳积，填脐，胶布固定，每日或隔日换药1次，治疗6次为1个疗程，一般用药2～4个疗程［张有花，石峰，成大权．消疳脐敷膏治疗小儿疳积58例．中国民间疗法，2002，10（7）：26］。曾桂香以针灸为主治疗疳积，取主穴四缝穴，乳食壅积加脾俞、胃俞、足三里；脾虚积滞加脾俞、胃俞、章门、上巨虚、足三里；气血虚衰者加中脘、脾俞、胃俞、足三里、气海、关元。每周2次，4次为一疗程。辅以煎服中药基本方（乌梅、扁豆、白术、莲子各9g，石斛、北沙参各10g，川朴5g），有效率达71.4%以上。其中乳食积滞、脾虚积滞有效率均在96.7%以上。有学者观察针刺四缝穴，患儿胃排空时间缩短，胃液酸度、酶活性均提高，半胱甘肽与血红蛋白增加。针后吞噬细胞数量及其吞噬能力都明显增加。动物实验观察胆汁分泌排出及胰酶分泌均加强［曾桂香．四缝穴为主治疗疳积76例疗效观察．中国针灸，1997，17（6）：362］。

【结语】

疳证病因虽多，脾胃受损、津液耗伤是其主要病机；证候虽复杂，不外主证与兼证两端；所及脏腑虽广，总以脾胃为中心。治疗应保护脾胃健运功能，关注津液消长，防止轻症失治误治，重症气阴两伤、阴虚阳脱。随之脏腑清灵，拨治固将灵验。近年中医治疗本病大有进展，针灸推拿治疗也渐趋规范。

第十节　厌　　食

厌食，又称不欲食，是小儿较长时期厌恶进食，食量减少的一种疾病。本病四季皆有发生，夏季暑湿时令，发病较多。儿童各龄期皆可发生，以1～6周岁多见，个别可延及学龄期。城市儿童发病率偏高。患儿除食欲不振外，一般无其他明显不适，预后良好。若长期未得调理改善者，可致脾胃运化失司，气血生化不足，抗病能力下降，而变生他症，甚或影响小儿生长发育，转化为疳证。

厌食早在《灵枢·经脉》篇称：“不欲食”、“食不下”、“食则呕”。而《临证指南医案·卷四》称“不食”、“不饥不食”、“不欲食谷”。

厌食在西医儿科学中称单纯性厌食，是儿科中常遇的主诉。诊断时应排除全身性和消化道器质性疾病的影响，才可作为单纯性厌食诊断。

【病因病机】

本病多因哺乳喂食不节，或他病伤及脾胃、先天不足、情志失调等所致，其病位在脾胃。因胃主受纳，脾司运化，脾胃和调，则食欲味甘。正如《灵枢·脉度》篇云：“脾气通于口，脾和则口能知五谷矣。”若脾胃不和，纳运失职，则酿成厌食。

1. 喂养不当 小儿脏腑娇嫩，形气未充，脾常不足，乳食不知自节。若家长缺乏育婴哺养保健知识，婴幼儿时期未能酌情按时添加辅食而忍饥；或一味强调高营养食品，超过小儿脾胃正常运化能力而过饱；或过食肥甘，过早进食煎炸炙煿之品，蕴滞伤阴化热；或溺爱有加，纵其所好，恣意零食，偏味，凉饮冷食，皆可损伤脾胃，产生厌食。正如《素问·痹论》所云：“饮食自倍，肠胃乃伤。”

2. 他病伤脾 脾为阴土，喜燥恶湿，得阳则运；胃为阳土，喜润恶燥，得阴则和。若他病所伤，或病后未能及时调护脾胃，或误用攻伐，损伤中气，或夏伤暑湿，均可使脾胃受纳运化失常，发为厌食。

3. 先天不足 脾胃娇弱，形气未充，纳运功能薄弱者，于生后即见不欲吮乳吸食。若后天失于慎养调护，则脾胃纳化之机难于转复，乳食难于增进。

4. 情志失调 小儿脾常不足，肝常有余，神气怯弱，易受惊恐，若失于调护，卒受惊吓或打骂；或所欲不遂；或环境突然变更等，均可导致情志偏颇，抑郁不遂，肝失调达，气机不畅，乘脾犯胃，形成厌食。

【诊断要点】

1. 病史 有喂养不当，病后失调，先天不足或情志失调史。

2. 症状 长期食欲不振，厌恶进食，食量明显少于同龄正常儿童。面色少华，形体偏瘦，但精神尚好，活动正常。除外其他外感、内伤慢性疾病。

3. 检查 头发测微量元素，患儿缺锌、铁，血液检查有缺硒或维生素缺乏。

【鉴别诊断】

1. 积滞 与厌食同有食欲不振、厌恶进食相似表现，但积滞有乳食不节，伤食前因，除不思乳食之外，伴有明显或较频的脘腹闷胀或不适，嗳吐酸腐，大便酸臭等乳食停聚不化、气滞不行之症。

2. 疰夏 疰夏也有食欲不振，不思乳食等症状，并有“春夏剧，秋冬瘥”的时令气候特点，可作鉴别要点，且伴有发热伤气、精神疲倦、大便异常等病症。

【辨证】

本病应以脏腑辨证为纲，主要从脾胃辨证，再区别是以运化功能失健为主，还是以脾胃气阴亏虚为主。凡病程短，仅表现纳呆食少，食而乏味，饮食稍多即感腹胀，形体尚可，舌质正常，舌苔薄腻者为脾失健运；病程长，食而不化，大便溏薄，并伴面色少华，乏力多汗，形体消瘦，舌淡苔薄者为脾胃气虚；若食少饮多，口舌干燥，大便秘结，舌红少津，苔少或花剥者为胃阴不足。

1. 脾失健运

证候：纳呆厌食，食而无味，或食物含蓄口中，久则泛恶欲吐，偶尔强迫多食后脘腹饱胀，大便通调，形气正常，舌淡红，苔薄白或薄而微腻，脉象平和。

分析：本证型为厌食常见表现。脾为后天之本，气血生化之源。脾气通于口。小儿正处于生长发育旺盛时期，赖脾之健运，输布精微，以生气血，营养全身。若长期食欲不振，厌食、拒食，脾气不和，口不知五味，则食而无味；脾气虚弱不振，运化失健，故食后饱胀；脾胃升降失常，故泛恶欲吐。舌淡红，苔薄白或薄而微腻，脉象尚平和均为脾气不振之征。

2. 脾胃气虚

证候：不欲食，纳而量少，面色少华，形体偏瘦，肢倦乏力，或食而不化，大便偏稀夹不消化食物，舌质淡，苔薄白，脉缓。

分析：本证多见于禀赋不足，脾胃气虚，或哺乳不当而损伤脾胃正气。脾主运化，胃主受纳，胃气失和，则纳食不香；脾虚失运，则食而不化，大便夹不消化物；长期纳少，后天生化乏源，则面色少华，形体偏瘦；脾虚水湿内生，则见大便溏薄。

3. 胃阴不足

证候：唇红口干，不思食，或食少饮多，夜烦少寐多躁，五心烦热，大便干少，小便短黄，舌红苔少或花剥，脉细数。

分析：多因喂养不当，偏食，嗜食煎炸辛辣伤阴食品，或温热病后，伤阴耗津未能及时调复而致。胃阴不足，则水谷少入，津液无由化生；阴伤则液乏，致舌红少苔；津液无以上承，故唇红口干饮多；阴液不足，故大便干结；阴虚火旺，故五心烦热，夜烦少寐多躁，小便短黄，脉细数。

【治疗】

1. 中药治疗

（1）脾失健运

治法：健脾开胃，调和气机。

方药：异功散（《小儿药证直诀》）加神曲、麦芽、山楂。

方中党参、白术、云苓、陈皮、甘草健脾益气悦食；神曲、炒麦芽、山楂消食开胃。若呕吐加枳壳、竹茹理气和胃、降逆止吐。

（2）脾胃气虚

治法：健脾益气，和胃悦脾。

方药：健脾丸（《证治准绳》）。

方中以四君子汤补气健脾；山药、肉蔻助健脾之力；麦芽、山楂、神曲能消食化滞；木香、砂仁、陈皮理气和胃；黄连清内热。诸药相合使脾运得健，胃气得和，食积得消，气机得畅，诸症自除。

（3）胃阴不足

治法：益气养阴，开胃助食。

方药：养胃增液汤（《经验方》）加麦冬、山楂、麦芽。

方中沙参、石斛、玉竹、麦冬养胃育阴化液；乌梅、白芍、甘草酸甘化阴；山楂、麦芽甘酸开胃，化食生津。若夜寐烦躁不安，加酸枣仁酸甘宁心安神；大便干少，加火麻仁润肠通便。

2. 针灸治疗

（1）体针

基本处方：中脘　足三里　四缝　脾俞　胃俞

方中足三里为阳明胃府下合穴，中脘为胃募穴及诸腑相会穴，针刺二穴调理阳明胃肠气机，畅顺通降功能，升发表里脾胃经之气，而健脾助运；四缝穴为治疳证之经验效穴；脾俞、胃俞为脾胃脏腑经气输注之穴，具有醒脾健运、开胃助化之功。

每次取 2～3 穴，常规消毒，用 30 号 1.0～1.5 寸毫针，刺入 0.5～1.0 寸左右，以捻转手法为主行针数秒或十余秒，持针守气数秒后再如法行针，反复 2～3 次，不留针，每天或隔天 1 次。四缝穴消毒后，取 28 号 1.0 寸毫针，点刺放出（或挤出）淡黄色液体少许，1 周 1 次。以上治疗，一般 1～2 次即可见效。若脾胃气虚者加脾俞或胃俞；胃阴不足者加劳宫、三阴交。

（2）其他：还可用耳针：选脾、胃、口、胰、胆，每次取 2～3 穴，短毫针刺，捻转不留针；或用王不留行籽贴压，于进食前按压以加强刺激。穴位注射：取维生素 B_{12} 0.5mg、维生素 B_1 50mg 混合注射足三里或脾俞、胃俞穴，每次取 1 穴（双侧）注射 0.3～0.5ml，二穴交替选用，隔日 1 次，或每周 2 次。挑治法：取三棱针或圆利针点刺四缝穴，并令其流出淡黄色或淡红色液津少许，每周挑 1～2 次。捏脊疗法：于背脊部的督脉与膀胱经第一侧线间由上而下捏脊 1～2 遍，侧重于第 7～12 胸椎旁。穴位贴敷：取芳香理气化滞中药，如乌药、木香、陈皮、青皮、苍术、厚朴各适量，研粉末以醋调成膏状外贴于神阙穴，每次 2～3 小时，每日 1 次。

【预防与调护】

1. 预防

（1）掌握科学的喂养方法及添加辅食的原则，培养良好的饮食习惯。

（2）安排合理、规律的生活起居活动，培养良好的生活习惯。

（3）发现食欲不振时，应积极寻找原因，采取针对性措施治疗。对患他病的患儿，病愈后应注重脾胃的调理。

（4）注重精神情志的调护，采取合理的教育手段，培养良好的性格。

2. 调护

（1）对厌食患儿，应注意纠正不良的饮食习惯，不偏食，不挑食，不逼食；饮食定时适量，品种多样，营养而易消化。

（2）遵循“胃以喜为补”的原则，从小儿喜欢的食物着手，培养其对食物的兴趣。

（3）加强精神调护，保持良好情绪，食物多样，讲究色香味，促进食欲。

【医案举例】

1. 陆某，女，2 岁 8 个月。1999 年 12 月 26 日初诊。

主诉：患儿食欲不振 3 个月。

病史：患儿平素偏食，少食，多饮，近3个月来，对正餐全无食欲，尤拒肉食，大便干结。查见患儿精神状态好，面色略苍黄，形体偏瘦。舌苔白，脉平和。诊断为小儿厌食，脾胃气虚型。治疗先行捏脊疗法3～5遍，针刺四缝穴，再以维丁胶性钙注射液1ml，注射足三里穴，每天1次，左右交替。继服中药方剂，麦冬、连翘各8g，怀山药12g，神曲、山楂、太子参、布渣叶各10g，谷芽、麦芽各15g，陈皮2g，甘草3g，水煎服，每日1剂，早晚各1次。上法综合连续治疗10天为1疗程。经2疗程治疗后患儿能主动进食，食而甘味，痊愈。［李蔷华．综合治疗小儿厌食100例的临床观察．陕西中医，2001，22（12）：713］

2. 姚某，女，8岁。

主诉：厌食5年。

病史：患儿5年来不思饮食、食而无味，甚则拒食，时有恶心，伴神疲乏力、自汗盗汗。诊查：患儿形体消瘦，皮肤干燥，舌红少津，脉沉细。X线示心肺膈未见异常。上消化道未见明显异常。肝功化验未见异常。诊为厌食，脾胃阴虚型。治宜加味养阴益胃汤加减，乌梅4g，北沙参、玉竹、白芍、山药、木香、砂仁各6g，胡黄连、浮小麦、炙甘草各5g，水煎服，日1剂，共服8剂，症消康复体健。［石翎雁．加味养阴益胃汤治疗小儿厌食症56例体会．甘肃中医，2002，15（3）：20］

【古代文摘】

《诸病源候论·卷四十七·哺露侯》：“小儿乳哺不调，伤于脾胃，脾胃虚弱，不能饮食。”

《备急千金要方·卷五上·初生出腹第二》：“儿哺早者，儿不胜谷气，令生病……若不嗜食，勿强与之，强与之不消，复生疾病。……凡乳儿不欲太饱，饱则呕吐，……以空乳乳之即消，……视儿饥饱节度”

《针灸大成·卷十》：“小儿脾胃嫩弱，……于天气和暖，宜抱出日中嬉戏，频见风日，则血凝、气刚、肉坚、可耐风寒，不致疾病。”

“小儿不宜食肉太早，伤及脾胃，……非三岁以上勿食。”

“忍三分寒，吃七分饱，多揉肚，少洗澡。”

《幼科发挥·卷之三·脾经兼证》：“诸困睡，不嗜食，……皆脾脏之本病也。”

《张氏医通·卷九·不能食》：“脾胃俱虚，则不能食而瘦。”

【现代研究】

由于厌食患儿同时厌药，故难接受内服药物治疗。从国内中医药、针灸杂志检索发现，治疗小儿厌食有针灸、穴位注射、耳针或耳穴贴压、推拿捏脊、辨证内服中药和穴位中药贴敷内外两治法。其中毫针治疗以中医脏腑经络辨证为基础，取穴频率出现最多的有足三里、中脘、胃俞、脾俞和经外奇穴四缝穴。并可随症加减，如有脘胀者加天枢，有呕吐者加内关，有便溏或稀薄者加气海或足三里加灸。对脾胃虚者，上穴可用灸法。李氏针灸、穴位注射、推拿按摩捏脊法等外治疗法作用于患儿脊背皮部，通过经络腧穴等使之产生机械性刺激，达到调和气血、平衡阴阳、恢复脏腑功能。捏脊、针灸背俞穴等，现代医学认为能刺激脊神经根后支节，使交感和副交感神经功能恢复协调，促进胃肠血液、淋巴液循环，改善或促进消化系统消化酶分泌功能，提高机体免疫功能，改善肌肉、内脏营养状况，从而进一步促进、改善胃肠等消化系统的消化吸收转化功能［李蔷华．综合治疗小儿厌食100例的临床观察．陕西中医，2001，22（12）：713］。王氏以王不留行籽贴压耳穴治疗小儿厌食，取胃、脾、肝、交感等耳穴，按辨证分型，随症配穴。耳贴2～3天换1次，双耳交替，每天按压数次，7次为1疗程［王斌，冯新送，刘庆思．小儿厌食症中医药外治法研究概况．中医研究，2001，14（1）：40］。

内服中药治疗总以“健脾不在补，贵在运”之法为宗旨。因此以扶脾养胃、益气生津之太子参、白术健脾运化，以轻清芳香的广陈皮、藿香芳化悦脾，以解脾气之困，以消食化谷的内金、谷芽、麦芽助脾胃消化之机，以酸甘之山楂、乌梅消食生津，化液养阴，共臻拔清灵脏气，复转运之机，使脾胃和调，脾运复健，胃纳自佳，尤忌滋补厚味、滞气碍胃之品。中药药理研究表明参、术健脾，具有促进胃肠蠕动、增强肠道吸收、提高机体免疫功能作用；广陈皮、藿香芳化悦脾，具有促进胃腺分泌以助消化作用，鸡内金等含胃激素及蛋白质，能激活胃中消化酶的活性；山楂、乌梅入胃养阴生津，有促进消化酶分泌的作用；谷芽、麦芽中含有硒、锌等微量元素，具有补充作用。李少春总结出治疗小儿厌食四法：①益气养血法，方用八珍汤加味。②清热益胃法，方用自拟清热益胃方（黄连、龙胆草、生大黄、莲子、明党参、淮山、麦谷芽）。③安神理脾法，方用远志丸合四逆散加减。④清热燥湿法，方用达原饮加减［李少春．小儿厌食症治疗四法．黑龙江中医药，1998，（5）：31］。

【结语】

厌食在小儿各龄期皆可发生，以1～6周岁多见，个别可延及学龄期。城市儿童发病率偏高。在治疗方面，因小儿厌食多亦厌服中药，故针灸、穴位注射、耳针或耳穴贴压、推拿捏脊、穴位中药贴敷较为适合，法简效捷。如四缝穴挑刺，放出淡黄液体少许；足三里、中脘、脾俞、胃俞毫针速刺不留针或中药神阙穴贴敷，多能得到患儿及家长接受。内服中药总以健脾助运为法，脾胃运化，则厌食自除。

第十一节　惊　风

惊风是以抽搐、昏迷为主要症状的儿科常见急重病证，可发生于多种疾病之中，以1～5岁的儿童发病率最高，一年四季均可发生。抽搐时的主要表现，可归纳为搐、搦、掣、颤、反、引、窜、视，古人称之为惊风八候。

小儿惊风，在北宋以前与痫证并称，如《诸病源候论》、《千金要方》、《外台秘要》等古代医籍里，皆混为一证，分风痫、食痫、惊痫3种。直至《太平圣惠方》才提出小儿急慢惊风的概念。钱乙明确指出：急惊风是因“小儿热痰客于心胃，因闻声非常，则动而惊搐矣。若热极，虽不因闻声及惊，亦自发搐”；而慢惊风是“因病后或吐泻，脾胃虚损”，“小儿伤于风冷，复以冷药治之，亦有诸吐利久不差者，脾虚生风”。《医宗金鉴》曰：“心主惊兮肝主风，心热肝风作急惊，素虚药峻因成慢，吐泻后起慢脾风。”惊风一般分为急惊风、慢惊风两大类。凡起病急暴、属阳属实者，称为急惊风；凡病久中虚、属阴属虚者，称为慢惊风；慢惊风中若出现纯阴无阳的危重证候，称为慢脾风。

西医学称惊风为小儿惊厥，可见于多种疾病，如高热、中毒性细菌性疾病、乙型脑炎、脑膜炎、原发性癫痫等。

急惊风

急惊风为痰、热、惊、风四证俱备，以高热、抽风、昏迷为主要表现，多由外感时邪、内蕴湿热和暴受惊恐而引发。

【病因病机】

急惊风的主要病因是外感时邪、内蕴湿热、暴受惊恐。其主要病机为热闭心窍、热盛动风、痰盛发搐。痰、热、惊、风四证是急惊风的主要病理表现。病变部位在于心、肝二脏。

1. 外感时邪　小儿脏腑娇嫩、肌肤薄弱，易寒易热，易虚易实，外感风热、暑湿之邪或疫疠之气，邪陷心肝，化火生风或灼津成痰，风痰内动，发生急惊风。

2. 内蕴湿热　饮食不洁，误食污秽或毒物，湿热疫毒蕴结肠腑，内陷心肝，扰乱神明，而致痢下秽臭，高热昏厥，抽风不止。

3. 暴受惊恐　小儿元神未充，若猝见异物，乍闻异声，或不慎跌仆，暴受惊恐，惊则气乱，恐则气下，而致心无所倚，神无所归，轻者神志不宁，惊惕不安；重者心神失主，痰升风动，发为惊厥。

【诊断要点】

1. 症状　以四肢抽搐、颈项强直、角弓反张、神昏为主要表现。有明显的原发疾病，如感冒、肺炎喘嗽、中毒性细菌性疾病、流行性腮腺炎、流行性乙型脑炎等。

2. 检查　中枢神经系统感染者，神经系统检查病理反射阳性。必要时可作大便常规、大便细菌培养、脑脊液等检查协助诊断。

【鉴别诊断】

1. 癫痫　癫痫发作时亦可出现抽搐、神昏，但还有口吐白沫、喉中有声等特征表现，发作时无发热，清醒后如常人，而且发作具有明显反复性，脑电图常可发现棘波、尖波、棘－慢波等特征性波形。而本病一般只发作一次，发作时多有高热，可伴有原发疾病（感冒、中毒性细菌性疾病、脑炎等）表现，脑电图无痫性波发放，可与之鉴别。

2. 肌肉震颤　主要表现为舌肌、四肢肌震颤不止，表情呆滞，不由自主，类似惊风表现，但发作时意识清楚，常见于婴幼儿营养性大细胞贫血；而急惊风表现为四肢抽搐、颈项强直、角弓反张，发作时意识丧失，常见于高热、中毒性细菌性疾病、乙型脑炎等。

【辨证】

急惊风的辨证，首先是辨表热、里热，如昏迷、抽搐为一过性，热退后抽搐自止为表热；高热持续，反复抽搐、昏迷为里热。其次是辨痰热、痰火、痰浊，如神昏，高热痰鸣，为痰热上蒙清窍；妄言谵语，狂躁不宁，为痰火上扰清空；嗜睡昏迷，呼之不应，为痰浊蒙蔽心窍。再次是辨外风、内风，外风邪在肌表，清透宣解即愈，其高热惊厥，常为一过性证候，热退惊风可止；内风病在心肝，热、痰、风三证俱全，反复抽搐，神志不清，病情严重。应积极查明原发病，尽早治疗，控制发作，否则可危及生命。

1. 风热动风

证候：起病急暴，发热，头痛，鼻塞，流涕，咳嗽，咽痛，随即出现烦躁、神昏、抽搐，舌苔薄白或薄黄，脉浮数。

分析：风热之邪郁于肌表，正邪交争，故发热；风热上扰则头痛、咽痛；风热犯肺则咳嗽、鼻塞、流涕；热扰神明则烦躁；邪热蒙蔽清窍则神昏；热盛动风，故抽搐。舌苔薄白或薄黄，脉浮数，均为风热在表之象。

2. 气营两燔

证候：多见于盛夏之季，起病较急，壮热多汗，头痛项强，恶心呕吐，烦躁嗜睡，抽搐，口渴便秘，皮肤发疹发斑，舌红苔黄，脉弦数。病情严重者高热不退，反复抽搐，神昏，舌红或绛，苔黄腻，脉滑数。

分析：感受暑邪或疫邪，证情凶险，故起病急骤。邪在气分，则壮热多汗、烦躁口渴；热迫心营，则皮肤发疹发斑，神昏，抽搐；暑夹湿重者则见嗜睡，神昏，呕恶，苔腻。舌红或绛，苔黄腻，脉滑数均为气营两燔之象。

3. 邪陷心肝

证候：起病急骤，高热不退，烦躁口渴，谵语，昏迷，反复抽搐，两目上视，舌红苔黄腻，脉数。

分析：疫邪发病，传变迅速，相互染易，故起病急骤；疫邪性烈，正邪交争剧，故高热不退；邪热上扰神明，故烦躁、谵语；邪热灼津耗液，故口渴；疫邪蒙蔽心包，故昏迷；疫邪化热化火，引动肝风，故见抽搐，双目上视。舌红苔黄腻，脉数均为邪陷心肝之象。

4. 湿热疫毒

证候：持续高热，频繁抽搐，神昏，谵妄烦躁，腹痛呕吐，大便黏腻或夹脓血，舌质红，苔黄腻，脉滑数。

分析：本证多见于夏秋之季，由饮食不洁、感受湿热疫毒产生。湿热疫毒与食积交结，壅阻肠腑，故腹痛呕吐，大便脓血；内迫营血，直犯心肝，故出现昏迷、抽搐。舌红苔黄腻，脉滑数，均为湿热侵袭之象。

5. 惊恐惊风

证候：暴受惊恐后惊惕不安，身体战栗，喜投母怀，夜间惊啼，甚至惊厥，神志不清，大便色青，脉律不整，指纹紫滞。

分析：小儿元气未充，心神怯弱，若暴受惊恐，神无所归，故惊惕不安，心神不安，夜间惊啼；肝主筋脉，其色青，故见筋惕肉瞤，大便色青；惊则气乱，故脉律不整；小儿肝常有余，若暴受惊恐，引动肝风，蒙蔽清窍，则惊厥，神昏。

【治疗】

1. 中药治疗

（1）风热动风

治法：疏风清热，熄风定惊。

方药：银翘散（《温病条辨》）加钩藤、僵蚕、蝉蜕。

方用银翘散疏风清热；钩藤、僵蚕、蝉蜕祛风定惊。高热不退加生石膏、羚羊角粉清热息风；神昏抽搐较重者，加服小儿回春丹清热定惊。

（2）气营两燔

治法：清气凉营，熄风开窍。

方药：清瘟败毒饮（《疫疹一得》）加羚羊角、钩藤、僵蚕。

方中生石膏、知母、连翘、栀子、黄芩、黄连清气解热；赤芍、玄参、生地、水牛角、竹叶、丹皮清营保津；羚羊角粉、钩藤、僵蚕熄风止惊。昏迷较深者，可加紫雪丹熄风开窍；大便秘结加大黄、玄明粉通腑泄热；呕吐加半夏、玉枢丹降逆止呕。

（3）邪陷心肝

治法：清心开窍，平肝熄风。

方药：羚角钩藤汤（《通俗伤寒论》）加菖蒲、胆星、栀子、黄芩。

方中羚羊角粉、钩藤、桑叶、菊花凉肝熄风，清热止痉；白芍、生地养阴增液，柔肝舒筋；贝母、竹茹清热化痰；茯神平肝宁心安神；石菖蒲、胆南星豁痰清心；栀子、黄芩清热解毒；甘草调和诸药。神昏抽搐较甚加服安宫牛黄丸清心开窍；头痛剧烈加石决明、龙胆草平肝降火。

（4）湿热疫毒

治法：清热化湿，解毒熄风。

方药：黄连解毒汤（《伤寒论》）合白头翁汤（《肘后方》）加羚羊角、钩藤。

方中黄连、黄柏、栀子、黄芩清热泻火解毒；白头翁、秦皮清肠化湿；羚羊角粉、钩藤熄风止痉。呕吐腹痛明显者，加用玉枢丹辟秽解毒止吐；大便脓血较重者，可用生大黄水煎灌肠，清肠泄毒。

（5）惊恐惊风

治法：镇惊安神，平肝熄风。

方药：琥珀抱龙丸（《活幼心书》）合朱砂安神丸（《内外伤辨惑论》）。

方中琥珀抱龙丸镇惊安神，熄风化痰；朱砂安神丸中朱砂清心安神，黄连清心除烦，当归、生地养血滋阴，火得清则神自安。可加石菖蒲、胆南星豁痰开窍；全蝎、钩藤平肝熄风。寐中肢体颤动，惊啼不安者，加用磁石重镇安神。

2. 针灸治疗

（1）体针

基本处方：水沟　中冲　合谷　太冲　涌泉　十宣

方中水沟为督脉腧穴，可开窍镇惊、醒神起闭；中冲为心包经井穴，可泻热开窍、镇惊宁神；合谷、太冲两穴合用谓之“四关”，可通行气血、熄风镇惊；涌泉为肾经最下的井穴兼根穴，针之能使肾之经气上升，用以降火；刺十宣出血，能泄诸经之邪热，并具有开窍醒神之效。

加减运用：若风热动风加大椎、风池泻热熄风；气营两燔加曲泽、曲池清气凉营；邪陷心肝加劳宫、风池清心平肝；湿热疫毒加阴陵泉、天枢清热利湿；惊恐惊风加本神、印堂镇惊安神。

（2）其他：还可选用指针：用拇指重掐水沟、印堂、合谷、太冲，以抽搐停止为度；三棱针：取十宣或十二井点刺出血。耳针：取心、肝、交感、神门、皮质下，毫针强刺激。

【预防与调护】

1. 预防

（1）加强锻炼，增强体质，提高抗病能力。

（2）按计划免疫接种，预防传染病。

（3）注意饮食卫生，避免时邪感染，避免跌仆惊骇，防止惊风发生。

（4）对有高热惊厥史患儿，发热初期应及时降温，必要时予抗惊厥药物；对暑温、中毒性细菌性疾病患儿应积极治疗原发病，防止惊风发作。

2. 调护

（1）患儿抽搐时，切勿强制按压，以防骨折。

（2）保持患儿头侧位，用纱布包裹压舌板放于上下牙齿之间，以防咬伤舌体。

（3）随时吸痰及咽喉分泌物，保持呼吸道通畅，防止窒息，注意给氧。

（4）密切观察患儿面色、呼吸、脉搏、血压、瞳孔及体温等变化。

（5）保持室内安静，避免不良刺激。

（6）注意饮食调护，忌肥甘厚腻。

【医案举例】

1. 杨某，女，4岁，1995年3月24日就诊。

患儿感冒2天，始见鼻塞流涕，壮热（T>40℃）持续不退，全身汗出，但热不因汗出而减，口渴引饮，唇干口燥，心烦躁扰，先后发作抽搐2次。抽搐时神昏，两目直视，项强，角弓反张，口吐痰沫，两手握固，舌质红，苔薄黄，指纹青紫，脉洪数。用抗生素及解热药，仍未奏效。中医诊断为急惊风，辨证为阳明实热证。故急投白虎汤加味：生石膏30g，知母7g，炙甘草4g，粳米1撮，蝉蜕4g，钩藤4g，天竺黄5g，天花粉8g。服1剂，热退至38.2℃，诸症减轻，再服1剂，热退汗出而病愈。[应学池．经方治小儿急症5则．江西中医药，1997，28（5）：8]

2. 刘某，男，5 岁。

发热、头痛、咽痛 1 天。予抗生素、退热药物等，症状未见好转。今晨患儿突然高烧、烦躁不安，神志不清，四肢抽搐，两目上视，牙关紧闭。检查：面赤，体温 39℃，心率 120 次/分。急取人中中度刺激，反复提插捻转，至患儿苏醒为止；又针内关，平补平泻，太冲提插泻法。留针 20 分钟。中冲（双）点刺出血数滴。取针后患儿神清，四肢抽搐停止。[赵国文．针刺在急症中的临床应用．中国针灸，1997，7（8）：497]

【古代文摘】

《黄帝明堂灸经》："小儿急惊风，灸前顶一穴，三壮，在百会前一寸。若不愈，须灸两眉头及鼻下人中一穴，炷如小麦大。"

《小儿药证直诀·急惊证治》："小儿急惊者，本因热生于心，身热面赤引饮，口中气热，大小便黄赤，剧则搐也，盖热甚则风生，风属肝，此阳盛阴虚也。"

《卫生宝鉴》："治小儿急惊风，前顶一穴，在百会前一寸，若不愈，须灸眉头两处及鼻下人中一穴，各三壮。"

《杂病穴法歌》："小儿惊风少商穴，人中、涌泉泻莫深。"

【现代研究】

中医针灸对本病的现代研究报道较少，且大多为散在的临床报道，随机对照研究更为少见。温氏等用清热通腑法治疗小儿高热惊风 70 例，药用清热口服液（柴胡、黄芩、连翘、白芍、大黄、钩藤、僵蚕等）；并设对照组 30 例，口服安宫牛黄丸进行临床研究。结果：治疗组和对照组的总有效率统计学处理无显著差异，两组的解热、抗惊厥效果相近似。治疗组平均降温时间优于对照组。治疗组治愈率 90%，对照组 86.7%［温广学，杨秀婷，冯永喜，等．清热通腑法治疗小儿高热惊风的临床研究．中医药信息，1995，（2）：32］。耿氏治疗急惊风 21 例，以清热开窍、定惊熄风为主。针灸治疗主穴：十宣、印堂、人中、合谷、太冲，均用泻法，配穴：昏厥不醒加劳宫、涌泉；抽搐不止加行间、阳陵泉、昆仑、后溪；高烧不退加大椎、合谷。推脊柱：用食、中指自大椎推至长强 100 次。结果：痊愈 16 例，好转 4 例，无效 1 例，总有效率 95.2%［耿文王．针刺推拿治疗小儿惊风 50 例．现代中西医结合杂志，2000，9（15）：1505］。牛氏治疗小儿急惊风 30 例，采用清热化痰法治本，以熄风镇惊法治标，佐以消导通里，配以针刺、物理降温，必要时肌注安定，惊厥时间较长者静脉注射 20% 甘露醇。基本方剂为银翘散合保和丸，辨证加减。结果：显效 18 例，有效 11 例，无效 1 例。其中退热（体温小于 37℃）时间在一天以内者有 12 例，两天以内者 10 例，平均退热止惊时间为 1.89 天［牛兴东．清热化痰消食法为主治疗小儿急惊风 30 例．内蒙古中医药，1992，（1）：8］。

【结语】

急惊风临床以高热、抽风、昏迷为主要表现，多由外感时邪、内蕴湿热和暴受惊恐而引发。治法在于豁痰、清热、镇惊、熄风。针灸对急惊风有较好的缓解作用，发作时宜选人中、印堂、涌泉等，以免发生意外。应重视原发病的治疗，以免惊厥反复发作，转为慢惊风，甚至慢脾风。对于病情严重者，应采用综合措施进行救治。

慢惊风

慢惊风来势缓慢，抽搐无力，时作时止，反复难愈，常伴昏迷、瘫痪等症。

【病因病机】

慢惊风的病因主要是吐泻久痢、病后体虚、过食寒凉之品。病机为脾虚肝旺、脾肾阳衰、阴虚风动。

1. 脾虚肝旺 由于饮食不节，暴吐暴泻，导致中焦受损，脾胃虚弱。脾土既虚，则脾虚肝旺，肝阳化风，致成慢惊之证。

2. 脾肾阳衰 若先天不足，脾胃素虚，复因吐泻日久，或误服寒凉之品，以致脾阳衰微，继则损及肾阳，引起脾肾阳虚。病至于此，皆虚极之候，虚极生风，而致慢脾风证。

3. 阴虚风动 急惊风迁延失治，或温热病后期，阴液耗伤，虚热内生，灼烁筋脉，以致虚风内动而成慢惊。

总之，慢惊风患儿体质多羸弱，素有脾胃虚弱或脾肾阳虚，而致脾虚肝旺或虚极生风。此外，也有急惊风后驱邪未尽，而致肝肾阴虚，虚风内动。病位在肝、脾、肾，性质以虚为主，也可见虚中夹实证。

【诊断要点】

1. 症状 多起病缓慢，病程较长。症见面色苍白，嗜睡无神，抽搐无力，时作时止，或两手颤动，筋惕肉瞤，脉细无力。

2. 检查 可进行血液生化、脑电图、脑脊液、头颅 CT 等检查，以明确诊断原发病。

【鉴别诊断】

急惊风 二者均可见惊风四证、八候表现。但急惊风多起病急暴，病程短，症见高热神昏，四肢抽搐，颈项强直，角弓反张，八候表现急速强劲，病位在心、肝，病性属热属阳属实；而本病多起病缓慢，病程长，昏迷、抽搐不明显，热势低或无热，肌肉抽动，筋脉拘急，或仅表现摇头，八候表现迟缓无力，病位在脾、肝、肾，病性属寒属阴属虚。

【辨证】

慢惊风病程较长，起病缓慢，神昏、抽搐症状相对较轻，有时仅见手指蠕动。辨证多属虚证，继辨脾、肝、肾及阴、阳。脾虚肝旺者，症见精神萎靡，嗜睡露睛，不欲饮食，大便稀溏，抽搐无力，时作时止；脾肾阳衰者，症见神萎昏睡，面白无华，四肢厥冷，手足震颤；肝肾阴虚者，症见低热虚烦，手足心热，肢体拘挛或强直，抽搐时轻时重，舌绛少津。

1. 脾虚肝旺

证候：精神萎靡，嗜睡露睛，面色萎黄，不欲饮食，大便稀溏，色带青绿，时有肠鸣，四肢不温，抽搐无力，时作时止，舌淡苔白，脉沉细。

分析：本证以脾胃虚弱为主，常发生于婴幼儿。久泻伤脾，脾虚则面色萎黄，精神萎靡；脾运失健，湿滞内生，故大便稀溏，不欲饮食；脾阳不振，故四肢不温；土虚木乘，木旺化风，故见抽搐，嗜睡露睛，大便色青。舌淡苔白，脉沉细均为脾虚之象。

2. 脾肾阳虚

证候：神萎昏睡，面白无华或灰滞，口鼻气冷，额汗不温，四肢厥冷，溲清便溏，手足震颤，舌质淡，苔薄白，脉沉微。

分析：本证多发生在暴泻久泻之后，体内阳气衰竭，病至于此，为虚极之候。脾之运化赖肾之命火温煦；肾阳化生赖脾阳运化之水谷精微，故脾阳受损重则损及肾阳。脾肾阳虚，寒水上泛，故见面色无华或灰滞；阳气不运，温煦失职，故口鼻气冷，四肢厥冷，额汗不温，甚则昏睡；虚极而生内风，则见手足震颤。舌淡，苔薄白，脉沉微均为脾肾阳虚之象。

3. 阴虚风动

证候：精神疲惫，形容憔悴，面色萎黄，或时有潮红，虚烦低热，手足心热，易出汗，大便干结，肢体拘挛或强直，抽搐时轻时重，舌绛少津，苔少或无苔，脉细数。

分析：本证多发生在急惊风之后，痰热炼灼阴津，阴不潜阳，筋脉失养，故症见肢体拘挛或强直，抽搐反复发作；阴虚生内热，故见虚烦低热，手足心热，易汗出，面色潮红。大便干结，舌红少苔少津，脉细数等均为阴虚内热之象。

【治疗】

1. 中药治疗

（1）脾虚肝旺

治法：温中健脾，缓肝理脾。

方药：缓肝理脾汤（《医宗金鉴》）加钩藤、白芍、肉桂。

方中人参、白术、茯苓、陈皮、山药、扁豆、炙甘草健脾益气；白芍、钩藤柔肝止痉；干姜、肉桂温运脾阳。纳呆食少者，加白蔻仁、砂仁醒脾开胃。

四肢不温，大便稀溏者，改用附子理中汤温中散寒，健脾益气。

（2）脾肾阳虚

治法：温补脾肾，回阳救逆。

方药：固真汤（《证治准绳》）加丁香、山药、炮姜。

方中人参、白术、山药、茯苓、黄芪、炙甘草健脾补肾；炮附子、肉桂、炮姜、丁香温补元阳。汗多者加龙骨、牡蛎、五味子收敛止汗；恶心呕吐者，加吴茱萸、胡椒、半夏温中降逆止呕。

（3）阴虚风动

治法：育阴潜阳，滋水涵木。

方药：大定风珠（《温病条辨》）。

方中生鸡子黄、阿胶滋阴养液熄内风；地黄、麦冬、白芍滋阴柔肝；龟板、鳖甲滋阴潜阳；麻仁滋阴润燥；牡蛎平肝潜阳；五味子、炙甘草酸甘化阴。诸药合用，共奏滋阴养液，柔肝熄风之效。抽搐不止者，加天麻、乌梢蛇熄风止痉；筋脉拘急，屈伸不利者，加黄芪、党参、鸡血藤、桑枝益气养血通络。

2. 针灸治疗

（1）体针

基本处方：百会　印堂　气海　足三里

方中百会又名“三阳五会”，功善升清安脑醒神；印堂开窍镇惊；气海长于调补元气；足三里补益后天之气。

加减运用：脾虚肝旺加脾俞、太冲健脾缓肝；脾肾阳虚加脾俞、肾俞、关元温补肾阳；阴虚风动加太溪、太冲、风池滋阴潜阳，熄风定惊；抽搐时加阳陵泉、本神定惊止搐；腹泻不止重灸天枢、章门温补脾胃；呕吐加内关、中脘宽胸止呕。

（2）其他：还可选用耳针：交感、神门、皮质下、心、肝、脾，毫针中刺激，或王不留行籽贴压。

【预防与调护】

1. 预防

（1）加强锻炼，增强体质，提高抗病能力。

（2）积极治疗原发病，防止惊风反复发作。

2. 调护

（1）患儿抽搐时，调护同急惊风。

（2）病情好转后，应予高营养、易消化食物。

（3）长期卧床患儿，应经常变换体位，防止褥疮发生。

【医案举例】

张某之次子，生甫一岁。1914 年 3 月初诊。

主诉：患小儿惊风证，病颇危笃，3 日来抽搐不已。

诊查：余诊视之，指纹青黑透达三关，脉沉细而弱，舌苔白滑，面唇青黯，闭目沉迷不醒，时而手足拘挛抽掣，乳食不进，夜间发热，大便泄泻绿色稀粪。询及病由，患儿始因受寒感冒起病，初有发热咳嗽，大便溏泻，某医以清热解表药 2 剂，服后白昼身热见退，夜晚又复发热，咳泻未止。继又拟消食清热药 2 剂，服后不病减，忽而风动抽搐。该医以为肝经风热，又以平肝祛风镇惊药 2 剂，病情反日趋沉重而成是状。时病已 10 余日。

辨证：余思寻之，良由小儿气血未充，脏腑娇嫩，不耐克伐。风寒初起，只需轻宣透表，其病当愈。尔乃误以清热之剂，又复以消食、平肝、祛风等法，元阳受损，正不胜邪，遂致寒痰内壅而成三阴虚寒之慢惊风证。

治法：病势已危重，若辞不治，实非我医者应尽之责，力主逐寒荡惊汤挽救之。

方药：上肉桂 6g（研末，泡水兑入），公丁香 3g，炮姜 10g，白胡椒 3g（捣），灶心土

130g（烧红淬水，澄清后以水煎药）。

上方药喂服2次，稍倾，呕吐涎痰一小盏，风状略减，抽搐较轻，两眼已睁，目珠已能转动寻视。再喂药1次，又吐涎痰盏许，风状已定，抽搐不再发作，咳嗽亦平，夜晚已不再发热。患儿之父母见病已恢复，甚为欣慰，但见其子体质羸弱，认为宜培补脾胃，自拟理中地黄汤1剂喂服，熟料服后移时风动抽搐又起。余往视之，询问缘由，方知患儿大病虽有转机，然寒痰尚未逐尽，滋补过早，固必增邪，且有碍于阴邪外祛，寒痰内阻，遂致慢惊风复作。仍以逐寒荡惊汤并加附片15g，喂服后又吐涎痰盏许，畅泻酱黑色稀便2次，抽搐平息，且能吮乳，并闻啼声。照原方去胡椒、公丁香，加砂仁6g，甘草6g，附片增至30g，煎汤频频喂服。药尽2剂，诸证痊愈。（董建华．中国现代名中医医案精华．北京：北京出版社，1990：2107－2108）

【古代文摘】

《景岳全书·小儿则》曰："慢惊者，阴证也，虚证也，此脾肺俱虚，肝邪无制，因而侮脾生风，无阳之证也，故其形气、病气俱不足者是为慢惊，此当专顾脾肾以救元气。"

《证治准绳·幼科》："慢惊阴重阳亏，诸经已虚，不宜通关，又凉其脏。"

《针灸大全》曰："小儿慢脾风，目直视，手足搐，口吐沫，百会一穴，上星一穴，人中一穴，大敦二穴，脾俞两穴。"

【现代研究】

耿氏治疗慢惊风，以滋阴益肾、柔肝熄风为主，主穴：中脘、关元、足三里、章门、印堂，均用平补平泻法，推拿用捏脊疗法，每次3～5遍；治疗慢脾风，以回阳救逆、培元固本为主，主穴：肝俞、脾俞、百会、神阙（灸）、足三里，均用补法，推拿法同慢惊风。针灸配穴随证加减，7日为1个疗程。结果：慢惊风18例，痊愈13例，好转3例，无效2例，有效率85.9%；慢脾风11例，痊愈7例，好转3例，无效1例，有效率90.9%［耿文王．针刺推拿治疗小儿惊风50例．现代中西医结合杂志，2000，9（15）：1505］。

【结语】

慢惊风常具有反复呕吐、长期泄泻、急惊风、解颅、佝偻病、初生不啼等病史，起病缓慢，病程较长。病机为脾虚肝旺、脾肾阳虚、肝肾阴虚而致虚风内动。病位在肝、脾、肾，病性以虚为主，也可见虚中夹实证。因此其治疗大法宜以补虚治本为主，常用的法则有温中健脾，温阳逐寒，育阴潜阳，柔肝熄风。

第十二节 癫 痫

癫痫，亦称"痫证"，俗称"羊痫风"、"羊吊风"，是以猝然昏仆，强直抽搐，口吐白沫，喉中鸣叫，二便自遗，移时即醒，醒后如常人为特征的发作性疾病。我国人群的患病率为3.3‰~5.8‰，多数在10岁以前起病。

癫痫之病名首见于《五十二病方》，其症状和发病在历代中医文献中皆有论述。如《诸病源候论》指出："痫者，小儿病也。其发之状，或口眼相引而目睛上摇，或手足瘛疭，或背脊强直，或颈项反折。"《医学纲目·癫痫》说："癫痫者，痰邪逆上也"。

癫痫病名中西医一致。西医按病因可分为原发性和继发性癫痫两大类。原发性癫痫，又称特发性或隐源性癫痫，多见于幼儿及青少年时期，与遗传因素有关；继发性癫痫，多见于脑先天性疾病，颅脑外伤，脑部感染，脑血管病，颅内肿瘤，脑缺氧等。

【病因病机】

癫痫的病因颇为复杂，可归纳为顽痰内伏、暴受惊恐、头部外伤、惊风频发等。其病位主要在心、肝、脾、肾。肾为先天之本，脾为后天之本，先天禀赋不足，元阴亏乏，后天调摄失宜，脾失运化，均可造成气机不利，津液运行不畅，日久痰浊内生，若复受于惊，惊则气乱，痰随气逆，上蒙心窍则神昏，横窜经络引动肝风则抽搐。

1. 顽痰内伏 痰之所生，常因小儿脾常不足，内伤积滞，水聚为痰，痰阻经络，上逆窍道，阻滞脏腑气机升降之路，致使阴阳之气不相顺接，清阳被蒙，因而作痫。

2. 暴受惊恐 小儿受惊有先、后天之分。先天之惊多指胎中受惊，若母惊于外，则胎感于内，势必影响胎儿，生后若有所犯，则引发癫痫。后天之惊与小儿生理特点有关，小儿神气怯弱，元气未充，尤多痰邪内伏，若乍见异物，卒闻异声，或不慎跌仆，暴受惊恐，可致气机逆乱，痰随气逆，蒙蔽清窍，阻滞经络，则发为癫痫。

3. 外伤血瘀 难产手术或颅脑外伤，血络受损，血溢络外，瘀血停积，脑窍不通，以致精明失主，昏乱不知人，筋脉失养，一时抽搐顿作，发为癫痫。

4. 惊风频发 惊风频作，风邪与伏痰相搏，扰乱神明，闭塞经络，亦可致癫痫。正如《证治准绳·幼科》所说："惊风三发便为痫。"

癫痫反复发作，病情迁延或失治误治，致使脾阳受损，寒痰凝滞，阻塞经络，蒙闭孔窍，可见虚证或虚实夹杂之证。一般以脾虚痰伏较为常见。脾虚日久可致肾虚，最后形成脾肾两虚之证。

总之，上述因素可导致心、肝、脾、肾等脏气机失调，痰随气逆，痰瘀阻窍，神明失用，发为癫痫。

【诊断要点】

1. 病史 病发前常有先兆症状，发病可有诱因。

2. 症状

（1）主症：①猝然仆倒，不省人事。②四肢抽搐，项背强直。③口吐涎沫，牙关紧闭。④目睛上视。⑤瞳仁散大，对光反射迟钝或消失。

（2）反复发作，可自行缓解。

（3）急性起病，经救治多可恢复，若日久频发，则可并发健忘、痴呆等证。

3. 检查 脑电图表现异常。

主症中有①、②、⑤，并具备（2）、（3）两项条件者，结合先兆、诱因、脑电图等方面的特点，即可确定诊断。

【鉴别诊断】

1. 急惊风 见急惊风鉴别诊断。

2. 痉病 发作时强直兼角弓反张，与癫痫发作有相似之处，但不易清醒，常伴发热，病因消除后可不再复发；而癫痫反复发作，醒后如常。

【辨证】

癫痫的辨证要点其一是辨轻重，发作时间较短，抽搐轻微，或仅有眨眼、点头、咬牙者为轻；意识丧失，抽搐时间长，或反复频繁发作难以控制，抽搐剧烈者为重。其二是辨性质，发病前常有惊吓史，发作时多伴有惊叫、恐惧等精神症状为惊痫；发病多由外感发热诱发，发作时抽搐明显，或伴有发热等症为风痫；发作以神识异常为主，常有失神，摔倒，手中持物坠落等为痰痫；有明显的头部外伤史，头痛部位固定为瘀痫。癫痫虚证的辨证以病位为主，区分脾虚痰盛与脾肾两虚。

1. 惊痫

证候：起病前常有惊吓史。发作时惊叫，吐舌，急啼，神志恍惚，面色时红时白，惊惕不安，如人将捕之状，四肢抽搐，大便黏稠，舌淡红，舌苔白，脉弦滑，乍大乍小，指纹色青。

分析：本证多有惊吓病史。心为神之舍，常欲安静则精神内守。小儿神气怯弱，若暴受惊恐，神气愦乱，则惊叫、急啼，面色时红时白，惊惕不安，如人将捕之状；舌为心之苗，心经积热则吐舌；小儿肝常有余，气机逆乱，肝风内动，故四肢抽搐。脉弦滑，乍大乍小，指纹青均为神气逆乱之象。

2. 风痫

证候：多有外感风热病史。发作时突然仆倒，神志不清，颈项及全身强直，继而四肢抽搐，两目上视，牙关紧闭，口吐白沫，口唇及面部色青，舌苔白，脉弦滑。

分析：本证多由急惊风反复发作变化而来。诸风掉眩，皆属于肝，肝风内动，心神被蒙，故见神志不清；诸暴强直，皆属于风，肝风内动，故颈项及全身强直，四肢抽搐，两目上视，牙关紧闭；风痰上壅，故口吐白沫；肝在色为青，肝风内动，故口唇及面部色青。舌苔白，脉弦滑，均为风痰上壅之象。

3. 痰痫

证候：发作时痰涎壅盛，喉间痰鸣，瞪目直视，神志恍惚，状如痴呆、失神，或仆倒于地，手足抽搐不甚明显，或局部抽动，智力逐渐低下，或头痛、腹痛、呕吐、肢体疼痛，骤发骤止，日久不愈，舌苔白腻，脉弦滑。

分析：脾为生痰之源，脾运失健，聚湿成痰，故发作时痰涎壅盛，喉间痰鸣；痰浊蒙蔽心窍，故神志恍惚，状如痴呆、失神；肝气被郁，故瞪目直视，手足抽搐不甚明显；痰气逆乱，扰腑阻络，使气机阻滞，不通则痛，故见头痛、腹痛、呕吐、肢体疼痛；痫病久发，肾精受损，脑失所养，则智力低下。舌苔白腻，脉弦滑均为痰湿内蕴之征。

4. 瘀痫

证候：多见发育迟缓，智力低下，面色苍白，哭声尖叫。或两眼发直，斜视，手足抽动。或见点头和上身前屈，反复发作的点头样痉挛，舌质黯红，脉细涩。

分析：外伤或产伤，可致脉络受损，停瘀脑内，脑窍不通，精明失主，故智力低下；血瘀气结，气血无以充养周身，故发育迟缓；肝主筋脉，气血郁滞，筋脉失养，虚风内动，故手足抽动、点头痉挛，两目发直斜视；气滞血瘀，不通则痛，故哭声尖叫。舌质黯红，脉细涩，均为瘀阻血行不畅之象。

5. 脾虚痰盛

证候：癫痫发作频繁或反复发作，神疲乏力，面色无华，时作眩晕，纳呆，便溏，舌质淡，苔薄腻，脉细软。

分析：脾胃虚弱，水谷无以化生气血，故神疲乏力，面色少华，眩晕纳呆；脾虚，运化失健，痰湿内生，故大便溏；脾虚生痰，痰随气逆，则发为癫痫。舌淡苔薄腻，脉细软均为脾虚之象。

6. 脾肾两虚

证候：发病年久，屡发不止，时有眩晕，智力低下，有的不能坐立，腰膝酸软，神疲乏力，少气懒言，四肢不温，睡眠不宁，便溏，舌淡红，舌苔白，脉沉细无力。

分析：多因抽搐发作较重，经久不愈，致使脾肾两虚。脾虚气弱则神疲乏力，少气懒言，便溏；腰为肾之府，肾虚则腰膝酸软，不能坐立；肾藏精生髓，通于脑，脑髓失养，故智力低下；脾虚生化无源，阴血虚亏，故眩晕、睡眠不宁；阳气不充，则四肢不温。舌淡苔白，脉沉细无力，均为脾肾两虚之象。

【治疗】

1. 中药治疗

（1）惊痫

治法：镇惊安神，熄风定痫。

方药：镇惊丸（《证治准绳》）。

方中主要用茯神、朱砂、珍珠宁心安神；僵蚕、全蝎、枳壳顺气祛风镇惊；附子、南星祛风化痰；人参、茯苓、甘草健脾益气，以绝生痰之源。可加枣仁、远志安神宁心；菖蒲、半夏豁痰开窍；钩藤、天麻熄风止痉；水牛角、黄连清火解毒。

上方中朱砂用量需慎重，一般以每日0.5~1g（冲服）为宜，服药时间应控制在1个月之内，否则易致汞中毒。全蝎、蜈蚣、僵蚕等虫类药，以研末另冲服为宜。

（2）风痫

治法：熄风止痉。

方药：定痫丸（《医学心悟》）加羚羊角。

方中羚羊角、钩藤、天麻、全蝎、蜈蚣熄风止痉；石菖蒲、胆南星、半夏、川贝豁痰开窍；远志、茯苓、茯神、朱砂镇静安神；川芎、枳壳活血行气。

（3）痰痫

治法：豁痰开窍。

方药：涤痰汤（《济生方》）加青礞石、沉香、川芎、天麻、朱砂。

方中石菖蒲、胆南星、陈皮、清半夏、青礞石豁痰开窍；人参、茯苓健脾益气祛痰；枳壳、竹茹、沉香、川芎行气降逆活血；朱砂、天麻安神熄风；甘草调和诸药。眨眼、点头发作频繁者加天竺黄、琥珀粉、莲子心清心逐痰；呕吐加代赭石降逆止呕；头痛加菊花、苦丁茶疏风清热；腹痛加白芍、元胡、川楝子行气止痛；肢体疼痛加威灵仙、鸡血藤祛风通络。

（4）瘀痫

治法：化瘀通窍。

方药：通窍活血汤（《医林改错》）去麝香，加菖蒲、天麻、羌活。

方中桃仁、红花、川芎、赤芍活血化瘀；老葱、石菖蒲豁痰通窍；天麻、羌活熄风止痉。头痛剧烈、肌肤枯燥色紫者加参三七、阿胶、丹参、五灵脂养血活血；频发不止者，加失笑散行瘀散结。

（5）脾虚痰盛

治法：健脾化痰。

方药：六君子汤（《世医得效方》）。

方中人参、白术、茯苓、甘草健脾益气；陈皮、半夏行气化痰。便溏者加山药、扁豆、藿香健脾燥湿；纳呆加山楂、砂仁醒脾开胃。

（6）脾肾两虚

治法：补益脾肾。

方药：河车八味丸（《幼幼集成》）。

方中紫河车培补肾元；生地、茯苓、山药、泽泻补气健脾利湿；五味子、麦冬、丹皮清热养阴生津；肉桂、附子、鹿茸温补肾阳。抽搐频繁加龟板、鳖甲滋阴熄风；智力低下加益智仁、石菖蒲补肾开窍。

2. 针灸治疗

（1）体针

基本处方：水沟　长强　筋缩　鸠尾　丰隆　阳陵泉　后溪

方中水沟为急救要穴，可醒脑开窍；长强属督脉，鸠尾属任脉，两穴乃任督之络穴，合用能交通任督、调整阴阳，是治疗痫证的重要主穴；阳陵泉为筋会，配以筋缩可熄风解痉止搐；丰隆为祛痰要穴，可祛无形之痰；后溪为八脉交会穴，通督脉阳气。诸穴合用，共奏豁痰开窍、熄风止痫之功。

加减运用：惊痫加本神、印堂，诸穴均用泻法，以镇惊安神；风痫加合谷、太冲，诸穴均用泻法，以熄风止痫；痰痫加丰隆、足三里，诸穴均用泻法，以化痰和胃；瘀痫加合谷、血海，诸穴用平补平泻，以行气活血；脾虚痰盛加脾俞、阴陵泉，以健脾化痰；脾肾两虚加脾俞、肾俞、三阴交、太溪，诸穴用补法，以补益脾肾。

（2）其他：还可选用头针：取双侧运动区、晕听区、制癫区以及舞蹈震颤控制区，其中大发作多针运动区和舞蹈震颤控制区，小发作多针胸腔区和制癫区，精神性发作多针晕听区。埋线：取背俞穴、腰奇穴、癫痫穴，每次选用 2 ~ 3 穴，埋入医用羊肠线，隔 20 日 1 次。耳针：取皮质下、神门、脑干、脑点，每日 1 次，两耳交替针刺，或埋皮内针。

【预防与调护】

1. 预防

（1）孕妇应保持心情舒畅，情绪稳定，避免精神刺激，避免跌仆或撞击腹部。

（2）注意保护胎儿，避免产伤及窒息。

（3）避免惊恐、抑郁等不良精神及情志刺激，避免外伤尤其脑外伤的发生。

（4）对于惊风患儿，原发病治疗应彻底，以防惊风频发转为痫证。

2. 调护

（1）控制发作诱因，如高热、感冒、劳累、惊吓、情绪变化、玩电子游戏等。

（2）注意饮食调护，避免暴饮暴食及过食肥甘厚腻。

（3）不到水边、火边、马路边等危险处玩耍，外出有人相随，以免发生意外。

（4）发作时切勿强力按压，应使患儿保持侧卧，保持呼吸道通畅，用纱布包裹压舌板放于上下牙齿间，防止舌体咬伤。

（5）发作停止后应保证患儿休息，避免过度刺激。

【医案举例】

1. 周某，男，8 岁。1983 年 12 月 3 日初诊。

患儿 3 年前无明显诱因，突然昏倒，不省人事，四肢抽动，约半分钟缓解。曾到某医院就诊，诊为“癫痫”，给予安定、丙戊酸钠等药治疗，效果欠佳。现仍每 3 ~ 6 个月发病 1 次，每次发病持续 1 周左右，每日发作 7 ~ 8 次，发作时表现为四肢抖动，两目直视，约 30 秒钟缓解。患儿面色萎黄，形体消瘦，纳呆食少，夜寐不安，舌淡红苔白，脉沉细。脑电图示：“轻度不正常脑电图”。诊为脾虚痰盛型癫痫。治以益气健脾、豁痰开窍之法。药用太子参 10g，石菖蒲 15g，茯苓 10g，胆南星 10g，羌活 6g，清半夏 10g，川芎 6g，青果 20g，天麻 6g，橘红 6g，琥珀（冲服）0.5g。水煎服，每日 1 剂。共服 50 剂，并嘱其渐减西药。

二诊：药后平和，未抽搐，余无不适，西药已停服。嘱原方改研细末，每日 3 次，每次 5g，装胶囊吞服。服 1 年。

1 年后复查脑电图，示“正常脑电图”。2 年后随访，未见复发，已上小学。［马融．小儿痰痫治验．河北中医，1986，(6)：33］

2. 张某，女，11 岁。

3 岁起患抽搐，时常发作。数天或数月发作 1 次，每次发作抽搐剧烈，口吐白沫，约 10 分钟才能停止。经精神病院诊断为“癫痫”，常服西药控制症状。患儿在间歇期智力如常。取百会、间使、神门、足三里、丰隆、四神聪、肝俞、太冲、筋缩、照海等穴，每次针 3 ~ 5 穴。隔日 1 次，连针 3 个月，其间癫痫竟未发作，家长自动停了西药。又针 3 个月以巩固疗效，遂复学读书。追访 3 年，未见复发。（杨长森，何树槐．针灸治疗学．上海：上海科学技术出版社，1985：70）

【古代文摘】

《针灸甲乙经·小儿杂病第十一》："小儿惊痫，本神及前顶、囟会、天柱主之；如反视，临泣主之。"

《扁鹊神应针灸玉龙经·惊痫》："五痫之证不寻常，鸠尾之中仔细详；若非明师真老手，临时犹恐致深伤。"

《杂病穴法歌》："劳宫能治五般痫，更刺涌泉疾若挑。"

《古今医鉴·五痫》："夫痫者有五等，……皆是痰迷心窍，如痴如愚，治之不需分五，俱宜豁痰顺气，清火平肝。"

《婴童百问·惊痫》："盖阳证不可用温，阴证不可用寒，风痫先为之散风，惊痫则为之利惊，食痫先为之消积，续以定痫等剂主之。大概血滞心窍，邪气在心，积惊成痫，通行心惊，调和心血，顺气豁痰，又其要也。"

【现代研究】

从近10年癫痫研究现状可以看出，中医对癫痫的病因、病机、治法、方药、实验研究等方面做了大量工作，拓宽了思路，积累了丰富经验。最常用的10种药物依次为：石菖蒲、胆南星、远志、茯苓、半夏、天竺黄、郁金、全蝎、丹参、钩藤。马融用抗痫散（太子参、茯苓、石菖蒲、胆南星、天麻、半夏、橘红、枳壳、沉香、青果、神曲、琥珀、羌活）为主治疗小儿痫证73例，总有效率76.7%。戊四氮惊厥发作阈实验表明，抗痫散组与对照组相比，差异有非常显著性意义（$P<0.01$），但抗痫作用不及硝西泮组（$P<0.05$）。最大电休克发作试验，抗痫散组、苯妥英钠组与对照组相比，差异均有显著性意义（P均<0.05），但抗痫散和苯妥英钠组相比，差异无显著性。士的宁惊厥法中，抗痫组、苯妥英钠组与对照组相比，抗惊厥、抗死亡率均有显著性差异（$P<0.05$），但前两者之间抗惊厥、抗死亡效果无显著性差异（$P>0.05$）[马融．抗痫散为主治疗小儿痫证73例临床观察及实验研究．北京中医杂志，1998，(1)：32]。黄燕等探讨了益脑安胶囊（天麻、当归、全蝎等）抗癫痫的作用机制，实验随机将大鼠分为益脑安组、苯妥英钠组、空白组，进行大脑皮层痫样放电实验和贝美格惊厥发作阈实验，观察致痫放电的潜伏时间、振幅及惊厥发作的潜伏时间、持续时间。结果显示益脑安胶囊与苯妥英钠相似，均能延长致痫的潜伏时间、降低致痫电位的幅度、缩短惊厥发作的持续时间，从而起到抗癫痫作用[黄燕，黄培新，杨志敏，等．中药益脑安治疗癫痫的实验研究．广州中医药大学学报，1998，15(4)：267]。

近年来，运用计算机对针灸古籍进行检索，结果显示，治疗癫痫共涉及文献156条、穴位128个，合计393次。常用穴位及其次数为：鸠尾18、百会17、少商15、神门15、心俞15、后溪14、巨阙14、隐白11、申脉11、涌泉11、中脘11、神庭10、间使7、劳宫7、水沟7、金门6、照海6、天井6、大椎6。常用经络及其次数为：膀胱63、督58、任56、心27、肺25、脾23、肾21。常用方法及其次数为：灸165、针5、放血3[刘立公，顾杰．癫痫证的古代针灸特点探讨．针灸临床杂志，2000，16(1)：1-3]。

1980年至今，从针灸治疗癫痫的80篇论文共21422病例中分析，总有效率88.66%。

其中针刺治疗3675例/19篇，有效率95.84%；穴位埋线5354例/17篇，有效率96.97%；穴位注射4525例/6篇，有效率68.35%；针灸配合其他疗法7071例/27篇，有效率为91.91%。从治疗方法分析，共采用针刺、艾灸、针灸、穴位注射、穴位埋线、头针、穴位敷贴、穴位挑治、电针及针灸配合其他疗法等，其中以针灸配合其他疗法居多，占总例数的33.01%，穴位埋线、穴位注射、针刺为次，分别占总例数的24.99%、21.12%、17.16%。从选穴分析，共用105穴，130520例次。对常用穴位进行排序，将12篇论文以上、总例数大于3500例次的穴位进行统计，结果显示，常用穴位为腰奇10478例/30篇，大椎10200例/40篇，鸠尾7599例/17篇，心俞7016例/17篇，长强6985例/25篇，丰隆6225例/31篇，肾俞6227例/13篇，内关6194例/24篇，足三里3854例/20篇（黄琴峰，齐丽珍．针灸治疗有效病症54种．上海：上海科技出版社，2002：73）。

现代研究表明，针刺或电针可通过调节脑内乙酰胆碱（Ach）、内啡肽（ED）、5-羟色胺（5-HT）等中枢神经介质，而起到治疗癫痫的作用。此外，马聘观察了电针人中、百会穴对戊四氮诱发大鼠癫痫模型作用的脑电幅度直方图影响，结果显示，电针能抑制正常大鼠诱发EEG（$P<0.05$），因此，电针对清醒大鼠有显著的镇静作用。对戊四氮引起的大鼠癫痫模型，电针有很好的治疗作用。提示电针上述二穴，对减轻癫痫的发作具有较好的疗效[马聘．电针对戊四氮诱发大鼠癫痫模型作用的脑电幅度直方图影响．南京中医药大学学报，1996，12（3）：32]。

【结语】

癫痫的病因颇为复杂，可归纳为顽痰内伏、惊恐、头部外伤、惊风频发等所致脾虚生痰，痰随气逆，上蒙清窍而致神昏，横窜经络引动肝风则抽搐。病位在于心、肝、脾、肾。治法在于豁痰镇惊、祛瘀熄风、健脾补肾等。对于原发性癫痫疗效好；继发性癫痫如能消除原发病则预后良好；若发作频繁，或已有智力、精神障碍则预后不良。中医针灸对癫痫有一定的疗效，但应作脑电图或CT、MR等以明确诊断。对继发性癫痫，以积极治疗原发病为先。对癫痫持续发作等危重病例必须采取中西结合综合疗法。

第十三节　儿童多动综合征

儿童多动综合征又称注意力缺陷多动症或轻微脑功能障碍综合征（MBD），是一种常见儿童行为异常问题。以多动、注意力不集中为突出症状，常影响学习，但智力正常或基本正常。患儿情绪易冲动，在学校和家庭中均难与人相处，日常生活中使家长和老师感到困难。患病率在学龄儿童中约为3%～5%，也有报告10%以上者，这种差异可能是诊断标准不同所致。男孩发病明显多于女孩，且以6～14岁为多见。发病与遗传、环境、产伤等有一定关系。

本病在古代医籍中未见专门记载，根据其神志涣散、多语多动、冲动不安，可归入“脏躁”、“躁动”证中；由于患儿智能接近正常或完全正常，但活动过多，思想不集中而导致学习成绩下降，故又可参照“健忘”、“失聪”论治。

【病因病机】

儿童多动综合征的病因主要有先天禀赋不足，或产后护养不当，外伤，病后失养，忧思、惊恐过度等。阴阳平衡失调及心肝脾肾四脏功能失常为本病的主要发病机制。阴阳不平衡，五脏功能失调，必然影响人的情志活动，使其失常。本病以虚证为主，主要是肝肾阴虚和心脾两虚，疾病过程中也可有痰浊、湿热、瘀血等实证出现。

1. 肝肾阴虚　父母体质较差，肾气不足，或妊娠期间孕妇精神调养失宜等，致使胎儿先天禀赋不足，肝肾亏虚，精血不充，阴津枯乏，虚阳上扰，脑髓失养，元神失藏，可致本病。

2. 心脾两虚　产伤以及其他外伤，或病后失养，导致脏腑虚损，心气不足，心失所养；生后护养不当，或过食生冷，或恣食辛热，损伤脾胃，脾虚失养。心脾无所养，则心神不定，脾意不藏，躁动不安，冲动任性，失忆健忘，因发本病。

3. 痰火内扰　产伤、外伤导致患儿气血郁滞，郁而化火，火炼津成痰，痰火内结；养护不当，过食肥甘厚腻则酿生湿热痰浊，过食生冷，则脾胃损伤，水湿内生，聚而成痰。痰湿、火热互结，扰动心神清窍，以致神魂不宁，烦躁不安，致使本病发生。

【诊断要点】

1. 症状　注意力涣散，上课时思想不集中，坐立不安，喜欢做小动作，活动过度，情绪不稳，冲动任性，动作笨拙，学习成绩差，但智力正常。

2. 年龄　多见于学龄期儿童，男性多于女性。

3. 检查　翻手试验、指鼻试验、指－指试验阳性。

【鉴别诊断】

1. 精神发育迟缓　也有动作过多现象，但突出的是智力低下，情绪反应与年龄不符，动作笨拙等。

2. 抽动－秽语综合征　也有多动表现，如眨眼、弄眉、耸肩、弄舌等，但常见头部、躯干、上下肢肌肉抽动，且抽动的同时口内发出异常叫声或咒骂的秽语。

3. 儿童焦虑症　常由各种精神紧张刺激所引起。小儿表现坐立不安，注意力集中困难，脾气暴躁和冲动等，但突出症状是焦虑。如仔细了解，可见这些情绪反应有明显的心理社会因素，并与外界环境有密切联系。

4. 正常顽皮儿童　虽有时出现注意力不集中，但大部分时间仍能正常学习，功课作业完成迅速。能遵守纪律，上课一旦出现小动作，经指出即能自我制约而停止。

【辨证】

本病的辨证要点为：①辨脏腑：在心者，注意力不集中，情绪不稳定，多梦烦躁；在肝者，易于冲动，好动难静，容易发怒，常不能自控；在脾者，兴趣多变，做事有头无尾，记忆力差；在肾者，脑失精明，学习成绩低下，记忆力欠佳，或有遗尿、腰酸乏力等。②辨阴阳：阴静不足，则注意力不集中，自我控制差，情绪不稳，神思涣散；阳动过亢，则动作过多，冲动任性，急躁易怒。

1. 肝肾阴虚

证候：烦躁多动，急躁易怒，冲动任性，难于自控，注意力不集中，难以静坐，或有记忆力欠佳、学习成绩低下，或有遗尿、腰酸乏力，或有五心烦热、盗汗、大便秘结，舌红少津，苔少，脉弦细数。

分析：肝肾阴虚，水不涵木，肝阳亢盛，故烦躁多动，急躁易怒，冲动任性，难以静坐；肾阴不足，精髓不充，脑失所养，则注意力不集中，记忆力欠佳，成绩低下；肾阴虚，故腰酸乏力；阴虚火旺，故遗尿，五心烦热，盗汗；阴虚津亏，故大便秘结。舌红苔少，脉弦细数，均为肝肾阴虚火旺之象。

2. 心脾两虚

证候：神思涣散，多动不安，动作笨拙，情绪不稳，头晕健忘，思维缓慢，面色无华，神疲乏力，记忆力差，伴自汗盗汗，多梦少寐，食欲不振，大便溏泻，舌淡苔白，脉细弱。

分析：心主神明，脾主思。心脾两虚，故神思涣散，头晕健忘，思维缓慢，记忆力差，神疲乏力；脾虚肝旺，故多动不安；脾运失健，故食欲不振，大便溏泻；脾气虚弱，故面色无华，自汗盗汗；心血不足，心火偏旺，故多梦少寐；舌淡苔白，脉细弱，均为心脾两虚之象。

3. 痰火内扰

证候：多语哭闹，烦躁不宁，任性多动，易于激动，难于制约，兴趣多变，注意力不集中，胸闷脘痞，喉间有痰，纳少口苦，小便黄赤，大便秘结，舌质红，苔黄腻，脉滑数。

分析：痰火郁积，内扰心神，则多动多语，烦躁不宁，兴趣多变，便秘尿赤，舌红苔黄，脉数；痰湿内积，则胸闷脘痞，喉间有痰，苔腻，脉滑。

【治疗】

1. 中药治疗

（1）肝肾阴虚

治法：滋养肝肾，潜阳定志。

方药：杞菊地黄丸（《医级》）。

方中枸杞子、熟地黄、山茱萸滋补肝肾；山药、茯苓健脾养心；菊花、丹皮、泽泻清肝肾之虚火。若暴躁多动，哭闹毁物加龙胆草、山栀清肝泻火；夜寐不安者，加青龙齿、龟板、酸枣仁、五味子宁神定志，养心安神；大便秘结者，加火麻仁、决明子润肠通便；盗汗者，加浮小麦、龙骨、牡蛎敛汗固涩。

（2）心脾两虚

治法：补益心脾，养血安神。

方药：归脾汤（《正体类要》）合甘麦大枣汤（《金匮要略》）。

方中黄芪、人参、白术健脾益气；龙眼肉、当归补血养心；酸枣仁、远志、茯神、小麦养心安神益智；木香理气醒脾；生姜、大枣、炙甘草补脾益气和中，调和诸药。若思想不集中者，加益智仁、龙骨养心安神；记忆力差，动作笨拙，舌苔厚腻者，加半夏、陈皮、石菖蒲化痰开窍；夜寐不安者，加五味子、夜交藤养血安神。

（3）痰火内扰

治法：清热涤痰，安神定志。

方药：黄连温胆汤（《六因条辨》）。

方中常用黄连清热泻火；陈皮、法半夏、胆南星燥化湿痰；竹茹、瓜蒌清热化痰；枳实理气化痰；茯苓宁心安神；大枣、炙甘草调胃和中。若烦躁易怒者，加钩藤、龙胆草平肝泻火；大便秘结者，加大黄通腑泻火；食欲不振，胸闷恶心加莱菔子、谷麦芽行气消食。

2. 针灸疗法

（1）体针

基本处方：内关　神门　大椎　百会

方中内关为手厥阴经络穴，别走手少阳经，也是八脉交会穴中阴维脉之会穴，有宁心安神，理气宽胸的作用；神门为心经之原穴，善宁神定志；“督脉总督一身之阳经”，“督脉属脑络肾”，督脉经的大椎、百会为诸阳之会，有升阳清窍，健脑宁神，理气降逆之功。

加减运用：若肝肾阴虚，加肝俞、肾俞、太冲，主穴用泻法，配穴肝俞、肾俞用补法，太冲用泻法，以滋养肝肾，平肝潜阳；心脾两虚，加心俞、脾俞、足三里、三阴交，诸穴均用补法，以养心安神，健脾益气；痰火内扰，加丰隆、曲池，诸穴均用泻法，以清热泻火，化痰宁心。

（2）其他：还可选用头针：取额中线、顶中线，毫针刺，每日1次，每次留针60分钟，10次为1疗程；耳针：取心、神门、交感、脑点，浅刺不留针，1日1次，或用王不留行籽压穴；靳三针：取四神针、定神针、手智针，毫针刺，头部诸穴接电针仪，疏密波，强度以患者能耐受为度，1天1次，10日为1疗程；腕踝针：取双侧“上1”，用1.5寸毫针针尖朝肩部方向刺，留针30分钟，隔日1次，10次为1疗程；推拿：取小指末节螺纹面，食指末节螺纹面，医者以拇指分别由指根向指尖方向直推小指螺纹面，由指尖向指根方向，直推食指螺纹面，反复100～500次，通过补肾精，清肝经，达到滋肝阴，潜肝阳之功。

【预防与调护】

1. 预防

（1）加强围产期保健，防止妊娠期疾病，避免早产、难产及新生儿窒息产伤，不得近亲结婚。

（2）出生后注意饮食调理，增强体质，注意防止小儿脑外伤、中毒及中枢神经系统感染。

（3）合理安排作息时间，养成良好的生活及学习习惯。

2. 调护

（1）对待患儿要循循善诱，耐心教导，调其情志，切不可歧视、打骂。

（2）训练患儿有规律地生活，起床、吃饭、学习等都要形成规律，不要过于迁就。加强管理，及时疏导，防止攻击性、破坏性及危险性行为发生。

（3）饮食宜清淡而富有营养，忌多食甜品及肥腻辛辣之品。

【医案举例】

1. 刘某，女，14 岁，某小学四年级学生。1986 年 10 月就诊。

患儿自幼有婴儿湿疹、反复咳喘及腹泻病史。多动症已发现 4～5 年。老师反映该生上课注意力涣散，小动作多，如吮指甲、玩弄书本等，甚至考试时也出现上述现象，不能主动完成作业，曾留级一年。家长述患儿素体虚弱，少食，偏食，神疲胆怯，少眠多梦，气短自汗。查体见面色不华，形体略瘦，舌淡苔白、脉濡细。共济试验（+）。诊断为儿童多动症心脾气虚证。病机为先天不足，素体虚弱，气血生化乏源，心神失养。治宜健脾养心、益智安神。处方：黄芪、白术、党参、茯苓、五味子、菖蒲、山楂、陈皮、炙甘草、大枣。水煎服。6 剂后食欲增进，他症如前。拟上方加酸枣仁、远志、龙骨、牡蛎。再服 10 剂，患儿小动作减少，夜寐安静，汗出减少。又隔日服药 1 个月，上述症状明显好转。3 个月后随访，患儿上课能集中精力听课，按时完成作业，记忆力增强，发育改善，面色红润，学习成绩明显提高。（据全国中医理论整理研究会儿童多动症科研协作组山东中医学院附属医院王立华治案摘编）

2. 陈某，男，9 岁，小学生。1995 年 5 月 12 日就诊。

其父代述：患儿近半年来经常无故同小朋友争吵，打架，课堂上挤眉弄眼，小动作不断，学习成绩下降，以致常被老师、父母批评，屡教不改，甚是烦恼。偶尔获悉针灸可治其病，遂前来就治。查：患儿身体壮实，两颧潮红，口干舌燥，舌质红，少苔，脉弦细。中医辨证：儿童多动症阴虚火旺型。治宜滋阴潜阳，宁神益智。针攒竹、太阳、风池、太冲、太溪穴。穴位常规消毒后，取 30 号 1～1.5 寸毫针，进针得气后，均行平补平泻法，留针 25 分钟，每隔 10 分钟运针 1 次，每日 1 次，10 次为 1 疗程，并配以中药协助治疗。知母 6g，黄柏 6g，大生地 10g，牡丹皮 10g，炒白芍 10g，山萸肉 6g，泽泻 6g，柏子仁 6g，生龙骨 10g，每日 1 剂。治疗 12 次后，其父反映病情好转明显，课堂上已基本能专心听讲，吵架减少。再经 12 次治疗，诸症消失，告治愈。半年后随访无复发，其学习已进步。[章振永，傅晓红．针药结合治疗儿童多动综合征．中国针灸，1999，(4)：215－216]

【古代文摘】

《素问·灵兰秘典论》："心者，君主之官也，神明出焉，……肝者，将军之官，谋虑出焉。肾者，作强之官，伎巧出焉。"

《圣济总录·心脏门》："健忘之病，本于心虚，血气衰少，神精昏愦，故志动乱而多忘也。盖心者君主之官，神明出焉。"

《丹溪心法·健忘》："健忘精神短少者多，亦有痰者。"

《玉龙赋》："心悸虚烦刺三里，……通里疗心惊而即瘥。"

【现代研究】

目前对儿童多动综合征的研究主要集中在病因、诊断和治疗等方面。杨氏等对儿童多动症的病因和诊断作了综述后归纳出：生物学因素是导致此综合征的主要因素和基础，而家庭与学校等环境因素具有促发或加重此综合征的作用，此症是诸多神经发育和行为功能异常的一种共同表现；而诊断儿童多动症需通过医生、家长和教师的“三结合”，推荐使用国际疾病诊断分类儿童多动症临床诊断标准，另外可进行患儿甲皱微循环检测辅助诊断［杨学智．儿童多动症的病因诊断及中医治疗．北京中医药大学学报，1999，22（2）：52－54］。在治疗方面，中医药、针灸的治疗效果越来越受到肯定。秦氏根据辨证论治的原则对儿童多动综合征运用中药治疗，分养心宁神法、平肝潜阳法、益肾填精法和蠲痰开窍法四法以治，获效尚佳［秦仁生．儿童多动综合征辨治四法．陕西中医，2000，21（5）：216－217］。冯氏以针刺为主治疗儿童多动综合征40例，痰火湿盛型取百会、神庭、神门、太冲、中脘、足三里、丰隆、内关、公孙以化痰开窍；肝肾不足型取百会、神庭、神门、太冲、太溪以滋补肝肾。每周针2～3次，30次为1个疗程，结果痰火湿盛型28例，痊愈5例，显效12例，改善9例，无效2例；肝肾不足型12例，其中痊愈2例，显效6例，改善3例，无效1例。其中无效的都是病程在10年以上者［冯毅．针刺治疗儿童多动综合征．北京中医药大学学报－中医临床版，2003，10（2）：43］。徐氏等采用针刺体穴合内服加味甘麦大枣汤治疗儿童多动综合征76例，结果总有效率为90%，提示针药合治、调神养心能提高疗效［徐秋琼，倪菊秀．针药合治儿童多动综合征76例．上海中医药杂志，2002，（7）：34－35］。另外，儿童多动综合征的中西医结合疗法也越来越被人们重视。卢氏以中药六君子汤加减与西药丽太林片结合治疗儿童多动综合征，结果中西医结合组治愈率明显高于单纯西药对照组［卢婉贞．中西医结合治疗儿童多动综合征疗效观察．浙江中西医结合杂志，1997，7（6）：370－371］。杨氏报道在临床实践中发现本病如结合中医药治疗可取得比单纯采用西医治疗更好的疗效，并且可弥补西医治疗的一些不足之处，如副作用、易复发等［杨庆珍．儿童多动综合征及其中西医治疗近况．福建中医药，2000，31（4）：39－40］。

【结语】

儿童多动综合征是儿童中较为常见的疾病。病因主要为先天禀赋不足，或产后护养不当、外伤、病后、情志失调等，阴阳平衡失调及心肝脾肾四脏功能失常为本病的主要病机。病变表现以肝肾阴虚和心脾两虚为本，痰火内扰为标。治法上遵循“虚则补之，实则泻之”之原则。

第十四节　多发性抽搐症

多发性抽搐症又称抽动－秽语综合征。其临床特征为慢性、波动性、多发性运动肌快速抽搐，并伴有不自主发声和语言障碍。起病在2～12岁之间，病程持续时间长，可自行缓解或加重。本病发病无季节性，男孩发病率较高，约为女孩发病率的3倍。

本病以肢体抽掣及喉中发出怪声或口出秽语为主要临床表现，可归属于中医的慢惊风、抽搐等范畴。

【病因病机】

多发性抽搐症的病因是多方面的，与先天禀赋不足、产伤、窒息、感受外邪、情志失调等有关，多由五志过极，风痰内扰所引发。病位主要在肝，与心、脾、肾密切相关。

1. 气郁化火 肝主疏泄，性喜条达，若情志失调，气机不畅，日久郁而化火，引动肝风，耗伤阴精，风动筋急，故可引发本病。

2. 脾虚痰聚 禀赋不足或病后失养，损伤脾胃，脾虚不运，湿聚成痰，又脾虚肝旺，久则肝风挟痰窜扰，亦成本病。

3. 阴虚风动 素体真阴不足，或热病伤阴，或肝病及肾，肾阴虚亏，水不涵木，或气郁化火，耗伤精血，虚风内动，筋脉失养，故可引起本病。

【诊断要点】

1. 病史 起病年龄在 2～12 岁，可有病后失养及情志失调的诱因或者有家族史。

2. 症状 不自主的眼、面、颈、肩及上下肢肌肉快速收缩，如眨眼、挤眉弄眼、努嘴、摇头、扭腰、捏指等症状，以固定方式重复出现，无节律性，入睡后消失。在抽动时，可出现异常的发音，如咯咯、咳声、呻吟声或粗言秽语。抽动能受意志遏制，可暂时不发作。

3. 病程 病程呈慢性过程，但病程呈明显波动性。

4. 检查 实验室检查多无特殊异常，脑电图、脑 CT 多为正常或非特异性异常。智力测试基本正常。

【鉴别诊断】

1. 风湿性舞蹈病 好发于 6 岁以后，女孩为多，是风湿热主要表现之一。表现为四肢较大幅度的无目的而不规则的舞蹈样动作，生活经常不能自理，常伴肌力及肌张力减低，并可有风湿热其他症状。

2. 肌阵挛 肌阵挛是癫痫中常见的一个类型，多表现为一组肌群突然抽动，病儿可表现突然的前倾和后倒，肢体或屈或伸。脑电图检查可作为鉴别的主要依据。

3. 习惯性抽搐 多见于 4～6 岁小儿。往往只有一组肌肉抽搐，如眨眼、皱眉、龇牙或咳嗽。发病前常有某些诱因，症状一般较轻，预后较好。但此症与多发性抽搐症并无严格的界限，有些病儿可能发展为多发性抽搐症。

【辨证】

本病以八纲辨证为主，重在辨阴阳虚实。其标为风火痰湿，其本在肝脾肾三脏，尤与肝最为密切。病初多为肝阳上亢，属实证；脾虚痰聚者，为虚实夹杂；病久阴虚风动者，属虚证。

1. 气郁化火

证候：面红耳赤，烦躁易怒，皱眉眨眼，张口歪嘴，摇头耸肩，发作频繁，抽动有力，口出异声或秽语，大便秘结，小便短赤，舌红苔黄，脉弦数。

分析：本证起病较急，病程较短。人有五脏化五气，以生喜怒悲忧恐。若情志失调，五脏失和，气机不畅，郁久化火，引动肝风，则见皱眉眨眼，张口歪嘴，摇头耸肩，抽动有力；火热灼津为痰，痰火上扰清窍，则口出异声或秽语；火性炎上，故面红耳赤；肝失疏泄，肝阳上亢，则烦躁易怒；火热蕴结大肠，下移膀胱，则大便秘结，小便短赤。舌红苔黄，脉弦数均为气郁化火之征象。

2. 脾虚痰聚

证候：面黄体瘦，精神不振，胸闷作呕，喉中声响，皱眉眨眼，嘴角抽动，肢体动摇，发作无常，脾气乖戾，夜睡不安，纳少厌食，舌质淡，苔白或腻，脉沉滑或沉缓。

分析：先天不足或后天失养，或病后失调，损伤脾胃，脾胃生化不足，故面黄体瘦，精神不振；脾运失健，聚湿成痰，痰气互结，升降失司，蒙蔽心神，则纳少厌食，胸闷作呕，喉中声响，夜睡不安；脾虚肝旺，肝风挟痰窜扰，则皱眉眨眼，嘴角抽动，肢体动摇。

3. 阴虚风动

证候：形体消瘦，两颧潮红，五心烦热，性情急躁，口出秽语，挤眉眨眼，耸肩摇头，肢体震颤，睡眠不宁，大便干结，舌质红绛，舌苔光剥，脉细数。

分析：素体真阴不足，或热病伤阴，阴液不足，水不涵木，筋脉失养，虚风内动则挤眉眨眼，耸肩摇头，肢体震颤；阴虚火旺，则形体消瘦，两颧潮红，五心烦热，性情急躁，口出秽语，睡眠不宁；大便干结，舌红绛，苔光剥，脉细数，均为阴虚火旺之征象。

【治疗】

1. 中药治疗

（1）气郁化火

治法：清肝泻火，熄风镇惊。

方药：清肝达郁汤（《重订通俗伤寒论》）加钩藤、琥珀、茯神。

方中用栀子、菊花、丹皮清肝泻火；柴胡、薄荷、青橘叶、橘白、归尾疏肝解郁；钩藤、白芍平肝熄风；琥珀、茯神宁心安神；甘草调和诸药。肝火旺者，加龙胆草清泻肝火；大便秘结者，加槟榔、瓜蒌仁行气导滞；喜怒不定，喉中有痰者，加浙贝母、竹茹清化痰热。

（2）脾虚痰聚

治法：健脾化痰，平肝熄风。

方药：十味温胆汤（《世医得效方》）加钩藤、石决明。

方中用党参、茯苓益气健脾；陈皮、半夏燥湿化痰；枳实顺气消痰；远志、枣仁、五味子化痰宁心；钩藤、白芍、石决明平肝熄风；甘草调和诸药。痰热盛者，加黄连、瓜蒌皮清热化痰；纳呆者，加神曲、麦芽醒脾开胃。

（3）阴虚风动

治法：滋阴潜阳，柔肝熄风。

方药：大定风珠（《温病条辨》）。

方中用龟板、鳖甲、生牡蛎滋阴潜阳；五味子、生地、阿胶、鸡子黄、麦冬、麻仁、白芍柔肝熄风；甘草调和诸药。心神不定，惊悸不安者，加茯神、钩藤、炒枣仁养心安神；血虚失养者，加何首乌、沙苑子、天麻养血柔肝。

2. 针灸治疗

（1）体针

基本处方：太冲　风池　百会　印堂　四白　地仓　人中

方中太冲为肝经原穴，擅长平肝潜阳熄风，以治疗肝经病变为主；风池为胆经腧穴，又位居头项部，为祛风之要穴，能熄风宁神；百会为督脉之腧穴，位居头顶，能健脑益志宁神，三穴共用，从本论治；印堂、四白、地仓、人中为局部取穴，舒经活络，熄风制动，遏制眨眼、挤眉弄眼、努嘴等眼、面及上下肢肌肉的抽搐瞬动。

加减运用：气郁化火者，加行间、神门泻肝火、宁心神；脾虚痰聚者，加内关、丰隆、足三里健脾化湿祛痰；阴虚风动者，加肝俞、肾俞、太溪滋养肝肾、熄风潜阳。

（2）其他：还可用耳针：取皮质下、神门、心、肝、脾、肾，每次选3~4穴，耳穴埋针或用王不留行籽贴压，每日按压2~3次，每次5分钟，每周2次。头针：取顶颞前斜线、额中线、顶中线，颞前线。毫针刺入后，接电针治疗仪，通电20分钟，每日1次。

【预防与调护】

1. 预防

（1）注意合理的教养，重视儿童的心理状态，培养良好的生活习惯。

（2）忌过食辛辣炙煿的食物或兴奋性、刺激性的饮料。

2. 调护

（1）关怀和爱护患儿，多予安慰与鼓励，不在精神上施加压力，不责骂或体罚。

（2）饮食宜清淡而富于营养，不进食兴奋性、刺激性的饮料。

（3）注意休息，不看紧张、惊险、刺激的影视节目，不宜长时间看电视、玩电脑和游戏机。

【医案举例】

1. 郑某，男，11岁。1997年10月23日就诊。

患儿不自主地皱眉眨眼，面肌瞤动，口角抽搐，点头耸肩约5个月。发病初起时家长不在意，认为小孩调皮而已，但病情日渐加重，发病2月方到某医院神经专科诊治，诊断为多发性抽搐症，用药治疗3月多，病情未见明显好转。初诊时患儿症状如前述，舌质红，苔薄黄，脉弦细数。辨证为肝风上扰，治以平肝熄风，安神定志。处方：蝉蜕10g，僵蚕10g，菖蒲10g，钩藤12g，栀子12g，菊花12g，白芍12g，天竺黄12g，郁金12g，茯苓15g，龙齿（先煎）20g，甘草6g。水煎服，每天1剂，连服3天。服药后抽动明显减少。守上方随症加减，前后服药20余剂，症状完全消失。随访1年多未见复发。［肖旭腾，刘洪校．定风安神汤治疗儿童抽动症46例疗效观察．新中医，2001，33（10）：20］

2. 王某某，男，11岁。1992年8月21日初诊。

患儿一年前出现反复发作的挤眉眨眼、动肩摇头，喉中发出怪声，经北京儿童医院确诊为“抽动－秽语”综合征。服用苯海索、氟哌啶醇后收效甚微，前来门诊求治。症见：挤眉眨眼、点头撅嘴、动肩摇头、干咳、喉中发出怪声、手足振动、语言不洁、心烦性急、坐卧不宁、上课时注意力不集中、学习成绩差。舌红瘦少苔，脉弦细。证属肾阴虚、肝阳亢，肝风内动、筋脉失养。治宜滋阴潜阳、养血熄风。取穴：太溪、太冲、行间、风池、四神聪、百会、印堂、足三里，太溪用补法，太冲、行间用泻法，其余用平补平泻。治疗一周后，挤眉眨眼、动肩摇头等症大减，手足振动偶有发作，但语言仍不洁。对症加廉泉、肾俞。以后每针6天，休息1天，巩固治疗2月，诸症悉除，病告痊愈，随访至今未复发。［魏玉香．针刺治疗“抽动－秽语”综合征．中国针灸，1994，14（6）：12］

【古代文摘】

《小儿药证直诀·脉证治法·肝有风甚》：“凡病或新或久，皆引肝风，风动而上于头目，目属肝，肝风入于目，上下左右如风吹，不轻不重，儿不能任，故目连劄也。”

《证治准绳·幼科》：“水生肝木，木为风化，木克脾土，胃为脾之腑，故胃中有风，瘛疭渐生。其瘛疭症状，两肩微耸，两手下垂，时复动摇不已，名曰慢惊。”

【现代研究】

赵氏等采用针刺结合中药治疗小儿抽动症120例，选用平息肝风、定惊安神穴位如百会、四神聪以开窍宁神；风府、大椎、筋缩以疏通督脉，清泄风阳；太冲配合谷开四关，佐以阳陵泉以平息上亢风阳，缓筋急；痰盛加丰隆；肾虚加太溪；脾胃虚弱加足三里、公孙等。通过针刺经穴配以中药，采用补益肝肾、健脾化痰、活血化瘀等法则，滋肾水涵肝木，培脾土抑肝木，达到疏通经络，调整脏腑阴阳，取得明显疗效，而且无不良反应［赵粹英，孙吉山，王哲，等．针刺结合中药治疗小儿抽动症120例．辽宁中医杂志，1998，25（6）：281］。马氏等运用针刺加中药治疗小儿抽动－秽语综合征，以豁痰开窍，柔肝熄风为总的治疗原则。取公孙健脾化痰，丰隆佐公孙化痰之力，太冲镇肝熄风，百会、四神聪醒脑开窍，诸穴相配共奏其功。中药是经过多年的临床筛选而成，菖蒲、礞石涤痰开窍，清夏、胆星、陈皮、厚朴健脾化痰，钩藤、全蝎、郁金祛风通络，白芍缓急柔肝而止痉，诸药合用并配针灸治疗可以达到痰消、络通、风止的目的［马秀华，任勤．针刺加中药治疗小儿抽动－秽语综合征的临床观察．天津中医学院学报，1997，16（4）：21］。王氏用针药结合治疗小儿抽动－秽语综合征23例，以扶正祛邪立法。针刺取肾经之原穴太溪以滋肾阴，取太冲、行间平肝潜阳，三穴合用，滋水涵木，以治其本。取公孙健脾化痰，百会醒神开窍，以治其标。合以中药助其疗效，方中天麻、钩藤平肝熄风，菖蒲、远志、半夏豁痰开窍，地龙、全蝎镇痉熄风，丹参祛瘀生新。针药并用解除抽动肌肉的痉挛状态，从而达到了治疗目的［王有鹏，姜桂云，田双蓉，等．针药结合治疗小儿抽动－秽语综合征23例．针灸临床杂志，1998，14（1）：17－18］。

【结语】

多发性抽搐症临床以慢性、反复性、多发性运动肌快速抽搐，并伴有不自主发声和语言障碍为特征。病因多与先天禀赋不足、产伤、窒息、感受外邪、情志失调等因素有关，常常由五志过极、风痰内扰而引发。临床分型多见气郁化火、脾虚痰聚、阴虚风动三型。中医针灸治疗本病有较好的疗效。治疗期间，应帮助患儿培养良好的生活习惯，对挤眉弄眼、口吐秽言等不良行为，耐心说服教育，切忌打骂、歧视。对学习有进步者给予鼓励，以增强愈病信心。

第十五节　病毒性心肌炎

病毒性心肌炎是病毒侵入心脏，以心肌细胞变性坏死和心肌间质的炎性改变为主的疾病。临床上以心悸、气短、乏力、面色苍白、肢冷、多汗为主要表现。多见于3~10岁的儿童，近年来发病率有明显增高的趋势。本病常继发于感冒、麻疹、腮腺炎、腹泻等病毒感染性疾病之后。临床表现轻重不一，轻者可无明显的自觉症状，只有心电图的改变，治疗和预后大多良好。重者症状明显，可发生心律失常、心脏扩大，少数有心力衰竭、心源性休克，甚至猝死。

中医古医籍对此病虽无专门论述，但近年来认为，是由风热、湿热邪毒由表入里，引起心之气血阴阳失调，形成痰浊、瘀血，阻于心络所致。可参考中医学的风温、心悸、怔忡、胸痹等辨证治疗。

【病因病机】

小儿形气未充，正气不足，风热、湿热之邪侵袭肺卫，内传于心，导致心之气血阴阳受损，瘀血、痰浊内生，阻滞脉络发为本病。

1. 风热犯心　小儿肺脏娇嫩，卫外不固，风热邪毒从口鼻而入，首犯肺卫，故初起可见肺卫表证；邪毒由表入里，内损于心，致心脉痹阻，血行不畅，或邪热灼伤心之气阴，心脉失养，故可见心悸气短、胸闷乏力等症。

2. 湿热侵心　小儿脾常不足，湿热邪毒，蕴结脾胃，留滞不去，脾胃运化受纳失常，升降失司，故可见恶心呕吐、腹痛泄泻等症状；湿热邪毒上侵于心，壅阻心脉，损伤心之气阴，故可见心悸、乏力、胸闷等症。

3. 病久邪恋正虚，痰瘀阻滞　若感邪日久，缠绵不去，则易伤正气。热毒侵心，病久耗气伤阴，导致心之气阴亏虚，出现相应证候表现；心气不足，血行无力，可致气血瘀滞；肺失通调，脾失健运或热毒灼津，可致痰邪内生；痰瘀互结，阻滞脉络，可加重心脉痹阻或心脉失养症状；若小儿素体阳虚，感邪日久，可损伤心阳，出现心悸怔忡、脉缓无力或结代、畏寒肢冷、面色苍白等心阳虚弱证候；病情严重者可致心阳暴脱，出现大汗淋漓，四肢厥冷，脉微细欲绝等危象。

总之，本病以外感风热、湿热邪毒为发病主因，瘀血、痰浊为病变过程中的病理产物，疾病耗气伤阴为主要病理变化，病程中或邪实正虚，或以虚为主，或虚中夹实，病机演变多端，要随证辨识，特别要警惕心阳暴脱变证的发生。

【诊断要点】

1. 临床诊断依据

（1）心功能不全、心源性休克或心脑综合征。

（2）心脏扩大。X 线、超声心动图检查具有表现之一。

（3）心电图改变：Ⅰ、Ⅱ、avF、V_5 导联中 2 个或 2 个以上 ST－T 改变持续 4 天以上，及其他严重心律失常。

（4）血清肌酸激酶同工酶（CK－MB）升高，心肌肌钙蛋白（cTnI 或 cTnT）阳性。

2. 病原学诊断依据

（1）确诊指标：心内膜、心肌、心包（活检、病理）或心包穿刺液检查分离到病毒，或用病毒核酸探针查到病毒核酸，或特异性病毒抗体阳性。

（2）参考依据：粪便、咽拭子或血液中分离到病毒，且恢复期血清同型抗体滴度较第一份血清升高或降低 4 倍以上；病程早期患儿血中特异性 IgM 抗体阳性；用病毒核酸探针自患儿血中查到病毒核酸。

3. 确诊依据

（1）具备临床诊断依据 2 项，可临床诊断为心肌炎。发病同时或发病前 1～3 周有病毒感染的证据者支持诊断。

（2）同时具备病原学确诊依据之一，可确诊为病毒性心肌炎。具备病原学参考依据之一，可临床诊断为病毒性心肌炎。

（3）凡不具备确诊依据，疑似病毒性心肌炎，应给予必要的治疗或随诊，并根据病情变化，确诊或除外心肌炎。

（4）应除外风湿性心肌炎、中毒性心肌炎、先天性心脏病、结缔组织病以及代谢性疾病的心肌损害、甲状腺功能亢进症、原发性心肌病、原发性心内膜弹力纤维增生症、先天性房室传导阻滞、心脏自主神经功能异常、β 受体功能亢进及药物引起的心电图改变。

4. 分期

（1）急性期：新发病，症状及检查阳性发现明显且多变，一般病程在半年以内。

（2）迁延期：临床症状反复出现，客观检查指标迁延不愈，病程多在半年以上。

（3）慢性期：进行性心脏增大，反复心力衰竭或心律失常，病情时轻时重，病程在 1 年以上。

【鉴别诊断】

1. 风湿性心肌炎　亦可出现发热、心悸、头晕、心律失常等类似本病的表现，但病前 1～3 周多有链球菌感染史，风湿活动期表现明显，如：发热、关节炎、皮下结节、环行红斑、血沉快、抗链球菌溶血素“O” ＞500U，心电图 P－R 间期增长，病毒病原学检测有助鉴别。

2. 中毒性心肌炎　由非病毒性病原体如细菌、真菌、立克次体、支原体等的毒素引起，可有类似本病的胸闷、憋气、心悸、乏力等表现，但几乎均可见其原发病的特殊临床表现，如大叶性肺炎、支原体肺炎、伤寒等，而且中毒症状明显，如高热、苍白、神疲、白细胞及中性粒细胞增高等，一般容易鉴别。

此外，本病还应与先天性心脏病，β－受体功能亢进及药物引起的心电图改变等相鉴别，可借助病史、彩色超声心动图、普萘洛尔试验等相鉴别。

【辨证】

本病病因以风热、湿热之邪为主，病位在心，累及肺脾肾。病程初期、急性期以实证为主，病程较短；病邪不去转入迁延期、慢性期，以虚证为主，病程较长；病邪遗留与痰瘀互结，又可为虚实相杂。

1. 风热犯心

证候：发热，恶风，鼻塞流涕，咽痛，咳嗽，全身不适；心悸，气短，汗出，乏力，胸闷胸痛，舌质红，苔薄黄，脉浮数或结代。

分析：本证以风热犯于肺卫，逆传于心为辨证要点。外感风热，卫外失调，故发热恶风，全身不适；风热上扰，清窍不利，故鼻塞、咽痛；肺气不宣，故咳嗽；病毒犯心，心气受损，可见心悸，气短，乏力；汗为心液，心之气阴受损，心液外泄，故汗出较多。舌脉之象为风热在肺卫，若有结代为心气受损。

2. 湿热侵心

证候：寒热起伏，全身酸楚，恶心呕吐，腹痛腹泻；心悸，胸闷，乏力，舌质红，苔黄腻，脉濡数或结代。

分析：本证以湿热之毒，蕴结脾胃，浸淫于心为辨证要点。湿热伤于肌表，故寒热、全身酸楚；湿热中阻，气机逆乱，故腹痛，恶心、呕吐；脾之运化失常，故腹泻；湿热蒸灼，上犯于心，故心悸、胸闷。舌红，苔黄腻，脉濡数为湿热之象，心气受阻，则脉见结代。

3. 气阴两虚

证候：心悸或怔忡，胸闷，气短，活动后尤甚，神疲乏力，头晕目眩，烦热口渴，自汗盗汗，手足心热，舌淡白或红，少苔，脉细数或结代。

分析：本证以热毒犯心，病久耗气伤阴为辨证要点，多由失治、误治，使病情迁延所致。心之气阴不足，心神失养，故心悸、怔忡；心气不足，故胸闷，气短，神疲乏力；阴虚阳亢，故头晕目眩，五心烦热而渴。如有舌淡、脉结代为心气不足；若见舌红少苔、脉细数为心阴不足。

4. 心阳虚弱

证候：心悸怔忡，心胸掣痛，神疲乏力，四肢不温，面色苍白，多汗，甚则大汗淋漓，四肢厥冷，口唇及指趾青紫，肢体浮肿，呼吸急促，舌质胖大或淡紫，脉缓无力或结代。

分析：本证以久病伤及心阳或小儿素体阳虚，复感病毒，心阳欲脱为辨证要点。心气受损，心阳不振，故心悸怔忡；心气不足，运血无力，心血瘀阻，故心胸疼痛；阳气虚弱，不能畅达，故四肢厥冷，面色苍白，神疲乏力；心阳欲脱，故大汗出；心血不畅，肺气不宣，津液不布，可见口唇及指趾青紫，浮肿，气促。舌质胖大或淡紫，脉缓无力均为气虚血虚之象。

5. 痰瘀阻络

证候：心悸不宁，胸闷憋气或心痛如针刺，脘腹满闷，恶心泛呕，面色晦暗，唇甲青紫，舌质紫黯，舌边尖有瘀点，舌苔腻，脉滑或结代。

分析：本证以病情迁延伤及肺脾，痰瘀互结，阻于心络为辨证要点。肺脾受损，痰浊内生，阻滞气机，故脘闷，恶心、泛呕；痰瘀互结，阻于心脉，故心悸，胸闷憋气或心痛如针刺。面、舌、唇甲紫黯，脉结代，苔腻脉滑为痰浊内生之象。

【治疗】

1. 中药治疗

（1）风热犯心

治法：清热解毒，养阴通脉。

方药：银翘散（《温病条辨》）加味。

方中金银花、连翘辛凉透表，清热解毒；薄荷、淡豆豉、荆芥穗清解热毒，透邪外出；竹叶清解上焦之热；芦根清热生津。本方加板蓝根、贯众、玄参、虎杖清热解毒，凉血活血；太子参、麦冬益气养阴。若邪毒炽盛可加黄芩、生石膏、栀子清热泻火；胸闷痛加丹参、红花、郁金活血散瘀；脉结代加五味子、磁石宁心复脉。

（2）湿热侵心

治法：清热利湿，解毒透邪。

方药：葛根黄芩黄连汤（《伤寒论》）加味。

方中葛根能解表退热；配黄芩、黄连清热解毒，利湿止泻；甘草调和诸药，四药合用可外解肌表之邪，内清肠胃之湿热。方中可加板蓝根、栀子、苦参加强清热解毒化湿之效。若腹痛腹泻，加木香、陈皮行气去滞；胸闷加瓜蒌、枳壳宽中下气；心悸不安，脉结代，加丹参、珍珠母、生龙骨、生牡蛎活血祛瘀，安神定志；肌肉酸楚，加防风、防己祛风胜湿。

（3）气阴两虚

治法：益气养阴，宁心安神。

方药：炙甘草汤（《伤寒论》）合生脉散（《医学启源》）减生姜、麻仁。

方中炙甘草、人参益气养心，麦冬、五味子养阴敛心，生地、阿胶、大枣滋阴养血，桂枝温通心阳。心悸怔忡，加酸枣仁、珍珠母宁心安神；气虚自汗，加黄芪、牡蛎补气敛阴；阴虚烦热，加鹿衔草、白薇以清虚热。

另外，可用生脉饮口服液，每服5～10ml，1日2次；或用生脉注射液，每次5～10ml，加10%葡萄糖注射液100～250ml静脉滴注，1日1次，2周为1个疗程。

（4）心阳虚弱

治法：益气回阳，救逆固脱。

方药：桂枝甘草龙骨牡蛎汤（《伤寒论》）。

方中桂枝、甘草温通心阳；龙骨、牡蛎敛汗固脱，重镇安神。方中可加党参、黄芪、五味子、酸枣仁益气敛神，以固心阳。若四肢不温，形寒肢冷，自汗不止，可加附子、干姜、人参、麦冬、五味子，回阳救逆；四肢浮肿，加五加皮、茯苓、泽泻利尿强心。

另外，可用参麦注射液10~20ml加入50%葡萄糖注射液20~30ml中缓慢静脉注射，每隔15~60分钟注射1次，连用3~5次。病情缓解后可用30~60ml加入10%葡萄糖注射液100~250ml中，静脉滴注。如果有心阳欲脱，可用参附注射液每次2ml肌肉注射，1日2次，或每次8~16ml加入50%葡萄糖注射液30~40ml中，静脉注射。1~2次后，用30~60ml加入10%葡萄糖注射液250~500ml中，静脉滴注，1日1~2次。

(5) 痰瘀阻络

治法：活血化瘀，祛痰化浊。

方药：瓜蒌薤白半夏汤（《金匮要略》）合失笑散（《太平惠民和剂局方》）。

方中瓜蒌理气宽胸，涤痰散结；薤白温通心阳，散结止痛，两药合用为治疗胸痹的要药；半夏化痰下气；白酒温通阳气；蒲黄、五灵脂活血化瘀，散结止痛。若心痛明显加丹参、郁金、红花、降香理气止痛；若有痰郁化热，加黄连、竹茹清心化痰；若有夜不能寐加合欢花、夜交藤、酸枣仁养心安神。

另外，可用丹参注射液，每次4~8ml，加入10%葡萄糖注射液100mI静脉注射，1日1次，2周为1疗程。

2. 针灸治疗

(1) 体针

基本处方：心俞　巨阙　间使　神门　血海　内关

方中心俞、巨阙为俞募配穴，意在调补心气，定惊安神；神门为心之原穴，为神出入之门；间使为经穴，有温通阴阳之力，故可宁心安神；内关为八脉交会之穴，可宽胸理气，定惊止痛，配血海穴，活血化瘀。诸穴合用，以调理心经之气，达宁心安神之功。

加减运用：心气虚加中脘、太渊、脾俞、公孙、足三里、三阴交健脾补气；心阴虚损加肾俞、足三里、三阴交补益心肾；痰浊内阻加肺俞、膻中、丰隆、足三里、三阴交健脾化痰；气滞血瘀、心脉闭阻者加膻中、脾俞、足三里、阴陵泉、三阴交行气活血；心阳不振加百会、大椎、大陵、足三里、三阴交升发阳气。每次选4~8穴，隔日1次，30次为1个疗程。

(2) 其他：还可选用耳针：取心、交感、神门、皮质下，隔日1次；或用王不留行籽压穴，每日2~3次。穴位注射疗法：内关、心俞、郄门穴，用维生素B_1、B_{12}或5%当归注射液，每次选2~3穴，每穴注射0.5ml，1日1次。

【预防与调护】

1. 预防

(1) 注意增强体质，积极预防呼吸道或肠道病毒感染。

(2) 避免过度劳累，不作剧烈运动。

(3) 调节情志，避免精神刺激。

2. 调护

(1) 注意休息，急性期应卧床休息3~6周，重者宜6个月~1年。待热退后3~4周，心衰控制，心律失常好转，心电图改变好转时，可逐渐增加活动量。

（2）尽量保持安静，以减轻心肌负担，减少耗氧量。必要时可予镇静剂。

（3）饮食宜清淡而富有营养，忌食过于肥甘厚腻或辛辣之品。

（4）密切观察患儿病情变化，一旦发现心率明显增快或减慢、严重心律失常、呼吸急促、面色青紫，应及时抢救。

【医案举例】

1. 文某某，女性，12岁。1993年4月11日初诊。

患者因鼻塞、流浊涕、发热、咳嗽咯吐黄痰10天就诊。经学校医务室给予螺旋霉素及退热药治疗后，热略降而余症如初，并出现胸闷心悸，气短无力，不思饮食而来院就诊。检查所见：T37.8℃，鼻腔略红肿，咽部充血，两肺无啰音，X线胸透未见异常，心率124次/分，心律不齐，频发期前收缩，10余次/分，未闻及明显杂音。ECG示：频发室性期前收缩，心肌酶谱异常。诊断为病毒性心肌炎。舌苔黄腻，脉滑数，时兼促脉，证属痰热内阻，肺鼻壅塞，心神不宁。治宜清热化痰，通鼻肃肺，佐以护心调脉，方选清气化痰丸加减：瓜蒌仁12g，杏仁10g，黄芩10g，茯苓12g，枳壳10g，陈皮10g，胆南星9g，制半夏9g，葶苈子6g，蝉衣9g，苦参15g，焦三仙10g。水煎日服1剂，服7剂后，T36.2℃，咳吐黄痰减少，心率110次/分，舌苔转薄黄。效则守方，前方继进7剂，鼻塞、咳嗽咯痰消失，心悸胸闷较前减轻。复查心率100次/分，偶有期前收缩，ECG示：偶发室性期前收缩。刘老云：此痰热已清，鼻窍肺气宣通，现期前收缩仍存，治当扶正以祛邪，宁心调脉定悸：元参10g，板蓝根10g，山豆根5g，黄芪15g，清阿胶10g（化服），焦三仙10g，山栀3g，生姜2片，大枣5枚。每日水煎1剂，迭进70余剂，诸恙若失。ECG及心肌酶谱复查正常，随访一年半，屡罹感冒而未复发。[左智杰．刘弼臣从肺、脾论治小儿病毒性心肌炎临床经验．北京中医药杂志，2002，21（5）：277]

2. 姚某，男，10岁。

半年前因浴后着凉，寒热头痛，T38℃～40℃，伴恶心呕吐，继则胸闷气憋，时时作痛，日发5～6次，纳食不甘。血常规、肝功、澳抗均正常，心肌酶谱异常，心电图示：窦性心律不齐，I度房室传导阻滞，X线胸透无异常发现。诊断：病毒性心肌炎。经用抗生素、维生素C、能量合剂等治疗，身热已解，但余恙如旧，故转我院求治。刻下症见：胸闷气短，阵发性心悸不已，午前发作较频。伴食欲低下，面色青黄不华，口周泛青，形体消瘦，五心烦热，口干少饮，大便干，舌红苔薄白，脉细濡。查咽微红，余无异常所见。证属病久中虚，脾胃失健，以致生化乏源，心失濡养，气现不足，阴亦不充。治用六君子汤、叶氏养胃汤加减，交替使用，调理脾胃，和其阴阳。方①：党参10g，茯苓10g，炒白术10g，炒白芍10g，陈皮5g，半夏5g，神曲10g，炒谷麦芽各10g，生姜2片，大枣5枚。早服。方②：南沙参10g，麦冬10g，生地10g，石斛10g，玉竹10g，扁豆10g，淮山药10g，当归10g，郁金6g，炒谷麦芽各10g。晚服。经上方连服6周，临床症状消失，食纳正常，面色红润。复查ECG、心肌酶谱均正常，痊愈出院。[左智杰．刘弼臣从肺、脾论治小儿病毒性心肌炎临床经验．北京中医药杂志，2002，21（5）：278]

【古代文摘】

《伤寒论·辨太阳病脉证并治下》："伤寒脉结代，心动悸，炙甘草汤主之。"

《小儿药证直诀·脉证治法》："五脏所主，心主惊。……虚则卧而悸动不安。"

《张氏医通·神志门》："夫悸之证状不齐，总不外乎心伤而火动，火郁而生涎也。若夫虚实之分，气血之辨，痰与饮，寒与热，外感六淫，内伤七情，在临证辨之。"

《婴童百问·慢惊》："心藏神而恶热。小儿体性多热，若感风邪，则风热搏于脏腑，其气郁愤，内乘于心，令儿神志不宁，故发为惊。若惊甚不已，则悸动不宁，是为惊悸之病。"

《外感温热论》："温邪上受，首先犯肺，逆传心包。"

《伤寒明理论·悸》："其气虚者，由阳气内弱，心下空虚，正气内动而为悸也。"

【现代研究】

1. 分证论治 闫氏分为：外感风热证，银翘散加减；气阴两虚证，生脉散加减；气滞血瘀证，四物汤加减；痰湿阻滞证，二陈汤加减［阎云婷．病毒性心肌炎辨治体会．中国医药学报，1999，14（3）：76］。夏氏分为：邪热侵心证，清热养心解毒，拟清心方，药用金银花、连翘、板蓝根、薄荷、桃仁、西洋参、麦门冬、酸枣仁、苦参、生龙骨、生牡蛎、黄连、炙甘草。气阴两虚证，养心益气滋阴，拟养心方，药用红参、百合、麦门冬、生地黄、酸枣仁、苦参、天门冬、当归、莲子心、生黄芪、生龙骨、生牡蛎、五味子、炙甘草［夏名英．分型辨治病毒性心肌炎46例．安徽中医药学报，1999，18（4）：28］。邢氏将治疗分为十法：一为清热解毒法，二为清热利湿法，三为活血化瘀法，四为清热化痰法，五为通阳散结法，六为益气养阴法，七为益气温阳法，八为益气补血法，九为益心养胃法，十为补益肺脾法［邢向晖，马婷．小儿病毒性心肌炎治法概要．中医药信息，2002，19（1）：5］。

2. 分期治疗 张氏分为：初期，属邪毒舍心，宜辛凉解毒，调和营卫，兼调养心阴，活血化瘀，方选银翘散加板蓝根、柴胡、麦门冬、五味子、丹参、生地黄。中期，属气阴两虚，宜益气养阴，活血化瘀，方选生脉散加炙甘草、丹参、红花、生地黄、酸枣仁。后期，机体气弱阳虚，宜温阳补气，方选炙甘草汤加黄芪、丹参［张志明．病毒性心肌炎分三期施治．河南中医，1998，18（1）：26］。袁氏将该病分为：急性期，清热解毒，益气养阴，用自创心肌炎康1号方（金银花、黄芪、黄芩、升麻、连翘、麦门冬、当归、丹参、炙甘草）；慢性期及恢复期，宜益气养阴，补血安神，佐以活血清热，用自创心肌炎康Ⅱ号方（西洋参、黄芪、丹参、炒酸枣仁、麦门冬、五味子、当归、仙灵脾、连翘、黄芩、炙甘草）［邱晓堂．袁海波主任医师治疗病毒性心肌炎经验．中医研究，1999，12（4）：35］。

3. 后遗症期治疗 邓氏拟宁心通脉方，药用党参、五味子、炙甘草、麦门冬、淮小麦、丹参、茶树根、青龙齿。郁氏以育阴清热法治疗，药用太子参、北沙参、丹参、苦参、麦门冬、酸枣仁、川芎、甘草。3个月为1疗程，连服2个疗程［邓民耀．宁心通脉方治疗病毒性心肌炎后遗症48例观察．实用中医药杂志，1999，12（4）：35］。杨氏等从虚、瘀、毒入手，药用阿胶、板蓝根、知母、黄柏、生地黄、熟地黄、佩兰、川芎、当归、丹参、三

七、蒲公英、泽兰［杨蕊琳．中药治疗病毒性心肌炎后遗症 34 例．实用中医药杂志，1999，15（8）：13］。

【结语】

病毒性心肌炎是小儿临床常见病。中医认为病因病机主要是风热、湿热乘虚而入，损及心脏，造成邪毒内盛、气阴不足、痰瘀痹阻的虚实相杂变化。病位在心肺脾。病情有轻重、急缓之分。治疗上根据病程表现，分为初期、迁延期和慢性期，分别以祛邪补虚兼顾、危重救急、长期治疗为原则。本病应采取中、西药为主，针灸为辅的治疗方法。

第十六节　急性肾小球肾炎

急性肾小球肾炎简称急性肾炎，起病较急，以血尿、蛋白尿、高血压、水肿及氮质血症为主要临床表现，又称急性肾炎综合征。常出现于感染之后，是以链球菌感染最为常见的肾小球疾病。

本病是小儿时期常见的一种肾脏疾病，多发生于 3～12 岁儿童，2 岁以下少见。发病率居泌尿系统疾病住院患儿的首位，秋冬两季为发病的高峰期，发病前多有前驱感染史。发病后轻重悬殊，轻者除实验室检查异常外，临床无明显症状，重者可并发高血压脑病、急性循环充血及急性肾功能衰竭。多数患儿发病 2～4 周内水肿消退，肉眼血尿消失，血压正常，残余少量蛋白尿，镜下血尿多于 3～6 个月内消失。近年来，由于采取中西医结合治疗措施，严重并发症明显减少，大多预后良好。

中医古代文献中无肾炎病名记载，据其临床表现，多属“水肿”、“尿血”范畴。如《灵枢·论疾诊尺》云：“视人之目窠上微痈，如新卧起状，其颈脉动，时咳，按其手足上，窅而不起者，风水肤胀也。”对于本病的病机，《医宗金鉴·幼科杂病心法要诀》云：“小儿水肿，皆因水停于肺脾二经。”对其治疗，早在《素问·汤液醪醴论》就有“开鬼门、洁净府”，即发汗、利小便的方法，在此基础上，历代又有逐水、清热、健脾等多种治法。

现代医学认为急性肾小球肾炎的发生，虽然有多种病因，但绝大多数的病例主要与 A 组溶血性链球菌中的致肾炎菌株感染有关，发病机制为抗原抗体免疫复合物引起的肾小球毛细血管炎症改变。在疾病的早期，肾脏病变典型，呈毛细血管内增生性肾小球肾炎改变。光镜下肾小球表现为程度不等的弥漫性增生性炎症及渗出性病变。肾小管病变较轻，呈上皮细胞变性，间质水肿及炎症细胞浸润。

【病因病机】

1. 感受风邪　风寒或风热客于肺卫，阻于肌表，导致肺气失宣，肃降无权，水液不能下达，以致风遏水阻，风水相搏，流溢肌肤而发为水肿，称之为“风水”。

2. 水湿内侵　气候、环境潮湿或涉水冒雨，水湿内侵，或饮食不节（洁）均可伤及脾胃，脾失健运，水湿停留，溢于四肢，而发为水肿。

3. 湿热壅盛 湿热久羁，或湿郁化热，中焦脾胃功能失其升清降浊之功能，三焦为之壅滞，水道不通，蕴蒸于肌肤，则为水肿；若湿热下注，伤及下焦血络，可致尿血。

4. 疮毒内侵 皮肤疮疖、丹毒、湿疹等湿热毒邪，郁遏肌表，内犯肺脾，肺脾受害，而影响于肾。因肺失通调，脾失健运，肾不能主水，致水液代谢障碍，水湿运行受阻，溢于肌肤，发为水肿；湿热下注，灼伤膀胱血络而产生尿血。

总之，急性肾炎的主要病因为外感风邪、湿热、疮毒，导致肺脾肾三脏功能失调，其中以肺脾功能失调为主。风、热、毒与水湿互结，通调、运化、开阖失司，水液代谢障碍而为肿；热伤下焦血络而致尿血。重症水邪泛滥可致邪陷心肝、水凌心肺、水毒内闭之变证。若湿热久恋，伤阴耗气，可致阴虚邪恋或气虚邪恋，使病程迁延；病久入络，致脉络阻滞，尚可出现尿血不止、面色晦滞、舌质紫暗等瘀血之症。

【诊断要点】

1. 病史 本病发病前 1～4 周多有呼吸道或皮肤感染、猩红热等链球菌感染或其他急性感染史。

2. 急性起病 急性期一般为 2～4 周。

3. 症状

(1) 水肿及少尿：70%病例有浮肿，一般浮肿仅累及眼睑及颜面部，严重者 2～3 天遍及全身，浮肿为非凹陷性。尿量减少，浮肿轻重与尿量呈正相关性。

(2) 血尿：50%～70%的患者起病即有血尿，持续 1～2 周后常呈肉眼血尿或镜下血尿。

(3) 高血压：1/3～2/3 患儿病初有高血压，常为 120～150/80～110mmHg（16.0～20.0/10.7～14.4kPa）。

非典型病例可无水肿、高血压及肉眼血尿，仅发现镜下血尿。

4. 检查

(1) 尿检：均有红细胞增多。尿蛋白一般为“+”～“+ + +”，也可见透明、颗粒管型。

(2) 血检：血清总补体及 C_3 可一过性明显下降，6～8 周恢复正常。非链球菌感染后肾炎（如病毒或其他细菌性肾炎），补体 C_3 不低。抗链球菌溶血素“O”抗体（ASO）可增高，抗脱氧核糖核酸酶 B 或抗透明质酸酶升高，纤维蛋白降解产物（FDP）增多。

【鉴别诊断】

1. 肾病综合征 见本章“肾病”条。

2. IgA 肾病 多于急性上呼吸道感染后，1～2 天内即发生血尿，有时伴蛋白尿，除 20%患者可呈急性肾炎综合征外，多不伴水肿及高血压。但其病情常反复发作，与急性肾炎不同。部分病例鉴别困难时，需进行肾活检。

3. 原发性急进性肾炎 起病与典型的急性肾炎很相似，但表现为进行性少尿、无尿及迅速发展的肾功能衰竭，终至尿毒症。急性肾炎综合征表现持续一个月以上不缓解时，应及时进行肾活检与本病相鉴别。

4. 紫癜性肾炎　过敏性紫癜肾炎也可以急性肾炎综合征起病。但多伴对称性皮肤紫癜、关节肿痛、腹痛、便血等全身及其他系统的典型症状或（和）前驱病史。

5. 急性泌尿系感染　约10%可有肉眼血尿，但多无浮肿及血压增高，有明显发热及全身感染症状，尿检有大量的白细胞及尿细菌培养阳性为确诊的条件。

【辨证】

首先分清疾病的病程阶段：急性期起病急，变化快，浮肿、血尿较明显，属正盛邪实；恢复期浮肿已退，尿量增加，肉眼血尿消失，镜下血尿或蛋白尿仍存在，属正虚邪恋。急性期辨轻重：轻型者水肿、尿少及血压增高多为一过性，其证候表现多属外感风邪证、水湿内侵证、湿热壅盛证及疮毒内侵证；重型表现为全身高度浮肿，持续尿少或无尿，并在短期内出现邪陷心肝、水凌心肺、水毒内闭危重变证的证候表现。恢复期辨阴虚与气虚：偏阴虚者可见手足心热，腰酸盗汗，舌红苔少，镜下持续血尿不消等肾阴不足表现；偏气虚者则见乏力，纳少，便溏，自汗，易于感冒等肺脾气虚证候表现。

1. 急性期

（1）外感风邪

证候：水肿自眼睑开始迅速波及全身，以头面部肿势为著，皮色光亮，按之凹陷随手而起，尿少色赤，微恶风寒或伴发热，咽红咽痛，骨节酸痛，鼻塞咳嗽，舌质淡，苔薄白或薄黄，脉浮。

分析：多因小儿机体柔弱，气血未充，风邪乘虚而入，客于肌表，与体内水气相搏而致。风为阳邪，其性上行，故初见眼睑浮肿；风水郁闭于肌腠，故四肢、全身肿胀；风邪外袭，肺失宣肃，不能通调水道，下输膀胱，故发热恶风，咳嗽，浮肿，小便不利；风挟热邪，上干清窍，则咽红咽痛，骨节酸痛，鼻塞。舌质淡，苔薄白或薄黄，脉浮为外感风邪之征。

（2）水湿内侵

证候：全身浮肿以腹部和下肢为甚，按之没指，小便短少，身体困倦，胸闷，纳呆，泛恶，苔腻，脉濡。起病一般较缓慢，病程较长。

分析：水湿之邪，浸渍肌肤，壅阻不行，以致肢体浮肿不退，水湿内聚，三焦决渎失司，膀胱气化失常，所以小便不利；水湿日增而无出路，横溢肌肤，所以肿势较甚，按之没指；脾为湿困，阳气不能舒展，故见身体困倦，胸闷，纳呆，泛恶，苔腻，脉濡等症。湿性黏腻，不易骤化，所以病程较长。

（3）湿热壅盛

证候：全身浮肿，色泽光亮，皮肤胀急，烦热口渴，小便短赤，胸腹胀满，苔黄腻，脉滑数。

分析：多因小儿脏腑未坚，饮食不节，积食酿湿，湿热壅滞，中焦气机升降失调，三焦气化不利，气不化水，水溢四肢，故见全身浮肿，色泽光亮，皮肤胀急；湿热内蕴，故烦热口渴，小便短赤；湿阻气机，故胸腹胀满，苔黄腻，脉滑数。

（4）疮毒内侵

证候：全身浮肿，尿少色赤，皮肤疮毒或咽喉肿烂，口苦口渴，心烦，或有发热，大便秘结，舌红苔黄，脉滑数或浮数。

分析：本证多因肌肤痈疡疮毒，未能清解消透，疮毒内陷，损伤脾肺，导致水液代谢障碍，溢于肌肤，则全身浮肿；湿热流注膀胱，气化失司，故见小便短赤；热毒炽盛，耗伤津液，故见大便秘结，口苦口渴，心烦，舌红苔黄，脉滑数或浮数。

（5）邪陷心肝

证候：肢体面部浮肿，头痛眩晕，烦躁不安，视物模糊，口苦，恶心呕吐，甚至抽搐，昏迷，小便短赤，舌质红，苔黄糙，脉弦数。

分析：多见于病程早期，血压明显增高者。由于湿热之邪泛溢肌肤，则肢体、面部浮肿；邪毒炽盛，内陷厥阴，肝阳上亢，上扰清窍，故见头痛眩晕；肝风内动，神明被扰，故烦躁不安，抽搐昏迷。舌质红，苔黄腻，脉弦为湿热邪毒内陷心肝之征。

（6）水凌心肺

证候：全身明显浮肿，频咳气急，胸闷心悸，不能平卧，烦躁不宁，面色苍白，甚则唇指青紫，舌质黯红，舌苔白腻，脉沉细无力。

分析：多见于病程早期、水肿严重的患儿，因水毒内盛，凌心射肺所致。水湿潴留，故浮肿、尿少；水气上逆，射肺凌心，肺失肃降，心失所养，故咳嗽气急，胸闷心悸；气为血帅，气滞则血滞，故口唇青紫，指甲发绀；心阳虚衰，神不内守，则出现烦躁不能平卧，或悸动不安，脉细数无力或沉细；肾阳不足，水湿不化则见舌苔白或白腻、质淡。

（7）水毒内闭

证候：全身浮肿，尿少或尿闭，色如浓茶，头晕头痛，恶心呕吐，嗜睡，甚则昏迷，舌质淡胖，苔垢腻，脉象滑数或沉细数。

分析：多见于病程早期，常因持续少尿或无尿引起。由于肾阴阳严重失调，分清泌浊功能丧失，清者不能上归于肺而输布全身，浊者不能下行膀胱而排出体外，因而水毒停留体内所致。肾气不足，膀胱气化不利，浊邪壅塞则见全身浮肿，尿少或尿闭；肾为胃之关．与膀胱相表里，浊阴阻滞，邪无出路，故见恶心呕吐；水毒上蒙清窍，甚或移浊蒙心，则见头晕，头痛，甚或昏迷；浊阴内阻，土虚木旺故见舌苔腻，脉沉弦。

2. 恢复期

（1）阴虚邪恋

证候：乏力头晕，手足心热，腰酸盗汗，或有反复咽红，舌红苔少，脉细数。

分析：本证为恢复期最常见的证型，可见于素体阴虚，或急性期曾热毒炽盛者。肾阴受损，则见腰酸盗汗，手足心热，舌红苔少，脉细数；肾之阴精不足，气化乏源，脑窍失养，故乏力头晕；邪热留恋，故反复咽红。

（2）气虚邪恋

证候：身倦乏力，面色萎黄，纳少便溏，自汗出，易于感冒，舌淡红，苔白，脉缓弱。

分析：本证多见于素体肺脾气虚患儿。肺气虚，卫表不固，则自汗出，易感冒；脾气虚，生化乏源，运化失健，故身倦乏力，面色萎黄，纳少便溏。舌淡苔白，脉缓弱，均为肺脾气虚之象。

【治疗】

1. 中药治疗

（1）急性期

① 外感风邪

治法：疏风清热，宣肺利水。

方药：越婢加术汤（《金匮要略》）加茯苓、防己。

方中麻黄发汗解表，宣肺利水，去在表之风水，为君药；茯苓、防己、白术健脾化湿，为臣药；石膏清解郁热，为佐药；生姜、大枣调和营卫，甘草调和药性，为使药。若偏风寒者，加苏叶疏风散寒；风热者，加金银花、白茅根、芦根清热解毒凉血；若咽喉肿痛明显者，还可加板蓝根、桔梗、牛蒡子、牛膝、射干清热散结解毒；若咳喘较甚者，加前胡、杏仁、葶苈子、苏子降气止喘。

若汗出恶风，卫阳已虚，复感外邪者，可用防己黄芪汤加渗利之品，以补气固卫，行水消肿；脾胃气虚者，加大枣、甘草、太子参。

② 水湿内侵

治法：健脾化湿，通阳利水。

方药：五皮饮（《中藏经》）加胃苓汤（《丹溪心法》）。

方中泽泻直达下焦肾与膀胱，利水渗湿为君药；茯苓、猪苓、桑白皮、生姜皮淡渗利水，增强君药利水渗湿之功，共为臣药；桂枝助膀胱气化，通阳化气以行水，苍术、白术健脾以化湿，厚朴、陈皮、大腹皮调畅气机、行气利水，生姜、大枣调和营卫，补益中焦，均为佐药；大枣又能调和诸药，亦为使药。肿甚而喘者，可加麻黄、杏仁、葶苈子宣肺平喘，利水消肿；寒湿偏盛，中焦不运，脘痞腹胀者，可加木香、干姜、川椒目温脾化湿，行气宽中；卫表阳虚，汗出怕风者加黄芪、防风以护卫固表。

另外，可选用肾炎消肿片，每服 2 片，1 日 2～3 次。

③ 湿热壅盛

治法：清热利湿，行气消肿。

方药：疏凿饮子（《重订严氏济生方》）。

方中商陆通利二便，泻下逐水，使在内之水邪从下而夺，为君药；赤小豆、川椒目、木通清热利湿以消肿，茯苓皮、大腹皮、泽泻通利小便，利水渗湿消肿，秦艽、羌活祛风利水，共为臣药，其中槟榔、大腹皮又可行气导滞，取气行水行之意；炙甘草调和药性，是为使药。诸药合用使水邪分消走泄，湿热之邪得以清利，则肿势自消。若湿热下注膀胱，伤及血络，见尿痛、尿血等症者，加大蓟、小蓟、白茅根以凉血止血；若腹满不减，大便不通，体质尚实者，可加生大黄、黑白丑攻逐二便，或合用己椒苈黄丸，以助攻泻之力，使水从大便而泄。

若肿势严重，兼见气粗喘满，倚息不得卧，脉弦有力者，为水在胸中，上迫于肺，肺气不降，宜泻肺行水为主，可用五苓散、五皮饮等方合用葶苈大枣泻肺汤、三子养亲汤以泻胸中之水；若湿热久羁，化燥伤阴，水肿兼见口咽干燥、大便干结等津液亏耗之症状者，可用猪苓汤，既能滋阴，又可清利水邪。

另外，可选用肾炎清热片，每服3g，1日2～3次。

④ 疮毒内侵

治法：清热解毒，利湿消肿。

方药：五味消毒饮（《医宗金鉴》）加栀子、白茅根、竹叶、小蓟。

常用金银花、野菊花、蒲公英、紫花地丁、紫背天葵子清热解毒；栀子清泄三焦之火；白茅根、淡竹叶利湿清热；小蓟凉血止血。若小便赤涩，加白花蛇舌草、石韦、金钱草清热利湿；口苦口黏，加茵陈蒿、龙胆草燥湿清热；皮肤湿疹，加苦参、白鲜皮、地肤子燥湿解毒，除风止痒；大便秘结加生大黄泻火降浊；口苦心烦加龙胆草、黄芩泻火除烦。

另外，可选用银黄口服液，每服5～10ml，1日2～3次。

⑤ 邪陷心肝

治法：平肝泻火，清心利水。

方药：龙胆泻肝汤（《太平惠民和剂局方》）加羚羊角、钩藤、白芍。

方中龙胆草、柴胡清肝泻火；羚羊角粉、钩藤清心平肝熄风；白芍、当归柔肝熄风；木通、生地、泽泻清心利水；甘草调和诸药。若大便秘结，加生大黄、玄明粉通便泻火；头痛眩晕较重加夏枯草、石决明清肝火、潜肝阳；恶心呕吐加半夏、胆南星化浊降逆止呕；昏迷抽搐可加服牛黄清心丸或安宫牛黄丸解毒熄风开窍。

另外，可选用清开灵注射液，每次10～20ml，加入5%葡萄糖注射液100～250ml中，静脉滴注，1日1次。

⑥ 水凌心肺

治法：泻肺逐水，温阳扶正。

方药：已椒苈黄丸（《金匮要略》）合参附汤（《世医得效方》）加泽泻、桑白皮、茯苓皮。

方中葶苈子、大黄泻肺逐水；防已、椒目、泽泻、桑白皮、茯苓皮利水消肿；人参、附子温阳扶正。若见面色灰白，四肢厥冷，汗出脉微，是心阳虚衰之危象，应急用独参汤或参附龙牡救逆汤回阳固脱。

若本证症轻者，也可用三子养亲汤加减，以理肺降气，利水消肿，常用苏子、葶苈子、白芥子、香橼皮、大腹皮、陈葫芦、炙麻黄、杏仁、甘草等。

⑦ 水毒内闭

治法：通腑降浊，解毒利尿。

方药：温胆汤（《世医得效方》）合附子泻心汤（《伤寒论》）。

方中生大黄、黄连、黄芩清火泄浊；姜半夏、陈皮、竹茹、枳实降气化浊；茯苓利水消肿；制附子、生姜温阳化湿。呕吐频繁，先服玉枢丹辟秽止呕。不能进药者，可用上方浓煎成100～200ml，待温，作保留灌肠，每日1～2次；也可用生大黄30g，六月雪30g，蒲公英30g，益母草20g，川芎10g，浓煎200ml，每日分2次保留灌肠。昏迷惊厥加用安宫牛黄丸或紫雪丹，水溶化，鼻饲。

另外，可选用肾炎消肿片，每次服 2 片，每日 2～3 次。

（2）恢复期

若浮肿消退，尿量增加，血压下降，血尿及蛋白尿减轻，即标志病程进入了恢复期。此期为正气渐虚，余邪留恋阶段，其中在恢复期早期，常以湿热留恋为主。

① 阴虚邪恋

治法：滋阴补肾，兼清余热。

方药：知柏地黄丸（《医宗金鉴》）合二至丸（《证治准绳》）。

方中知母、黄柏滋阴降火；生地、山茱萸、怀山药、丹皮、泽泻、茯苓滋补肾阴、泻湿浊；女贞子、旱莲草滋阴清热，兼以止血。血尿日久不愈，加仙鹤草、茜草凉血止血；舌质黯红，加参三七、琥珀化瘀止血；反复咽红，加玄参、山豆根、板蓝根清热利咽。

另外，可选用知柏地黄丸，每次服 3g，1 日 2～3 次。

② 气虚邪恋

治法：健脾化湿。

方药：参苓白术散（《太平惠民和剂局方》）。

方中党参、黄芪、茯苓、白术、山药益气健脾；砂仁、陈皮、白扁豆、薏苡仁、莲子肉行气健脾化湿；甘草调和诸药。血尿持续不消，可加参三七、当归养血化瘀止血；舌质淡黯或有瘀点，加丹参、红花、泽兰活血化瘀。

2. 针灸治疗

（1）体针

基本处方：水分　水道　三焦俞　委阳　阴陵泉

方中水分、水道为通利水道、利尿行水的有效穴；委阳乃三焦之下合穴，配三焦俞温阳化气、利水消肿；阴陵泉利水渗湿。诸穴相配，水道可通，肿胀可除。

加减运用：外感风邪加肺俞、列缺、合谷疏风宣肺、通调水道，用泻法；水湿内浸者加脾俞、足三里、三阴交健脾渗湿利水，针用泻法，神阙穴但灸不针；湿热壅盛加大椎、曲池、偏历、外关清热利湿消肿，针用泻法；疮毒内侵加曲泽、委中、灵台、血海、三阴交清热解毒、利湿消肿，针用泻法；邪陷心肝加巨阙、内关、劳宫、曲泉、太冲清心启闭，平肝泻火，针用泻法；水凌心肺加膻中、尺泽、阴郄、神门宣肺行水，养心安神，针用泻法；水毒内闭加灸肾俞、神阙、关元、足三里温阳化气行水；恢复期正虚邪恋者加脾俞、肾俞、气海、足三里、三阴交调理脾肾、清利余邪。

（2）其他：还可选用皮肤针：在背部膀胱经第一侧线和第二侧线自上而下轻轻叩刺，以皮肤稍有红晕为度，隔日 1 次。三棱针：取腰俞、肾俞、委中、阴陵泉，以三棱针点刺出血数滴，适用于慢性肾炎引起的水肿。耳针：取肺、脾、肾、膀胱，毫针中度刺激，也可埋针或用王不留行籽贴压；穴位敷贴：取车前子 10g 研为细末，与独头蒜 5 枚、田螺 4 个共捣成泥，敷神阙穴；气虚邪恋者用蓖麻籽 50 粒、薤白 3～5 个，共捣烂敷涌泉，每日 1 次，连敷数次。

【预防与调护】

1. 预防

（1）注意加强锻炼，增强体质，以增加抵抗力。

（2）积极预防各种感染，已患感染性疾病者应及时治疗。

2. 调护

（1）彻底治疗呼吸道、皮肤、口腔、中耳等各部位感染。

（2）应注意休息，尤其水肿、尿少、高血压明显者应卧床休息，待血压恢复、水肿消退、尿量正常后逐渐增加活动。

（3）水肿期及血压增高者，应限制盐钠和水摄入；高度水肿和明显高血压时，应忌盐，严格限制水入量。尿少尿闭时，应限制高钾食物。

（4）急性期，尤其有水肿、尿量减少、氮质血症者，应限制蛋白质摄入，以减轻肾脏排泄负担。

（5）水肿期应每日准确记录水液出入量和体重，以掌握水肿增减情况。

（6）急性期应每日测 2 次血压（必要时可随时测），以了解病情，预防高血压脑病的发生。

（7）水肿期应保持皮肤，尤其皱折处的清洁。

【医案举例】

1. 陈某，男，4 岁。

主诉：浮肿 5 天。

现病史：浮肿前曾患皮肤湿疹，经治已愈。见浮肿后外院已用青霉素治疗，浮肿未消而来就诊。就诊时面目、周身浮肿，尿少，腹部胀满，舌苔薄白，脉浮滑。尿常规：蛋白＋＋＋，红细胞＋＋＋，脓细胞＋，颗粒管型＋。诊为风水肿（急性肾炎）。风邪外客，脾湿不化，“夫面肿曰风，足肿曰湿，风湿相搏，故一身悉肿”。拟从肺脾同治。缘肺主一身之气化，且肺主皮毛，宣肺则可以胜湿；脾主运化，脾健则水湿自行矣。

方药：炙麻黄 3g，桂枝 3g，防风 3g，防已 3g，生白术 6g，生姜皮 3g，猪苓 6g，茯苓 6g，冬瓜皮 10g，赤小豆 15g。

服药 3 剂，小便增多，肿势见退。6 剂后，浮肿大消，腹胀轻微。服药 12 剂，浮肿、腹胀尽消，二便正常。中土已有生金制水之权，拟从原意，减宣肺之剂，增益气之品，巩固疗效。

方药：黄芪 10g，党参 10g，防风 3g，防已 3g，生白术 6g，泽泻 6g，桂枝 3g，猪苓 6g，茯苓 6g，赤小豆 15g。

3 剂后，诸恙均退，精神振作，胃纳正常，尿常规正常。改用加味五苓片善后。（汪受传．中国现代名中医医案精华·江育仁医案．第 1 版．北京：北京出版社，1990：254.）

2. 奚某某，女，13 岁，因全身浮肿尿少 3 天，于 1963 年 11 月 30 日入院。

住院检查摘要：体温 37.9℃，颜面浮肿明显，全身非凹陷性肿，咽充血。尿检：比重

1.030，蛋白（+），红细胞少，白细胞（+），颗粒管型（+），上皮细胞（+），脓球少。诊断：急性肾小球肾炎。

病程与治疗：入院后曾给予抗感染、降压治疗，但血压升高至160/110mmHg，浮肿未退，腹部有移动性浊音，因于12月4日请中医会诊。

初诊：面目浮肿七八天，恶风，咳嗽不畅，小便短黄，食欲不振，舌苔白腻，脉紧。系风邪外袭，肺失清肃，不能通调水道，膀胱气化不行，为风水证，治宜开鬼门，宣肺行水。

处方：麻黄3g，生石膏15g，生姜3片，甘草2.5g，大枣3枚，苏叶6g，法半夏10g，连皮苓15g，桑皮10g，大腹皮10g，苡仁18g，射干6g，陈皮6g。

复诊：浮肿如故，恶风，咳逆鼻衄，尿短面黄，舌苔白腻，脉弦数。风邪伏肺，湿郁化热，治以疏风宣肺，清热利湿。

处方：羌活6g，黑豆12g，荆芥6g，杭芍10g，法半夏10g，厚朴6g，黄芩6g，桑皮10g，大腹皮10g，白茅根12g，苡仁18g，甜葶苈6g，藕节3个，甘草2.5g。

三诊：颜面浮肿稍退，尿量每日1900ml，恶风亦止，惟头昏鼻衄，血压不降，舌苔白腻，脉弦滑而紧。热郁水阻，肝阳上亢，治宜清热利湿，凉血止血。

处方：荆芥炭6g，地骨皮12g，五加皮10g，桑皮10g，大腹皮10g，茯苓皮18g，苏梗10g，甜葶苈6g，苡仁18g，白茅根12g，黑豆12g。2付。

四诊：颜面浮肿已减轻，头昏胀痛，呕吐神疲，微咳，舌苔白腻，脉弦滑。水湿未尽，肝阳上亢，胃气上逆，治以通阳利水，培土抑木。

处方：法半夏10g，白术15g，茯苓18g，天麻10g，杜仲12g，商陆10g，泽泻10g，桂枝6g，苡仁18g，桑皮10g，大腹皮10g，生姜2片。2付。

五诊：四肢已无浮肿，时有潮热，鼻衄，头痛，呕吐未作，舌苔白腻，脉弦滑。肝阴不足，虚火上浮，治以养肝清热，利湿止血。

处方：银柴胡10g，杭芍10g，丹皮6g，泽泻10g，杜仲12g，商陆10g，侧柏炭10g，白茅根15g，桑皮10g，大腹皮10g，苡仁18g，藕节5个。4剂。

六诊：浮肿已消退，腹部移动性浊音亦无，血压维持在130～110/90～70mmHg，一般情况佳良，遂以六味地黄汤滋阴潜阳为主，选加杜仲、牛膝、莲子、芡实固肾健脾之品，服12剂，症状消失，血压110/80mmHg，出院继续调治。

（廖濬泉．廖濬泉儿科医案．昆明：云南人民出版社，1979：176）

【古代文摘】

《金匮要略·水气病脉证并治》："风水其脉自浮，外证骨节疼痛，恶风；皮水其脉亦浮，外证胕肿，按之没指，不恶风，其腹如鼓，不渴，当发其汗。正水其脉沉迟，外证自喘；石水其脉自沉，外证腹满不喘。"

《针灸甲乙经·卷八·肾风发风水面胕肿第五》："面胕肿，上星主之，先取譩譆，后取天牖、风池主之。"

《小儿药证直诀·肿病》："肾热传于膀胱，膀胱热盛，逆于脾胃，脾胃虚而不能制肾，水反克土，脾随水行，脾主四肢，故流走而身面皆肿也。若大喘者，重也。”

《证治汇补·外体门》：“阳水外因涉水冒雨或兼风寒暑气。先肿上体，肩背手面，手之三阳经。”

《幼幼集成·肿满证治》：“治肿当分上下。经曰：面肿者风，足肿者湿。凡肿自上而起者，皆因于风，其治在肺，宜发散之，参苏饮合五皮汤。肿自下而起者，因于肾虚水泛，或因于脾气受湿，宜渗利之。故仲景云：治湿不利小便，非其治也。宜五苓散加防己、槟榔。”

《类证治裁·肿胀》：“因湿热浊滞致水肿者，为阳水，因肺脾肾虚致水溢者，为阴水。”

《针灸集成·卷二·小儿》：“浮肿，水分三壮，三阴交三十壮，脾俞三壮。”

【现代研究】

对小儿急性肾小球肾炎目前国内尚无统一辨证分型标准。1988 年卫生部组织国内有关专家制定了“中药新药治疗急性肾小球肾炎的临床研究指导原则”，并于 1993 年重新修改审定，将本病分为风寒束肺、风水相搏证，风热犯肺、水邪内停证，热毒内归、湿热蕴结证，脾肾虚亏、水气泛溢证、肝肾不足、水气泛溢证等 5 个证型，基本上概括了急性肾炎急性期与恢复期的各种类型。随着中医诊断规范化的深入研究，目前多数医者倾向于按急性期、恢复期两个阶段论治。如汪氏《中医儿科学》认为，急性肾炎的急性期为正盛邪实阶段，起病急，变化快，浮肿及血尿多较明显。恢复期共有特点为浮肿已退，尿量增加，肉眼血尿消失，但镜下血尿或蛋白尿未恢复，且多有湿热留恋，并有阴虚及气虚之不同。辨证则将本病急性期常证分为风水相搏、湿热内侵，变证分为邪陷心肝、水凌心肺、水毒内闭等 5 型；恢复期分为阴虚邪恋、气虚邪恋等 2 型。治疗方面，急性期以祛邪为旨，宜宣肺利水，清热凉血，解毒利湿；恢复期则以扶正兼祛邪为要，并应根据正虚与余邪孰多孰少，确定补虚及祛邪的比重。如在恢复期之早期，以湿热未尽为主，治宜祛除湿热余邪，佐以扶正（养阴或益气）；后期湿热已渐尽，则应以扶正为主，佐以清热或化湿；若纯属正气未复，则宜用补益为法。但应注意，治疗本病不宜过早温补，以免留邪而迁延不愈。应掌握补益不助邪、祛邪不伤正的原则。对于变证，应根据证候分别采用平肝熄风、清心利水，泻肺逐水、温补心阳，通腑降浊为主，积极配合西药综合抢救治疗（汪受传．中医儿科学．北京：中国中医药出版社，2002：154－160）。也有将本病分为阳水期、阴水期两个阶段。阳水期之风水初期治以疏风发汗、宣肺利水，用越婢汤合五皮饮；水湿过重者，通阳除湿，化气利水，用五苓散合五皮饮；湿热壅阻者，清热利湿，宣通气机，用茯苓导水汤。阴水期肾阴不足，心火上炎者，用清心莲子汤；脾胃阳虚者用实脾饮等［傅文录．当代名老中医治疗急性肾炎的经验．中医药信息，1994，（2）：5］。针灸配合中药治疗肾小球疾病确有一定疗效。常用穴位有：水沟、水分、水道、三阴交、阴陵泉、中脘、神阙、气海、关元、足三里、偏历、复溜、曲泉、天枢、脾俞、胃俞、肾俞、小肠俞、膀胱俞。治疗方法有多样化的趋势，其中有传统的针刺、艾灸、穴位注射、氦氖激光穴位照射等。如有人用针灸治疗肾小球肾炎蛋白尿 53 例，取得较好疗效。主穴：①大椎、肩髃、曲池、合谷、内关、足三里、阴陵泉、肺俞、水分，②合谷、太冲、曲池、血海、三阴交、曲泽、委中、足三里、阴陵泉、脾俞、肾俞。配穴：尿闭者加水道、关元；面肿者加水沟；尿血者加大敦；咳嗽者加尺泽、太渊；腹胀便溏者加天枢；恶心、呕吐者加内关、中脘；心悸失眠加神门、内关。操作方法：穴位常规消毒，选30号1～3寸毫针，双侧取穴，针刺得气后随证施以补泻手法。先针背部俞穴，留针15～30分钟，针后加灸，次针足三里透阴陵泉，并留针15～30分钟，再针刺其他穴位，自上而下，依次进行，不留针。以上两组穴位交替使用，隔1～2日治疗1次，6次为1疗程，疗程间休息1周。治疗结果：53例中，痊愈47例，占88.7%；显效4例，占7.5%；好转1例，占1.9%；无效1例，占1.9%；有效率98.1%。其中急性肾小球肾炎大多经1～2个疗程痊愈；慢性肾小球肾炎多需2～10个疗程（吴平路，吴楚望，祝佳，等．针灸治疗肾小球肾炎蛋白尿53例．中国针灸，2001，21（7）：411）。随着中西医结合诊断及治疗水平的不断提高，严重并发症和迁延病例已显著减少，尤其是近年来治疗强调以祛邪为主，使清热解毒和活血化瘀法广泛应用，从而进一步提高了疗效。今后在临床上应把针灸疗法和中药辨证施治相结合，对于提高整体疗效，减少复发、耐药性会有一定的帮助。

【结语】

急性肾小球肾炎是小儿时期常见的一种肾脏疾病，多属中医的“水肿”、“尿血”范畴。临床表现多有前驱感染，以血尿为主，伴不同程度蛋白尿，可有水肿、高血压或肾功能不全等症状。主要病因为外感风邪、湿热、疮毒，导致肺脾肾三脏功能失调，其中以肺脾功能失调为主。中药治疗小儿急性肾小球肾炎已取得较好的疗效，针灸治疗小儿急性肾炎的报道也屡见不鲜。

第十七节　肾病综合征

肾病综合征（简称肾病）是一组由多种病因引起的肾小球基膜通透性增加，导致血浆内大量蛋白质从尿中丢失的临床综合征，以大量蛋白尿、低白蛋白血症、高脂血症及全身明显水肿为主要临床特征。

肾病综合征是一种常见病，在泌尿系疾病中，其发病率仅次于急性肾炎而居第二位。1982年，我国在19个省、市的调查结果表明肾病综合征占同期泌尿系疾病住院患儿的21%。男女比例为3.7∶1。发病多为学龄前儿童，3～5岁为发病高峰。部分患儿因多次复发，病程迁延。

肾病综合征属于中医学“水肿（阴水）”、“肾水”的范畴。最早在《内经》中就有“诸湿肿满，皆属于脾”、“其本在肾，其末在肺”、“其治在脾”的记载。隋·巢元方《诸病源候论·水通身肿候》中云：“水病者，由脾肾俱虚故也。肾虚不能宣通水气，脾虚又不能制水，故水气盈溢，渗液皮肤，流遍四肢，所以通身肿也。”元代朱丹溪又将水肿归纳为“阳水”、“阴水”两大类，使水肿的证候和病因病机更趋完善。对水肿病的治疗，《内经》首先提出攻逐、发汗、利小便三大法则；《金匮要略》提出了“开鬼门、洁净府”的治疗原则，创用诸多治肿名方；《证治汇补·外体门》在总结前人经验的基础上，阐述了“治分阴阳”、“治分汗渗”、“湿热当清”、“寒湿当温”、“阴虚宜补”、“邪实当攻”等多种治疗原则，都对后世治疗水肿有着重要的指导意义。

现代医学根据病因分为原发性、继发性和先天性三种类型。原发性肾病综合征占小儿时期肾病的90%，其病因及发病机制目前尚不明确。近年研究已证实下列事实：①肾小球毛细血管壁结构或电化学改变可导致蛋白尿。②非微小病变型常见免疫球蛋白和（或）补体成分肾内沉积，局部免疫病理过程可损伤滤过膜正常屏障作用而发生蛋白尿。③微小病变型肾小球未见以上沉积，其滤过膜静电屏障损伤原因可能与细胞免疫失调有关。④T淋巴细胞异常参与本病的发病。继发性肾病有原发病可查；先天性肾病的发病具有遗传基础。

【病因病机】

1. 禀赋不足 先天禀赋不足，素体虚弱，或者是母孕期感染邪毒，或父母患有此疾而遗传于子，均致肺脾肾三脏亏虚。若肺脾肾三脏虚弱，功能失常，必然导致水液输布失常，泛溢肌肤则发为水肿；精微不能输布、封藏而下泄则出现蛋白尿。《幼幼集成·肿满证治》说：“一身尽肿者，或胎禀不足，卒冒风寒，或……，皆能作肿。”《诸病源候论·水通身肿候》指出：“水病者，由脾肾俱虚故也。肾虚不能宣通水气，脾虚又不能制水，故水气盈溢，渗液皮肤，流遍四肢，所以通身肿也。”

2. 风水相搏 小儿机体柔弱，气血未充，风寒之邪乘虚外袭肌表，或风热壅结咽喉，侵犯于肺，肺失宣化，不能通调水道，下输膀胱，风遏水阻，风水相搏，流溢肌肤，发为水肿。前人称之为“风水”。如《证治汇补·水肿·附肺胀身肿》说：“肺主皮毛，风邪入肺，不得宣通，肺胀叶举，不能通调水道，下输膀胱，亦能作肿。”

3. 水湿浸渍 小儿后天失调，饮食不节，嗜食生冷，损伤脾阳，脾不制水，水湿浸渍，或坐卧湿地，涉水淋雨，水湿内侵，脾为湿困，不能制水，水渍于肠胃而溢于肌肤发为水肿，即《素问·至真要大论》所说：“诸湿肿满，皆属于脾。”

4. 疮毒内陷 肌肤疮疖风毒由体表皮肤入于肺，或湿热从肌肤内及于脾，肺脾同病，通调运化失常，水湿泛滥，发为水肿。明·戴元礼《证治要诀·肿》说：“有患生疮用于疮药太早，致遍身肿。”这说明了疮毒可致水肿。若湿热流注下焦，湿热传于膀胱，内伤络脉，可见血尿。所谓“热在下焦者，则尿血”即是。

5. 肺脾气虚 先病阳水，日久不复，可致肺脾气虚，肺虚则气不化精而化水，脾虚则土不制水而反克。因此，水不归经而横溢皮肤，渗于脉络，从而产生周身浮肿。此类病证，不在邪多，而在正虚。其中以脾虚为主，脾虚后天失养，则肺气弱，肾气亦虚，因使病程迁延。

6. 脾肾阳虚 水肿反复不愈，或禀赋不足，后天失养，导致脾肾阳虚，水气不得蒸化，所以使本病缠绵难愈。肾阳充足，则脾阳亦健；若肾阳虚弱，则不能温养脾土；若脾阳不足进一步发展，亦可导致肾阳不足，均导致脾肾两虚。脾阳虚，温运失职，水湿内停；肾阳虚，气化失职，膀胱开阖失司，关门不利则聚水而肿，形成阴水之候。

7. 肝肾阴虚 肾阳虚弱，封藏失司，阴精外泄，致肝肾阴虚；或肾病日久，温阳太过伤损肾阴，肾水匮乏，水不涵木，肝失所养，阴虚火旺，灼伤血络，则致血尿。

8. 血瘀阻络　肾虚不能化气行水，水停则气滞，久则气滞血瘀，《金匮要略·水气病脉症并治》又云："血不利则为水。"血瘀又加重气滞水停，使本病日重。若水肿日久不愈，气机壅塞，水道不利，而至湿浊不化，水毒潴留。

本病病因虽然复杂，但其病变部位主要在肺、脾、肾，而在发病过程中，肺、脾、肾三者又是相互联系，相互影响。正如《景岳全书·肿胀》篇说："凡水肿等证，乃肺脾肾三脏相干之病，盖水为至阴，故其本在肾；水化于气，故其标在肺；水惟畏土，故其制在脾。"但在疾病的发展过程中，若阳热水盛，水邪猖獗，可上迫心肺，或湿热邪毒内陷，若病情历久，正气虚弱，肾气衰竭，可致水邪凌心犯肺，使病情危笃。

【诊断要点】

1. 临床表现　一般起病隐匿，常无明显诱因，大约30%有病毒感染或细菌感染发病史，70%肾病复发与病毒感染有关。本病分为单纯型肾病和肾炎型肾病。

（1）单纯型肾病：发病年龄偏小，多在2～7岁，具备以下四大特征：全身水肿；大量蛋白尿；低蛋白血症；高脂血症。其中以大量蛋白尿和低蛋白血症为必备条件。

（2）肾炎型肾病：有肾病综合征上述项四大特征外，还具有以下四项中之一项或多项：①明显血尿；②持续性高血压；③持续性氮质血症；④血总补体量或血 C_3 反复降低。

2. 检查　尿常规检查，尿蛋白定量检查，血清蛋白、胆固醇和肾功能测定，血清补体测定，感染依据（血清学及其他病原学）的检查，系统性疾病的血清学检查，高凝状态和血栓形成的检查，经皮肾穿刺组织病理学检查等都是确诊肾病综合征的重要依据。

【鉴别诊断】

1. 急性肾炎　肾病综合征与急性肾炎均以浮肿及尿改变为主要特征，但肾病综合征以大量蛋白尿为主，且伴低蛋白血症及高脂血症，浮肿多为指陷性。急性肾炎则以血尿为主，浮肿多为非指陷性。

2. 继发于全身性疾病的肾病综合征　部分非典型链球菌感染后肾炎、系统性红斑狼疮性肾炎、过敏性紫癜性肾炎、乙型肝炎病毒相关性肾炎及药源性肾炎等均可有原发性肾病综合征样表现，临床上须排除继发性肾病综合征后方可诊断。有条件的医疗单位应开展肾活体组织检查以确定病理诊断。

3. 先天性肾病综合征　先天性肾病综合征有阳性家族史，大量蛋白尿，出生后三个月内发病，临床表现符合肾病综合征，并除外继发所致。

【辨证】

肾病的辨证首先要区分本证与标证，权衡孰轻孰重。本证以正虚为主，有肺脾气虚、脾肾阳虚、肝肾阴虚及气阴两虚。初期、水肿期及恢复期多以阳虚、气虚为主；难治病例、病久不愈或反复发作或长期使用激素者，可由阳虚转化为阴虚或气阴两虚。标证以邪实为患，有外感、水湿、湿热、血瘀及湿浊之别，临床以外感、湿热、瘀血多见，水湿主要见于明显水肿期，湿浊则多见于病情较重者或病程晚期。

1. 本证

（1）肺脾气虚

证候：全身浮肿，面目为著，小便减少，面白身重，气短乏力，纳呆便溏，自汗出，易感冒，或有上气喘息，咳嗽，舌淡胖，脉虚弱。

分析：此证多由外感病诱发，因病情历久而致，正虚邪恋，不易恢复。若肺虚则气不化精而化水，脾虚则土不制水而反受水克。因此，水不归经而横溢皮肤，渗于脉络，从而产生全身浮肿，面目为著；肺气虚，卫外不固，腠理不密，故见自汗、易感冒；肺虚气虏，宣肃无权，故气短，咳嗽，上气喘息；脾气虚，运化失职，生化乏源，故见面白身重，乏力，纳少便溏。舌苔白，质偏淡，脉反弱为脾肺气虚之征。

（2）脾肾阳虚

证候：全身明显浮肿，按之深陷难起，腰腹下肢尤甚，面白无华，畏寒肢冷，神疲倦卧，小便短少不利，可伴有胸水、腹水，纳少便溏，恶心呕吐，舌质淡胖或有齿痕，苔白滑，脉沉细无力。

分析：此证多为水肿日久不愈，病情逐渐加剧，脾肾受损而致。脾阳虚，水湿无制，泛于肌肤，故见水肿，以腰腹下肢为甚，按之深陷难起；肾阳不足，气不化水，小便不利，则水肿明显；阳虚不能温煦于上，故见面苍白无华；大便多溏，脾虚运化失司则脘闷腹胀；脾阳不足则神倦肢冷；肾气不足，命门火衰，温煦失职，气化无权，故见腰酸怕冷，尿清而频、夜间尤甚。舌胖质淡，苔白，脉象沉细为脾肾阳虚之征。

（3）肝肾阴虚

证候：浮肿或重或轻，头痛眩晕，心烦易怒，口干咽燥，手足心热或有面色潮红，目睛干涩或视物不清，痤疮，失眠多汗，舌红苔少，脉弦细数。

分析：此证多见于素体阴虚，或过用温燥或利尿之品，尤多见于大量使用激素之后，所以水肿或轻或无；肝肾阴虚，水不涵木，风阳上扰，或肝肾阴精亏损，不能生髓，髓海不足则致头痛眩晕；肝肾阴亏，阴不制阳，阳亢逆上，则心烦易怒；阴虚内热，则面色潮红，手足心热，口干咽燥，舌红少苔。偏于肝阴虚者，则目睛干涩明显；偏于肾阴虚者，口干咽燥、手足心热、面色潮红突出；阴虚火旺则见痤疮、失眠、多汗等。

（4）气阴两虚

证候：浮肿日久，面色无华，神疲乏力，汗出，易感冒，头晕耳鸣，口干咽燥或长期咽痛，咽部黯红，手足心热，舌质稍红，舌苔少，脉细弱。

分析：此证多见于病程较久，或反复发作，或长期、反复使用激素以后。气虚则机体气化功能减弱，无以化水，阴虚则无以化气，气虚更甚，则水液停聚，发为水肿，日久不消；气虚形失养，清气不能上荣则面色无华，神疲乏力，汗出，易感冒，头晕耳鸣；阴虚内热，津不上承，则口干咽燥，或长期咽痛，咽部黯红，手足心热，舌质稍红，舌苔少，脉细弱。

2. 标证

（1）风水相搏

证候：水肿大多从眼睑开始，继而四肢，甚则全身浮肿，来势迅速，颜面为甚，皮肤光亮，按之凹陷即起，小便少，或有尿血，伴有发热、恶风、咳嗽、肢体酸痛，舌苔薄白，脉浮，或伴咽痛，乳蛾红肿，苔薄黄，质偏红。

分析：此证可见于肾病的各个阶段，尤多见于肾病的急性发作之始。多因小儿机体柔弱，气血未充，加之长期使用激素或细胞毒性药物，使免疫功能低下，卫外功能更差，风邪乘虚而入，客于肌表，与体内水气相搏而致。由于风邪外袭，首先犯肺，肺气失宣，不能通调水道，下输膀胱，水湿潴留，风挟水泛，故浮肿多从头面开始，渐及周身，来势迅速，皮肤光亮，按之凹陷即起；水液泛滥肌肤，故小便短少；湿热蕴于下焦膀胱，血络受损则尿血；风邪袭表则发热，恶风，身痛，咳嗽；舌苔薄白，脉浮为风邪之征；咽痛、乳蛾红肿，舌苔薄黄，质偏红为风热之象。

（2）水湿浸渍

证候：全身浮肿，按之没指，以下肢为甚，小便短少，身体困重，胸闷，纳呆，泛恶，或水臌，悬饮，胸闷腹胀，大小便不利，苔白腻，脉濡缓。

分析：此证多因饮食不节，积食酿湿，水湿壅滞不行，中焦气机升降失调，三焦气化不利，水湿停留，溢于四肢而致，故全身浮肿，色泽光亮；水停胸腹，气机不畅，则见水臌，悬饮，胸闷腹胀，大小便不利；水湿下注，故肿以下肢为甚；水湿内聚，三焦决渎失司，膀胱气化失常，所以小便短少；脾为湿困，阳气不得舒展，则见身体困重，神疲，纳呆，泛恶。苔白腻，脉濡缓为湿盛脾弱之象。

（3）湿热内侵

证候：皮肤脓疱疮、疖肿、疮疡、丹毒等；或口黏口苦，口干不欲饮，脘闷纳差等；或小便频数、量少、灼热刺痛、色黄赤混浊，小腹坠胀，或有腰痛，恶寒发热，口苦便秘，舌质红，苔黄腻，脉滑数。

分析：湿热内侵为肾病最常见的兼夹证，可出现于病程各阶段，尤多见于足量长期用激素或大量用温阳药之后。临证应区分上、中、下三焦湿热之不同。上焦湿热以皮肤疮毒为特征；中焦湿热以口黏口苦、脘闷纳呆、舌苔黄腻为主症；下焦湿热则以小便频数、量少、尿痛、小腹坠胀不适等为特点。此外，下焦湿热之轻症可无明显症状，但尿有白细胞、脓细胞增多，尿细菌培养阳性。

（4）血瘀阻络

证候：面色紫黯或晦黯，眼睑下发青、发黯，皮肤不泽或肌肤甲错，有紫纹或血缕，常伴有腰痛或胁下有癥瘕积聚，唇舌紫黯，舌有瘀点或瘀斑，苔少，脉弦涩等。

分析：血瘀也为肾病综合征常见的标证，可见于病程的各阶段，尤多见于难治病例或长期用足量激素之后，临床以面色晦黯，唇黯舌紫，有瘀点瘀斑为特点。也有以上证候不明显，但长期伴有血尿或血液流变学检测提示有高凝状态，也可辨为本证。

（5）湿浊内阻

证候：纳呆，恶心或呕吐，身重困倦或精神萎靡，水肿加重，舌苔厚腻，血尿素氮、肌酐增高。

分析：本证多见于水肿日久不愈，水湿浸渍，脾肾衰竭，水毒潴留，使湿浊水毒之邪上逆而致，故见恶心呕吐，纳差，身重困倦或精神萎靡，血清尿素氮、肌酐增高等。

【治疗】

1. 中药治疗

（1）肺脾气虚

治法：益气健脾，宣肺利水。

方药：防己黄芪汤（《金匮要略》）合五苓散（《伤寒论》）。

方中黄芪、白术益气健脾；茯苓、泽泻、猪苓、车前子健脾利湿；桂枝、防己宣肺通阳利水。浮肿明显，加五皮饮以利水行气；伴上气喘息、咳嗽者加麻黄、杏仁、桔梗宣肺止咳；常自汗而易感冒者应重用黄芪，加防风、牡蛎，取玉屏风散之意，益气固表；若同时伴有腰脊酸痛，应加用五味子、菟丝子、肉苁蓉等以滋肾气。

（2）脾肾阳虚

治法：温肾健脾，化气行水。

方药：真武汤（《伤寒论》）合黄芪桂枝五物汤（《金匮要略》）或实脾饮（《济生方》）加减。

偏肾阳虚，予真武汤合黄芪桂枝五物汤加减。常用制附子、干姜温肾暖脾；黄芪、茯苓、白术益气健脾利水；桂枝、猪苓、泽泻通阳化气行水。偏脾阳虚，实脾饮加减。常用制附子、干姜温补脾肾；黄芪、白术、茯苓益气健脾，淡渗利湿；草果、厚朴、木香行气导滞，化湿行水。肾阳虚重者加用仙灵脾、仙茅、巴戟天等增强温肾阳之力。

若兼有咳嗽、胸满、气促、不能平卧者，加用己椒苈黄丸泻肺利水；兼有腹水者，加牵牛子、带皮槟榔、大腹皮行气逐水。

另外，可选用金匮肾气丸，每服3g，一日2次。

（3）肝肾阴虚

治法：滋阴补肾，平肝潜阳。

方药：知柏地黄丸（《金匮要略》）合二至丸（《证治准绳》）。

方中熟地黄、山药、山茱萸滋补肝脾肾之阴以治其本；牡丹皮、茯苓、泽泻渗湿浊、清虚热以治其标；知母、黄柏、女贞子、旱莲草滋阴清热泻火。肝阴虚突出者，加用沙参、沙苑子、菊花、夏枯草养肝平肝；肾阴虚突出者，加枸杞子、五味子、天冬滋阴补肾；阴虚火旺者重用生地黄、知母、黄柏滋阴降火；有水肿者加车前子等以利水。

另外，可选用六味地黄丸，每服3g，1日2～3次。

（4）气阴两虚

治法：益气养阴，化湿清热。

方药：六味地黄丸（《小儿药证直诀》）加黄芪。

方中黄芪、生地、山茱萸、山药益气养阴；茯苓、泽泻、丹皮健脾利湿清热。气虚证突出者重用黄芪，加党参、白术增强益气健脾之功；阴虚重者加玄参、麦冬、枸杞子以养阴；阴阳两虚者，应加益气温肾之品，如仙灵脾、肉苁蓉、菟丝子、巴戟天等阴阳并补。

（5）风水相搏

治法：疏风利水。

方药：越婢加术汤（《金匮要略》）合五苓散（《伤寒论》）。

方中麻黄发汗解表，宣肺利水，祛在表之风水；桂枝助麻黄辛温解表之力，生石膏辛凉解肌，并防麻桂辛热；白术健脾化湿，猪苓、茯苓、泽泻利水渗湿，使湿邪从小便而出；炙甘草调和药性。风寒者，去石膏加苏叶；风热者，去桂枝，加金银花、白茅根、芦根；若咽喉肿痛明显者，还可加板蓝根、桔梗、牛蒡子、射干清咽散结解毒，若哮喘较甚者，加前胡、杏仁、葶苈子，苏子降气止喘。

若汗出恶风，卫阳已虚，复感外邪者，可用防己黄芪汤（《金匮要略》）加渗利之品，以补气固卫，行水消肿；脾胃气虚者，加大枣、甘草、太子参。

（6）水湿浸渍

治法：补气健脾，逐水消肿。

方药：防己黄芪汤（《金匮要略》）合己椒苈黄丸（《金匮要略》）。

方中防己黄芪汤益气健脾，利湿消肿；己椒苈黄丸泻肺逐水。脘腹胀满加大腹皮、厚朴、莱菔子、槟榔以行气除胀；胸闷气短，喘咳者加麻黄、杏仁、苏子、生姜皮、桑白皮宣肺降气利水；若水臌、悬饮，胸闷腹胀，大小便不利，体气尚实者，可短期应用甘遂、牵牛子攻逐水饮。

当单纯中药不能奏效时，可短期配合西药利尿剂。

（7）湿热内侵

治法：上焦湿热，清热解毒；中焦湿热，清热解毒，化浊利湿；下焦湿热，清热利湿。

方药：上焦湿热，用五味消毒饮（《医宗金鉴》）加味，方中金银花、菊花、蒲公英、紫花地丁、天葵子清热解毒，可加黄芩、黄连、半枝莲燥湿清热。

中焦湿热，用甘露消毒丹（《医效秘传》）加味，方中蔻仁、藿香、菖蒲、薄荷、厚朴行气畅中，芳香化浊；茵陈蒿、滑石、木通清利湿热；射干、贝母降肺气，利咽喉；黄芩、连翘清热解毒。可加苡仁、石韦增强利湿清热之力。

下焦湿热，用八正散（《太平惠民和剂局方》）。方中木通、车前子、瞿麦、萹蓄、滑石清热利湿；栀子、大黄清热泻火；灯心草导热下行，甘草和药缓急。可酌加金钱草、半枝莲清热解毒利湿。

（8）瘀血阻络

治法：活血通络利水。

方药：桃红四物汤（《医宗金鉴》）合血府逐瘀汤（《医林改错》）加益母草、马鞭草、赤小豆。

方中桃仁、红花活血化瘀通络；川芎、当归、赤芍、生地养血活血通络；柴胡、枳壳、桔梗升降气机，以利血行；牛膝补肝肾，引血下行以利水；益母草、马鞭草、赤小豆活血利水。气滞者，加元胡、郁金；阳不足者，加仙灵脾、紫河车、白术；水肿明显者，加连皮茯苓、薏苡仁、车前子；瘀血不去者，加参三七、土鳖虫、蜈蚣、全蝎、地龙等虫类药以搜剔经络之瘀血。

（9）湿浊内阻

治法：利湿降浊。

方药：温胆汤（《世医得效方》）。

方中半夏、陈皮、茯苓、生姜燥湿健脾；姜竹茹、枳实行气利湿降浊。若呕吐频繁者，加代赭石、旋覆花降逆止呕；若舌苔黄腻，口苦口臭之湿浊化热者，可选加黄连、黄芩、大黄解毒燥湿泻浊；若肢冷倦怠、舌质淡胖之湿浊偏寒者，可选加党参、淡附片、吴茱萸、姜汁黄连、砂仁等以寒温并用，温中清热；若湿邪偏重、舌苔白腻者，选加苍术、厚朴、生苡仁燥湿平胃。

2. 针灸治疗

（1）体针

基本处方：肺俞　脾俞　肾俞　水分　阴陵泉

方中肺俞穴乃肺经之气转输之处，以宣肺利水，通调水道；脾俞穴健脾化湿，肾俞穴温补肾阳，脾俞与肾俞穴配合以奏温阳利水之功，以上皆用补法。阴陵泉健脾利水，使在里的水湿下输膀胱；水分分利水邪，气行则水行，水行则肿消。

加减运用：若风水相搏者，去脾俞、肾俞，加风门、尺泽、外关以疏散风邪，宣肺利水，针用泻法；水湿浸渍者，加三焦俞、气海、三阴交以健运中焦，温阳利水，针用补法；若湿热内侵，加大椎、曲池、外关、合谷清热解毒，利湿消肿，针用泻法；瘀血阻络者，加膈俞、血海、三阴交以活血通络，祛瘀消肿，针用泻法；肺脾气虚者，加太渊、气海、太白、偏历益气健脾，宣肺利水，针用平补平泻法；若脾肾阳虚者，加神阙、关元、中极，以温肾健脾，温阳利水，宗“益火之源，以消阴翳”之旨，针用补法，加灸；肝肾阴虚者，加肝俞、太溪、曲泉、期门、复溜以滋补肝肾，化气利水，针用补法；气阴两虚者，加气海、足三里、三焦俞、三阴交、章门健脾益气养阴，化湿清热，针用补法，加灸。若面部肿甚者加水沟；咽喉肿痛者加少商放血；脘痞者加中脘；便溏者加天枢；小便不利者加中极、次髎。

（2）其他：还可选用耳针：取肺、脾、肾、皮质下、膀胱，每次取2～3穴，双侧，针用中等刺激或用耳压疗法，隔日1次；皮肤针：在膀胱经等一侧线和等二侧线上轻轻叩刺，自上而下，以皮肤稍有红晕为度，隔日1次；刺络法：取腰俞、肾俞、委中、阴陵泉，用三棱针点刺出血数滴。

【预防与调护】

1. 预防

（1）积极寻找病因，发现感染病灶如皮肤疮疖、扁桃体炎等，应及时处理。

（2）注意加强户外活动，增强体质，提高抗病能力。

（3）保持清洁卫生，防止皮肤及尿道感染。

2. 调护

（1）发病早期应卧床休息，病情好转后逐渐增加活动量。

（2）水肿期及血压增高者，应限制钠盐及水摄入，饮食宜清淡易消化，蛋白摄入应控制在1.5～2.0g/kg。

（3）水肿期注意监测患儿饮水量、尿量及体重，了解水肿增减程度。

（4）尽量避免使用对肾脏有损害的药物。

【医案举例】

1. 患者，男，8 岁。

患肾病综合征 2 年，曾经激素治疗，停药后反跳。诊时见患儿满月脸，面色白，精神疲倦，畏寒，纳呆，便溏，双下肢中度浮肿，舌质暗，边有瘀斑，脉沉细。24 小时尿蛋白定量 37g，ALB 316g/L，胆固醇 72mmol/L，血液流变学检查提示高凝状态。西医诊断：单纯型肾病综合征。中医诊断：水肿（辨证属脾肾亏虚兼血瘀），治宜健脾补肾，活血化瘀。处方：补骨脂 12g，黄芪 12g，党参 12g，白术 10g，茯苓 12g，菟丝子 15g，桃仁 10g，红花 6g，丹参 15g，川芎 6g，猪苓 15g，泽泻 15g，熟附子 6g，每日 1 剂水煎，分 3 次温服，共 7 日。药后双下肢浮肿明显减轻，上方去泽泻，续服 8 剂，水肿消失，精神转佳，其他症状明显好转。复查 24 小时尿蛋白定量 0. 1g，ALB 38. 2g/L，胆固醇 59mmol/L，血液流变学检查高凝状态消失。再予健脾补肾，益气养血中药调理，巩固疗效，随访 2 年未见复发。［李兰铮. 中医药治疗小儿肾病综合征 41 例. 实用医学杂志，1999，15（7）：594］

2. 任某某，男，9 岁。1984 年 4 月 16 日入院。

患儿曾于 1981 年 5 月 18 日因肾病综合征住院，经泼尼松、健脾利水中药等治疗 3 个多月，尿蛋白由 + + + + 降为微量而出院。出院后继服泼尼松、知柏地黄丸 2 周而停药。偶尔复查小便，尿蛋白仍为微量。

本月 16 日，患儿发热后继见浮肿，尿蛋白 + + + +，由门诊再次收住入院。入院时发热（T39. 5℃），少汗，咽红，咳嗽，纳差，全身浮肿，按之凹陷难起，尿少色黄，舌质红，苔黄腻。血压 102/58mmHg。体重 29. 5kg。血白细胞总数 17.2×10^9/L，中性粒细胞 82%，淋巴细胞 18%。红细胞沉降率 115mm/1h。血蛋白图谱：PA 0. 046，A 0. 264，α_1 0. 035，α_2 0. 356，β 0. 16，γ 0. 139。胆固醇 7. 33mmol/L。入院后诊断为水肿（肾病综合征）。辨证为风热袭肺，通调失职，水湿泛溢，治以疏风清热，宣肺利水。处方：金银花 10g，连翘 10g，荆芥 6g，防风 6g，桔梗 6g，桑叶 10g，桑白皮 10g，车前子 10g，鱼腥草 15g，荔枝草 15g。每日 1 剂，治疗 3 日后，热退咳止，浮肿依然。

4 月 20 日，易宣肺利水法。处方：麻黄 3g，防己 10g，桔梗 6g，连翘 10g，桑白皮 10g，车前子 10g，泽泻 10g，荔枝草 15g，赤小豆 15g。药后小便增加，浮肿渐减。此方加减，至 4 月 27 日，诸证均退，但尿蛋白仍为 + + +。

5 月 5 日，给服雷公藤合剂（每 30ml 中含雷公藤 15g，鸡血藤 15g，生甘草 5g），每次 10ml，1 日 3 次。5 月 7 日，尿蛋白降为微量。复查血白细胞 8.4×10^9/L，中性粒细胞 55%，淋巴细胞 40%，嗜酸性粒细胞 5%。红细胞沉降率 94mm/1h。血蛋白图谱：PA 0. 015，A 0. 449，α_1 0. 035，α_2 0. 181，β 0. 154，γ 0. 166。此后，因患儿小便黄，舌质偏红，舌苔根部黄腻，改用四妙丸加味，雷公藤合剂续服。尿蛋白维持于阴性至极微。5 月 31 日，查红细胞沉降率 20mm/1h，胆固醇 4. 55 mmol/L。雷公藤合剂减为每次 5ml，1 日 3 次。6 月 8 日，停用雷公藤合剂，仍予四妙丸加味。6 月 25 日，查 24 小时尿蛋白定量为 0. 12g。观察至 7 月 3 日，患儿身无所苦，尿常规检查正常，以“临床缓解”出院。［汪受传. 雷公

藤为主治疗儿童肾病综合征．浙江中医杂志，1985，20（9）：405］

【古代文摘】

《灵枢·四时气第十九》："风瘀肤胀，为五十七痏，取皮肤之血者，尽取之。……。徒瘀，先取环谷下三寸，以铍针针之。已刺而筩之，而内之，入而复之，以尽其瘀，必坚束之，来缓而烦悗，来急则安静，间日一刺之，瘀尽乃止。饮闭药，方刺之时徒饮之，方饮无食，方食无饮，无食他食，百三十五日。

《华氏中藏经·论水肿脉证生死候第四十三》："水者，肾之制也；肾者，人之本也。肾气壮则水还于海，肾气虚则水散于皮。又三焦壅塞，荣卫闭格，血气不从，虚实变交，水随气流，故为水病。"

《太平圣惠方·具列四十五人形》："小儿水气，四肢尽肿，及腹大，灸脐上一寸三壮，炷如小麦大，分水穴也。"

《针灸玉龙经·磐石金直刺秘传》："水蛊四肢浮肿：支沟（泻）、水分、关元。"

"水肿，腹胀：水分、三阴交、阴交并百壮，并治五脏俞穴，中脘针后按其孔勿令出水，阴跷七壮。"

《针灸集成·卷二·肿胀》："四肢面目浮肿，照海、人中、合谷、下三里、绝骨、曲池、中脘针、腕骨、脾俞、胃俞、三阴交。"

【现代研究】

肾病综合征属中医水肿范畴，其病位在肾，与肺脾关系密切。对小儿肾病辨证分型规范化研究，目前国内尚无统一辨证分型标准，1977 年北戴河肾炎座谈会建议将本病分为 5 个证型，即气虚型、阳虚型、阴虚型、湿热型及瘀血型，使本病的中医辨证有了初步规范。1986 年召开的第二次全国肾病学术会议制定了成人慢性原发性肾小球疾病中医辨证分型标准，卫生部将此确定为"中药新药治疗肾病综合征临床研究指导原则"中的辨证诊断标准。其将肾病综合征分为本证和标证两类，本证包括肺肾气虚、脾肾阳虚、肝肾阴虚、气阴两虚 4 个证型；标证分外感、水湿、湿热、血瘀、湿浊五类。强调辨证分型应以本证为主、标本结合，如脾肾阳虚兼水湿、血瘀等，此诊断标准的制定，使肾病的辨证分型进一步规范化，对小儿肾病的诊断、治疗也有较大指导意义（汪受传．中医儿科学．北京：人民卫生出版社，1998：956）。

普遍认为中西医结合是目前较理想的治疗方案。临床治疗大致可分为：①中药基本方加西药治疗：马融教授等健脾利湿为主治疗 115 例，以胃苓汤为基本方，药用紫苏、茯苓、泽泻、厚朴、太子参、白术、陈皮、猪苓、麦冬、黄精等。早期激素诱导阶段配合疏风；中期激素间期治疗配合滋阴清热、活血化瘀或温补肾阳；后期激素逐减至停用，配合疏解清化、酸甘化阴、滋阴固肾治疗，结果完全缓解 76 例，部分缓解 28 例，未缓解 11 例［朱锦善．喻闽凤．小儿肾炎、肾病中药治疗进展．江西中医药，1995，26（2）：56］。中药佐治小儿肾病综合征 80 例，在西药治疗的基础上，分阶段加中药辅助治疗。结果中西药结合组 40 例中，完全缓解 28 例，占 70%；基本缓解 7 例，占 17.5%；部分缓解 3 例，占 7.5%；无效 2

例，占5%；复发6例，占15%。结论：中药佐治小儿肾病综合征，缓解率高，反复率低，且能减轻激素长期应用的副作用，值得临床推广应用［郑之卿，韩彩兰．中药佐治小儿肾病综合征．光明中医，2003，18（104）：56］。②辨证分型治疗：如刘弼臣自拟鱼腥草汤（鱼腥草、半枝莲、益母草、车前草各15g，倒扣草、白茅根各30g，灯心草1g），在用此方基础上，又根据不同阶段的证候特点分别运用利尿、发汗、健脾、温化、燥湿、逐水、理气、清解、活瘀九法。观察治疗57例，全部病例均有效，基本痊愈占64%，完全缓解占10%［李素卿，赵桂华，王俊宏，等．刘弼臣教授治疗小儿肾病综合征经验．山西中医，1994，10（3）：7］。闫氏应用中药汤剂口服治疗肾病综合征30例，不用任何激素及细胞毒药物，疗程1个月。治疗结果：显效者25例（83%），有效者2例（6.7%），无效3例（10%），总有效率90%［闫树河．中医药治疗肾病综合征30例临床观察．中国中医药信息杂志，1995，6（7）：56］。总之，中西医结合治疗肾病综合征已取得可喜疗效，在中医辨证施治基础上，联合应用西药，不仅可以拮抗西药的副作用，减少并发症以及撤减西药后的反跳现象，而且能够缩短激素的用药时间，预防感染，增强机体免疫力，减少复发，提高治愈率。

【结语】

小儿肾病综合征属于中医学“水肿”的范畴，以大量蛋白尿、低蛋白血症、高脂血症及全身明显水肿为主要临床特征。病变部位主要在肺、脾、肾三脏。许多病例单用西药疗效亦不够理想，复发率高，副作用大。中西医结合治疗小儿肾病综合征是非常有效的方法，确能逆转肾病的某些病理过程，但缓解率仍不令人满意。针灸为主治疗小儿肾病综合征的临床研究报道甚少，还有待于进一步进行临床和实验研究。

第十八节　遗　　尿

遗尿是指3周岁以上的小儿在睡眠中小便自遗，醒后方觉的一种病证，俗称“尿床”。多发生于3～12岁的小儿。婴幼儿时期，形体发育未全，脏气未充，排尿自控能力尚未形成，因而排尿不能自控，随着年龄增长，经脉渐盛，气血渐充，脏腑渐实，排尿的自控力逐步完善，若3周岁以上小儿夜间仍不能自主控制排尿而经常尿床，即称为遗尿。倘若因白天嬉戏过度，夜晚熟睡不醒，偶有睡中遗尿者，非属病态。

遗尿早在《灵枢》就有记载，如《灵枢·九针论第七十八》指出：“膀胱不约为遗溺。”《诸病源候论·小儿杂病诸候》阐述了本病发生的机理，指出：“遗尿者，此由膀胱有冷，不能约于水故也……肾主水，肾气下通于阴，小便者，水液之余也，膀胱为津液之腑，既冷，气衰弱，不能约水，故遗尿也。”明清时期，《金匮翼·闭隆遗溺附》谓：“脾肺气虚，不能约束水道而病不禁。”《医学心悟·小便不禁》提出了“肝热”、“气虚”、“肾败”的病机特点，从而充实了小儿遗尿的发病机理。

现代医学的泌尿生殖器畸形、先天性脊椎裂、先天性大脑发育不全、泌尿系感染以及脊柱或颅脑外伤、营养不良等所致大脑功能紊乱或脊髓反射弧失常均可发生遗尿，在除外此类器质性疾病所见遗尿后，可参考本病辨证施治。

【病因病机】

遗尿的病变部位主要在膀胱和肾，故遗尿多与膀胱和肾的功能失调有关，其中尤以肾气不足、膀胱虚寒为多见。

1. 肾气不足　早产、双胎、胎怯、胎弱等，以致先天不足，脏腑发育未全，形气未充，肾失固摄，膀胱失约而成遗尿。

2. 肺脾气虚　后天失养，体质虚弱，或屡患咳喘泻利，或大病之后，肺脾俱虚，肺虚治节无权，脾虚中气下陷，以致三焦气化失司，膀胱失约，津液不藏，而成遗尿。

3. 心肾失交　小儿心常有余，而肾常不足，如感受外邪，易从阳化火，火盛阴伤，心肾失交，故患儿夜梦纷纭，梦中尿床，或欲醒而不能，小便自遗。

4. 肝经郁热　小儿肝常有余，肝脉环阴器，抵小腹，如感受外邪，热郁肝经，疏泄失调，气火下迫膀胱，而成遗尿。

由上可知，肺、脾、肾任何一脏失职，影响膀胱，使膀胱不约，均可形成遗尿。此外，心肾失交、肝经郁热，也可致此病。

【诊断要点】

1. 症状　发病年龄在3周岁以上，寐中小便自出，醒后方觉；或睡眠较深，不易唤醒，每夜或隔天发生尿床，甚则每夜遗尿1~2次以上。

2. 检查　尿常规及尿培养无异常发现。X线检查，部分患儿可显示隐性脊柱裂。

【鉴别诊断】

热淋（尿路感染）　热淋也可出现尿床，但以尿频、尿急、尿痛为主，白天清醒时小便也急迫难耐而尿出，裤裆常湿，尿常规检查有白细胞、红细胞或脓细胞。

【辨证】

遗尿的辨证主要是辨别虚实寒热。一般而言，遗尿初始，形体尚盛，尿黄短涩，舌红苔黄，脉象有力者，属实证；遗尿日久，神疲气短，形体肢冷，尿色清长，面白唇淡，脉细无力者，属虚证；溺出不觉而量多，色清白，无热感，多为寒证；溺出频数而量少，色黄赤，有热感，多为热证。

1. 肾气不足

证候：遗尿，小便清长，面白少华，神疲乏力，智力低下，肢冷畏寒，舌质淡，苔白滑，脉沉无力。

分析：肾司二便，与膀胱互为表里，肾气不足，命门火衰，下元虚寒，不能温化膀胱、约束水道，故遗尿，小便清长；命火虚衰，阳气不能充身，则面白少华，肢冷畏寒，神疲乏力；肾虚脑髓不足，故智力低下。舌质淡，苔白滑，脉沉无力属虚寒之象。

2. 脾肺气虚

证候：睡中遗尿，日间尿频而量少，常自汗出，易患感冒，面色萎黄，少气懒言，食欲不振，大便溏薄，舌淡苔薄白，脉沉无力。

分析：后天不足，脾肺俱虚，肺气不足则膀胱不摄，脾气下陷，则膀胱失约，上虚不能治下，以致睡中遗尿，日间尿频而量少；气虚肌表不固，故常自汗出，易患感冒；气血生化不足，故面色萎黄；肺气不足则少气懒言；脾不健运，故食欲不振，大便溏薄。舌质淡，苔薄白，脉沉无力，皆为气虚之候。

3. 心肾失交

证候：梦中遗尿，寐不安宁，烦躁叫扰，白天少静多动，难以自制，或五心烦热，形体消瘦，舌红，苔薄少津，脉细数。

分析：心肾失交，膀胱失约，故梦中遗尿；肾阴不足，心火偏亢，故寐不安宁，烦躁叫扰，白天多动少静，难以自制；肾阴亏乏，虚火内生，故五心烦热，形体消瘦。舌红苔薄少津，脉细数，皆为阴虚火旺之候。

4. 肝经郁热

证候：睡中遗尿，尿少色黄，气味腥臊，平时性情急躁，或夜寐梦语龂齿，面赤唇红，舌红，苔薄黄，脉弦数。

分析：肝经郁热，蕴伏下焦，热迫膀胱，故睡中遗尿；湿热蕴结膀胱，热灼津液，则尿少色黄，气味腥臊；肝火扰心，故性情急躁；肝火内扰心神，故夜寐梦语龂齿。面赤唇红，舌红，苔薄黄，脉弦数，为肝经郁热，肝火偏旺之象。

【治疗】

1. 中药治疗

（1）肾气不足

治法：温补肾阳，固涩小便。

方药：菟丝子散（《医宗必读》）去鸡内金，加益智仁、桑螵蛸、白术、茯苓。

方中菟丝子、附子、肉苁蓉、益智仁温补肾阳；牡蛎、桑螵蛸、五味子固肾缩尿；白术、茯苓补后天以资先天。诸药合用，温肾阳缩小便，则遗尿自除。若内有痰湿，困寐不醒者，加半夏、远志、石菖蒲以化痰浊，醒神开窍。

另外，可选中成药五子衍宗丸，大蜜丸每服1丸，小蜜丸每服9g，每日2次。或用缩泉丸，每次6g，每日2次。

（2）脾肺气虚

治法：益气健脾，固涩膀胱。

方药：补中益气汤（《脾胃论》）合缩泉丸（《校注妇人良方》）。

方中黄芪、人参、白术、山药健脾益气；陈皮理气；当归补血；升麻、柴胡升提阳气；益智仁温肾暖脾，固脬缩尿；乌药温暖下元，助膀胱气化；生姜、大枣益气补中；甘草调和药性。诸药合用，补脾益肺，温肾缩泉。若困寐不醒者，加远志、石菖蒲清心醒神；大便溏薄者，去当归加炮姜温脾祛寒；食欲不振者，加砂仁、神曲醒脾助运。

另外，可选用经验方：桑螵蛸、金樱子、黄芪、益智仁、茯苓、泽泻、升麻、党参、覆盆子各10g，每日1剂，水煎服，1日3～4次。

（3）心肾失交

治法：清心滋肾，安神固脬。

方药：导赤散（《小儿药证直诀》）合交泰丸（《韩氏医通》）。

方中生地、竹叶、通草、甘草清心火；黄连、肉桂交泰心肾。诸药合用，使水火既济，阴平阳秘，而遗尿自愈。

若系阴阳失调而夜梦纷纭，梦中尿床者，可用桂枝加龙骨牡蛎汤（《金匮要略》），调和阴阳，潜阳摄阴。

（4）肝经郁热

治法：清热疏肝，固涩小便。

方药：沈氏閟泉丸（《杂病源流犀烛》）。

方中黑山栀清肝热；白芍养血柔肝；白术、茯苓调中健脾；白蔹、益智仁固摄小便。诸药合用，肝郁得解，邪热得清，疏泄正常，遗尿自止。

若肝经湿热内蕴者，可选用龙胆泻肝汤去木通，以清利湿热；久病不愈，身体消瘦，虽有郁热但肾阴已伤者，加知柏地黄丸滋阴清火。

2. 针灸治疗

（1）体针

基本处方：中极　膀胱俞　三阴交

方中中极、膀胱俞为俞募配穴，促进膀胱气化，以约束尿液；三阴交为足三阴经交会穴，疏调脾、肝、肾而止遗尿。

加减运用：若肾气不足，加肾俞、关元，诸穴均用补法，加灸法，以益肾固本，培补元气；若脾肺气虚，加脾俞、肺俞、气海，诸穴均用补法，加灸法，以健脾益肺以资气血之源；若心肾失交，加内关、太溪，诸穴补泻兼施，以交通心肾；若肝经郁热，加太冲、阳陵泉，诸穴均用泻法，以疏肝解郁清热。

（2）其他：还可选用头针：取顶中线和额旁3线，毫针以30°刺入，不捻转，每日或隔日1次，10次为1疗程；耳针：选取肾、膀胱、皮质下、尿道，每次选用2～3穴，毫针刺，或用揿针埋藏，或用王不留行籽贴压，于睡前按压以加强刺激；皮肤针法：选夹脊穴、中极、气海、关元、肾俞、膀胱俞、八髎，用皮肤针轻叩，以皮肤微微潮红为度，也可叩刺后加拔火罐，隔日1次；捏脊疗法：在背部第一侧线膀胱经上（即督脉旁开1.5寸），由下至上进行捏脊疗法。

【预防与调护】

1. 预防　幼儿每晚按时唤醒排尿，逐渐养成排尿习惯。患儿应避免过度疲劳和情绪激动，控制睡前饮水量。

2. 调护　睡前尽量少喝水，即使中药汤剂也尽量不要在晚间服。注意及时更换尿湿的裤褥，保持干燥及外阴部清洁。同时要鼓励患儿消除紧张怕羞情绪，建立战胜遗尿的信心，积极配合服药和各种治疗。

【医案举例】

1. 刁某，女，8 岁。1981 年 3 月 1 日初诊。

主诉：经常尿床 6 年余。

病史：自幼夜间梦中尿床，每夜 1 次，熟睡难醒，冬天尤甚，为此晚上家长不让其饮水，但仍不能控制尿床，曾服中西药物均无显效，故来我门诊就医。查体：精神好，面色白，两目有神，舌质淡，脉沉细，心肺正常，肝脾未触及，体温 36.7℃。

诊断：中医：遗尿。西医：夜尿症。

辨证：患儿禀赋素弱，任督未充，又因夜卧受寒，致肾阳不足，下元虚寒，膀胱约束无权，则小便自遗不知，舌质淡，苔薄白，脉沉细，为气血虚弱之象。

治法：温肾固摄，通调任督。

选穴：关元、百会、三阴交、肾俞。操作：关元直刺 1.5 寸，施呼吸补法，令酸胀感放散至前阴部，针后加灸；百会斜刺 0.5 寸，施捻转平补平泻法；三阴交直刺 1.5 寸，施捻转提插补法，令酸胀感向足部放散或沿经脉上行；肾俞直刺 1.5 至 2.5 寸，施捻转补法，令酸胀感向腹部放散。诸穴均施手法 1 分钟。治疗经过：上穴日刺 1 次，2 次治疗后，尿床次数减少，5 次治疗已不尿床，继针 7 次以巩固疗效，遗尿痊愈。1 年后追访，一直未发。（天津中医学院第一附属医院针灸科．石学敏针灸临证集验．天津：天津科学技术出版社，1990：412－413）

2. 周某，男，6 岁。

初诊：小便短数而清，夜眠遗尿，形神较弱，舌淡苔白。证系肾阳不足，关门不固。治以温肾固涩。处方：黄厚附片 5g，菟丝子 10g，覆盆子 10g，五味子 3g，党参 10g，怀山药 10g，炙内金 5g，天冬 10g，山茱萸 6g，桑螵蛸 10g，缩泉丸（包）10g。7 剂。

二诊：形神较振，尿数仍频，夜尿减少，舌淡苔薄。再予温肾补气，上方去桑螵蛸，加太子参 10g，黄精 10g。7 剂。

三诊：诸症好转，尿数亦和，纳佳苔净。原方加乌梅 6g，天花粉 10g。7 剂。药后遗尿即愈。（王霞芳，邓嘉成．中国百年百名中医临床家丛书·董廷瑶．第 1 版．北京：中国中医药出版社，2001：273）

【古代文摘】

《灵枢经·本输第二》："三焦者……约下焦者，实则闭隆，虚则遗溺，遗溺则补之，闭隆则泻之。"

《针灸甲乙经·足厥阴脉动喜怒不时发疝遗溺癃第十一》："遗溺，关门及神门、委中主之。"

《普济方针灸·针灸门·小便不禁》："治遗尿，穴关元、中府、神门。"

《幼幼集成·小便不利证治》："小便自出而不禁者，谓之遗尿，睡中自出者，谓之尿床。此皆肾与膀胱虚寒也。益智散加附、桂、龙骨。"

【现代研究】

中药治疗遗尿，一般多责之于膀胱和肾，临床以温肾固摄为法，但冉氏认为遗尿应从肺调治，将遗尿分三型：肺寒型治以温肺散寒，固涩小便，以甘草干姜汤合缩泉丸治之；肺热型用麻杏石甘汤治之；肺气虚型治以补肺益气，佐以温肾，用升陷汤合五子衍宗丸治之［冉亮．遗尿治肺初探．浙江中医学院学报，1989，（2）：7］。时毓民主张遗尿分气虚型、气阴两虚型。以益气养阴为法，基本方：党参、菟丝子各 12g，补骨脂、金樱子、覆盆子各 9g，炙甘草 4.5g，桑螵蛸、黄芪各 15g［时毓民，许明榕，沈雅娟，等．遗尿方治疗小儿遗尿症 44 例临床观察．新中医，1983，（6）：30］。现代医学研究表明，针刺可增加膀胱壁的适应性，提高排尿阈值，贲卉等研究了针刺对清醒状态下的健康家兔的膀胱机能的影响。结果表明，当对耳穴的“肾”、“皮质下”或耳穴的“肾”、体穴的“肾俞”进行电针刺激后，家兔的膀胱在排尿前容量较未电针组显著增加，说明针刺可增加膀胱壁的适应性，提高排尿阈值。从而认为，针刺对膀胱机能的这种影响可用来解释对儿童遗尿治疗的结果［贲卉，朱元根，叶燕燕，等．针刺对清醒状态下的健康家兔的膀胱机能的影响．中国针灸，1989，9（4）：30］。以针灸治疗遗尿，近年也多有报道，仅从中医论文 302 篇和针灸论文 127 篇共 11421 病例中分析，总有效率为 93.88%。针灸疗法治疗遗尿 3468/39（病例/篇，下同），有效率为 93.38%；穴位注射 2272/16，有效率为 95.29%；其他疗法 3008/50，有效率为 90.53%；针灸配合其他疗法 12.6/14，有效率为 96.35%。经统计学处理，临床有效率无显著性差异，$P>0.05$。从临床治疗方法分析，分别采用针灸、穴位注射、激光穴位照射、耳针、手针、腕踝针、眼针、头针及综合疗法，其中以针灸为主，占 30.37%，穴位注射、综合疗法为次，分别占 19.89%、10.56%。从选穴分析，共用 60 穴，37728 例次，分别对 15 篇以上，1500 例次以上的穴位进行分析，三阴交 7110/67，关元 5743/54，中极 4479/41，肾俞 2991/22，膀胱俞 1581/19，百会 1502/16，临床选穴偏重局部取穴和远道取穴［齐丽珍，黄琴峰．针灸治疗遗尿．上海针灸杂志，2001，20（2）：48］。

【结语】

遗尿是小儿常见病证，其病变部位在膀胱和肾，又常与肺、脾有关。此外，心肾失交、肝经郁热也可致此病。其中尤以肾气不足、膀胱虚寒为多见。故以温补下元、固摄膀胱为主要治疗大法，偶需清心安神或泻肝清热。

第十九节　佝偻病

佝偻病又称维生素 D 缺乏性佝偻病，是由于儿童体内维生素 D 不足，致使钙磷代谢失常的一种慢性营养性疾病，以正在生长的骨骺端软骨板不能正常钙化，造成骨骼病变为其特征。

本病常发于冬春两季，3 岁以内儿童发病率较高，尤以 6～12 月婴儿多见。北方地区发病率高于南方地区，城市高于农村，人工喂养的小儿发病率高于母乳喂养者。本病轻者预后良好；重者可导致骨骼畸形，留有后遗症，影响儿童正常生长发育。

我国早在战国时期的《庄子》中已有类似于佝偻病的记载，隋代《诸病源候论·小儿杂病诸候》明确提出日照对于筋骨发育的重要性，以后历代医籍的夜惊、汗证、鸡胸、干疳等病证皆有类似本病的论述。

【病因病机】

小儿先天禀赋不足，后天护养失宜，脾肾两虚是本病主要发病原因。

1. 胎元失养 由于孕妇起居不常，少见阳光，营养失调，或疾病影响，导致孕妇体弱，胎儿养育失宜，而使胎元先天未充，肾气不足。

2. 乳食失调 婴幼儿生机蓬勃，发育迅速，如母乳喂养而未及时添加辅食，或每日摄入食物的质和量不足，致使脾之后天不足，日久脾肾两虚，促使本病发生。

3. 其他因素 如日照不足，或体虚多病等，均可造成脾肾不足或心脾气虚，体质下降，日久亦可引起本病。

本病病机主要是脾肾两虚，常累及心肺肝，导致脏腑功能失调。若肾气不足，则骨髓不充，骨骼发育障碍，甚至畸形；若脾虚，气血生化乏源，则全身失于濡养；而心气不足，则心神不宁；若脾虚而肝旺，可见夜惊、烦躁、泄泻；若肺气不足，则易罹外感。

西医学认为，本病由于患儿光照不足，或维生素 D 摄入不足，或生长发育过快，或由于肝肾损害使维生素 D 的羟化作用发生障碍，导致钙磷代谢失常，引起一系列神经精神症状。如纠正不及时，最终导致骨骼发育障碍或畸形。

【诊断要点】

1. 病史 有维生素 D 缺乏史。

2. 临床特点 多见于婴幼儿，好发于冬春季。

3. 临床分期

（1）初期：多汗、夜惊、烦躁等神经精神症状，或见毛发稀疏、枕秃等症。血生化学检查血清钙、磷轻度降低或正常。

（2）激期：除初期症状外，主要表现为骨骼改变。头部颅骨软化，多发生于 3～6 个月的患儿，轻按颞枕部有乒乓球样感觉；头颅畸形，以方颅为最多见；囟门闭合推迟，前囟在出生 18 个月后尚未闭合，囟门扩大及颅缝增宽；出牙较晚，出生 10 个月以上尚未出牙；胸部肋骨呈串珠样改变，鸡胸或漏斗样胸，脊柱后突或侧弯；四肢畸形，腕踝关节因骨骺端肥厚，形成钝圆形环状隆起，称为佝偻病手镯或脚镯；双下肢由于骨质软化，不能负重而致长骨弯曲，呈“X”形腿或“O”形腿。

X 线摄片见临时钙化带模糊，干骺端增宽，边缘呈毛刷状。血清钙、磷均降低，碱性磷酸酶增高。其他可见运动功能发育迟缓，患儿坐、立、行、走均晚于正常小儿，腹部肌张力低下致腹部膨隆，呈蛙形腹。

（3）恢复期：经治疗后症状改善，体征减轻或接近消失。X 线摄片临时钙化带重现，骨干密度增浓。血清钙、磷恢复正常，碱性磷酸酶恢复稍慢。少数患儿遗留有骨骼畸形。

（4）后遗症期：重症患儿残留不同程度的骨骼畸形，多见于2岁以上的儿童。无其他临床症状，理化检查正常。

【鉴别诊断】

1. 脑积水 中医学称“解颅”。发病常在出生后数月，前囟及头颅进行性增大，且前囟饱满紧张，骨缝分离，两眼下视，如“落日状”。X线片示颅骨穹隆膨大，颅骨变薄，囟门及骨缝宽大等，因此与本病不同。

2. 先天性甲状腺功能低下 又称克汀病、呆小病。出生3个月后呈现生长发育迟缓，明显矮小，出牙迟，前囟大而闭合晚。患儿智力明显低下，表情呆滞，皮肤粗糙干燥。血钙磷正常，X线片示骨龄延迟，但钙化正常。查血中甲状腺素和促甲状腺激素（TSH）可资鉴别。

【辨证】

本病以脏腑辨证为主，以区别病在脾在肾，以脾虚为主者，除佝偻病一般表现外，尚有面色欠华、纳呆、便清、反复呼吸道感染；以肾虚为主者，则重在骨骼改变。其次以症状辨轻重，如单有神经精神症状，骨骼病变较轻或无病变者为轻证；若不分醒寐，汗出较多，头发稀少，筋肉萎软，骨骼改变明显者为重证。

1. 肺脾气虚

证候：初期多以非特异性神经精神症状为主，多汗夜惊，烦躁不安，发稀枕秃，囟门开大，伴有轻度骨骼改变，或形体虚胖，肌肉松软，大便不实，食欲不振，反复感冒，舌质淡，苔薄白，脉软无力。

分析：肺脾气虚，营阴不固则多汗；脾虚生化不足，运化失职，则形体虚胖，肌肉松软，大便不实，食欲不振等；肺虚卫表不固，则见多汗，反复感冒；脾虚而肝旺，则烦躁夜惊。舌质淡，苔薄白，脉软无力，均为肺脾气虚之征。

2. 脾虚肝旺

证候：头部多汗，发稀枕秃，囟门迟闭，出牙延迟，坐立行走无力，夜啼不宁，易惊多惕，甚则抽搐，纳呆食少，舌淡苔薄，脉细弦。

分析：脾虚气弱，故多汗，行走无力，纳呆食少；肝木旺则夜啼不宁，易惊多惕，甚则抽搐；肝主筋，脾虚气弱，化源不足，筋脉失养，故坐立行走无力；脾虚及肾，故发稀，囟门迟闭，出牙延迟，骨软立行无力。

3. 肾精亏损

证候：有明显的骨骼改变症状，如头颅方大，肋软骨沟，肋串珠，佝偻病手镯或脚镯，鸡胸，漏斗胸等，O型或X型腿，出牙、坐立、行走迟缓，并有面白虚烦，多汗肢软，舌淡，苔少，脉细无力。

分析：病在激期至恢复期、后遗症期，肾主骨生髓，肾精亏损，则见上述骨骼改变症状；阴精亏损，虚火上炎，故面白虚烦，多汗肢软。舌淡苔少，脉细无力均为肾精亏损之象。

【治疗】

1. 中药治疗

本病的治疗，当以调补脾肾为要。可根据脾肾亏损轻重，采用不同的治法。初期以脾虚为主，用健脾益气为主法；激期多属肾脾两亏，当予肾脾并补；恢复期、后遗症期以肾虚为主，当补肾填精为要，佐以健脾。本病在调补脾肾的同时，还要注意到补肺益气固表、平肝清心安神等治法的配合使用。

（1）脾肺气虚

治法：健脾益气，补肺固表。

方药：人参五味子汤（《幼幼集成》）加黄芪、酸枣仁、煅牡蛎。

方中黄芪健脾补肺益气；党参、白术、茯苓、甘草健脾益气；五味子、麦冬、酸枣仁、煅牡蛎敛汗安神。若湿重者，白术易苍术以燥湿助运；汗多者加浮小麦、糯稻根敛表止汗；夜惊烦躁者，酌加煅龙骨、合欢皮、夜交藤养心安神；大便不实者加山药、扁豆以健脾助运。

（2）脾虚肝旺

治法：健脾助运，平肝熄风。

方药：益脾镇惊散（《医宗金鉴》）加煅龙骨、煅牡蛎。

方中人参补益脾气；白术、茯苓健脾助运；煅龙骨、灯心草安神镇惊；煅牡蛎、钩藤平肝熄风；甘草调和诸药。若汗出浸衣加碧桃干、五味子固表止汗；夜间哭吵者加蝉蜕、竹叶清心降火；睡中惊惕者加珍珠母、僵蚕熄风镇惊；抽搐者加全蝎、蜈蚣熄风止痉。

（3）肾精亏损

治法：补肾填精，佐以健脾。

方药：补肾地黄丸（《医宗金鉴》）加紫河车、巴戟天、菟丝子。

方中六味地黄丸滋阴补肾，紫河车、鹿茸补肾填精；巴戟天、菟丝子、牛膝温补肾阳。若烦躁夜惊加茯神、酸枣仁养血安神；汗多者加黄芪、煅龙骨、煅牡蛎益气止汗；气虚乏力加黄芪、党参健脾益气；纳少腹胀加苍术、佛手、砂仁运脾理气；面白唇淡加当归滋阴养血等。

2. 针灸治疗

（1）体针

基本处方：中脘　四缝　足三里　肾俞

佝偻病早期以脾气虚弱、运化失调为主。方中足三里健脾益气养血，中脘和胃理肠助运化，二穴合用具有益气养血，调补后天之本之功效；四缝乃治疗佝偻病的经验要穴，肾俞为肾之背俞穴，可益肾填精，补髓壮骨。

加减运用：肺脾气虚者加肺俞、脾俞、神门以养心安神，补益脾肺；脾虚肝旺者加脾俞、膈俞、太冲、合谷、三阴交以补气养血，柔肝熄风；肾精亏损加太溪、大椎、绝骨、膏肓以补肾填精壮骨；多汗加复溜、合谷；脾虚腹泻加天枢、下巨虚。诸穴针以补法为主或平补平泻，四缝点刺，挤出少量黄白色黏液。

（2）其他：可选用耳针：取脾、肾、肝、神门、皮质下，以王不留行籽贴压，1 天按压 3 次，每次按压 5～10 分钟。2～3 天更换 1 次，两耳交替使用。皮肤针法：取脾俞、胃俞、华佗夹脊穴，用皮肤针轻轻扣打，每日 1 次，每次 20 分钟。

【预防与调护】

1. 预防

（1）加强孕期保健，孕妇要有适当的户外活动。

（2）加强婴儿护养，提倡母乳喂养，及时添加辅食，多晒太阳，增强体质。早期补充维生素 D。

2. 调护　患儿不要久坐、久站，不系过紧的裤带，提倡穿背带裤减轻骨骼畸形。每日坚持做户外活动，直接接受日光照射，同时防止受凉。

【医案举例】

1. 某男，18 个月。1999 年 6 月初诊。

生后母乳不足，采用混合喂养，4 个月后，无明显诱因而大便时干时稀，近半年大便干结，每如厕则哭闹不止，食欲不振，消瘦软弱，烦躁不安，夜啼不寐，易汗出，易感冒。查体：面色苍白，方颅，囟门宽大，头发干枯，形体瘦弱，串珠肋，舌红苔白，指纹紫滞，体重 9kg，脾大肋下 2 指。实验室检查：发钙量 450ug/g；发磷量 180ug/g；血清 25－（OH）D_3:9ug/l；血清 25－$(OH)_2D_3$：0.03ug/l；血常规：Hb80g/L，余项正常。诊断：佝偻病及营养不良性贫血。此乃积滞伤脾，运化失司，肝旺脾虚，气血化源不足，机体失养所致。由于积滞未除，气血已亏，治宜先清后补。取穴：八卦、四横纹及清胃、天河水，以消积滞，助运和胃。推 1 次，食量增加，改穴为：清补脾、揉二马、平肝、清天河水，推 1 周后，汗出止，食量增加 1 倍，大便调畅。守上穴继续 1 周后，患儿面色红润，精神活泼，夜寐不惊，体重增加 1kg。嘱其家长多带幼儿做户外活动，调节饮食，适量口服钙片、鱼肝油，半年后随访，诸症悉除，健康活泼，发育良好，一切化验指标均正常。［张起明，孙鹏．推拿治疗小儿佝偻病．按摩与导引，2002，18（6）：56］

2. 患儿，男，5 个月。1998 年 4 月就诊。

出生时体重 2.2kg，为 8 个月早产儿，一直人工喂养，缺乏户外活动，易感冒，大便常稀薄、量多。现体重 6kg，初期症状显著，不分寤寐汗多，面黄，夜间惊啼，枕秃显见，颅骨软化，肢软无力，舌淡，苔白，指纹色淡达气关。血生化检查血钙、血磷浓度偏低。曾服用葡萄糖酸钙口服液及鱼肝油滴剂等多种药物，疗效均不显著。西医诊断为：佝偻病活动期。中医诊断：汗证。辨证为脾虚气弱、心肝失养，治宜健脾益气，养心柔肝。方用甘麦大枣汤加味。处方：甘草、菟丝子各 5g，小麦 10g，大枣 5 枚。水煎取汁 40ml，分次温服。日 1 剂。坚持服用 20 剂，患儿精神食欲极佳，生长发育各项指标正常，继用甘麦大枣汤 15 剂，随访至 2 岁，在此期间未患过肺炎、腹泻等病证，提高了抗病能力。［张淑红，侯丽娟．甘麦大枣汤治疗佝偻病 50 例．河南中医，2002，22（1）：33］

3. 张某某，男，3.5 岁。1989 年 3 月 6 日初诊。

患儿 2 年来鸡胸，驼背，双下肢弯曲呈“O”型，不会行走。追问病史，患儿在母乳喂养到 5～6 个月时，母乳不足，其母忙于劳动，对孩子照顾不周，令其长期坐在床上，到 1 岁时发现双下肢不会站立，扶着站立双下肢发抖，日后出现鸡胸，驼背，在当地诊为“小儿佝偻病”，服过多种钙片、维生素 AD 油等不见好转，来本院就诊。查患儿面色苍白无华，头发干枯，形体瘦弱，大便溏，1～2 次/日，易出汗，双下肢肌肉松软，小腿呈弓形，鸡胸，驼背，哭声低，唇色淡，舌淡苔黄，脉细无力。

辨证：先天禀赋不足，后天喂养失调，脾肾两虚，血气不足，筋骨失养。

治法：补肾填髓，益气养血，佐温经通络。

方药：紫河车 1 具，煅牡蛎 30g，黄芪 30g，蜈蚣 10 条，青盐 10g。

用法：将上药焙干，研为细面，分 100 小包，每次温开水服 1 包，日 2 次，连服 3 个月。

二诊：患儿用药后 3 个月，体力大增，胃纳好转，自汗、盗汗明显减少，扶着能站立，上药又配制 1 剂，连服 3 个月后，自己会站立，家长扶着会走路，且精神好，面色好转，在服药期间让家长注意喂养，多食咸味饮食，增加户外晒太阳。

三诊：上药 6 个月后，患儿面色红润，胃纳好，二便如常，且长胖，体丰有力，活泼，自己能行走而告病愈。［李桂茹，闫惠敏．刘韵远治疗小儿佝偻病验案．北京中医杂志，1994，(2)：5］

【古代文摘】

《诚书·论行迟》：“骨属肾，肾有亏则膝骨未成而行迟，此禀在先天者，十有一二。至若生下周岁内，重帏深闭，不见风日，与终日怀抱，筋骨未曾展舒，此后天珍惜太过，十有二三。又有离胎多病，与饮病乳，或过食肥甘，则疳证所侵，血气日惫，十有六七，缘证默维育嗣知勖。”

《仁斋小儿方论·杂证·行迟证论》：“骨者髓之所养，小儿气血不充，则髓不满骨，故软弱而不能行，抑亦肝肾俱虚得之，肝主筋，筋弱而不能束也。地黄丸加牛膝、五加皮(酒炙)、鹿茸。”

《证治准绳》：“坐儿稍早，为客风吹脊，风气达髓，使背高如龟。虽有药方，多成痼疾，以灸法为要。”

《幼幼近编》：“风寒客于脊髓，故令背高如龟也。宜二活散，外灸肺俞三椎下两旁，膈俞七椎下，各三五壮。亦有坐早致伛偻者，用六味丸加薏仁、木瓜、当归、肉桂。”

《针灸聚英·玉机微义》：“小儿身羸瘦，奔豚腹胀，四肢懈惰，肩背不举，灸章门。”

【现代研究】

阎氏用黄芪、党参、公丁香治疗佝偻病 105 例，并与 82 例西药组对照，分别在用药后 1、2、3 个月进行观察，在血生化检测、X 线改变及症状变化等方面，中药组均显著优于西药组（$P<0.05$ 或 0.01）［阎田玉．补益药治疗小儿佝偻病．中医杂志，1985，26（6）：

27]。虞氏用佝偻方糖浆（黄芪、菟丝子、牡蛎、麦芽等）治疗佝偻病71例，并与维生素D_3对照，结果显示益气补肾法有较明显的促进钙在骨组织沉积作用［虞坚尔，朱瑞群．益气补肾法治疗佝偻病的临床与实验研究．上海中医药大学学报，1988，2（2）：12]。陈氏用菟丝子、龙骨、牡蛎、党参、黄芪、白术、陈皮、柴胡、郁金、五味子等治疗佝偻病，取得了显著疗效［陈文利．中药治疗小儿佝偻病的临床研究．北京中医杂志，1991，10（4）：17]。杨氏则提出分期辨证论治法，初期治以健脾补气，消食导滞，方用参苓白术散加味；晚期治以补肾健脾益气，予六味地黄汤加鹿角霜等。取得了较好疗效［杨德明．小儿佝偻病的防治．大众中医药，1989，（3）：2]。李氏则提出：初期治以培土制木、健脾养肝，方用健脾养肝汤（参苓白术散加柴胡、乌药等）；中期治以健脾益肾、滋阴和阳，方以龙牡当归黄芪建中汤（黄芪建中汤加龙骨、牡蛎、当归、鹿角霜等）；晚期治以补肾益气、强筋壮骨，方用龙牡黄芪建中汤加续断、杜仲、牛膝、五加皮。三期分别治疗67例、30例、10例，有效率分别为97%、96.6%、90%［李家风．中医对佝偻病辨证施治107例临床观察．云南中医学院学报，1984，7（2）：3]。杨氏则将牡蛎采用现代技术加工成补骨液，其含钙量为20mg/ml。共治疗小儿佝偻病70例，经与葡萄糖酸钙口服组对照，治疗组好转率优于对照组（$P<0.05$）；夜惊、多汗、烦躁不安、颅骨软化等症状、体征消退时间均短于对照组（$P<0.05$）［杨志新，阎田玉，李莉．补骨液治疗小儿佝偻病的疗效观察．中医杂志，1998，39（6）：353]。亦有采用针刺四缝治疗本病者。研究表明针刺四缝穴后，从钡剂胃肠道的观察中可以看出，针刺改善了肠胃运动功能。葡萄糖耐量曲线得到改善。血红蛋白、嗜酸性粒细胞、血清蛋白及白细胞吞噬能力、血清蛋白结合碘测定均有增加。在营养不良合并佝偻病患者，针刺四缝后，发现血清钙、磷增高，碱性磷酸酶降低（焦国瑞．针灸临床经验辑要．北京：人民卫生出版社，1981：243）。

【结语】

佝偻病是儿科临床常见病，临床症状虽然繁多，但不外乎先天不足，后天失养二大病因，临床主要表现为脏腑功能不足，重在脾肾两虚，常累及心、肝、肺诸脏。治疗重在补益脾肾，以益气养血，填精壮骨为法。另外，加强孕期保健及婴儿护养也是预防佝偻病发生的重要环节。

第二十节　解　颅

解颅是由于先天不足，颅内受损，或因热毒壅滞，水停于脑，以致头颅增大，前囟和颅缝开解为特征的一种疾病。本病多见于6个月至7岁的小儿。患儿在病变进展过程中，常有烦躁、嗜睡、纳呆、呕吐等症，甚至可以出现惊厥。重症患儿可致失明、营养不良、智力障碍。大多数患儿不易养育，预后不良。但有部分轻症患儿如能及时治疗，常可逐渐缓解。

解颅一证，早在《诸病源候论·小儿杂病诸候》就有记载："解颅者，其状小儿年大，囟应合而不合，头缝开解是也。"北宋时对此有了进一步认识，钱乙在《小儿药证直诀·解颅》中明确指出，解颅是由“肾气不成”、“肾虚”所致，有“目白睛多”的临床特征。《保婴撮要·解颅囟填囟陷》说：“小儿解颅……因肾气有亏，脑髓不足。”又说：“肾气怯则脑髓虚而囟不合。”嗣后，历代医家通过临床实践，对解颅多有精辟阐述，认为本病发生除与肾虚有关外，火热、水湿等因素也不容忽视。治疗除内服药物外，《医宗金鉴》还创立了外用封囟散摊贴囟门的治疗方法，从而使治疗解颅一证的理法方药日趋成熟和完善。

西医学中的脑积水相当于本病范畴，其病理机制主要为脑脊液循环障碍。临床上根据脑脊液循环障碍的部位，可分为非交通性（阻塞性）和交通性两型。前者脑脊液阻塞在第四脑室孔以上，后者脑脊液阻塞在第四脑室孔以下。

【病因病机】

解颅发病原因较多，但归纳起来不外先天因素和后天因素两类。先天主要责之于父母气血亏损，禀赋不足，髓海空虚；后天多为感受时邪，热毒壅滞，痰热上攻于脑，闭塞清窍而为病。

1. 肾气亏损 肾主骨生髓，通于脑，脑为髓海。若小儿所禀父精母血亏损，先天肾气不足，不能养骨生髓，则髓海不充，头颅失养，以致颅囟逾期不合，颅缝开解，头颅增大。

2. 肾虚肝亢 肾为水脏，水火相济则阴阳平衡。病后肾虚，水不胜火，火气上蒸，其髓则热，髓热则颅解而分开。或因肾虚水不涵木，肝火偏亢，心火上炎，蒸灼脑髓，髓热则颅缝开解，囟门宽大。

3. 脾虚水泛 小儿先天不足，后天失调，真阳不能温煦脾土，脾虚不能制水，水湿不化则久积成痰。水湿痰浊乘虚上泛于脑，故颅骨解开。

4. 热毒壅滞 外感时邪，热毒壅遏，上攻于脑；或水不涵木，肝阳上亢，风水上泛；或瘀血阻络，压迫脑髓，阻塞脑窍，终致囟宽颅裂而致解颅。

本病的病机主要是先天不足，肾气亏损，髓海空虚，加之后天失调，真阳不足，以致脾虚水泛，水湿停聚于脑络；或热毒、瘀血阻塞脑络，脑窍不通致水湿停聚而发病。

【诊断要点】

1. 症状 头颅呈普遍均匀性增大，且增长速度较快，骨缝分离，前囟明显饱满而扩大，头皮青筋暴露，头重，颈肌不能支持而下垂，两眼下视，可有烦躁、嗜睡、食欲不振，甚至呕吐、惊厥。晚期患儿可出现痉挛性瘫痪，智力发育明显低于正常小儿。

2. 检查 颅部叩诊呈破壶音。CT 检查提示脑实质菲薄，脑组织面积减少，脑室增宽扩大。头颅 X 线摄片可见颅骨板变薄，颅缝分开，蝶鞍增宽。眼底检查可见视神经萎缩或乳头水肿。

【鉴别诊断】

1. 慢性硬脑膜下血肿 与本病相比，头颅增大较慢，且硬脑膜下穿刺可得较多的红色或黄色液体，眼底常有出血，头颅透光试验常见额顶部局部透光，可与本病鉴别。

2. 佝偻病 头颅增大，但多为方形，常伴有肋骨串珠样改变、鸡胸及佝偻病手镯或脚镯，无本病脑室扩大特征，主要为颅骨板的中心有软骨堆积。

3. 头大畸形 头颅大，增长也较快，有明显的智力不足，与本病相似，但无眼珠下垂，白睛显露现象，头颅 CT 检查脑室大小正常，可与本病鉴别。

【辨证】

本病主要根据临床表现辨别虚证、实证或虚实夹杂证。若面色苍白，眼珠下垂，目无神采，形体消瘦，囟门宽裂，头大颈细，智力不聪，食少便溏，神情呆滞者属虚证；头痛身热，面赤气粗，大便秘结，颅缝合而复开，按之浮软，头皮光急等属实证；头额青筋暴露，眼珠下垂，白睛显露，目无神采，神烦不安，手足心热，筋惕肉瞤，时或瘈疭，口干色红少苔，脉细数者属本虚标实之证。

1. 肾气亏损

证候：小儿生后，囟门逾期不合，头颅明显增大，囟门宽裂，颅缝开解，面色苍白，神情呆钝，目无神采，眼珠下垂，呈“落日状”，头大颈细，前倾不立，食欲不振，大便稀溏。舌淡，苔少，脉细弱，指纹淡青。严重者还可见斜视、呕吐、惊厥。

分析：正常小儿颅缝大都在出生后 6 个月左右骨化，前囟在 1 岁至 1 岁半时闭合，后囟于初生时或闭或微开，最迟出生后 2～4 个月时闭合。若小儿先天不足，肾气亏损，脑髓不充，可见囟门不合，颅缝开解，头颅明显增大，颈细不立；气血不足，故身体瘦弱，面色苍白，发育落后；髓海不足，则神色呆钝，目无神采；肾之精气不能上注于目，则眼珠下垂，白睛显露。

2. 肾虚肝亢

证候：颅缝裂开，前囟宽大，眼珠下垂，白多黑少，目无神采，烦躁不安，手足心热，筋惕肉瞤，时或惊叫，口干，舌红少苔，脉沉细数，指纹紫红。

分析：肾虚火腾则髓热，髓热则颅缝解开，前囟宽大；肾精不足，不能上注于目，故眼珠下垂，白睛显露，目无神采；肾虚水不涵木，木亢则生风，故筋惕肉瞤；阴虚火旺，则口干、烦躁、手足心热、舌红少苔，脉细数。

3. 脾虚水泛

证候：面色白，眼珠下垂，精神倦怠，囟门宽大，颅缝开解，形体消瘦，食欲不振，大便溏薄，小便不利，舌质淡，苔薄白或白腻，脉细弱，指纹淡红。

分析：真阳亏损，火不生土，则脾虚不能运化水湿，水湿停滞，上泛清窍，可见颅缝裂开，叩之音浊，犹如破壶；脾胃虚弱，精气不足，故面色白、精神倦怠、眼珠下垂；脾虚运化无力，则形体消瘦，食欲不振，大便溏薄，小便不利；舌淡，苔白腻，脉细濡均为脾虚水泛之象。

4. 热毒壅滞

证候：头颅日渐增大，囟门高涨，颅缝合而复开，两目下垂，发热气促，烦躁哭闹，面赤唇红，或见两目斜视，四肢痉挛，小便短赤，大便干结。舌红，苔黄，脉弦数，指纹紫滞。

分析：外感时邪火热之气，壅遏上攻于脑，故颅缝合而复开；脑络阻塞，血流不畅，故头颅日渐增大，囟门高涨；精气不能上营，故两目下垂；里热炽盛，则见发热气促，烦躁哭闹，面赤唇红，舌红，苔黄，指纹紫滞；热邪下注膀胱，则小便短赤；热传大肠，则大便干结。

【治疗】

1. 中药治疗

（1）肾气亏损

治法：补肾益髓。

方药：补肾地黄丸（《医宗金鉴》）。

方中熟地、山萸肉补肾益髓，以助先天之本；茯苓、山药益脾固精；牛膝强壮筋骨；泽泻利水，配丹皮活血化瘀，并使利水而不伤阴；鹿茸温补肾阳以助利水之功。诸药加水浓煎或炼蜜为丸，长期服用。筋骨软弱者，加杜仲、川断强筋健骨；气血虚弱者，加党参、黄芪、当归益气养血；手足心热、烦躁不安者，加生牡蛎、生地黄、石斛育阴潜阳。

（2）肾虚肝亢

治法：益肾利水，平肝熄风。

方药：知柏地黄汤（《医宗金鉴》）合三甲复脉汤（《温病条辨》）。

方中以知母、黄柏为主药滋阴降火；龟板、鳖甲、牡蛎、阿胶、麦冬育阴潜阳，平肝熄风，肝风一平，则水不上泛；熟地、山萸肉补肾益髓；山药、茯苓、泽泻、甘草健脾利水；丹皮、芍药活血化瘀，养阴清热。烦躁不安者加竹叶、木通、山栀清心安神；筋惕肉瞤或惊叫者加天麻、钩藤、僵蚕熄风镇惊。

（3）脾虚水泛

治法：温阳健脾利水。

方药：附子理中汤（《和剂局方》）合五苓散（《伤寒论》）。

方中用人参、白术、甘草补益中气，健脾益胃；干姜、制附子（先煎）温阳散寒暖胃；猪苓、茯苓、泽泻淡渗利水，使水从小便而泄；桂枝以助膀胱气化。诸药合用可益气扶脾，温中利水。气血两亏者加黄芪、当归益气养血；腹胀便溏者加木香、砂仁宽中理气化湿。

若脾肾两虚者，可加用河车八味丸（《幼幼集成》），温补脾肾之阳，益火之源，以消阴翳。

（4）热毒壅滞

治法：清热解毒，化瘀通络。

方药：犀地清络饮（《重订通俗伤寒论》）。

方中用犀角或水牛角清营解毒；生地、连翘清热解毒凉血；丹皮、赤芍、桃仁清热养阴，活血散瘀；菖蒲、竹沥、姜汁化痰通络开窍。若烦躁不安，甚至抽搐者加全蝎、钩藤、白芍以养阴清热，平肝熄风。

2. 针灸治疗

（1）体针

基本处方：百会　四神聪　风府　风池　大杼　大椎　肾俞　水分　中极　足三里　阴

陵泉 三阴交

方中以督脉及足太阴脾经穴为主，配以具有利水渗湿作用的穴位。督脉为十四经中阳脉之海，统领诸阳经，其循行上巅，入络脑；大椎又为诸阳之会，取之具有醒脑开窍通络的作用；肾俞、水分、中极益肾利水；足三里、阴陵泉、三阴交健脾利水；诸穴合用共奏益肾填髓、健脾利湿通络之功。

加减运用：若肝风内动，症见筋惕肉瞤、手足抽动者加肝俞、太冲、太溪以滋水涵木，平肝熄风；脾虚运化无力，形体消瘦、食欲不振、大便溏薄者加天枢、中脘、下巨虚、脾俞以健脾助运，化湿和中。以上穴位毫针刺法，以百会透四神聪，风府透哑门，风池透大杼、大椎，开始每日 2 次，强刺激；至尿量及排尿次数增多后，改为中等刺激；头围见小，症状消失后，改为每日或隔日 1 次，弱刺激。1 个月为 1 个疗程。

(2) 其他：还可用推拿疗法：补肝胆 10 分钟，补三关 5 分钟，补脾胃 10 分钟，清六腑 5 分钟。下肢软弱无力者加揉二人上马 5 分钟；摇头啼哭加揉小天心 5 分钟、一窝蜂 5 分钟、掐四横纹各 1 分钟。

【预防与调护】

1. 预防

(1) 提倡优生优育，加强孕期保健，避免先天畸形的发生。

(2) 避免产伤。

(3) 增强体质，提高抗病能力。

(3) 及时治疗化脓性脑膜炎、结核性脑膜炎、新生儿肺炎、败血症、高热惊厥等病，避免脑积水的发生。

2. 调护

(1) 抱起时需把头部托起，防止倾倒，以免损伤颈部。

(2) 注意囟门的凹凸，每日测量头围，观察病情轻重进退。

(3) 出现痉厥者，应及时给予止痉处理。

【医案举例】

1. 桂某，男，5 岁。1993 年 11 月 15 日诊为“脑积水”，收住院。

主诉：头颅进行性增大，不能站立，言语不清 4 年余。现病史：患儿足月顺产，出生后被告之有先天畸形。2 月后出现头颅增大。曾在安医大附院诊为“先天性脑积水”。头颅 CT 示“脑室扩大”。经药物治疗效果不明显。头颅呈进行性增大，智力低下，语言不清，头围达 71cm，囟门闭合不全，“落日眼”征明显，不能抬头、站立及行走，左手指畸形，舌淡胖，苔白腻，脉沉细。拟诊：脑积水（解颅）。证属肾精不足，髓海不充，脾虚水泛。治疗：以温通督脉，补肾益髓，健脾利湿为法则，针灸为主，配以补肾健脾之药，取穴以督脉经穴为主，百会、四神聪、风府、大椎、大杼、绝骨、肾俞、脾俞、足三里、阴陵泉、太溪、每日 1 次。另灸百会每日 2 次。1 个疗程后患儿可抬头，扶物站立，可发单音；3 个疗程后，患儿头围减至 68cm，“落日征”消失，语言改善，可与家人交流，可独立行走 100

米，但智力较同年小儿仍差。复查 CT 脑室扩大改善，随访 1 年病情稳定。[张道宗，储浩然．针药并用治疗脑积水 14 例临床观察．江苏中医，1995，(9)：27]

2. 张某，男，生后 34 天。1975 年 2 月 11 日初诊。

患儿于生后两天即开始头颅增大，到满月前后更为明显。前囟宽大饱满隆起，颅缝分离。头皮静脉怒张，两目垂视，精神差，嗜睡，厌食，吐乳，大便可。心肺正常。舌质红稍淡，指纹淡滞，脉细无力。

印象：先天性脑积水。

辨证：肾气不足，脑髓不充，病属解颅。拟补肾益髓治本，行水化湿治标，方用地黄丸加味。

方药：熟地 6g，山药 3g，鹿角胶 9g，牛膝 3g，茯苓 9g，净萸肉 3g，当归 3g，猪苓 9g，茺蔚子 3g，丹皮 3g，车前子 9g。水煎服，每日 1 剂。

自服上药起，每日尿量较多，精神、吃奶均好，不吐。上药连服两周后头围开始逐渐缩小，两目已不垂视。服至第三周后，头围基本正常，前囟已平，颅缝已小。

(徐振刚．何世英儿科医案．银川：宁夏人民出版社，1979：175)

【古代文摘】

《育婴家秘·头病》："解颅有二：初生后，头骨渐开，此胎气怯弱，肾不足也。有闭而后开者，自囟至印堂，有破痕可开一分。又有头四破成缝者，此皆解颅。由病后肾虚，水不胜火，火气上熏，其髓则热，髓热则解，而头骨复分开矣。"

《幼幼集成·头项囟证治》："解颅者，谓头缝开解而囟不合也。是由禀气不足，先天肾元大亏，肾主脑髓，肾亏则脑髓不足，故囟为之开解。然人无脑髓，犹树无根，不过千日，则成废人。其候多愁少喜，目白睛多，面白色。若成于病后者尤凶。宜久服地黄丸，外用封囟法。"

【现代研究】

解颅一证主要因先天禀赋不足，髓海空虚；或感受时邪，热毒、痰湿、瘀血阻于脑络而致。临床治疗当以补肾利水、益髓健脑为主，并根据风邪、水湿、痰浊、瘀血的不同，而分别运用健脾利水、化痰降气、平肝熄风、清热解毒、活血化瘀等法。黄少华老中医认为，本病的病机主要责之于脾虚失运，主张以健脾利水为主，配以益气、活血之品。基本方：防己、椒目、葶苈子、大黄、桂枝、茯苓、白术、猪苓、泽泻、太子参、生黄芪、丹参。肾虚者加菟丝子、枸杞子、龟板胶；痰湿甚者加竹茹、胆南星、天竺黄、半夏；瘀血重者加赤芍、归尾、三七、三棱[贾雁宾．黄少华治疗脑积水经验．云南中医杂志，1991，(4)：18]。刘渺等将解颅分为虚实两型，实证辨为阳热壅滞，阻塞窍络，脑水受阻，治以清热通络，化瘀利水；虚证辨为先天禀赋不足，脾肾虚弱，治以益脾肾，调气血[刘渺，张珠凤．530 例脑积水的病因分类及临床观察．北京中医，1992，(4)：40]。王修忠则根据辨证与辨病相结合，以双胶双角地黄汤（鹿角胶、阿胶、羚羊角、水牛角、当归、熟地、丹皮、猪苓、茯苓、泽泻、茺蔚子、葶苈子、山药、山萸肉）为主，随证加减，治疗先天性脑积水189例，经两年以上随访统计，有效率达95.2%［王修忠，李恭才，戴蕊霜，等. 中西医结合治疗先天性慢性脑积水. 陕西新医药，1982，（3）：16］。李振江以封囟散（透骨草、通草、红花、白花、何首乌各10g，陈皮5g，共为细末），加童便调成糊状，外敷前颅。同时内服自拟加味升降汤（巴戟天、白术、全瓜蒌、厚朴、橘络、大黄、红花、姜黄、商陆、西瓜翠衣、半夏、僵蚕、蝉蜕、藁本）以降气化痰、逐瘀利水、补肾益髓，临床也取得较好的疗效［李振江，于晶. 解颅治验二则. 吉林中医药，1991，（1）：27］。李英南采用针灸辨证分型的原则治疗本病76例，根据分型取穴：肾阳虚、阳虚水泛型，取百会透四神聪，三焦俞透肾俞，三阴交透复溜；脾肾阳虚型，取百会透四神聪，大椎，三焦俞透肾俞，足三里，三阴交透复溜；脾肾阳虚、肝风内动型，取百会透四神聪，三焦俞透肾俞，水分透中极，足三里、阴陵泉透三阴交，三阴交透复溜。30天为1疗程，治疗3个疗程。结果痊愈44例，好转13例，无效19例，总有效率75%［李英南. 针刺对小儿脑积水辨证分型的临床观察. 中国针灸，1988，（6）：16］。陈学南等以调任督、理胃肾、通三焦、利水道为原则选穴配方，针刺穴位分两组，每次用一组。初期采用快速点刺风府、风池，泻法。一组：头脑（额中）、水沟、支沟、合谷、水分、水道、中极、足三里、阴陵泉、三阴交；二组：风府、风池、大椎、命门、肾俞、殷门、委中、承山、悬钟、复溜，结合随症配穴，针前均用梅花针轻叩背部夹脊穴，从上至下，皮肤潮红为度。30次为1疗程，间歇10天再继续治疗。［陈学南，何春银，黄福玲，等. 阻塞性及交通性脑积水的针灸治疗35例临床观察. 中国针灸，1986，（3）：13］。徐相富以三棱针点刺头上青筋，先上后下，依次以粳米粒大排刺；十宣、兑端、大椎穴刺络（大椎穴先拔火罐15分钟），有退热解毒作用。再依分型取人中、百会、四神聪、脑户、四白、神门、悬钟、气海、肾俞、命门、足三里等，毫针针刺，泻上补下或平补平泻法。阳虚明显者加艾灸百会、气海、足三里等取得较好的疗效［徐相富. 小儿脑积水（解颅）治验. 上海中医药杂志，1985，（12）：15］。

【结语】

解颅是儿科疑难重证之一，其病因病机主要为先天禀赋不足，髓海空虚；或感受时邪，热毒、痰湿、瘀血阻于脑络。其病位在脑，病变涉及肾、肝、脾诸脏，临床证型复杂。治疗以补肾利水、益髓健脑为主，并根据病因病机之不同，分别运用健脾利水、化痰降浊、平肝熄风、清热解毒、活血化瘀等治法，治宜针药并用，配合药物外敷等综合治疗以提高疗效。

第二十一节 五迟、五软

五迟、五软是小儿生长发育障碍的病证。五迟，指立迟、行迟、齿迟、发迟、语迟；五软指头项软、口软、手软、足软、肌肉软。五迟、五软病证既可单独出现，也可同时存在。本病常由于先天禀赋不足、后天调护失当引起。若症状较轻，治疗及时，由后天调护失当引起者，常可康复；若证候复杂，病程较长，属先天禀赋不足引起者，往往成为痼疾，预后不佳。

古代医籍早有五迟、五软的记载，《诸病源候论·小儿杂病诸候》中记述有“齿不生候”、“数岁不能行候”、“头发不生候”、“四五岁不能语候”等。《小儿药证直诀·脉证治法》说：“长大不行，行则脚细。齿久不生，生则不固。发久不生，生则不黑。”描述了五迟的典型症状。《医宗金鉴·幼科心法要诀》认为五迟的病因“多因父母气血虚弱，先天有亏，致儿生下筋骨软弱，行步艰难，齿不速长，坐不能稳，要皆肾气不足之故。”五软在宋代之前，多与五迟并论，对五软的最早描述见于《活幼心书·五软》：“爰自降生之后，精髓不充，筋骨痿弱，肌肉虚瘦，神色昏慢，才为六淫所侵，便致头项手足身软，是名五软。”《保婴撮要·五软》指出病因“皆因禀五脏之气虚弱，不能滋养充达，故骨脉不强，肢体痿弱，源其要，总归于胃”。

本病证包括西医学所称的脑发育不全、脑性瘫痪、智能低下、佝偻病等。

【病因病机】

五迟、五软的病因主要有先天禀赋不足，或后天失于调养，以及患儿有难产窒息史、药物损害因素、家族史或其他疾病史。病机可概括为正虚和邪实两方面。正虚是肝肾不足，元气不充，脉络不畅，肢体不用，脑髓空虚；邪实为痰瘀阻滞心经脑络，心脑神明失主。病位涉及肾、肝、脾、心。

1. 肝肾亏损 肾藏精，主发育与生殖，若先天禀赋不足，肾精亏虚，不能生齿荣发，则齿迟、发迟；肝肾亏损，筋骨失养，则见立迟、行迟；头项软不能抬举、手软无力握举、足软无力行走。

2. 心脾两虚 脾主肌肉，心藏神，若后天失养，心脾两虚，则神明失藏、智力不聪；肌肉不充、松弛无力，故见立迟、行迟、头项软、口软、手软、足软、肌肉软；言为心声，脾开窍于口，心气不足，脾血亏虚，则口软、语迟，声音低微无力。

3. 痰瘀阻滞 产时损伤，颅内出血，或产后调摄不当，邪毒浊气内侵，致痰浊瘀血阻滞心经脑络，则元神失主，心窍昏塞，神识不明而失聪，常常表现为智力低下、脑性瘫痪。

【诊断要点】

1. 病史和家族史 常有孕期调护失宜、药物损害、产伤、窒息、早产以及喂养不当史，或有家族史、父母为近亲结婚等。

2. 症状

（1）五迟：小儿2~3岁还不能站立、行走，为立迟、行迟；初生无发或少发，随年龄增长，仍稀疏难长为发迟；12个月尚未出牙以及此后牙齿萌出过慢为齿迟；1~2岁还不会说话为语迟。

（2）五软：小儿周岁前后头项软弱下垂为头项软；咀嚼无力，时流清涎为口软；手臂不能握举为手软；2~3岁还不能站立、行走为足软；皮宽肌肉松软无力为肌肉软。

3. 检查

（1）体格检查：主要是神经系统检查，包括脑神经、感觉神经、运动神经、神经反射以及自主神经各方面的检查，主要了解神经系统有无损害，以及受损的部位、范围、性质和程度等。

（2）实验室检查：颅脑 CT 主要用于明确有无器质性病变及病变部位等，常见的异常包括广泛性脑萎缩、脑软化及白质发育不良等。由于此病的患儿合并癫痫者较多，故应常规进行脑电图检查以排除该合并症。智商测定以明确患儿是否合并智力低下。

【鉴别诊断】

五迟、五软常见于西医学脑发育不良、脑性瘫痪、智力低下等疾病，鉴别诊断主要作这些相关疾病间的鉴别。

1. 智力低下 出现在发育年龄阶段，即 18 岁以下，智能明显低于同龄儿童正常水平，即智商低于均值以下两个标准差，在 70 以下，并同时存在适应功能缺陷或损害。

2. 脑性瘫痪 出生前到生后 1 个月以内各种原因（如早产、多胎、低体重、高龄妊娠、窒息、高胆红素血症）所致的非进行性脑损伤。有中枢性运动障碍及姿势异常，并常伴有智力迟缓，视、听、感觉障碍及学习困难。

3. 脑白质营养不良 为常染色体隐性遗传性疾病。表现为步态不稳、语言障碍、视神经萎缩，1～2 岁发病前运动发育正常，病情呈进行性加重，白细胞或皮肤成纤维细胞中芳香脂酶 A 活性明显降低是本病的特异性诊断指标。

4. 婴儿型脊髓性肌萎缩症 出生时一般情况良好，3～6 个月后出现症状，肢体活动减少，上下肢呈对称性无力，进行性加重，膝腱反射减弱或难以引出，肌张力低下，肌肉萎缩，智力正常。

【辨证】

五迟、五软如见立迟、行迟、齿迟、头项软、手软、足软，属肝肾脾不足；若见语迟、发迟、肌肉软、口软，主要在心脾不足。若五迟、五软仅见一二症者，病情较轻；五迟、五软并见，病情较重。

1. 肝肾亏损

证候：发育迟缓，筋骨萎弱，坐、立、行走、牙齿的发育等明显迟于正常同龄小儿，头项痿软，天柱骨倒，头形方大，目无神采，反应迟钝，囟门宽大，易惊，夜卧不安，舌质淡，舌苔少，脉沉细无力，指纹淡。

分析：肝肾不足，不能荣养筋骨，则筋骨牙齿不能按期生长发育，可见运动功能迟缓，头形方大，囟门宽大诸症。舌淡，苔少，脉沉细无力，为肝肾之精不足之征。

2. 心脾两虚

证候：语言迟钝，精神呆滞，智力低下，头发生长迟缓，发稀萎黄，四肢痿软，肌肉松弛，口角流涎，吮吸咀嚼无力，或见弄舌，纳食欠佳，舌淡胖，苔少，脉细缓，指纹色淡。

分析：心主神明，言为心声，心气虚弱，故语言迟钝，精神呆滞，智力低下；心主血，脾生血，发为血之余，心脾俱虚，血不荣发，故头发生长迟缓，发稀萎黄；脾主肌肉、四肢，开窍于口，摄取精微，化生气血，脾虚生化乏源，故四肢痿软、手足失用、肌肉松弛无力诸症俱现。弄舌乃心虚智力不聪之症。

3. 痰瘀阻滞

证候：失聪失语，反应迟钝，意识不清，动作不自主，或有吞咽困难，口流痰涎，喉间痰鸣，或关节强硬，肌肉软弱，或有癫痫发作，舌体胖有瘀斑瘀点，苔腻，脉沉涩或滑，指纹暗滞。

分析：若见于中毒性脑病后遗症及先天性脑缺陷，因痰湿内盛，蒙蔽清窍，故见智力低下、喉间痰鸣诸症；若有颅脑产伤及外伤史者，因痰瘀交阻脑府，气血运行不畅，脑失所养，初期症状不著，日久离经之血滞而不化，则见躁动尖叫、失聪、呕吐等症；舌上瘀斑瘀点，脉沉涩，皆为痰瘀阻滞之象。

【治疗】

1. 中药治疗

（1）肝肾亏损

治法：补肾填髓，养肝强筋。

方药：六味地黄丸（《小儿药证直诀》）。

方中熟地、山茱萸滋养肝肾；山药健脾益气；茯苓、泽泻淡渗化湿；丹皮凉血活血。若齿迟者，加紫河车、何首乌、龙骨、牡蛎补肾生齿；立迟、行迟者，加五加皮、牛膝、杜仲、桑寄生补肾强筋壮骨；头项软者，加鹿茸、锁阳、枸杞子、菟丝子、巴戟天补养肝肾；易惊、夜卧不安者，加丹参、远志养心安神；头形方大、下肢弯曲者，加珍珠母、龙骨壮骨强筋。

另外，可选服金刚丸，每次大蜜丸 1 丸，小蜜丸 9g，1 日 2 次；或用杞菊地黄丸，每次服 3g，1 日 3 次；或用河车大造丸，每次服 3g，1 日 3 次。

（2）心脾两虚

治法：健脾养心，补益气血。

方药：归脾汤（《正体类要》）。

方中黄芪、人参、白术健脾益气；龙眼肉、当归补血养心；酸枣仁、远志、茯神养心安神益智；木香理气醒脾；生姜、大枣、炙甘草补脾益气和中，调和诸药。若发迟萎黄者，加何首乌、肉苁蓉养血益肾生发；语迟失聪者，加石菖蒲、郁金化痰解郁开窍；四肢痿软者，加桂枝温通经络；口角流涎者，加益智仁温脾益肾固摄；气虚阳衰者，加肉桂、附子温壮元阳；脉弱无力者，加五味子、麦冬养阴生脉。

另外，可选服孔圣枕中丹，每次服 3g，1 日 3 次；或用十全大补丸，每次服 3g，1 日 3 次。

（3）痰瘀阻滞

治法：涤痰开窍，活血通络。

方药：通窍活血汤（《医林改错》）合二陈汤（《太平惠民和剂局方》）。

方中半夏、陈皮、茯苓涤痰开窍；桃仁、红花、川芎、赤芍、麝香活血通络，红枣、生姜、大葱、炙甘草养胃和中，调和诸药。若心肝火旺惊叫、抽搐者，加黄连、龙胆草、羚羊角粉清心平肝；躁动者加龟板、天麻、生牡蛎潜阳熄风；大便干结者加生大黄通腑涤痰。

2. 针灸疗法

(1) 体针

基本处方：百会　四神聪　大椎　神门

方中百会为诸阳之会，四神聪为经外奇穴，大椎能通阳活络，神门是心经的原穴，善治心性痴呆，四者同用，共奏醒脑开窍、宁神益智之功。

加减运用：若肝肾亏损，加肝俞、肾俞、悬钟，诸穴均用补法，加灸，以补益肝肾，健脑益智，强筋壮骨；心脾两虚，加心俞、脾俞、三阴交、足三里、悬钟，诸穴均用补法，加灸，以健脾养心，安神定志，强壮筋骨；痰瘀阻滞，加中脘、丰隆、血海、膈俞，主穴用平补平泻法，配穴用泻法，以涤痰开窍，活血通络；头项软，加天柱、风池，用平补平泻法，以抬举头项；口软加地仓，用平补平泻法，以收摄口唇；手软，加肩髃、曲池、外关、合谷，用平补平泻法，以利抓握抬举；足软，加环跳、阳陵泉、解溪、太冲，用平补平泻法，以利行走站立。

(2) 其他：还可用头针：取额中线、顶中线、顶上正中线、顶颞前斜线、顶旁一线、顶旁二线、颞后线、枕下旁线等，每次视具体情况选3~4线，毫针以30°刺入，每日1次，每次留针60分钟，10次为1疗程；耳针：选枕、皮质下、心、肾、交感、神门，毫针刺，每次3~5穴，每日1次，每次留针20~30分钟，亦可用王不留行籽贴压；穴位注射：选风府、风池、大椎，用脑活素等，每穴注射0.5~1ml，每日或隔日注射1次，15次为1疗程；皮肤针：取长强至大椎督脉循行线，曲骨至天突任脉循行线，髀关至内庭足阳明经循行线，用皮肤针循经叩刺，中度刺激，以皮肤潮红而不出血者为度，各线可分别叩刺3~5次。隔日1次，10次为1疗程。

【预防与调护】

1. 预防

(1) 大力宣传优生优育知识，禁止近亲结婚，婚前进行健康检查，以避免发生遗传性疾病。

(2) 孕妇注意养胎、护胎，加强营养，不乱服药物。

(3) 婴儿应合理喂养，注意防治各种急慢性疾病。

2. 调护　注意户外活动，重视功能锻炼，加强智力训练和教育。

【医案举例】

1. 梁某，男，3岁。1996年1月6日初诊。

患儿足月顺产，出生至今不能站立、行走，反应迟钝，记忆差，易受惊和感冒，常流涎。曾在某医院治疗，诊断为小儿脑性瘫痪，治疗1年余，病情未见明显好转。诊见：双下肢瘫痪，不能站立、行走，头发稀疏，牙齿残缺不全，体瘦面黄，舌淡，脉细，指纹淡紫。检查：双下肢腱反射亢进，足下垂，肌张力升高，肌力2级，病理征（+）。头颅CT扫描示：胼胝体发育不良，双侧脑室略扩大。诊断：小儿脑性瘫痪。中医诊为五迟（肝肾不足），以行迟为主。拟以头针、颞三针交替施用，颈三针、腰五针、下肢体针，配四神针、智三针、哑门、通里，并用脑活素于风池、肾俞穴位注射治疗。治疗1疗程，患儿肢体肌力改善，可站立及扶行活动。嘱家属加强患儿肢体活动，继守上法，再治2疗程，能独立坐立、行走，反应敏捷，记忆好转，流涎消失，肢体肌力恢复达4级，现已在幼儿园生活及学习。头颅CT复查：胼胝体发育较前好转，侧脑室扩大有改善。［范兆金．针刺为主治疗小儿脑性瘫痪60例疗效观察．新中医，2001，33（1）：43－44］

2. 一小儿，体瘦腿细，不能行，齿不坚，发不茂，属足三阴经虚也。用六味丸、补中益气汤，年余诸症悉愈（薛铠．保婴撮要．北京：人民卫生出版社，1983：117）。

【古代文摘】

《灵枢·寒热病第二十一》："若有所堕坠，四肢懈堕不收，名曰体堕。取其小腹脐下三结交。三结交者，阳明、太阴也，脐下三寸关元也。"

《通玄指要赋》："四肢之懈堕，凭照海以消除。"

《保婴撮要·五软》："五软者，头项、手、足、肉、口是也……此五者，皆因禀五脏之气虚弱，不能滋养充达，故骨脉不强，肢体痿弱，源其要总归于胃。盖胃为水谷之海，为五脏之本，六腑之大源也。"

《张氏医通·婴儿门》："肾主骨，齿者骨之余，发者肾之荣。若齿久不生，生而不固，发久不生，生则不黑，皆胎弱也。良由父母精血不足，肾气虚弱，不能荣养而然。若长不可立，立而骨软，大不能行，行则筋软，皆肝肾气血不充，筋骨痿弱之故。"

《医宗金鉴·幼科心法要诀·五迟》："小儿五迟之证，多因父母气血虚弱，先天有亏，致儿生下筋骨软弱，行步艰难，齿不速长，坐不能稳，要皆肾气不足之故。先用加味地黄丸滋养其血，再以补中益气汤调养其气。又足少阴肾之经，其华在发，若少阴之血气不足，即不能上荣于发，苣胜丹主之。又有惊邪乘入心气，至四五岁尚不能言者，菖蒲丸主之。"

【现代研究】

一直以来，有众多科研工作者和临床医生致力于对五迟、五软的各个方面的研究。林氏从发病机理、临床治疗等方面探讨了脑瘫的中医证治方法。提出本病病机为先天胎禀不足，后天脾胃气虚；主要病理为脏腑气血功能受损；治疗大法为补肾健脾、益气养血、填精补脑，治疗宜采用中药、针灸、推拿综合疗法［林馨．小儿脑性瘫痪的中医证治．浙江中医学院学报，1997，21（4）：6－7］。也有人间接提出了五迟、五软的病因病机。李氏认为气虚体质是许多疾病形成的内在基础，与五软、五迟、遗尿、脱肛等疾病的发生有密切相关性［李东涛．论气虚体质的特征．山东中医杂志，1998，17（9）：389－391］。从这里我们可以看出五迟、五软的发生与气虚关系密切。五迟、五软的治疗一直是研究的热点，研究中发现中医各种疗法的效果值得肯定。杨氏以针刺加穴位注射治疗五迟、五软，毫针刺按部（头部、躯干部、四肢部）取穴，以阳经为主，参脉针注射液穴位注射选腰骶部及四肢部穴位，结果8例患儿经治疗5个疗程后，各项发育指标接近同龄儿童的4例，3例临床症状显著改善，无效1例［杨进康．阳经多针加穴位注射治疗五迟、五软．四川中医，1997，15（10）：52］。小儿精神发育迟滞归属中医"五软"、"五迟"的范畴，吴氏用血府逐瘀汤加减治疗产伤引起的精神发育迟滞兼有癫痫发作等症状的患儿，收到较好效果［吴济川．血府逐瘀汤加减治疗产伤引起小儿精神发育迟滞的体会．武汉职工医学院学报，1997，25（3）：28－29］。冯氏对脑性瘫痪的患儿施以点穴术治疗，穴位选取头部及上下肢主穴，手法用补法，先下肢，再上肢，后头部，自下而上，反复多次，每次治疗时间为半小时，经几次治疗后疗效满意［冯东华．点穴治疗脑性瘫痪的体会．陕西中医学院学报，1995，18（3）：13］。

【结语】

五迟是指小儿立迟、行迟、发迟、齿迟、语迟等发育迟缓的病证，五软又名软瘫，指小儿头项软、口软、手软、足软、肌肉软等肌肉痿软无力的病证。五迟、五软的病因主要有父母精血虚损，或孕期调摄失宜，或年高得子，或堕胎不成而成胎等所致的小儿先天禀赋不足和难产、外伤等引起的后天损伤。病机可概括为正虚和邪实两方面：正虚是肝肾亏损，心脾两虚，心神脑窍失养；邪实是痰瘀阻滞心经脑络，心脑神明失主。病位涉及肾、肝、脾、心。治疗上主以滋补肝肾，健脾养心，兼顾化痰开窍，活血通络。

第二十二节　紫　　癜

紫癜是小儿常见的出血性疾病，以血液溢于皮肤、黏膜之下，出现瘀点瘀斑、压之不退色为其临床特征，常伴鼻衄、齿衄，甚则呕血、便血、尿血。本病亦称紫斑，属于中医学血证范畴，中医古籍中所记载的“葡萄疫”、“肌衄”、“斑毒”等病证与本病有相似之处。

对本病早在《金匮要略·百合狐惑阴阳毒病》就有记载，提出：“阳毒之为病，面赤斑斑如锦纹，咽喉痛，唾脓血”，“阴毒之为病，面目青，身痛如被杖，咽喉痛”。后世就此分为阳毒发斑和阴毒发斑。《诸病源候论·小儿杂病诸候》指出：“斑毒之病，是热气入胃，……其热挟毒，蕴积于胃，毒气熏发于肌肉……，赤斑起，周匝遍体。”说明发斑主要是热毒蕴积于胃而致。《丹溪手镜·发斑》说：“发斑，热炽也。舌焦黑，面赤，阳毒也。治宜阳毒升麻汤、白虎加参汤。”指出了阳毒发斑的症状与治疗。《外科正宗·葡萄疫》说：“葡萄疫，其患多生小儿，感受四时不正之气，郁于皮肤不散，结成大小青紫斑点，色若葡萄，发在遍体头面，乃胃腑症，自无表里。邪毒传胃，牙龈出血。久则虚人，斑渐方退。初起宜服羚羊散清热凉血，久则归脾汤滋益其内。”详细陈述了本病的病因病机、症状特点和治疗方药。《医宗金鉴·外科心法要诀·婴儿部·葡萄疫》说：“发于遍身，惟腿胫居多。”这又说明本病紫斑多见于下肢。

本病包括西医的过敏性紫癜和原发性血小板减少性紫癜。前者好发于3～14岁，男性多于女性（约为1.4:1），四季均可发生，但多见于春季。后者好发于2～5岁，无明显性别和季节差异，但可见颅内出血，死亡率在1%左右。

【病因病机】

小儿正气不足，气血未盛，卫外不固，是本病的内在原因；外感风热之邪及异气是发病的外在因素。

1. 外感风热 外感风热之邪，蕴于肌表，与气血相搏，小儿为稚阴稚阳之体，易从火化，火迫血行，血溢于脉外，渗于肌肤，可发为紫癜。

2. 饮食不当 体质阳热偏盛，若饮食不当，湿热蕴结肠胃，热毒入于血分，迫血妄行，血渗肌肤，发为紫癜。

3. 日久不愈，耗伤气阴 本病初起多为阳热偏盛之证，阴络伤则血内溢，而见便血、尿血；阳络伤则血外溢，常见鼻衄、齿衄、肌衄；若日久不愈，可耗气伤阴，而见气不摄血，血溢脉外；或阴虚火旺，火迫血行，不循常道；若出血过多，阴损及阳，又可呈现脾肾阳虚之候。

【诊断要点】

本病以发病急、皮肤、黏膜出现斑点或瘀斑为主症，可伴有鼻衄、齿衄、呕血、便血、尿血等。本病应区分是过敏性紫癜抑或血小板减少性紫癜。

1. 过敏性紫癜

（1）半数以上的患儿，在1～3周有上呼吸道感染病史，部分患儿对某些食物、药物有过敏史。

（2）紫癜多见于下肢伸侧及臀部、关节周围，为高出皮肤的鲜红色至深红色丘疹、红斑或荨麻疹；大小不一，多呈对称性，分批出现，压之不退色；可伴有消化道的症状，以腹痛为主，伴有恶心、呕吐、便血等；多发性关节痛及血尿、蛋白尿等。

（3）血小板计数和凝血时间均正常。

2. 血小板减少性紫癜

（1）急性型：①病前1～3周或同时有病毒感染，以往无出血病史。②起病急，自发性皮肤、黏膜出现斑点、瘀斑，一般不高出皮肤，多不对称，可遍及全身，但以四肢、头、面部多见；可伴有鼻衄、齿衄、便血、尿血，重者可并发颅内出血，见有头痛、呕吐、嗜睡、昏迷、抽搐等。③血小板显著减少，多在20×10^9/L以下。

（2）慢性型：①病程在6个月以上，女孩多于男孩（约为3∶1），出血症状较轻，脾脏轻度肿大。②血小板计数随病情波动在$(30\sim80)\times10^9$/L之间，此病出血时间延长，在3分钟以上，但凝血时间正常，束臂试验阳性。

【辨证】

首先要辨虚实：凡起病急，病程短，紫斑颜色鲜明者，多属实证。起病缓，病程长，病情反复，紫癜颜色较淡者，多属虚证。其次要辨轻重：本病以出血为主，出血量多少，是否有肾脏损害和颅内出血为疾病轻重的依据。轻者，出血量少，主要表现为皮肤、黏膜的瘀点、瘀斑；重者，出血量多，可见有便血、血尿、明显的蛋白尿，或头痛、嗜睡、昏迷、抽搐等。

1. 风热伤络

证候：起病较急，紫癜可散发于全身皮肤，尤其下肢和臀部为多，呈对称性，色泽鲜红，形态、大小不一，可有发热、微恶风寒、咳嗽，若出血较重，可见有关节痛、腹痛、便血、尿血等，舌质红，苔薄黄，脉浮数。

分析：风热外袭，邪在肌表，则发病急，发热，微恶风寒，咳嗽；热伤血络，血溢肌肤，则见紫癜，其色鲜红；若热灼血瘀，瘀热阻于关节或肠胃，则关节痛、腹痛；热伤阴络，则便血、尿血。舌红、苔薄黄，脉浮数，为风热之征。

2. 血热妄行

证候：起病急骤，壮热面赤，烦躁不安，口渴喜冷饮，皮肤瘀斑、瘀点成片，其色鲜红或紫红，伴有鼻衄、齿衄、便血、尿血，或有腹痛，便秘，小便黄赤，舌质红，苔黄燥，脉数有力。

分析：热毒内盛，故壮热面赤；热入营血，扰于神明，故烦躁不安；阳热炽盛，损伤阳络，血溢于外，故皮肤瘀斑，鼻、齿衄血；损伤阴络，血溢于内，则便血、尿血；热毒壅滞肠胃，故腹痛，便秘，小便黄赤。舌红，苔黄燥，脉数而有力，为热盛伤津之象。

3. 气不摄血

证候：起病缓，病程迁延，病情反复不愈，紫癜色泽淡紫，常伴有鼻衄、齿衄，面色萎黄或苍白无华，神疲乏力，食欲不振，腹胀便溏，或消瘦，心悸，失眠，头晕，舌质淡白，苔薄白，脉细弱无力。

分析：病久伤正，脾不统血，故反复出血不止，紫癜淡紫；心脾两虚，气血不足，故面色萎黄无华；脾气虚，运化失常，可见食欲不振，腹胀，便溏；心血不足，清窍失荣，心神失养，故头晕，心悸，失眠。舌淡苔白，脉细弱无力，为气血不足之象。

4. 阴虚火旺

证候：皮肤瘀斑瘀点，时出时止，其色紫黯，鼻衄、齿衄，其色鲜红，低热盗汗，心烦少寐，手足心热，咽干口燥，舌红少津，脉细数。

分析：病程日久，出血时出时止，耗血伤阴，虚火上灼血络，故紫癜紫黯；热灼血络，血出上窍，则鼻、齿衄血，色鲜红；阴虚则阳亢，故见潮热盗汗，手足心热；虚火扰神，心神不安，故心烦少寐；阴虚津少，故咽干口燥。舌红少津，脉细数，为阴虚火旺之象。

5. 脾肾阳虚

证候：紫癜黯淡，下肢为重，形寒肢冷，头晕耳鸣，面色不华，神疲倦怠，食少便溏，舌淡，苔薄白，脉沉弱或细弱。

分析：病久阴伤及阳，虚寒内生，营阴不守，故紫癜色泽黯淡；阳虚失其温养，故形寒肢冷，头晕耳鸣；脾虚生化不足，故面色不华，神疲倦怠；脾不运化，故食少。舌淡苔白，脉沉弱或细弱为脾肾阳虚之征。

【治疗】

1. 中药治疗

（1）风热伤络

治法：疏风散邪，清热凉血。

方药：银翘散（《温病条辨》）。

方中金银花、连翘辛凉透表，清热解毒；薄荷、牛蒡子以疏散风邪，解毒利咽；荆芥穗、淡豆豉助君药，透热外出；竹叶清上焦心热，与甘草清心泻火，以达到凉血之功。方中可加栀子、黄芩加强本方清热解毒之功效；皮肤瘙痒加当归、蝉蜕、地肤子养血祛风；皮肤紫癜较多加赤芍、紫草清热凉血；下肢紫癜及尿血加大、小蓟、白茅根、藕节炭凉血止血；腹痛加白芍、甘草以缓急止痛；关节肿痛加桑枝、牛膝、苍耳子祛风止痛。

另外可服防风通圣散，祛风、解热、止痒、止痛，治疗皮肤瘙痒及关节肿痛。

（2）血热妄行

治法：清热解毒，凉血止血。

方药：犀角地黄汤（《备急千金要方》）。

方中水牛角（代替犀角）清心肝而解热毒，入血分而凉血；生地养阴生津，清热凉血，助水牛角清解血分之热，又能止血；白芍养血敛阴，助生地凉血和营泄热；丹皮清热凉血，有化斑之效。可加黄芩、栀子、玄参、紫草加强清热解毒和凉血止血之效；皮肤紫癜较重者，加藕节炭、地榆炭收敛止血；鼻衄、齿衄加白茅根清肺胃之热，凉血止血；尿血加大、小蓟凉血止血。大便下血加槐花、地榆炭清肠止血。

若出血过多，有汗出、厥冷、脉微欲绝者，可用独参汤或参附汤，以回阳救逆。

（3）气不摄血

治法：健脾补心，益气摄血。

方药：归脾汤（《济生方》）。

方中黄芪、人参、白术、炙甘草补脾益气摄血；龙眼肉、当归补心滋阴养血；酸枣仁、远志宁心；木香醒脾去滞。宜加熟地、白芍、制首乌补血养心；仙鹤草、阿胶收敛止血；焦三仙、陈皮、山药健脾助运。若有出血不止，可冲服云南白药。

另外，久病气不摄血者，可服归脾丸健脾补心、益气养血。

（4）阴虚火旺

治法：滋阴降火，凉血止血。

方药：大补阴丸（《丹溪心法》）。

方中龟板、熟地滋阴潜阳，壮水降火，与黄柏、知母相须为用，存阴制阳，以降虚火。宜加地骨皮、银柴胡、煅龙骨、煅牡蛎，清虚热止盗汗；加生地、丹皮、白茅根，凉血止血。

另外可服知柏地黄丸，滋阴降火，补益肝肾。

（5）脾肾阳虚

治法：温补脾肾，收敛止血。

方药：右归丸（《景岳全书》）。

方中附子、肉桂、鹿角胶温补肾阳；熟地、山萸肉、枸杞子、山药滋阴益肾；菟丝子、杜仲养肝补脾；当归养血和血，并加黄芪、白术益气补虚；加三七、丹参去瘀生新。

以上各型，若出血较多，伴有心悸、汗出、面色无华、脉细弱无力，可静脉滴注参麦注射液，或口服生脉散。

2. 针灸治疗

基本处方：膈俞　孔最　上星　隐白

方中膈俞为八会穴之一，血之会穴，可理血止血；上星位于督脉，清泄诸阳经之热而降火，又是治疗各种瘀斑紫癜之经验要穴；隐白为足太阴脾经井穴，既可补脾摄血，又可清邪热；孔最为肝经郄穴，善调降肺气，为治疗血证之要穴。

加减运用：若风热伤络，加合谷、外关、尺泽、鱼际，诸穴均用泻法，以疏风清热解表；血热妄行，加行间、太冲、内庭、迎香，诸穴均用泻法，以平肝降火、清热止血；气不摄血，加脾俞、足三里、气海，均用补法，可健脾益气、摄血统血；加素髎穴平补平泻，可提举阳气而止鼻衄；阴虚火旺，加肺俞、中府、太溪、大椎，诸穴均用泻法，可滋阴清肺降火；脾肾阳虚，加脾俞、肾俞、三阴交、阴陵泉，针用补法，可补脾肾而助统摄。

另外，还可选用耳针：取肺、肾上腺、内鼻、额、神门，中等度刺激，留针1~2小时，留针期间提转5~6次，每日针刺1次，或用王不留行籽贴压，胶布固定，留置1周，每天按压数十次。

【预防与调护】

1. 预防

（1）积极锻炼身体，增强体质，提高抵抗力。

（2）过敏性紫癜要积极寻找引起本病的各种原因，避免各种过敏因素，防治各种感染性疾病。

（3）对血小板减少性紫癜，要注意预防呼吸道感染、麻疹、水痘、风疹及肝炎等疾病，以防诱发或加重病情。

2. 调护

（1）急性期或出血量多时，要卧床休息，限制患儿活动，消除紧张情绪。

（2）避免外伤跌仆碰撞，以免引起出血。

（3）血小板计数低于$20\times10^{9}/L$时，要密切观察病情变化，防治各种创伤与颅内出血。

（4）饮食宜清淡，易于消化，富有营养。呕血、便血者应进半流质饮食，忌硬食、粗纤维食物及辛辣刺激食物。

【医案举例】

1. 黄某，男，6岁。1986年12月5日初诊。

患儿于11月23日始见牙衄、鼻衄，继之周身皮下有散在红点如粟，按之不退色。查血：血小板$36\times10^{9}/L$，血红蛋白40g/L，红细胞$1.6\times10^{12}/L$，白细胞$2.7\times10^{9}/L$。诊为“血小板减少性紫癜”，经治罔效。来诊时皮肤苍黄无华，全身皮肤散在出血点及瘀斑，以四肢为多，纳少神倦，心烦不宁，汗出，大便少而色黑，时有咯血，舌质淡，苔薄白，脉细无力。证属脾虚气弱，血失固摄。治宜益气温涩法。药用：人参须10g，炙甘草20g，赤石脂100g，茜草10g，海螵蛸20g，焦山楂20g，川军炭4g，炙甘草6g。药进6剂，出血止，汗少，纳增，大便转黄。查血：血小板$95\times10^{9}/L$，血红蛋白45g/L，白细胞$6.1\times10^{9}/L$。

原方去川军炭，加当归10g，续进达20余剂，症状消除，血小板升至$110\times10^9/L$，血红蛋白为65g/L。前法增入补肾益精之品，药用：人参须6g，炙黄芪40g，当归10g，焦山楂20g，甘枸杞、破故纸、菟丝子各10g，炙甘草3g，调理25剂而获痊愈。（史宇广，单书健．当代名医临证精华——血证专辑．北京：中医古籍出版社，1992：90）

2．患儿，男，3岁。

两月前因感冒致发热，咳嗽，流涕，自服感冒药诸症好转。1周后双下肢出现紫红色斑点，在当地医院诊为“过敏性紫癜”，予氢化可的松，维生素C药物治疗10天余，皮疹一度消退。其后皮肤斑点又时隐时现，量不多，继服西药至今。3天前又因着凉而致咳嗽，流涕，皮肤紫癜大量出现，伴瘙痒，遂来诊。查体：臀部及下肢大量鲜红色斑点，高出皮肤，压之不退色，咽充血，舌红苔薄黄，双肺呼吸音粗。实验室检查：WBC $11\times10^9/L$，PLT $240\times10^9/L$。诊断“过敏性紫癜”，风热伤络型。治以疏风清热，宣肺散邪，佐以凉血止血。拟消风散加减：荆芥6g，蝉衣6g，防风6g，牛蒡子9g，白鲜皮9g，徐长卿9g，浮萍6g，紫草9g，金银花12g，连翘9g，前胡9g，炒杏仁6g，甘草3g。服药4剂，诸症消，查尿常规阴性。后以玉屏风散加减善后，共服20余剂，随访半年紫癜未复发。（邢向晖．小儿过敏性紫癜中医辨治五则．中国中医学报，2003，18（9）：549）

【古代文摘】

《灵枢·百病始生第六十六》：“阳络伤则血外溢，血外溢则衄血；阴络伤则血内溢，血内溢则后血。”

《丹溪心法·斑疹》：“阴证发斑，亦出背胸，又出手足，亦稀少而微红。”

《婴童类萃·失血论》：“凡治此症，视何经受病，先以顺气为主，降火次之。气顺则血归于经，火降则血自止。”

《证治准绳·疡医紫白癜风》：“夫紫癜风者，由皮肤生紫点，搔之皮起，而不痒痛者是也。此皆风湿邪气客于腠理，与气血相搏，致荣卫否涩，风冷在肌肉之间，故令色紫也。”

《景岳全书·血证》：“凡治血证，须知其要，而血动之由，惟火惟气耳。……乃可以清火为先，火清而血自安矣。宜芩、连、知、柏、玄参、栀子、童便、犀角、天花粉、生地、芍药、龙胆草之属。”

“盖血随气上，则有升无降，故唯补阴抑阳，则火清气降，而血自静矣。”

《医宗金鉴·外科心法要诀·婴儿部·葡萄疫》：“此证多因婴孩感受疠疫之气，郁于皮肤，凝结而成，大小青紫斑点，色状若葡萄，发于遍身，惟腿胫居多。”

【现代研究】

1．血小板减少性紫癜　血小板减少性紫癜的辨证治疗，唐氏分4型：热迫血行型，方用犀角地黄汤合黄连解毒汤加减；阴虚内热型，方用知柏地黄汤合茜根散加减；脾虚不摄型，方用归脾汤加减；气虚血虚、瘀血内阻型，方用归脾汤合血府逐瘀汤加减。急性发作期，出血严重者，常以犀角地黄汤、三黄汤、化斑汤等加减治疗；慢性期，虚火内盛为主者，用知柏地黄汤合四物汤加减治之；稳定期，日久不愈者，以归脾汤、六味地黄汤合茜根散加减治之［唐由君．中医药治疗血小板减少性紫癜的思路与方法．中医杂志，1999，40（12）：751］。杨氏分为阳斑和阴斑，阳斑多属热属实，后者属虚属寒，对前者清热凉血止血等，后者独用温阳敛阴法［杨迎民．治疗血小板减少性紫癜须分清阳斑与阴斑．中医杂志，2002，43（3）：237］。薛氏自拟生血灵（黄芪、当归、生地黄、熟地黄、墨旱莲、丹参、牡丹皮、大青叶、苏梗、仙鹤草等），制成口服糖浆，治疗原发性血小板减少性紫癜 34 例，总有效率达 94.12%。患者治疗后出血症状减轻或消失，BPC、PAgT 明显上升，增高的 Fn、6－酮－$PGF_{1\alpha}$、PAIg 含量大幅度下降，均有统计学意义。证明生血灵能调节免疫功能，抑制血小板抗体，减少血小板破坏，升提血小板，促进血管内皮细胞的损伤修复，调节内皮细胞的分泌功能，促进血小板聚集，从而改善临床出血症状［薛志忠，周永明，何伟，等．"生血灵"治疗原发性血小板减少性紫癜止血机制探讨．上海中医药杂志，1999，（10）：19］。

2. 过敏性紫癜 张氏治疗过敏性紫癜，分为5型，属脾胃湿热者，治用泻黄散去甘草；胃阴虚火旺者，治用化斑汤合二至丸；血虚夹瘀者，方用桃红四物汤加仙鹤草、白茅根；肾阴虚明显者，施以杞菊地黄丸加赤芍、紫草、知母、黄柏；气虚夹瘀者，主以补阳还五汤加党参、淮山药、蒲黄炭、仙鹤草［张新渝．吴康衡治疗过敏性紫癜的经验．中医杂志，1996，37（12）：721］。孔氏治疗本病，选用清热凉血方，加入祛风药，如蝉蜕、防风、白蒺藜、白鲜皮、地肤子等治疗。若关节损伤加入秦艽、威灵仙、忍冬藤等药［孔昭遐，田孔伟．过敏性紫癜 103 例辨治体会．中医杂志，1995，36（1）：37］。郑氏认为，重用连翘既能清血热，又能散血结，有退热消斑之功［郑强．重用连翘治疗过敏性紫癜 30 例．陕西中医，1994，15（6）：250］。张氏认为，大剂量蝉蜕，不但能迅速消除症状，而且有缩短病程，减少复发的作用。紫草中的紫草素还可缓解胃肠道平滑肌的痉挛性疼痛，因而常用于腹痛、呕血、便血等消化道症状［张祥福．蝉蜕治疗急性肾炎、过敏性紫癜．中医杂志，1999，35（7）：389］。

【结语】

紫癜为小儿常见病之一，初期以风热、热毒、湿热、血热、瘀阻等实证为主，疾病发展的后期以气虚、阴虚、脾肾阳虚等虚证为主。根据病情的长短，还要分析疾病的轻重缓急，注意由实转虚的病理变化。临床还应辨明是过敏性紫癜，还是原发性血小板减少性紫癜，两者虽然有着相同的病因病机和病证，但前者在治疗上应着重祛邪，后者应注意补虚。

第二十三节　夏 季 热

夏季热又称暑热症，是婴幼儿在暑天发生的一种特有的季节性疾病，以长期发热、口渴多饮、多尿、少汗或无汗为特征。本病多见于 3 岁以下的婴幼儿。我国南方如华东、中南、西南等气候炎热地区发病者较多。发病时间多集中在 6、7、8 三个月，与气温升高、气候炎热有密切关系，气温愈高，发病愈多，且随着气温升高而病情加重，秋凉以后，症状能自行消退。本病若无合并症，预后良好。

古代医籍中无此病名记载，与疰夏、消渴、湿温等病证有相似点，但不尽相同。近代名医徐小圃通过对本病的长期观察，提出“上实下虚”是其主要病机，并创温下清上汤治疗本病。在50年代初的全国高等中医药院校教材《中医儿科学》第一版中正式启用夏季热一名。

此病西医学称为“暑热症”。

【病因病机】

夏季热或因小儿先天禀赋薄弱，肾气不足；或因后天调护失宜，脾胃虚弱，复因病后体虚，耗伤气阴，使小儿体质虚弱，入夏以后，不能耐受暑气熏蒸而发为本病。

1. 暑伤肺胃 夏季暑气当令，体弱小儿，当暑热内蕴，邪热炽盛，故发热、口渴多饮。暑气内蕴肺胃，耗气伤津。暑伤肺气为主者，症见发热、汗闭、多尿为主；暑伤胃津为主者，症见口渴、多饮为主。

2. 上盛下虚 疾病日久或小儿体虚，脾肾阳虚，命门火衰，肾失封藏，膀胱固摄失职，小便清长无度，夏秋暑气当令，体弱小儿，易为暑邪所伤。盖暑为阳邪，其性开泄，易伤肺卫，则津气耗散；暑主阳明，暑热内蕴，胃津耗伤，形成暑热内盛，津气两伤之证。若病程历久，暑热上盛，津亏心阴无济，心火偏盛，下汲肾水，阴损及阳，渐使肾阳虚馁，形成火盛于上，阳损于下的局面，即“上盛下虚”证。

【诊断要点】

1. 症状

（1）发热：多数患儿表现为暑天发病，呈渐进性，随气温升高患儿体温亦随之上升，无明显热型，可在38℃～40℃之间，并随气温升降而波动，发热期可达1～3个月，随着气候转为凉爽，体温下降至正常。

（2）少汗或无汗：虽有高热，但汗出不多，甚或无汗。

（3）多饮多尿：患儿口渴逐渐明显，饮水日增，24小时可饮水2000～3000ml，甚至更多。小便清长，频数，每日可达20～30次，或随饮随尿。

（4）其他症状：患病初期一般情况良好。发热持续不退时可伴胃纳不佳，形体消瘦，面色少华，或伴倦怠乏力，烦躁不安。

2. 检查 部分患儿除周围血象可呈淋巴细胞百分数增高外，其他检查均无异常。

【鉴别诊断】

疰夏 疰夏多发生在长夏季节，主要表现身困乏力，食欲不振，可有低热，一般无高热、汗闭、口渴多饮、多尿症状。

【辨证】

本病在辨证时要根据患儿的体质状况、临床表现及病史，区分是以暑气熏蒸，伤及肺胃为主，还是以损及肾阳的上盛下虚证为主。

1. 暑伤肺胃

证候：入夏后体温逐渐升高，持续发热，随气温升高，体温增高，皮肤灼热，少汗或无汗，口渴引饮，小便频数，精神烦躁，口唇干燥，舌质稍红，苔薄黄，脉数。

分析：本证多见于疾病初期或中期。小儿体质虚弱，不耐暑气熏蒸，暑蕴肺胃，伤津耗气，邪热炽盛，故高热、烦躁；肺失宣肃，开阖失司，故少汗或汗闭；胃津伤，津不上承，故口渴多饮，口唇干燥；气不化水，使水液下趋膀胱，故尿多。舌红，苔薄黄，脉数均为肺胃热盛之象。

2. 上盛下虚

证候：精神萎靡或虚烦不安，面色苍白，下肢清冷，小便清长，频数无度，大便稀薄，身热不退，朝盛暮衰，口渴多饮，舌质淡，舌苔薄黄，脉细数无力。

分析：本证见于疾病后期，病势缠绵。患儿多素体虚弱，脾肾阳虚，命门火衰，不能温养脾土，故精神萎靡，面色苍白，下肢清冷，小便清长、频数无度，大便稀薄；暑热上盛，心阴无济，心火偏旺，故虚烦不宁。

【治疗】

1. 中药治疗

（1）暑伤肺胃

治法：清暑益气，养阴生津。

方药：清暑益气汤（《温热经纬》）。

方中用西瓜翠衣、荷梗解暑清热；西洋参、北沙参、石斛、麦冬益气养阴生津；知母、竹叶、黄连清热泻火；粳米、甘草益胃和中。若烦躁明显加莲子心、玄参清心安神；神疲纳少加白术、麦芽健脾和胃；舌苔白腻加藿香、佩兰、扁豆花清暑化湿。

胃热亢盛，高热烦渴引饮用白虎加人参汤（《伤寒论》）；烦渴欲呕，舌红苔少，为暑气内扰，用竹叶石膏汤（《伤寒论》）。

（2）上盛下虚

治法：温补肾阳，清心护阴。

方药：温下清上汤（验方）。

方中用黄连上清心火；附子下温肾阳；天花粉、蛤粉清热护阴；龙齿、磁石潜浮越之阳；补骨脂、菟丝子、覆盆子、桑螵蛸、莲须温肾固涩。心烦口渴，舌红赤者，加淡竹叶、玄参、莲子心清心火。

肾阴肾阳俱亏者，用白虎加人参汤（《伤寒论》）合金匮肾气丸（《金匮要略》）加减。

2. 针灸疗法

（1）体针

基本处方：曲池　合谷　曲泽　中冲　足三里　三阴交

本病的针灸治疗，以清泄暑热，益气生津为基本法则。处方中曲池、合谷清热泻火；曲泽、中冲清泻暑热；足三里、三阴交和胃生津。

加减运用：若烦躁明显加内关、神门清心安神；神疲纳少加脾俞、胃俞健脾和胃；舌苔白腻加阴陵泉、三阴交清暑化湿；胃热亢盛、高热烦渴引饮加内庭、上廉泉清泄胃热；烦渴欲呕，加中脘、内关和中降逆止呕；心烦口渴、舌红赤者，加少府、劳宫清心火；肾阴肾阳俱亏者加用肾俞、太溪、气海、关元、命门以滋肾阴、温肾阳。

（2）其他：还可用推拿疗法：推三关，退六腑，分阴阳，推脾土，清天河水，揉内庭、解溪、足三里、阴陵泉，摩气海、关元。1 日 1 次，7 日为 1 疗程。用于暑伤肺胃证。

【预防与调护】

1. 预防

（1）居室要注意空气流通，保持凉爽，或易地避暑。

（2）加强体质锻炼，预防各种疾病发生。

2. 调护

（1）保持室内温度适宜，避免受凉。

（2）饮食宜清淡，富有营养，可用西瓜汁、金银花露或鲜荷叶煎汤代茶饮。

（3）注意小儿体温变化，常温水沐浴，帮助发汗降温。高热时可适当采用酒精擦浴、物理降温。注意皮肤清洁，防止合并症。

【医案举例】

1. 李某，男，4 岁。

自 7 月中旬出现发热不退，体温在 37.5℃ ~39.2℃之间，曾用西药治疗，疗效不佳。诊断为发热。现症见：发热，早轻夜重，面黄无华，口渴多饮，神疲乏力，倦怠嗜卧，食欲减退，尿频清长，大便溏薄，舌淡，苔黄白而腻，脉弱。

方药：太子参、葛根、麦冬各 30g，茯苓 15g，白术 12g，藿香 10g，木香 6g，山药 5g，金银花 20g，竹叶、甘草各 3g。服药 6 剂后，患儿食欲增加，精神体力增强，口渴、尿频、便溏明显减轻，发热亦减，舌淡红、苔薄黄，脉虚数。上方加青蒿 12g，再服 6 剂，诸症消失而病愈。[曹志群．七味白术散临床应用举隅．山东中医杂志，2003，(11)：487]

2. 邹幼。

时值盛夏，壮热无汗，半月于兹，口渴引饮，小溲清长，烦躁不安，便泄足冷，舌苔白，脉濡数。暑热证上盛下虚，不易霍然。

黄厚附片（先煎）10g，小川连 2g，香薷 10g，葛根 10g，天花粉 10g，活磁石（先煎）30g，菟丝子 10g，覆盆子 10g，煨益智 10g，补骨脂 10g，桑螵蛸 10g。

另：蚕茧、红枣各 10 枚，淡豆豉 10g。煎汤代茶。（陈鸿元，邓嘉成．儿科名家徐小圃

学术经验集．上海：上海中医学院出版社，1993：72）

【古代文献】

《小儿卫生总微论方·诸身热论》："小儿于立夏之后，有病身热者，慎勿妄为吐下，但以除热汤浴之，除热粉粉之，赤摩膏涂之。除热汤，以白芷根苗、苦参等份为粗散，用清浆水煎，更入盐少许，以浴儿，浴毕用粉粉之。"

《温病条辨·解儿难》："夏月小儿，身热头痛，项强无汗，此暑兼风寒者也，宜新加香薷饮；有汗则仍用银翘散，重加桑叶；咳嗽则用桑菊饮；汗多则用白虎汤；脉芤而喘则用人参白虎；身重汗少则用苍术白虎；脉芤面赤多言，喘喝欲脱者，即用生脉散；……病势轻微者，用清络饮之类；……但分量或用四分之一，或用四分之二，量儿之壮弱大小加减之。"

【现代研究】

小儿夏季热的中医药治疗多见于个案的报道，陈越报道了小儿夏季热32例的中药治疗，采用了较为规范的诊断、治疗标准，应用自拟的清暑温下汤，药用青蒿、黄芪、太子参、白术、当归、黄连、附子、扁豆花、沙参、山药，取得了满意的临床疗效［陈越．自拟的清暑温下汤治疗小儿夏季热32例．中医药学刊，2003，21（4）：615］。陈胜祥等用祛暑汤（滑石、甘草、薄荷、金银花、连翘、荷梗、西瓜翠衣）治疗夏季热170例，每日1剂，服药最多5剂，最少2剂，缩短了病程，取得满意疗效［陈胜祥，李宏伟．祛暑汤治疗小儿夏季热170例．河南中医药学刊，2000，15（2）：51］。黄东宁等用中药针剂清开灵注射液合参脉注射液治疗本病。清开灵注射液每周岁予4ml，加0.9%氯化钠溶液静脉滴注，液体量20ml/kg，参脉注射液2ml/kg，加入5%葡萄糖注射液静脉滴注，每日用药1次，7天为1疗程。有效率为70%。最快者用药3天，最慢者用药20天起效［黄东宁，罗康华．清开灵合参脉针治疗小儿夏季热40例疗效观察．赣南医学院学报，2001，（2）：146］。另有应用单味药茜草根水煎服治疗该病的报道［叶万选．茜草根治疗小儿夏季热．浙江中医杂志，2000，35（4）：165］。

【结语】

小儿夏季热多因患儿体弱、不耐暑热致病。中医辨证多属暑热蕴于肺胃及上盛下虚。治疗以清泄暑热、益气生津为基本法则。清暑泄热重在清肺胃、泄内热，宜用辛凉清暑之品，不可过用苦寒，以免伤阴；益气生津应当养肺胃、益中气，需选用甘润之品，不可多用滋腻，以防碍滞。上盛下虚者病位在心肾，肾阳不足，真阴亏损，心火上炎，治应温肾阳、清心火，温下清上，并佐以潜阳。

第二十四节　汗　证

汗证是指小儿在正常环境中，安静状态下，全身或局部出汗过多，甚则大汗淋漓的一种病证。

小儿汗证有自汗、盗汗之分。睡中汗出，醒时汗止者称“盗汗”；不分寤寐，无故汗出者，称“自汗”。盗汗多属阴虚，自汗多为阳虚。但小儿汗证往往自汗、盗汗并见，故在辨别其阴阳属性时还应考虑其他证候。诚如《景岳全书·汗证》所说：“自汗、盗汗亦各有阴阳之证，不得谓自汗必属阳虚，盗汗必属阴虚也。”至于因温热病引起的出汗，或属危重症阴竭阳脱、亡阳大汗者，不在本节讨论范围。而小儿时期由于形气未充、腠理疏薄，加之生机蓬勃，代谢旺盛，活泼多动，故在日常生活中，比成人容易出汗。若因天气炎热，或衣被过厚，或喂奶过急，或剧烈运动出汗，而无其他疾苦，则不属病态。

小儿汗证，多属西医学自主神经功能紊乱。维生素 D 缺乏性佝偻病及结核病、风湿病等，也常见多汗。反复呼吸道感染的小儿，表虚不固者，常有自汗、盗汗，临证当注意鉴别。

【病因病机】

汗为人体五液之一，由阳气蒸化津液而来。如《素问·阴阳别论》所说：“阳加于阴，谓之汗”。心主血，汗为心之液，阳为卫气，阴为营血，阴平阳秘，营卫调和，则津液内敛。若脏腑阴阳失调，营卫失和，卫阳不固，腠理开阖失司，则汗液外泄。《证治准绳·幼科·汗证》载“夫汗者，心之所藏，在内者为血，发外者为汗。盖汗乃心之液，故人之气血平则宁，偏则病。”小儿汗证的发生，多由体虚所致。其主要病因为禀赋不足，调护失宜。

1. 肺卫不固　小儿脏腑娇嫩，形气未充，腠理不密，若先天禀赋不足，或后天肺脾胃失调，均可自汗或盗汗。肺主皮毛，脾主肌肉，肺脾气虚，表虚不固，故汗出不止。《景岳全书·汗证》云“自汗者属阳虚，腠理不固，卫气之所司也，人以卫气固其表，卫气不固，则表虚自汗，而津液为之发泄也。”

2. 营卫失调　营卫为水谷之精气，运行于脉中为营气，充实于皮毛分肉之间为卫气，故有营行脉中，卫行脉外之论述。正常状态下，营卫之行不失其常。若小儿营卫之气不足，或受疾病影响，或病后失于调护，营卫不和，致营气不能内守而敛藏，卫气不能卫外而固密，则津液从皮毛外泄，发为汗证。《小儿卫生总微论方·诸汗论》云：“小儿有遍身喜汗出者，此营卫虚也。”

3. 气阴亏虚　气属阳，血属阴。小儿气血嫩弱，大病、久病之后，多气血受损；或先天不足，后天失养，致小儿气阴亏虚。气虚不能敛阴，阴亏虚火内炽，迫津外泄而为汗。《证治准绳·幼科·汗证》云：“伤于冷热，冷热交争，阴阳不顺，津液走泄，亦令睡中汗自出。其间有虚实之证，虚者谓诸病后、大汗后血气尚弱，液溢自汗。”

4. 湿热迫蒸　小儿脾常不足，若平素嗜食甘肥厚腻，可致积滞内生，郁而生热。甘能助湿，肥能生热，蕴阻脾胃，湿热郁蒸，外泄肌表而致汗出。故《丹溪治法心要》云：“湿亦自汗。”

由此可见，小儿汗证有虚实之分，虚证有肺卫不固、营卫失调、气阴亏损，实证多因湿热迫蒸所致。

【诊断要点】

(1) 小儿安静状态下，正常环境中，全身或局部出汗过多，甚则大汗淋漓。

(2) 寐则汗出，醒时汗止者称为盗汗；不分寤寐而出汗者称为自汗。

(3) 排除因风湿热、结核病等传染病引起的出汗。

【辨证】

汗证多属虚证。自汗以气虚、阳虚为主；盗汗以阴虚、血虚为主。肺卫不固证多汗以头颈胸背为主；营卫失调证多汗而不温；气阴亏虚证汗出遍身而伴虚热征象；湿热迫蒸证则汗出肤热。

1. 肺卫不固

证候：以自汗为主，或伴盗汗，以头部、肩背部汗出明显，动则尤甚，神疲乏力，面色少华，平时易患感冒，舌质淡，苔薄白，脉细弱。

分析：本证主要见于肺气虚弱，卫外不固者，尤其是平素体质虚弱小儿。阳主卫外，卫阳不足，表卫不固，津液不藏，故自汗出；表虚卫弱，动则气耗，津随气泄，故汗出甚；头为诸阳之会，肩背亦属阳，故汗出以头部、肩背明显；气阳不足，故神疲乏力，面色少华；表卫不固，腠理不密，外邪易侵，故易感冒。舌淡苔薄白，脉细弱均为气阳虚弱之象。

2. 营卫失调

证候：以自汗为主，或伴盗汗，汗出遍身而不温，恶寒恶风，不发热，或伴有低热，精神倦怠，胃纳不佳，舌质淡红，苔薄白，脉缓。

分析：本证多为表虚者，主要见于各种急慢性疾病后，病邪虽去，正气未复，而致营卫失和，卫气不能外固，营阴不能内守，故汗出遍身，恶寒恶风，或伴低热；肺脾受损，故精神倦怠，胃纳不佳。舌淡红，苔薄白，脉缓均为营卫失和之象。

3. 气阴亏虚

证候：以盗汗为主，常伴自汗，形体消瘦，汗出较多，精神萎靡，心烦少寐，寐后汗多，或伴低热，口干，手足心热，哭声无力，口唇淡红，舌质淡，苔少或苔剥，脉细弱或细数。

分析：本病多见于急病、久病、重病之后气血失调，或素体气阴两虚，故形体消瘦，精神萎靡，哭声无力；气不敛阴，阴虚内热，迫津外泄，故汗出过多；汗血同源，汗多则血耗，心血不足，则心烦少寐，寐后汗出，伴低热；阴虚内热，故手足心热，苔少或苔剥，脉细数。口唇淡红，舌淡，脉细弱为气血不足之象。

4. 湿热迫蒸

证候：自汗或盗汗，以头部或四肢为多，汗出肤热，汗渍色黄，口臭，口渴不欲饮，小便色黄，舌质红，苔黄腻，脉滑数。

分析：脾胃湿热蕴积，邪热迫津外泄，故自汗或盗汗；头为诸阳之会，脾主四肢，湿热熏蒸，故头部或四肢汗出为多；湿热内蕴，津液不布，故口渴不欲饮；湿热下注膀胱，故小便色黄。舌红苔黄腻，脉滑数，均为湿热内蕴之象。

【治疗】

1. 中药治疗

（1）肺卫不固

治法：益气固表。

方药：玉屏风散（《丹溪心法》）合牡蛎散（《太平惠民和剂局方》）。

方中重用黄芪益气固表；白术健脾益气；防风走表御风，调节开阖；牡蛎敛阴止汗；浮小麦养心敛汗；麻黄根收涩止汗。若脾胃虚弱、纳呆便溏者加山药、炒扁豆、砂仁健脾胃助运化；汗出不止者，每晚在睡前用龙骨、牡蛎粉外扑，敛汗潜阳。

本证亦可服玉屏风口服液，每服 5～10ml，1 日 2 次。

（2）营卫失调

治法：调和营卫。

方药：黄芪桂枝五物汤（《金匮要略》）合牡蛎散（《太平惠民和剂局方》）。

方中用黄芪益气固表；桂枝温通卫阳；芍药敛营护阴；生姜、大枣调和营卫；浮小麦、煅牡蛎敛阴止汗。若精神倦怠、胃纳不振、面色少华加党参、怀山药益气健脾；口渴、尿黄、虚烦不眠者加酸枣仁、石斛、柏子仁养心安神；汗出恶风，表证未解者，用桂枝汤（《伤寒论》）祛风解表。

（3）气阴亏虚

治法：益气养阴。

方药：生脉散（《内外伤辨惑论》）加五味子、黄芪、酸枣仁。

方中人参益气生津；麦冬养阴清热；五味子、酸枣仁收敛止汗；生黄芪益气固表。精神困顿，纳呆，寐欠安，时汗出，面色无华，为气阳偏虚，去麦冬，加白术、茯苓益气健脾。

若睡眠汗出，醒则汗止，口干心烦，容易惊醒，口唇淡红，为心脾不足，可用归脾汤（《正体类要》）合龙骨、牡蛎、浮小麦补益心脾，敛汗止汗。低热口干，手足心热，加白芍、地骨皮、丹皮清其虚热。

本证亦可服生脉饮口服液，每服 5～10ml，1 日 2 次。

（4）湿热迫蒸

治法：清热泻脾。

方药：泻黄散（《小儿药证直诀》）加麻黄根、糯稻根。

方中石膏、栀子清泻脾胃积热；防风疏散伏热；藿香化湿和中；甘草调和诸药；麻黄根、糯稻根敛汗止汗。若尿少色黄者，加六一散（《伤寒标本》）、车前草清利湿热；汗渍色黄者，加茵陈蒿、佩兰清热化湿；口臭口渴者，加胡黄连、丹皮清胃降火。

2. 针灸治疗

（1）体针

基本处方：合谷　复溜

方中复溜、合谷二穴是传统的治疗汗证的组方配穴，汗为心之液，肾水不足，不能上济于心，心火扰动，迫液外泄，泻合谷，补复溜可止汗，或可用灸法。

加减运用：肺卫不固证加肺俞、大椎、列缺、足三里补肺健脾固卫；营卫失调证加心俞、脾俞、曲池、大椎调营和卫；气阴亏虚证加气海、太溪、阴郄、照海、足三里益气养阴；湿热迫蒸证则取曲池、外关、阴陵泉、委中清利湿热。

（2）其他：还可用耳压疗法：取交感、皮质下、内分泌、神门、三焦、心、肝、肾，用王不留行籽压丸法，指压3分钟，每日3次，5天1疗程；中药敷贴法：用五倍子粉适量，温水或醋调成糊状，每晚临睡前敷脐中，用橡皮膏固定，用于盗汗。

【预防与调护】

1. 预防

（1）注意进行适当的户外活动和体育锻炼，增强小儿体质，提高抗病能力。

（2）积极治疗各种急、慢性疾病，注意病后调理，避免受风。

2. 调护

（1）注意个人卫生，勤换衣被，保持皮肤清洁干燥。

（2）室内温度、湿度要调节适宜，避免直接吹风。

（3）汗出拭汗勿用湿冷毛巾，以免受凉。汗出过多致津伤气耗者，应注意补充水分。进食容易消化而营养丰富的食物，勿食辛辣肥甘之品，慎用辛散药物。

【医案举例】

1. 患儿，男，5岁。因全身汗多2天于2001年5月就诊。

患儿2天前因感冒发热，家属给予口服抗生素、百服宁糖浆，汗出热退。停药后患儿仍自汗不停，动辄为甚，汗多清稀，头面为多，伴乏力，懒言少动，恶风。

查体：患儿面色欠华，肤凉有汗，咽无充血，心肺听诊无异常。舌红苔黄，脉滑数。

辨证：患儿外感后，用药汗出过多，损伤心阳，营卫失调。治以益气扶阳，调和营卫，佐以敛汗。桂枝甘草龙骨牡蛎汤加味。处方：桂枝4.5g，炙甘草9g，龙骨15g，牡蛎30g，黄芪9g，芍药6g，防风6g，大枣9g。2天后患儿诸症缓解。［陈祺．桂枝甘草龙骨牡蛎汤儿科妙用．中国基层医药，2003，10（6）：546］

2. 王某，男，4岁。1982年10月19日诊。

现病史：患儿于诊前1年起病。汗出，白天多汗，夜间尤甚。因自汗、盗汗并重而多处诊治均未收效。近1个月来，汗出如洗，外观似如雨露，形体渐虚，自觉乏力，饮食减少，体重下降，大便夹有不消化食物残渣，小便短少。

查体：精神不振，表情淡漠，营养欠佳，面色苍白，口唇干淡，舌质淡，舌苔薄白。心肺、腹部未见异常。脉沉无力。

检验：血常规、血沉、X线胸透均未见异常。

辨治：汗证，为阴阳两伤，卫虚营弱所致。治用益气养阴，固摄止汗之法。予黄芪10g，当归10g，太子参5g，玉竹10g，五味子5g，白芍10g，白术10g，地榆10g。水煎服。合用五倍子末5g，醋调敷脐，1天1次，连用7天为1个疗程。经治2日症大减，3日汗不出，巩固治疗4天而愈。再以石斛10g，玉竹10g，白芍10g，佛手10g，山楂10g，麦冬

10g，党参 10g，苍术 5g。水煎服，调其脾胃，连用 20 天而痊愈。（王烈．婴童病案．长春：吉林科学技术出版社，2000：227）

【古代文献】

《幼科发挥·心所生病·诸汗》：“汗者心之液也。唯头汗不必治。小儿纯阳之体，头者诸阳之会，心属火，头汗者，炎上之象也。故头汗者，乃清阳发越之象，不必治也。自汗者，昼夜出不止，此血气俱热，荣卫虚也，宜当归六黄汤主之，其方用黄芪以补其卫，当归、生地黄以补其荣，芩、连、柏以泻其血气之火，用浮小麦为引，入肺以泻其皮毛之热，此治诸汗之神方也。盗汗者，梦中自出，醒则干也，其病在肾，宜当归六黄汤加止汗散主之。”

《医宗必读·汗》：“心之所藏，在内者为血，在外者为汗。汗者，心之液也，而肾主五液，故汗证未有不由心肾虚而得者。心阳虚不能卫外而为固，则外伤而自汗；肾阴衰不能内营而退藏，则内伤而盗汗。”

《张氏医通·汗》：“盗汗……盖平人脉虚弱微细，是卫虚不能鼓其脉气于外，所以不能约束津液。当卫气行阴，目瞑之时，血气无以固其表，腠理开则汗；醒则行阳之气复散于表，则汗止矣。”

《医宗金鉴·幼科杂病心法要诀·汗证门》：“汗乃人之津液，存于阳者为津，存于阴者为液，发泄于外者为汗。若汗无故而出者，乃因阴阳偏胜也。如小儿无因而汗自出者，谓之自汗。自汗属阳，有虚实之别。虚者汗出翕翕，发热恶寒，乃表虚也；汗出蒸蒸，发热不恶寒，乃里热也。表虚者，法当固表；里实者，法当攻热。又有睡则汗出，觉则汗止，谓之盗汗。盗汗主阴虚，然当分心虚不固、心火伤阴也。心虚当补心，心热当凉血，治者宜详辨之，庶无差谬。”

《幼幼集成·诸汗证治》：“经曰：阳之汗，以天地之雨名之。又曰：阳加于阴谓之汗。又曰：心为汗。夫心之所藏，在内者为血，在外者为汗。盖汗乃心之液，而自汗之证，未有不由心肾两虚而得之者。然阴虚阳必凑之，故发热而自汗，阳虚阴必凑之，故发厥而自汗，是皆阴阳偏胜所致也。”

【现代研究】

李氏应用中西医结合治疗小儿呼吸道感染热退后汗证 60 例，选用中药生脉散合牡蛎益胃汤加减，配合西药维生素 B_1、谷维素，并与单纯西药组对照，结果中西医结合治疗组明显优于西药组［李小兰．中西医结合治疗小儿呼吸道感染热退后汗证 60 例．云南中医中药杂志，2002，23（2）：19］。张氏采用玉屏风液治疗小儿汗证 57 例，取得了满意的临床疗效［张茂，吴小玫．玉屏风液治疗小儿汗证临床疗效观察．儿科药学杂志，2002，8（1）：59］。陈氏采用中药加葡萄糖酸钙、维生素 D_3、维生素 B_1、谷维素治疗小儿多汗，取得了满意的临床疗效（陈燊．中西医结合治疗小儿多汗症 62 例观察．实用中医药杂志，1998，66（8）：29）。傅氏采用五龙敛汗散（五倍子、麻黄根、煅龙骨、煅牡蛎）外敷神阙穴治疗维生素 D 缺乏性佝偻病小儿汗证 100 例亦取得了满意的疗效，并设立维生素 D、钙剂治疗作为对照，结果中药治疗组明显优于西药组［傅沛藩，周玉萍．五龙敛汗散贴脐治疗小儿汗证100例．河南中医，1999，19（4）：52］。贺氏采用五倍子散（五倍子、赤石脂、没食子、煅龙骨、煅牡蛎）外敷神阙穴治疗小儿汗证58例取得了满意的疗效，痊愈14例，显效44例［贺泽华．五倍子散敷脐治疗小儿汗证58例．实用医药杂志，2000，13（2）：52］。韦氏应用麦曲散（浮小麦、酒曲）洗浴治疗小儿汗证，是一种经皮给药的新的治疗技术［韦杏，梁文旺．麦曲散洗浴治疗小儿汗证68例．广西中医药，2003，26（1）：29］。王氏采用辨证论治内服中药结合“护防香袋”中药外治治疗小儿汗证，临床疗效满意［王超春．内外兼治小儿汗证72例．南京中医药大学学报，1996，12（4）：48］。

【结语】

汗证的发病机理是阳加于阴，而小儿的阳气比阴气旺盛，生机勃勃，发育迅速，无论外感或内伤，都易于从阳化热。临证中小儿汗证的病因病机及证候表现都有别于成人，常常表现为自汗、盗汗互见，虚实并存。治疗多以中药内服为主，同时注意原发病的治疗及饮食的调护。

第二十五节 夜　啼

夜啼是指婴儿入夜啼哭不安，时哭时止，或每夜定时啼哭，甚则通宵达旦，但白天如常的一种病证。多见于新生儿及6个月内的婴儿。

夜啼一证，早在《颅囟经》和《诸病源候论》中即有记载。如《诸病源候论·小儿杂病诸候·夜啼候》说：“小儿夜啼者，脏冷故也。夜阴气盛，与冷相搏则冷动，冷动与脏气相并，或烦或痛，故令小儿夜啼也。”指出了夜啼之因。《幼幼集成·夜啼证治》进一步将夜啼原因分为“脏寒”、“心热”、“神不安”及“吐泻后”、“大病后”等，另外，也指出“凡夜啼见灯即止者，此为点灯习惯，乃为拗哭，实非病也，夜间勿燃灯，任彼啼哭二三夜自定”。

啼哭是新生儿及婴儿的一种本能反应，通过啼哭表达要求或痛苦。如饥饿、惊恐、尿布潮湿、衣着过冷或过热等皆可引起啼哭，此时若喂以乳食、安抚亲昵、更换潮湿尿布、调整冷暖后，啼哭即可停止，不属病态。本节主要讨论婴儿夜间不明原因的长时间反复啼哭，如因发热、积滞、佝偻病等其他病证引起的啼哭，应当结合相关病证论治，不属于本节讨论范围。

【病因病机】

本证主要因脾寒、心热、惊恐所致。

1. 脾寒　孕妇素体虚寒，或过食生冷，导致胎儿禀赋不足，脾寒内生；或调护失宜，用冷乳喂儿，沐浴受凉，或睡眠之时腹部中寒，以致寒邪内侵，气机凝滞，不通则痛，因痛而啼。夜属阴，阴胜则脾寒愈盛，故啼在夜间。

2. 心热 孕妇性情急躁，或喜食香燥动火之品，或过服温热药物，内蕴郁热，遗热于胎儿；生后哺其母乳，将养过温，致心脾蕴热。心主火属阳，心火亢盛，至夜阴不能潜阳，则神明不安，故入夜心烦而啼。

3. 惊恐 心主惊而藏神，小儿神志怯弱，若突见异物，或骤闻异声，常引起突然惊恐，惊则伤神，恐则伤志，致使神志不宁，寐中暴惊而啼。

总之，夜啼的病因是因寒、热、惊所致，其病位在心、脾，其病机有脾寒腹痛而啼，心热神烦而啼，惊伤神怯而啼。

【诊断要点】

1. 症状 入夜啼哭，甚则通宵达旦，且多连夜不止，但白天一般都能安静入睡。

2. 检查 体格检查无异常发现。必要时辅以有关实验室检查，排除发热、积滞、呕吐、泄泻、口疮、疖肿、佝偻病、肠套叠等病证引发的夜啼。

【鉴别诊断】

1. 生理性夜啼 哭时声调一致，无其他症状，在经过详细体格检查后，未发现病理状态，此时应考虑为正常啼哭，大多因哺乳不足、尿布潮湿、护理不当等原因引起。

2. 病理性夜啼 日夜均可啼哭，常伴有各种疾病的临床表现，如脑病或颅内出血常有音调高，哭声急；佝偻病常有哭闹，烦躁，多汗，方颅等；疳证患儿常有好哭，但哭声无力，易心烦不安；急性腹痛时可见突然弯腰啼叫，伴面色苍白，大汗，呕吐等症状。

3. 习惯性夜啼（拗哭） 如夜间燃灯而睡，摇篮中摇摆而睡，怀抱而睡等，一旦习惯条件改变则啼哭。

【辨证】

夜啼的辨证主要是辨别寒、热、惊。哭声低弱，四肢欠温，面白，纳少，便溏者属寒；哭声响亮，烦躁，身腹温暖，便秘，尿赤者属热；啼哭，时作惊惕，表情恐惧，面色乍青乍白，紧依母怀者属惊。

1. 脾寒

证候：入夜啼哭，时哭时止，哭声低微，面色青白，睡喜蜷卧，腹喜摩按，四肢欠温，胃纳欠佳，大便溏薄，舌淡红，苔薄白，指纹淡红。

分析：脾寒内生，或腹部中寒，寒凝气滞，气机不通，不通则痛，故腹痛而啼；脾脏受寒，阳气不足，故哭声低微，睡喜蜷卧，腹喜摩按，四肢欠温；脾脏虚寒，运化失司，故纳少，便溏。舌淡红，苔薄白，指纹淡红，乃虚寒之象。

2. 心热

证候：夜间啼哭，哭声洪亮，见灯尤甚，烦躁不宁，面赤唇红，身腹温暖，大便干结，小便短赤，舌尖红，苔黄，指纹紫。

分析：心脾蕴热，扰动神明，则夜间啼哭；心属火而忌热，见灯则烦热内生，两阳相搏，火热更甚，故入夜心烦而啼，哭声响亮，见灯尤甚；心经热盛于上则身腹俱暖，火炎于上则面赤唇红，下移于小肠则小便短赤，便干。舌尖红，指纹紫为心经有热之征。

3. 惊恐

证候：入夜突然啼哭，似见异物状，哭声时高时低，惊惕不安，紧依母怀，面色乍青乍白，舌质正常，指纹青。

分析：神气怯弱，暴受惊恐，心神受惊，则夜间突然啼哭；惊则伤神，恐则伤志，神志不安，心虚胆怯，故惊惕不安，面色乍青乍白，指纹青。

【治疗】

1. 中药治疗

（1）脾寒

治法：温脾散寒，理气止痛。

方药：乌药散（《小儿药证直诀》）合匀气散（《医宗金鉴》）。

方中乌药、高良姜、炮姜温中散寒；香附、陈皮、砂仁、木香理气止痛；白芍、炙甘草缓急止痛；桔梗理气开胸，调畅气机。若大便稀软腹泻者，属脾虚失健，加党参、白术、茯苓以健脾止泻；时有惊惕者，加蝉蜕、钩藤以镇惊。

若哭声微弱，四肢不温，形体羸弱，属中焦虚寒明显者，亦可用附子理中汤（《三因极一病证方论》）治之，以温中、健脾、和胃。

（2）心热

治法：清心导赤，除烦安神。

方药：导赤散（《小儿药证直诀》）。

方中生地凉血清热；木通、竹叶、生甘草梢清热泻火导赤。若大便秘结，腹胀不通，烦躁者，加生大黄以泻火除烦；热盛者，加黄连以清心火；腹胀，乳食不化者，加麦芽、鸡内金、莱菔子以消食导滞。

（3）惊恐

治法：补气养心，镇惊安神。

方药：远志丸（《济生方》）。

方中远志、石菖蒲、茯神、龙齿、朱砂镇惊安神；茯苓、人参补气养心。若睡中时作惊惕者，加钩藤、蝉蜕以熄风镇惊。

若喉有痰鸣而惊啼者，可用琥珀抱龙丸（《活幼心书》）以化痰安神。

2. 针灸治疗

基本处方：内关　百会

方中内关为手厥阴心包经络穴，取之益心安神，理气止痛；“脑为元神之府”，百会为督脉之穴，取之宁神定志。二穴同用，共奏安神之效。

加减运用：若脾寒，加灸神阙穴，余穴用平补平泻法，以温中散寒，理气止痛；若心热，加中冲，诸穴均用泻法，以清心热，宁心神；若惊恐，加神门，诸穴均用泻法，以定惊安神。

【预防与调护】

1. 预防

（1）注意防寒保暖。

（2）孕妇及乳母不可过食寒凉及辛辣热性食物。

（3）保持住室安静。

（4）培养婴儿良好的睡眠习惯。

2. 调护

（1）注意保持周围环境安静祥和，衣服被褥柔软舒适。

（2）婴儿啼哭不止，要积极寻找原因，必要时作系统检查，尽早明确诊断。

【医案举例】

患儿，女性，6个月。

现病史：患儿因受惊吓而入夜啼哭不安，烦躁，怕见生人，口渴，纳呆，大便不调，舌质淡，苔薄白，指纹淡紫。拟养神和营安神法。处方：南沙参、生地黄、白芍、茯神、山药、麦冬、酸枣仁、灯心草。5剂而愈。［陈梁，张介安．儿科临床经验举要．湖北中医杂志，1995，17（5）：2］

【古代文摘】

《颅囟经·病证》："初生小儿，至夜啼者，是有瘀血腹痛，夜乘阴而痛则啼。"

《小儿药证直诀·夜啼》："脾脏冷而痛也，当与温中药。"

《圣济总录·小儿门》："论曰经谓合夜至鸡鸣，天之阴，阴中之阴也。夜为阴盛之时，凡病在阴者，至夜则邪气亦甚。婴儿气弱，腑脏有寒，每至昏夜，阴寒与正气相击，则神情不得安静，腹中切痛，故令啼呼于夜，名曰夜啼。"

【现代研究】

苗氏等用温胆汤加味（枳实5g，山楂5g，麦芽5g，钩藤5g，竹茹3g，陈皮3g，半夏3g，栀子3g，酸枣仁3g，蝉蜕3g，甘草3g，茯苓10g，建曲6g。）治疗小儿夜啼62例。治疗结果：服药1剂后能安然入睡无啼哭43例，占59.4%，服药2剂有效占27.4%，总有效率为96.8%［苗德远，代勇．温胆汤加味治疗小儿夜啼62例．四川中医，2000，18（10）：41］。李氏认为夜啼多为心经积热所致，自拟蝉蜕清心汤（蝉蜕30g，钩藤30g，玄参8g，竹叶6g，灯心草3扎，甘草梢3g。）治疗患儿46例，一般服药3剂，最多5剂，结果全部治愈［李兰铮．蝉蜕清心汤治疗小儿夜啼46例．实用医学杂志，2000，16（1）：75］。陆氏报告10例证属心肝伏火郁热患儿，用蝉蜕（去头足）3g，灯心草3g，甘草2g，竹叶6g，钩藤6g，组方加味取效［陆春格．自拟蝉灯汤治疗小儿夜啼10例．广西中医药，1995，（3）：53］。赵氏取中冲穴治疗小儿夜啼100例，行三棱针点刺放血术，有效率达100%［赵坚新．针刺中冲穴治疗小儿夜啼症100例．上海中医药杂志，1999，（1）：43］。王氏取四缝穴治疗小儿夜啼 34 例，以三棱针对准穴速刺疾出。1 次治愈 8 例，2 次治愈 12 例，3 次治愈 6 例，4 次治愈 6 例，好转 2 例。治愈率 94%［王尚臣，王柱林，孙淑芬，等．针刺四缝穴治疗小儿夜啼 34 例．中华理疗杂志，2001，24（4）：214］。

【结语】

小儿夜啼主要见于初生婴儿，以夜间不明原因的反复啼哭为临床特征，由脾寒、心热、惊恐所引起。在治法上因脾脏虚寒者，治以温中散寒止痛；因心经积热者，治以清心导赤除烦；因暴受惊恐者，治以镇惊安神定志。

第三章 传染病

第一节 麻 疹

麻疹为感受麻毒时邪（麻疹病毒）引起的急性出疹性时行疾病，以发热咳嗽，鼻塞流涕，泪水汪汪，畏光羞明，全身布发红疹及早期出现麻疹黏膜斑为特征。本病古代属儿科四大要证之一，传染性很强，一年四季都可发病，多流行于冬春季节。好发于儿童，尤以6个月以上，5岁以下小儿为多见。20世纪60年代以来，我国普遍使用麻疹减毒活疫苗进行预防，其发病率显著下降，周期性的特征已不明显。近年来，临床非典型麻疹病例增加，表现为症状较轻，病程较短，重症、逆证少见，发病年龄有增大的趋势。麻疹的病程一般分为“初热”、“见形”、“恢复”三个阶段。若出疹顺利，则预后良好；若邪毒炽盛，正不胜邪，则可引起“逆证”、“险证”。本病患过一次后，一般终身不再发病。

【病因病机】

麻疹的发病原因是由于感受麻毒时邪所致。主要侵犯肺脾两脏。麻毒时邪从口鼻而入，早期邪犯肺卫，肺司呼吸，开窍于鼻，故见发热、咳嗽、喷嚏、流涕等与感冒相似的症状，此为疹前期。麻毒时邪渐入气分，内蕴肺胃，由里达外，发泄于肌肤，则肌肤出疹。肺主皮毛，脾主肌肉，故疹点隐隐出于皮肤之下，磊磊现于肌肉之间。脾主四末，疹子由里达表，按序透发于全身，达于四末，此为出疹期。疹透之后，邪随疹泄，麻疹逐渐收没，此为恢复期。麻为阳毒，易于化火，极易耗伤阴津，故后期常伴见伤阴之证。

麻疹以外透为顺，内传为逆。若正虚不能托邪外泄，或因邪盛化火内陷，均可导致麻疹透发不顺，产生合并症，形成逆证、险证。如麻毒内陷，邪郁于肺，肺气闭塞，则形成麻毒闭肺；麻毒循经上攻，而致麻毒攻喉；若麻毒炽盛，内陷心包，犯扰肝木，则可形成毒陷心肝；血分热毒炽盛，皮肤可见紫红色斑丘疹。若因麻毒内陷，正气虚弱，阳气外脱，可出现内闭外脱之险证，若损及心阳，则可导致心阳虚衰。

【诊断要点】

1. 病史 未注射过麻疹减毒活疫苗的易感儿，在流行季节，有麻疹接触史。

2. 症状 疾病初起，可有发热，咳嗽，喷嚏，鼻塞流涕，泪水汪汪，畏光羞明，口腔内两颊黏膜近臼齿处可见麻疹黏膜斑；发热3～4天后，热盛疹出，皮疹呈黯红色斑丘疹，疹间皮肤颜色正常，皮疹按序透发，约3～4天出齐；疹透后身热渐退，皮疹收没，皮肤有糠麸样脱屑和色素沉着。麻毒深重者，常可合并邪毒闭肺或邪毒攻喉或邪陷心肝等危重变证。

3. 检查 疹前期白细胞总数正常或减少，中性粒细胞及淋巴细胞几乎相等。非典型麻疹患者，嗜酸性粒细胞增多。麻疹初热期取患儿口腔黏膜或鼻咽拭子涂片，可找到多核巨细胞。非典型麻疹可在发病后1个月作血清学检查，血清抗体超过发病前4倍或抗体>1：160时可以确诊。

【鉴别诊断】

1. 感冒 亦可出现发热、咳嗽、流涕、喷嚏等症，但3~5天左右身热退，全身皮肤无红疹，口腔无麻疹黏膜斑，与本病初起口腔麻疹黏膜斑，发热3~4天热盛疹出特点明显不同。

2. 风疹、猩红热 当与麻疹见形期鉴别（见表3-1）。

【辨证】

首先辨别顺证、逆证；其次顺证辨表里，逆证辨脏腑。

顺证：一般具有典型麻疹的发病经过，三期发展转归经过良好，无其他合并证候。身热不甚，常有微汗，神气清爽，咳嗽而不气促，此为疹前期。3~4天后开始出疹，此时发热较甚，疹点按序发出，先见于耳后发际，渐次延及头面、颈部，而后急速蔓延至胸背腹部、四肢，最后鼻准部及手心、足心均见疹点，此为出齐，感染麻毒较轻者，皮疹出至肘、膝以下，也为出齐。疹点色泽红活，分布均匀，疹点约在3天内透发完毕，此为出疹期。嗣后依次疹没回退，皮肤留有色素沉着，或糠麸样脱屑，热退咳减，精神转佳，胃纳渐增，渐趋康复，此为恢复期。

逆证：指临床上出现严重并发症。发热过高过低，或该退不退，或降而复升；见疹出不畅或疹出即没，或疹色紫黯，或紫瘀发斑，分布疏密不匀；神志不清，或躁扰谵妄，或昏迷抽搐，或精神萎靡；咳声剧烈，痰声辘辘，或咳声嘶哑，状如犬吠，或咽喉肿痛；皮肤干燥无汗，或出汗太多，或四肢厥冷，或面色苍白，皆是逆证。

辨脏腑：并见壮热咳剧，痰声辘辘，呼吸急促，甚则鼻煽胸高，口唇青紫，为麻毒闭肺；见咳嗽增剧，声音嘶哑，呼吸困难，状如犬吠，是麻毒攻喉；若神昏谵语，惊厥抽风，为热毒内陷心肝；若疹点色淡，面色青灰，四肢厥冷，脉微欲绝，为心阳虚衰。

1. 顺证

（1）初热期（疹前期）

证候：从开始发热到出疹，约3天左右。起病较急，发热咳嗽，或微恶寒，流涕喷嚏，眼睑红赤，羞明畏光，泪水汪汪，起病2~3天，在颊黏膜近臼齿处可见微小灰白色麻疹黏膜斑，小便短赤，大便稀溏，苔薄白或微黄，脉浮数。

分析：麻毒由口鼻而入，首犯肺卫，邪郁于表，肺气不宣，故发热咳嗽，流涕喷嚏；麻毒为阳热之邪，易于化火内炽上炎，上熏苗窍，故眼睑红赤，泪水汪汪，羞明畏光，口内发出黏膜斑。小便短赤，苔微黄为热象。

（2）见形期（出疹期）

证候：皮疹从出现到疹点透齐，约3天左右。发热不退，咳嗽加剧，疹出有序，疹点先见于耳后、发际，渐及头面、胸背、腹部、四肢，最后手足心与鼻准部见疹，即为出齐。疹点初起细小而稀，渐次加密，疹色先红后黯红，触之稍觉碍手，伴烦躁，嗜睡，口渴，小便黄赤，大便或溏或干，舌红，苔黄，脉洪数。

分析：麻毒内传，由卫分入于气分，主要表现为肺胃热盛，故高热，烦渴，尿赤，舌红；肺气不宣，故咳嗽不止；热毒由肺胃外泄肌肤，故见全身出疹；若疹毒炽盛入营，故疹色黯红，甚至出血发斑。麻疹现形于外，透发按时完成，为麻毒外透顺利之兆。

（3）恢复期（疹回期）

证候：恢复期从疹点透齐至收没，约3天左右。发热渐退，或低热未清，咳嗽减轻，或咳嗽少痰，胃纳与精神好转，或虚烦少寐，疹点依次渐回，疹退处皮肤呈糠麸状脱屑，留有色素沉着，舌红，苔薄净，脉细软或细数。

分析：麻疹透发完毕，麻毒已透，故疹点依次渐回；邪退正复，故胃纳与精神好转；阴津损伤，故皮肤脱屑，舌红，苔薄净，脉细；若余邪未净，则见低热未清，虚烦少寐，咳嗽少痰。

2. 逆证

（1）麻毒闭肺

证候：高热不退，烦躁不安，咳嗽气促，鼻翼翕动，疹点紫黯或隐没，甚则面色青灰，口唇紫绀，口渴，舌红，苔薄黄或黄腻，脉数。

分析：本证为麻疹疾病过程中常见逆变重证。常因麻毒炽盛，正不敌邪，或外感六淫侵袭肺卫，或治疗不当，或调护失宜，致麻毒不得透发，闭郁于肺，邪阻肺络，肺窍闭阻，发为此证，故高热烦躁，咳嗽气促，鼻翼翕动；气滞血瘀，血流不畅，故面色青灰，口唇发绀。舌红，苔黄，脉数，为邪热内盛之象。

（2）热毒攻喉

证候：身热不退，烦躁不宁，咽喉肿痛，吞咽不利，咳声重浊，状如犬吠，喉间痰鸣，甚则呼吸困难，胸高胁陷，面色发紫，舌红，苔黄腻，脉滑数有力。

分析：本证为热毒壅结咽喉，咽喉为肺胃之通道，肺胃热毒循经上攻，故咽喉肿痛，咳声重浊；热毒内盛，故身热不退，苔黄腻，脉滑数；毒聚咽喉，气道受阻，故吸气困难，胸胁凹陷；气滞血瘀，故面色发紫。

（3）邪陷心肝

证候：高热不退，烦躁谵妄，喉间痰鸣，甚则神昏，抽搐，皮肤疹点密集，成片成斑，色泽紫暗，舌质红绛起刺，苔黄糙，脉数。

分析：邪毒内陷，化热化火，内陷心包，故高热，谵妄，甚至神昏；热毒炽盛，引动肝风，故抽搐；疹毒传入营血，血分热盛，故疹出密集，色紫黯。

【治疗】

因麻为阳毒，所以“麻喜清凉”、“麻不厌透”，治疗务必令腠理开，微微汗出，麻毒易达。麻疹顺证的治疗原则：初热期，辛凉透表，清宣肺卫；见形期，清热解毒，佐以透发；恢复期，养阴生津，清解余邪。但需注意透疹不可过用辛散，以防耗伤津液；清解不可过用寒凉，以免凉遏疹陷；养阴不可过于滋腻，以免滞邪碍脾。

麻疹逆证总的治疗原则为清热解毒，兼以解表透疹、养阴清热。麻毒闭肺者，佐以宣肺化痰；热毒攻喉者，佐以利咽消肿；邪陷心肝者，佐以熄风开窍；出现心阳虚衰之险证时，急以温阳固脱。

1. 中药治疗

（1）顺证

①初热期（疹前期）

治法：辛凉透表，清宣肺卫。

方药：宣毒发表汤（《痘疹仁端录》）。

方中升麻清热解毒透疹；葛根解肌透疹；荆芥、防风、薄荷疏风透疹；连翘清热解毒；前胡、牛蒡子、桔梗、生甘草宣肺利咽；竹叶、木通清热利尿。咽痛蛾肿者，加射干、马勃清利咽喉；若素体阳气虚弱，无力透疹者，加党参、黄芪扶正透表；风寒外束，腠理开合失司，影响透疹者，加麻黄、细辛辛温透表；潮热盗汗，精神疲倦，恶心呕吐，加藿香、佩兰芳香化湿，和胃降逆；阴伤者，加生地、玄参、石斛养阴清热。

亦可配合外治法透疹，如用生麻黄、浮萍、芫荽、西河柳，煮沸后，再加黄酒适量，软毛巾沾药液，轻擦全身等。

②见形期（出疹期）

治法：清热解毒，透疹达邪。

方药：清解透表汤（经验方）。

方中金银花、连翘、桑叶、菊花、甘草清热解毒；西河柳、葛根、蝉蜕、牛蒡子发表透疹；升麻清热解毒透疹；紫草根清热凉血。若疹出不利，疹点紫黯，融合成片者，加赤芍、丹皮、生地黄清热凉血；或身不发热，皮疹不透，或疹稀色淡，加黄芪、太子参益气养阴；壮热烦渴者，加生石膏、山栀、知母清热泻火；咳嗽痰黄黏稠者，加黄芩、鱼腥草、杏仁清肺化痰止咳；齿衄、鼻衄者，加藕节炭、白茅根凉血止血。

③恢复期（疹回期）

治法：养阴生津，清解余邪。

方药：沙参麦冬汤（《温病条辨》）。

本方以沙参、麦冬、花粉、玉竹滋养肺胃津液；扁豆、甘草以和养胃气；桑叶以清透邪热。诸药合用，具有清养肺胃、生津润燥之功。低热未清，加银柴胡、地骨皮、白薇清退虚热；大便干结者，加火麻仁、全瓜蒌润肠通便；纳谷不馨者，加山药、谷芽、麦芽健脾开胃。

（2）逆证

①麻毒闭肺

治法：清热解毒，宣肺化痰。

方药：麻杏石甘汤（《伤寒论》）。

本方麻黄宣肺平喘，石膏清泄肺胃之热；杏仁助麻黄止咳平喘；甘草润肺止咳。诸药合用，有清热宣肺，化痰平喘之功。火毒症状明显者，加黄连、黄芩、大黄、山栀泻火通腑；咳剧痰多者，加川贝、竹沥、天竺黄清肺化痰；痰黄热盛者，加黄芩、鱼腥草、胆南星清肺化痰；咳嗽喘甚者，加苏子、葶苈子降气平喘；口唇发绀者，加丹参、红花活血化瘀。

②热毒攻喉

治法：清热解毒，利咽消肿。

方药：清咽下痰汤（经验方）减马兜铃。

本方玄参、射干、桔梗、甘草、牛蒡子清宣肺气而利咽喉；金银花、板蓝根清热解毒；葶苈子泻肺行水；全瓜蒌、川贝母化痰散结；荆芥疏邪透疹。咽喉肿痛者，可加六神丸（《中国医学大辞典》引雷氏方），以增强清利咽喉作用；大便干结者，加生大黄、芒硝清热泻火通腑；若出现咽喉梗阻，见吸气困难，面色发绀时，宜采取综合措施，必要时应作气管切开。

③邪陷心肝

治法：清热解毒，熄风开窍。

方药：羚角钩藤汤（《通俗伤寒论》）。

方中羚羊角粉、钩藤、桑叶、菊花凉肝熄风；茯神安神定志；竹茹、浙贝母化痰清心；鲜生地、白芍、甘草柔肝养筋。痰涎壅盛者，加石菖蒲、陈胆星、矾郁金、鲜竹沥清热化痰开窍；腹胀便秘者，加大黄、玄明粉清热通腑。

壮热不退、神昏、四肢抽搐，可选用紫雪丹（《太平惠民和剂局方》）、安宫牛黄丸（《温病条辨》）等，以清心开窍，镇惊熄风。如心阳虚脱，皮疹骤没，面色青灰，汗出肢厥，则用参附龙牡救逆汤（验方）加味，急予固脱救逆。

2. 针灸治疗

基本处方：大椎　曲池　合谷

本方大椎系督脉与手足诸阳经之交会穴，泻法急出针可清热泻火，解毒退热，尚有透邪出表之妙用；补法、久留针、加灸则可振奋诸经阳气、温经救逆。曲池为手阳明经之合穴，合谷为手阳明经之原穴，阳明经系多气多血之经，故取之泻法急出针可清泄气分与血分邪热，且亦有透邪解表之功。

加减运用：麻疹顺证疹前期，可加肺俞、列缺，用泻法，持续行针数分钟出针；出疹期再加上尺泽、内庭，泻法，持续行针数分钟出针，加少商、隐白、厉兑，点刺出血；退疹期取大椎、曲池、合谷，平补平泻，三阴交、太溪、肺俞，补法，持续行针数分钟出针。

麻疹逆证麻毒闭肺者，加肺俞、尺泽、定喘、丰隆，诸穴用泻法，持续行针数分钟出针；麻毒攻喉者，加廉泉、天突、鱼际，诸穴泻法，持续行针数分钟出针，加少商点刺出血，呼吸困难、发绀昏迷者再加人中、素髎、定喘，用泻法，持续行针至患儿苏醒、诸症缓解为止；邪陷心肝者，加劳宫、少府、行间，诸穴用补法，持续行针数分钟出针，加少冲、中冲、大敦，用泻法，神昏者再加人中、涌泉，用泻法，抽搐者再加阳陵泉补法，持续行针至患儿清醒、抽搐停止为止；阳气欲脱者，上穴补法，加气海、关元、百会、足三里、命门艾条灸，神阙艾柱灸，持续施术至面色复常、冷汗停止、四肢转温为止。

【预防与调护】

1. 预防

（1）对麻疹患儿，应隔离至出疹后5～6天，合并肺炎者延长至10天。对密切接触的易感儿宜隔离观察14天。

（2）麻疹流行期间，勿带小儿去疫区和公共场所，减少感染机会。接触过麻疹患儿的成人需在太阳光下照射10～20分钟，方可与其他易感者接触。

（3）按计划接种麻疹减毒活疫苗。在流行期间有麻疹接触史者，可及时注射丙种球蛋白以预防麻疹的发病。

2. 调护 麻疹的护理工作极其重要，护理得宜，可使出疹顺利，减少并发症。

（1）保持室内空气流通，温度、湿度适宜，避免直接吹风受寒和过强阳光刺激。

（2）注意补足水分，饮食应清淡、易消化，忌油腻辛辣之品。

（3）保持眼睛、鼻腔、口腔、皮肤的清洁卫生。

【医案举例】

1. 郭某某，女，8个月，住院号16643。

发热6天，疹出1天入院。患儿素有慢惊，面色苍黄，头毛作穗，两个月来患有百日咳，久治不愈，近6天来，精神萎靡，呕恶腹泻，缠绵发热，咳嗽频作。入院前1天，出疹仅见于面部，四肢躯干光滑不润，并喘急神烦。诊断为麻疹合并肺炎。脉象虚数，右手欲绝，指纹青紫透关。证属正气不足，不能托毒外出，治以扶正达邪，宣毒透疹。处方：薄荷一钱，牛子钱五，荆芥钱五，蝉蜕一钱，杏仁钱五，蒌皮钱五，桔梗钱五，橘红一钱，前胡钱五，人参一钱，寸冬二钱，赤芍钱五，通草五分，羚羊角细末一分（冲）。药后疹子全出，色淡密集，惟于足心仍未见，呼吸喘促，两肺啰音，仍以生脉散合加味麻杏石甘汤，服1剂疹出已齐，喘促渐减，体温渐降，而转危为安。［蒯仰山，张奇文．对麻疹透表法则的探讨及重症肺炎的治疗体会．山东医刊，1963，(12)：7］

2. 李某，男，5岁。2001年4月26日初诊。

发热，咳嗽3天，气促，胸背部少许红色皮疹2天，纳差，二便调。体温38.5℃，神清，疲乏，口腔可见柯氏斑，胸背部可见少许红色丘疹，颜面无皮疹，呼吸急促，舌红，苔白厚，脉浮数，指纹紫。双肺可闻及干湿啰音。胸透示两侧肺部肺纹理增粗紊乱，有散在融合的斑点及片状阴影，边界模糊不清。诊断为“麻疹合并肺炎”。证属麻疹不能依期透达，有内陷趋势。治以清热解毒透疹。处方：垂丝柳、浮萍、枇杷叶、菊花、金银花、连翘各9g，芦根12g，板蓝根15g，蝉衣3g。2剂。每日1剂，水煎服。二诊，服药后体温降至37.5℃，颜面出现疹点，胸背躯干疹点增多，精神好转，但咳嗽仍频繁，双肺底部仍可闻及湿啰音，按上方再进1剂，次日体温正常，胃纳可，精神明显好转，咳嗽症状亦明显减轻，手心、足心隐约可见疹点，舌红少津，苔薄，脉细。以滋阴凉血清热善后。方用：金银花、连翘、生地各9g，淡竹叶3g，北沙参、麦冬各6g。2剂后全身麻疹消退，肺部啰音消失，病愈。［杨白娥，霍兆连．试论麻疹的辨治体会．陕西中医，2002，23（6）：573］

【古代文摘】

《证治准绳·幼科》："麻疹初出，全类伤风，发热咳嗽，鼻塞面肿，涕唾稠黏，全是肺经之证。有未传泄利者，有一起即兼泄利者，肺与大肠相表里，表里俱病也。"

《医宗金鉴·痘疹心法要诀》："凡麻疹出，贵透彻，宜先用表发，使毒尽达于肌表。若过用寒凉，冰伏毒热，则必不能出透，多致毒气内攻，喘闷而毙。至若已出透者，又当用清利之品，使内无余热，以免疹后诸证。且麻疹属阳热，甚则阴分受伤，血为所耗，故没后须以养血为主，可保万全。"

《麻科活人全书·麻疹骨髓赋》："初则发热，有类伤寒，眼胞肿而泪不止，鼻喷嚏而涕不干，咳嗽，少食，作渴发烦。以火照之，隐隐于皮肤之内；以手摸之，磊磊于肌肉之间。其形似疥，其色若丹。出现三日，渐收为安。随出随收，喘急相干。无咳无汗，隐伏之端。根窠若肿兮，麻而兼瘾；皮肤如赤兮，疹尤夹斑；似锦而明兮，不药而愈；如煤之黑兮，百无一痊。此麻之顺逆，须临证以详观。"

【现代研究】

郭新莉等用紫草红花饮治疗小儿麻疹45例，结果全部治愈，提示本方有凉血活血、解毒透疹的功效，可减少合并症，缩短病程［郭新莉．紫草红花饮治疗小儿麻疹45例．陕西中医，1999，20（7）：304］。赵坤自拟方药治疗小儿不典型麻疹156例，以宣透解毒为原则，按照不同症状进行辨证施治，取得了较为理想的效果［赵坤．中药治疗小儿不典型麻疹156例．四川中医，2001，19（6）：64］。任国珍辨证治疗小儿麻疹合并肺炎37例，分热毒炽盛、气血不和、气虚邪恋三型辨证施治，结果有效率96.3%［任国珍．辨证治疗小儿麻疹合并肺炎37例．湖北中医杂志，2001，23（5）：35］。刘虹等以清热宣肺法治疗小儿麻疹合并支气管肺炎，结果显示，治疗组与对照组相比，临床症状、体征恢复等指标优于对照组。提示中西医结合治疗，可以迅速减轻和消除症状，促进病变组织恢复，缩短病程。在治疗中未发现毒副作用［刘虹，魏荣环．清热宣肺治疗小儿麻疹合并支气管肺炎．天津中医学院学报，2000，19（4）：17］。谭小平等以釜底抽薪为主治疗小儿麻疹并发肺炎34例，结果表明治疗组在总有效率、退热时间、止咳时间、平喘时间、肺部啰音消失时间等方面均优于对照组［谭小平．釜底抽薪为主治疗小儿麻疹并发肺炎34例．四川中医，2001，19（2）：50］。

陈来顺用中药保留灌肠治疗小儿麻疹26例，在抗炎、支持疗法及对症治疗等的基础上，治疗组行中药灌肠，前驱期两颊可见口腔黏膜斑时选用麻疹灌肠Ⅰ号（二花10g，连翘10g，竹叶8g，牛蒡子8g，薄荷6g），出疹期耳后发际至手心足心疹出齐的整个期间选用麻疹灌肠Ⅱ号（连翘10g，葛根8g，紫草10g，赤芍6g，甘草3g），恢复期疹出齐后皮疹消退可见糠麸样脱屑，选用麻疹灌肠Ⅲ号（沙参10g，麦冬10g，桑叶6g，花粉8g，玉竹8g）。结果表明观察组患儿体温恢复正常时间、疹出齐时间及并发症治愈时间均较对照组短，两组比较差异有显著性或极显著性，提示中药灌肠辅助治疗小儿麻疹疗效明显优于单纯药物治疗［陈来顺．中药保留灌肠治疗小儿麻疹的效果观察．护理学杂志，2002，（19）：2］。

朱朝敏等用双黄连粉针剂治疗小儿麻疹27例，结果表明双黄连组在退热、咳嗽消除、肺部啰音消失改善等方面，均明显优于利巴韦林对照组［朱朝敏，陈申义．双黄连粉针剂治疗小儿麻疹疗效观察．中国中医急症，1994，3（5）：240］。时凯等同样用双黄连治疗麻疹70例，得出了同样的结论［时凯，单艳华．双黄连治疗麻疹疗效观察．中华实用中西医杂志，2003，3（16）：6］。艾正海等用清开灵注射液对小儿麻疹并发肺炎24例进行了疗效观察，结果表明清开灵注射液组疗效明显优于对照组（$P<0.01$），在退热、咳嗽消除、肺部啰音、X片肺部阴影吸收时间等方面，明显优于对照组［艾正海，钟万翠．清开灵注射液治疗小儿麻疹并发肺炎24例疗效观察．北京中医药大学学报，2004，11（3）：30］。裴伦等观察了鱼金注射液治疗小儿麻疹肺炎的疗效，使用鱼金注射液0.4～0.8ml，联用一种敏感抗生素，对照组用一种敏感抗生素加利巴韦林针连用，两组均酌情予对症、支持疗法。结果两组对比，治疗组疗效明显优于对照组［裴伦，刘杉．鱼金注射液治疗小儿麻疹肺炎临床观察．职业健康和损害，2004，19（1）：40］。李媛善等用西药常规对症治疗处理的基础上，治疗组加用复方丹参注射液（为丹参、降香提取液的复方制剂），治疗麻疹病例40例，治疗结果显示治疗组与对照组的愈显率比较差异有显著性，在咳嗽停止、啰音消失及胸片恢复正常方面两组比较差异有显著性［李媛善，刘昌英，潘琳．复方丹参注射液辅助治疗小儿麻疹合并肺炎的疗效观察．中国中西医结合杂志，2002，23（4）：311］。

【结语】

麻疹属感受麻毒时邪（麻疹病毒）引起的急性出疹性传染病，以肺卫表证，口腔两颊可见麻疹黏膜斑，周身皮肤按序布发麻粒样大小的红色斑丘疹，皮疹消退时有糠麸样脱屑和色素沉着斑为特征。要掌握顺证和逆证的辨证规律，顺证辨表里，逆证分脏腑，以掌握疾病的轻重和预后。总的治疗原则为："麻不厌透"、"麻喜清凉"。顺证应根据不同的病机变化，施以不同的治疗，总以透疹达邪、清凉解毒为要。逆证的治疗，在清热解毒的同时，勿忘佐以透疹，兼以扶助正气。

第二节　风　疹

风疹是感受风疹时邪（风疹病毒）引起的急性肺系时行疾病，以轻度发热、咳嗽，皮肤出现淡红色斑丘疹，耳后及枕部臖核（淋巴结）肿大为特征。本病属中医学"风痧"、"瘾疹"、"风疹"之类。一年四季均可发病，但冬春季节好发，并可造成流行。多发生于1～5岁小儿，病后可获持久性免疫。预后一般良好，恢复较快。孕妇在妊娠早期若患此病，常影响胚胎的正常发育，引起流产，或导致先天性心脏病、白内障、脑发育障碍等疾病。

古代医籍中有关风疹的记载不多。《素问·四时刺逆从论》中的"隐轸"，《金匮要略》等书记载的"隐疹"，可能包括本病在内。在清代一些儿科与麻疹专书中，对本病渐有较明确的记载，如《幼科直言》称本病为风疹，认为是感受风热而发。《麻科活人全书》亦指出本病不同于麻疹，是外感风热，客于脾肺两脏所致。

【病因病机】

风疹的病因以感受风疹时邪为主，其病变部位主要在肺卫。

时邪自口鼻而入，郁于肺卫，蕴于肌腠，与气血相搏，正邪相争，外泄于肌肤，邪轻病浅，一般只伤肺卫，故可见恶风、发热、咳嗽、流涕等症，皮疹色泽浅红，分布均匀；邪毒与气血相搏，阻滞于少阳经络，则发为耳后及枕后臖核肿大；邪毒外泄，疹点透发之后，即热退而解。少数患儿邪毒炽盛，内传入里，燔灼营卫，可见壮热，烦渴，惊厥，昏迷等症，皮疹鲜红或深红，疹点分布较密。

【诊断要点】

1. 病史 患儿多有风疹接触史。

2. 症状 初期类似感冒，发热 1 天左右，皮肤出现淡红色斑丘疹，再 1 天后皮疹布满全身，出疹 1～2 天后，发热渐退，皮疹逐渐隐没。皮疹消退后，可有皮肤脱屑，但无色素沉着为特点。常伴耳后及枕部臖核肿大，左胁下痞块。

3. 检查 血常规检查，白细胞总数减少，分类淋巴细胞相对增多。直接免疫荧光试验法，咽部分泌物可查见风疹病毒抗原。血清学检测风疹病毒抗体，在恢复期血清抗体增加 4 倍以上时可确诊。

【鉴别诊断】

麻疹 麻疹亦好发于冬春季，6 个月～5 岁小儿多见，初期类似感冒，发热后有出疹。但发热 2～3 天，口腔内两颊黏膜近臼齿处可见直径为 0.5～1mm、外周有红晕的白色麻疹黏膜斑；发热第 3～4 天，开始出现暗红色丘疹，从耳后、发际波及面部、躯干及四肢；出疹 3～5 天后，按出疹先后顺序消退；疹退时有糠麸样脱屑和色素沉着。麻疹黏膜斑或鼻咽分泌物涂片，可找到多核巨细胞；鼻咽部黏液中呼吸道上皮细胞内及尿沉渣荧光抗体检测可见麻疹病毒；用鸡胚及组织细胞培养，早期可从患者的血液、眼、鼻及咽分泌物中分离到麻疹病毒。

【辨证】

本病以卫气营血辨证，若邪犯肺卫属轻证，以轻度发热，精神安宁，疹色淡红，分布均匀为特征；邪犯气营属重证，以壮热烦渴，疹色鲜红或紫暗，分布密集，甚至神昏惊厥为特点。

1. 邪犯肺卫

证候：初起发热恶风，咳嗽流涕，1～2 天后全身出现疹点，始见于头面，继则躯体、四肢，疹色淡红，稀疏细小，分布均匀，可有痒感，耳后及枕部臖核肿大触痛，精神倦怠，饮食欠佳，舌红苔薄黄，脉浮数。

分析：外感风热时邪，邪郁在表，病在肺卫，故发热，恶风，咳嗽，流涕，脉浮数；邪热与气血相搏，外泄肌肤，故发为红疹；邪热郁少阳经络，故臖核肿大；风盛血燥，故皮肤瘙痒；邪热郁于脾胃，故精神倦怠，纳欠佳。舌红苔薄黄，脉浮数，均为邪犯肺卫之征。

2. 邪入气营

证候：壮热，口渴，烦躁易惊，疹色鲜红或紫黯，疹点稠密，甚则融合成片，皮肤猩红，小便短赤，唇干便秘，舌红苔黄糙，脉数。

分析：邪热炽盛，由表传入里，燔灼气分，故见壮热，口渴，烦躁，小便短赤，大便秘结，舌红苔黄，脉数；时邪内灼营分，血热较盛，故疹色鲜红或紫黯，疹点稠密，甚则成片，皮肤猩红。

【治疗】

1. 中药治疗

（1）邪犯肺卫

治法：疏风清热，解毒透疹。

方药：银翘散（《温病条辨》）。

方中金银花、连翘辛凉透表，荆芥、淡豆豉发散表邪，透热外出，薄荷、牛蒡子疏散风热，解毒利咽，淡竹叶、芦根清热生津，桔梗宣肺化痰止咳，甘草调和诸药。若咳嗽重者，加杏仁、前胡、川贝母宣肺止咳；若头痛者，加白蒺藜、菊花疏风清热止痛；瘙痒重者，加蝉蜕祛风止痒；若烦躁不安，尤其是夜寐不安者，加白芍、钩藤清心宁神。

（2）邪入气营

治法：清热解毒，凉血透疹。

方药：透疹凉解汤（验方）。

方中桑叶、菊花、薄荷、牛蒡子、蝉蜕疏风清热，透疹达邪；连翘、黄连、紫花地丁清热解毒，清气泄热；赤芍、红花凉营活血，透热转气。若壮热口渴较甚者，加生石膏、天花粉清热生津；大便秘结者，加大黄泄热通便；皮疹稠密，疹色紫黯加生地、丹皮清热凉血；邪热内舍心营，伤及气阴，症见胸闷，乏力，心悸，烦躁不宁，舌红脉细者，加紫雪丹（《太平惠民和剂局方》）、生脉散（《内外伤辨惑论》）清心开窍，益气养阴。

2. 针灸治疗

（1）体针

基本处方：肺俞　风池　大椎　外关　曲池

方中肺俞宣通肺气，配风池疏风解表；大椎为督脉要穴，通阳解表，外关为手少阳之络，通阳维，可疏散在表之邪以解热，配手阳明原穴曲池，共奏疏风清热之功，使风热外泄，疹透邪去。

加减运用：邪热炽盛，疹点稠密，皮肤猩红，加血海、膈俞，针用泻法，增加凉血泄热之功；加少冲泻心火，清心热；高热不解加十宣泄热；便秘加合谷、天枢泻热通便；烦躁不安加曲泽宁心安神。

（2）其他：还可选择耳针：取神门、肺、枕、屏间、下屏尖，每次选 2～3 穴，局部消毒，用毫针强刺激，留针 40 分钟，每 10 分钟行针 1 次，每日或隔日 1 次，也可用王不留行籽贴压上述穴位。

【预防与调护】

1. 预防

（1）风疹流行期间，不要带易感儿去公共场所。

（2）保护孕妇，尤其在妊娠早期（妊娠3个月内），应避免与风疹病人接触。

（3）对1岁以上小儿及对风疹易感的育龄妇女进行接种风疹疫苗，具有预防风疹的效果。

2. 调护

（1）对风疹患儿隔离至出疹后5天。

（2）注意休息与保暖，多饮开水。

（3）皮肤瘙痒者，防止抓破导致感染。

（4）饮食宜清淡而易于消化，不宜吃辛辣、煎炸爆炒等食物。

【医案举例】

1. 朱某，女，8岁。1994年5月10日初诊。

发热流泪，微恶风寒，咳嗽咽痛，面部及躯干部散在皮疹，疹色浅红，分布均匀，耳后项部臀核肿大，舌质偏红，舌苔薄黄，脉象浮数。诊断为风疹，邪犯肺卫证。治以透表解毒。予清热透痧汤：金银花10g，连翘10g，紫花地丁10g，牛蒡子10g，绿豆衣10g，薄荷（后下）5g，牡丹皮6g，板蓝根15g。每日1剂，水煎2次分服。

服1剂后皮疹遍布全身，躯干、四肢等处疹点密集，皮疹细小，肌肤瘙痒不舒，口渴欲饮，舌质红，舌苔黄，脉数有力。守上方，加水牛角片10g，淡竹叶6g，杏仁10g。

服药2剂后，发热已平，皮疹消退，恙平而安。[成华，徐明扬．清热透痧汤治疗流行性风疹119例．四川中医，1996，14（1）：47]

2. 季某，女，2岁。1994年4月2日初诊。

高热2天，出疹1天。咳嗽，鼻衄，咽痛，神烦不安，口渴，大便未解，尿黄短少。查体温40.3℃（肛门），球结膜充血，全身可见红色皮疹，咽部充血，耳后臀核肿大，两肺呼吸音粗。舌质偏红，舌苔薄黄，脉象浮数，指纹色红，透达气关。血象：白细胞总数5.2×10^{9}/L，中性46%，淋巴54%。诊断：流行性风疹，气营两燔证。治宜清气凉营，透疹解毒。处方：金银花12g，连翘6g，杏仁10g，知母5g，生石膏（先煎）20g，生地黄10g，牡丹皮5g，玄参10g，板蓝根10g，淡竹叶5g。

服药3剂，身热已退，皮疹渐消，臀核肿大减小。原方再服2剂，肃清余邪，疾病痊愈。[吴国廉．风疹辨治体会．江苏中医，1995，16（11）：508]

【古代文摘】

《诸病源候论·风瘙隐胗候》："小儿因汗，解脱衣裳，风入腠理，与血气相搏，结聚起，相连成隐胗。风气止在腠理，浮浅，其势微，故不肿不痛，但成隐胗瘙痒耳。"

《幼科直言·痧证》："一种痧风疹，此类感风热而出，乃皮肤小疾，服疏风清热之药即愈，不在此痧证中论也。”

《麻科活人全书·正麻奶麻风瘾不同》：“若风瘾者，亦有似于麻疹。乃发在幼孩甫生一月、半周、一岁之间，时值天气炎热，感风热而作。此不由于胎毒，乃皮肤小疾，感风热客于脾肺二家所致。不在正麻之列。”

《痧麻明辨·痧附候》：“风痧……皆缘感受风热而发，药宜清凉解表，更当审天时寒暑而施之，自无误矣。”

【现代研究】

赵坤采用清解发表汤治疗风痧188例，治疗方药组成为金银花、连翘、炒牛子、淡竹叶、薄荷（后下）、蝉衣、板蓝根、紫草，剂量大小根据患儿年龄、病情而定。咳嗽较重者，加杏仁、前胡；目赤生眵，加桑叶、菊花；咽痛明显，加山豆根；渴甚加天花粉、鲜芦根。每日一剂，水煎服。临床上以体温正常，咳嗽及皮疹消退为主要判断标准。188例患者经服药后症状全部消失，临床治愈率为98%［赵坤．清解发表汤治疗风痧188例疗效观察．黑龙江中医药，2001，（2）：36］。冯益真用双黄连治疗小儿风疹92例，并与利巴韦林治疗的83例对照，结果治疗组有效率为91.3%，明显高于对照组的79.55%［冯益真．双黄连治疗小儿风疹92例．山东中医学院学报，1994，18（2）：109］。李七一以银翘散为基础方化裁，治疗小儿风疹532例，药用金银花、连翘、竹叶、甘草、牛蒡子、薄荷、大青叶、板蓝根、生地、白鲜皮、白茅根。热重加生石膏；疹赤加丹皮、赤芍。3剂后，热降疹退488例，占91.73%；服5剂痊愈44例，占8.27%。全部治愈［李七一．银翘散治疗小儿风疹532例．吉林中医药，1999，（6）：20］。

【结语】

风疹以轻度发热、咳嗽，皮肤出现淡红色斑丘疹，耳后及枕部臖核（淋巴结）肿大为特征；病因以感受风疹时邪为主，病变部位主要在肺卫；临床分型多见邪犯肺卫、邪热炽盛二型。中医针灸治疗本病有一定的疗效。在风疹流行季节，要注意避免与患儿接触；小儿及易感育龄妇女接种风疹疫苗，有预防作用。

第三节　猩红热

猩红热是感受痧毒疫疠之邪（A族乙型溶血性链球菌）引起的急性呼吸道传染病，以发热，咽喉肿痛或伴腐烂，全身布发猩红色皮疹，疹后蜕皮为特征。本病中医学属温病范畴，因具有强烈传染性，故称为“疫痧”、“疫疹”，因咽喉肿痛腐烂，皮肤色赤猩红，又称“喉痧”、“烂喉丹痧”。本病一年四季都可发病，但以冬春季节多见。任何年龄均可发病，尤以2~8岁小儿发病率较高。预后多较良好，但也有少数病例在病程中或病后并发心悸、水肿、痹证等。

古代医籍对本病的病名、病因、病机、证候、治疗、传染性等均有记载。《金匮要略》：

"阳毒之为病，面赤斑斑如锦纹，咽喉痛，唾脓血。五日可治，七日不可治，升麻鳖甲汤主之。"所述证候与本病十分相似，且指出早期治疗的重要意义，治疗以清热、解毒、散瘀为主。其病名较早见于清代顾玉峰所著《丹痧阐介·烂喉丹痧论》中，因本病有咽喉肿烂一症，称烂喉丹痧。《丁甘仁医案》附"叶天士烂喉痧医案"中亦载有："雍正癸丑年间以来，有烂喉痧一症，发于冬春之际，不分老幼，遍相传染。发则壮热烦渴，丹密肌红，宛如锦纹，咽喉疼痛肿烂，一团火热内炽。"说明猩红热是一种具有强烈传染性的疾病。

【病因病机】

痧毒疫疠之邪，乘寒暖不调、机体脆弱之机，从口鼻入侵，蕴于肺胃二经，引发本病。

病之初起，时邪首先犯肺，邪郁肌表，正邪相争，而见恶寒发热等肺卫表证；继而邪毒入里，蕴于肺胃，上熏咽喉；邪毒循经外窜肌表，引发痧疹。若邪毒重者，可进一步化火入里，传入气营，或内迫营血；亦可伤于心络，耗损气阴，心失所养，发为心悸、脉结代等证候；甚则内陷厥阴，闭于心包，产生危重变证。病至后期，邪毒虽去，阴津耗损，多表现肺胃阴伤证候；若余邪热毒流窜经络、筋肉与关节，可发为痹证；余邪内归肺脾肾，使水液输化通调失职，则可发为水肿。

由上可知，本病为感受痧毒疫疠之邪所致。病变初犯肺卫，继则入里侵犯阳明；重者毒入营血，内陷心肝；恢复期多为肺胃阴伤。

【诊断要点】

1. 病史　有与猩红热病人接触史。

2. 症状　起病急，突然高热，咽喉红肿化脓疼痛，伴腐烂。起病 12～24 小时内，耳后、颈部、颌下、胸部等处皮肤弥漫性发红，有细小稍隆起猩红色皮疹，迅速蔓延全身。疹间少见正常皮肤，指压皮肤时红色暂退，出现苍白指印，数秒后恢复原状（贫血性划痕）。面部潮红，口周及鼻端苍白（环口苍白圈），并见舌乳头红肿突起（草莓舌）。肘前、腋下等皮肤折皱处皮疹密集成线状（帕氏线）。

3. 检查　周围血象白细胞总数及中性粒细胞升高。咽拭子细菌培养可分离出 A 族乙型溶血性链球菌。

【鉴别诊断】

1. 麻疹　一般有 6～21 天潜伏期，初期发热，咳嗽流涕，泪水汪汪，发热 3～4 天出疹，出疹时发热更高，特殊体征为出现麻疹黏膜斑，皮疹特点为暗红色斑丘疹，疹间有正常皮肤，发疹有一定顺序，约 3 天左右出齐，疹后有糠麸状脱屑，色素沉着，血象白细胞总数下降，淋巴细胞升高。

2. 风疹　一般有 5～25 天潜伏期，初期发热，咳嗽流涕，枕后臀核肿大，发热 1/2～1 天出疹，皮疹特点为淡粉红色斑丘疹，较麻疹为稀少，发疹无一定顺序，24 小时后布满全身，无脱屑及色素沉着，血象白细胞总数下降，淋巴细胞升高。

3. 药疹　有服用药物史，皮疹呈多形性，分布不匀，无草莓舌、咽喉烂肿及脱皮，停药后皮疹很快消退。

表 3－1　麻疹、风疹、猩红热鉴别诊断表

病名	麻疹	风疹	猩红热
潜伏期	6～21 天	5～25 天	1～7 天
初期症状	发热，咳嗽，流涕，泪水汪汪	发热，咳嗽，流涕，枕部淋巴结肿大	发热，咽喉红肿，化脓疼痛
出疹与发热的关系	发热 3～4 天出疹，出疹时发热更高	发热 1/2 ～ 1 天出疹	发热数小时～1 天出疹，出疹时热高
特殊体征	麻疹黏膜斑	无	环口苍白圈，草莓舌，帕氏线
皮疹特点	暗红色斑丘疹，自耳后发际→额面、颈部→躯干→四肢，按序而发，3 天左右出齐	淡红色细小斑丘疹，自头面→躯干→四肢，24 小时布满全身	细小红色丘疹，皮肤猩红，自颈、腋下、腹股沟处开始，2～3 天遍布全身
疹退情况	疹退后遗留棕色色素斑、糠麸样脱屑	疹退后无色素沉着，无脱屑	疹退后无色素沉着，有大片脱皮
周围血象	白细胞总数下降，淋巴细胞升高	白细胞总数下降，淋巴细胞升高	白细胞总数升高，中性粒细胞升高

【辨证】

猩红热属于温病，以卫气营血为主要辨证方法。其病期与证候有一定的联系，前驱期属邪侵肺卫证，以发热、恶寒、咽喉肿痛、痧疹隐现为主症；出疹期属毒炽气营证，以壮热口渴，咽喉糜烂有白腐，皮疹猩红如丹或紫黯如斑，舌光红为主症；恢复期属疹后阴伤证，以口渴唇燥，皮肤脱屑，舌红少津为主症。发热有汗，痧色红润，外透顺利为轻证；壮热无汗，痧隐神昏，痧色深紫挟有瘀点瘀斑，喉烂气秽为重证。

1. 邪侵肺卫

证候：发热骤起，头痛畏寒，灼热无汗，咽喉红肿疼痛，常影响吞咽，皮肤潮红，痧疹隐隐，舌质红，苔薄白或薄黄，脉浮数有力。

分析：痧毒疫疠之邪入侵肺胃，初起在表，故发热，恶寒，头痛，无汗；邪毒内蕴，上熏咽喉，故咽部红肿疼痛，吞咽不利；痧毒之邪，内迫血络，渐由肌表外泄，故皮肤潮红，痧疹隐隐。因邪毒尚在卫表，故可见舌质红，苔薄白或薄黄，脉浮数有力。

2. 毒炽气营

证候：壮热不解，面赤口渴，咽喉肿痛、糜烂白腐，痧疹密布，色红如丹，甚则色紫如瘀点，疹由颈、胸开始，继则弥漫全身，压之退色，见疹后的 1～2 天舌红起刺，苔黄糙，3～4 天后，舌光红起刺，舌苔剥脱，状如草莓，脉数有力。

分析：邪毒炽盛，燔灼气营，则壮热不解，面赤口渴，咽喉肿痛糜烂；毒从外泄，则痧疹密布，色红如丹；初透时邪热在气，则苔黄糙；如毒热化火，内迫营血，则疹色紫黯或如

瘀点；津液被劫，胃阴已耗，故舌光红起刺，状如草莓。脉数有力，为邪毒内盛之象。

3. 痧后阴伤

证候：丹痧布齐后1~2天，身热渐退，咽部糜烂疼痛减轻，而低热，唇口干燥，或伴有干咳，食欲不振，舌红少津，苔剥脱，脉细数。

分析：疫毒之邪，化火伤阴最速，阴虚则内热，故低热留恋；痧后肺胃阴津耗伤，故口干，唇燥，干咳，舌红少津，脉细数。

【治疗】

1. 中药治疗

（1）邪侵肺卫

治法：辛凉宣透，清热利咽。

方药：解肌透痧汤（《喉痧证治概要》）。

方中射干、牛蒡子、马勃、桔梗、甘草清热利咽；荆芥、蝉蜕、浮萍、豆豉、葛根疏风解肌透表；连翘、僵蚕清热解毒；竹茹清胃止呕；前胡配桔梗宣肺化痰。乳蛾红肿者，加土牛膝根、板蓝根清咽解毒；颈部臖核肿痛者，加夏枯草、紫花地丁清热软坚化痰；汗出不畅者，加防风、薄荷祛风发表。

另外，还可用大青叶、板蓝根、土牛膝各15g，水煎服，每日1剂。

（2）毒炽气营

治法：清气凉营，泻火解毒。

方药：凉营清气汤（《喉痧证治概要》）。

方中水牛角、赤芍、丹皮、生石膏、黄连清气凉营，泻火解毒；生地黄、石斛、芦根、竹叶、玄参、连翘甘寒清热，护阴生津；丹痧布而不透，壮热无汗者，加淡豆豉、浮萍散表透邪；苔糙，便秘者，加生大黄、芒硝通腑泻火。

若邪毒内陷心肝，出现神昏，抽搐等，可选用紫雪丹（《太平惠民和剂局方》）、安宫牛黄丸（《温病条辨》）清心开窍；热毒甚者，用清开灵注射液、双黄连注射液静脉滴注清热解毒。另外，还可用三黄片每次2~3片，每日3次，开水送服；或五福化毒丸每次1丸，每日2次，开水送服；或用穿心莲15g，生甘草5g，水煎服，每日1剂。咽肿腐烂可选用锡类散（《金匮翼》）、冰硼散（《外科正宗》）、珠黄散（《中医耳鼻喉科学》）、双料喉风散吹喉，每日2~3次。

（3）痧后阴伤

治法：养阴生津，清热润喉。

方药：沙参麦冬汤（《温病条辨》）。

方中沙参、麦冬、玉竹养阴生津；天花粉生津止渴；扁豆健脾和胃；桑叶清疏肺中燥热。口干咽痛，舌红少津明显者，加玄参、生地、芦根养阴生津润喉；大便干结者，加知母、火麻仁清肠润燥。

2. 针灸治疗

基本处方：风池 天柱 曲池 合谷 少商 委中

方中风池、天柱祛风解表；合谷、曲池、少商清泻阳明之热毒；委中为血郄可清泻血分郁热，凉血解毒。

加减运用：邪侵肺卫加外关、列缺，诸穴均用泻法以宣肺解表；毒在气营加内庭、膈俞、身柱，诸穴均用泻法以泻火解毒；疹后阴伤加公孙、内关、三阴交，施以补法以扶脾胃、调气血、养阴生津。少商穴可用三棱针点刺出血。

【预防与调护】

1. 预防

（1）对猩红热患儿应隔离至临床症状消失，咽拭子培养链球菌连续3次阴性。对密切接触的易感人员应隔离7~12天，可作咽拭子培养协助诊断。

（2）对患儿的分泌物和污染物要及时消毒处理，接触病儿应戴口罩。

（3）猩红热流行期间勿带小儿去公共场所。

2. 调护

（1）急性期卧床休息，注意居室空气流通。

（2）供给充足的营养和水分，饮食应清淡易消化。不能进食者，应予静脉补液。

（3）注意皮肤与口腔的清洁卫生，可用淡盐水漱口，皮肤瘙痒者不可抓挠，蜕皮时不可撕扯。

【医案举例】

许某，女，7岁。1986年3月24日初诊。

患儿发热1天，咽喉红肿糜烂疼痛，3日来周身遍布丹痧，体若燔炭，口渴引饮，大便不解，小溲短赤，舌赤苔剥，脉数急。查：咽喉红肿糜烂，口腔黏膜红赤，T39.2℃。血象：WBC 16.3×10^{9}/L，N 85%，L 15%。诊断为猩红热，证属感受温毒时邪，蕴结肺胃两经，治以辛凉达邪，泻热通腑。方药：金银花、连翘、牛蒡子、黄芩、大青叶、玄参、天花粉、川军（后下）各10g。1剂。外用锡类散吹喉。二诊：丹痧已透，一片猩红，咽喉仍猩赤糜烂，口渴心烦，大便仅解1次，干结不畅，溲赤，杨梅舌，脉洪数，T39℃。此为温毒邪火炽盛，气营两燔。拟辛寒甘苦合化，清热解毒，凉营保津。方药：生石膏（先煎）30g，知母、金银花、连翘、花粉、玄参各10g，生地12g，川连2g，竹叶20g。1剂。仍用锡类散吹喉。三诊：丹痧红赤渐淡，咽喉糜烂已减，仍口渴引饮，杨梅舌仍在，脉数，T37.5℃。乃温毒邪火渐解，病情渐趋稳定，热火烈焰虽获暂平，犹虑燎原复起，仿前气营两清，加重泻热解毒。方药：生石膏（先煎）30g，知母、丹皮、黄芩、玄参、生军（后下）各10g，生地15g，川连2g，竹叶20g。1剂。仍用锡类散吹喉。四诊：丹痧渐隐，咽喉腐肉已脱，咽仍红微痛，口渴渐止，舌红绛转淡，舌上生淡白苔，边尖有红刺，脉数，T37℃。此乃温毒邪火渐解，阴津渐复之象，再予益阴生津，泄热解毒，以免死灰复燃。方药：生地、玄参、花粉、黄芩、栀子、生军（后下）各10g，川连2g，竹叶20g。3剂。仍用锡类散吹喉。五诊：丹痧已退，咽干微疼，下午手足心发热，口微渴，舌红苔少，脉稍数。此为余毒未消，阴分已伤。再拟养阴生津，泻热利咽喉，以善其后。方药：生地15g，麦冬、玄参、花粉、知母、山豆根各10g，甘草3g。3剂。而后告愈［卢卫强．王玉玲治小儿丹痧经验．江西中医药，1996，27（3）：12］。

【古代文摘】

《证治准绳·伤寒》："阳毒伤寒，服药不效，斑烂皮肤，手足皮俱脱，身如涂朱，眼珠如火，躁渴欲死，脉洪大而有力，昏不知人，宜三黄石膏汤主之，或升麻栀子汤吐之。"

《临证指南医案·疫门》："疫疠秽邪，从口鼻吸受，分布三焦，弥漫神识，不是风寒客邪，亦非停滞里症，故发散消导，即犯劫津之戒，与伤寒六经大不相同。今喉痛、丹疹，舌如朱，神躁暮昏，上受秽邪，逆走膻中，当清血络，以防结闭，然必大用解毒，以驱其秽。"

《喉痧证治概要》："独称时疫烂喉丹痧者，何也？因此症发于夏秋者少，冬春者多，乃冬不藏精，冬应寒而反温，春犹寒禁，春应温而反冷，经所谓非其时而有其气，酿成疫疠之邪也。邪从口鼻入于肺胃，咽喉为肺胃之门户，暴寒束于外，疫毒郁于内，蒸腾肺胃两经，厥少之火，乘势上亢，于是发为烂喉丹痧也。"

【现代研究】

钱氏用泄热解毒汤治疗猩红热，药用炒黄芩10g，金银花10g，半枝莲15g，蒲公英15g，紫地丁10g，虎杖12g，嫩射干10g，土牛膝10g，紫草根10g，野菊花10g，生甘草3g。加减：化脓性咽峡炎有化脓趋势者加山慈菇10g，马勃10g，山豆根10g，并以桂林西瓜霜、锡类散或青黛喉舌散吹入咽部；壮热烦渴加草河车15g，嫩青蒿30g，生石膏30g，肥知母10g；皮疹弥漫，绛红色暗加牡丹皮10g，京赤芍12g，广角10g（或水牛角代替）；恢复期口干，舌红少津加鲜生地15g，鲜石斛10g，玄参10g；猩红热皮疹退疹期，脱屑脱皮、皮肤瘙痒者加白鲜皮10g，防风10g，蛇床子10g。结果：28例中治愈23例［钱利凝．泄热解毒汤治疗对青霉素过敏之猩红热28例体会．江苏临床医学杂志，1997，1（3）：190］。钱氏用解肌汤治疗丹痧，药用葛根30g，麻黄9g，黄芩、芍药、甘草各15g，大枣12枚。咽喉肿痛，吞咽不利者，加蝉蜕5g，射干、大青叶、山豆根各15g；皮疹密布，色红如丹，弥漫全身者，加连翘、玄参、丹皮各20g，石膏30g；日晡潮热，皮肤脱屑者，加生地、麦冬、知母、花粉各15g（钱小雷．解肌汤治疗丹痧62例．云南中医中药杂志，2000，21（4）：32）。

【结语】

本病为急性呼吸道传染性疾病，由痧毒疫疠之邪所致。潜伏期为1~7天，临床以发热，咽喉肿痛或伴腐烂，全身布发猩红色皮疹，疹后蜕皮为特征。治疗应根据不同证候用辛凉宣透、清热利咽，清气凉营、泻火解毒，养阴生津、清热润喉之法。

第四节　水　　痘

水痘是由疫毒时邪（水痘－带状疱疹病毒）引起的一种传染性强的出疹性疾病，以发热，皮肤黏膜分批出现皮疹，丘疹、疱疹、结痂同时存在为主要特征。因其疱疹内含水液，形态椭圆，状如豆粒，故中西医均称为水痘。本病一年四季均可发生，以冬春二季发病率高。任何年龄小儿皆可发病，90%为10岁以下小儿，以6～9岁儿童最为多见。本病一般预后良好，一次感染水痘大多可获终生免疫，当机体免疫功能受损时或已接种过水痘疫苗者，也可有第二次感染，但症状轻微。水痘潜伏期为10～21天。水痘结痂后病毒消失，故传染期自发疹前24小时至病损结痂，约7～8天。

古代医家对本病论述较多，在《小儿药证直诀·疮疹候》中，虽然没有明确的与天花作出区别，但分辨出是一种水疱性的皮疹。《小儿痘疹袖金方论》中则明确水痘病名及其证治。至清代《痧麻明辨》中，进一步分出了水痘与赤痘在证候上的不同："凡水痘之色粉红……清浆，明亮有如水泡……亦有如胭脂红者，又名赤痘也。"并指出水痘则皮薄色娇，赤痘则红润形软。并根据痘色不同作出了病因分类和各种不同的处理方法。

现代医学中的水痘，与中医病名相同，可根据本病辨证论治。

【病因病机】

水痘为感受疫毒时邪所致。在气候变化、水痘流行期间易被感染。当小儿机体抵抗力下降时，外邪乘虚侵入而成水痘。时行邪毒，由口鼻而入，蕴郁于肺脾，与内湿相搏，出现发热、流涕、水痘布露等症。

1. 邪伤肺卫　疫毒时邪从口鼻而入，初则蕴郁于肺，肺失宣降；病邪深入，郁于肺脾，正气抗邪，时邪夹湿透于肌表，引发本病，证情轻浅。

2. 毒炽气营　外感疫毒时邪，若感邪较重，或小儿体弱，邪盛正衰，则邪毒内传气营，与内湿相搏，外透肌表，则成毒炽气营之证。

另外，若邪毒炽盛，毒热化火，邪毒内陷，可致邪毒内陷心肝；如感邪之后，邪毒内犯，闭阻于肺，肺失宣肃，又可引起邪毒闭肺等变证。

【诊断要点】

1. 病史　起病2～3周前有水痘接触史。

2. 症状　周身可见疱疹，以躯干部为主。疱疹呈椭圆形，大小不一，内含水液，周围红晕，常伴有瘙痒，结痂后不留疤痕。皮疹分批出现，在同一时期，丘疹、疱疹、干痂并见。

3. 检查　血象检查：白细胞大都正常，或有轻度增高。病原学检查：①使用单抗－免疫荧光法检测病毒抗原，敏感性较高，有助于病毒学诊断。②用抗膜抗原荧光试验、免疫黏附血凝试验、或酶联免疫吸附试验检测抗体，在出疹1～4天后即出现，2～3周后滴度增加

4倍以上即可确诊。③刮取新鲜水疱基底物，用瑞氏染色找到多核巨细胞和核内包涵体，可供快速诊断。

【鉴别诊断】

1. 脓疱疮 亦为疱疹，类似水痘，但好发于炎热夏季，多见于头面部及肢体暴露部位。病初为疱疹，很快成为脓疱，疱液混浊，可培养出细菌；而水痘好发冬春季，分布部位以躯干部为主，丘疹、疱疹、结痂同时存在，可检测出病毒抗原，助于与之鉴别。

2. 水疥（丘疹样荨麻疹） 好发于婴儿，多有过敏史，多见于四肢，呈风团样丘疹，长大后其顶部略似疱疹，较硬，不易破损，数日后渐干或轻度结痂，瘙痒重，易反复出现。与水痘好发于6~9岁儿童，同一时期，丘疹、疱疹、干痂并见的特征明显不同。

【辨证】

水痘辨证，主要根据痘疹颜色、疱疹数量、疱浆及全身情况，辨卫分、气分、营分。凡痘疹小而稀疏，色红润，疱浆清亮，或伴有微热、流涕、咳嗽等症，为病在卫分；若水痘邪毒较重，痘疹大而密集，色赤紫，疱浆混浊，伴有高热、烦躁等症，为病在气分、营分。病重者易出现邪陷心肝、邪毒闭肺之变证。

1. 邪伤肺卫

证候：发热较轻，或无热，鼻塞流涕，喷嚏，咳嗽，发病后1~2天出皮疹，疹色红润，疱浆清亮，根盘红晕，皮疹瘙痒，分布稀疏，此起彼伏，以躯干为多见，舌苔薄白，脉浮数。

分析：邪郁肺卫，肺失宣肃，故致发热、流涕、咳嗽；病邪不解，郁于肺脾，正气抗邪外出，时邪夹湿透于肌表，故见皮肤出现疱疹水痘。本证病邪尚浅，正盛邪轻，故全身症状较轻。

2. 邪炽气营

证候：发热重，见壮热不退，烦躁不安，口渴欲饮，面红目赤，皮疹分布较密，疹色紫黯，疱浆混浊，甚至可见出血性皮疹、紫癜，大便干结，小便短黄，舌红或绛，苔黄糙而干，脉数有力。

分析：邪毒炽盛，内传气营，故见壮热不退，烦躁不安，口渴，面红目赤；毒传营分，与内湿相搏外透肌表，则见水痘密集，疹色黯紫，疱浆混浊；热甚动血，血热妄行，可见出血性皮疹、紫癜等；大便干结，小便短黄，舌红或绛，苔黄糙而干，脉数有力，均为气营热甚之像。气分热重者烦热口渴，舌苔黄糙；营分热重者疹色紫黯、出血，舌质绛。

【治疗】

1. 中药治疗

（1）邪伤肺卫

治法：疏风清热，利湿解毒。

方药：银翘散（《温病条辨》）合六一散（《伤寒标本》）。

方中金银花、连翘、竹叶清热解毒；薄荷辛凉解表；配以牛蒡子、桔梗、甘草宣肺解毒，利咽；因水痘为时邪挟湿，可加车前子、六一散清热利湿。

另外，可冲服板蓝根颗粒，每服5g，每日2~3次。

（2）邪炽气营

治法：清气凉营，解毒化湿。

方药：清胃解毒汤（《痘疹传心录》）。

本方用升麻清热透疹；黄连、黄芩清热解毒；石膏清气分之热，丹皮、生地凉营滋阴。疹色深红者加紫草、山栀清热凉营；唇燥口干、津液耗伤者，加麦冬、芦根养阴生津；龈肿、口疮、大便干结，舌苔黄厚、质红者，加生大黄、枳实、全瓜蒌泻火通腑。

另外，可冲服清开灵颗粒，每服一包，每日2~3次。

水痘发病过程中，若疱疹已消退，出现壮热不退，神志模糊，甚至昏迷、抽搐等，为邪毒内陷心肝，治以清热解毒，镇惊开窍，方用清瘟败毒饮（《疫疹一得》）加减，加用紫雪丹（《太平惠民和剂局方》），或至宝丹（《苏沈良方》），每服1~3g，每日1~2次。若出现高热、咳嗽不爽、气喘、鼻煽、口唇青紫等，为邪毒闭肺，治以清热解毒、宣肺平喘，方用麻杏石甘汤（《伤寒论》）加减，或以小儿清肺颗粒冲服，每服3~6g，每日2次。

2. 针灸治疗

基本处方：大椎　风池　尺泽　外关　阴陵泉

大椎为督脉经穴，为手足三阳与督脉之会，“督统诸阳”，故以大椎与风池、外关相配疏风清热解表；肺主皮毛、脾主肌肉，故以肺经合穴尺泽，脾经合穴阴陵泉相配合，宣肺清热，利湿解毒，以解郁于肌表之湿毒。

加减运用：邪伤肺卫，咳嗽、喷嚏甚者，加列缺、合谷清热宣肺解表；邪炽气分，壮热烦渴者，加内庭、支沟、十二井刺血以通腑泄热；邪入营血，疹色紫暗、有出血点者，加曲泽、委中、中冲刺血清营凉血；神昏谵语者，加水沟、素髎、十宣刺血以开窍泻热。

【预防与调护】

1. 预防

（1）隔离患儿至全部疱疹结痂为止。对有接触史的易感儿，应检疫3周，并立即给予水痘减毒活疫苗可预防发病。

（2）本病流行期间，少去公共场所。对已被水痘病儿污染的被服、用具及居室，应采用通风、曝晒、煮沸、紫外线灯照射等措施进行消毒。

（3）易感孕妇在妊娠早期应尽量避免与水痘患者接触，已接触者可予水痘－带状疱疹免疫球蛋白被动免疫。如患水痘，应终止妊娠。

（4）对使用大剂量肾上腺皮质激素、免疫抑制剂患儿，及免疫功能受损、恶性肿瘤患儿，在接触水痘72小时内可肌肉注射水痘－带状疱疹免疫球蛋白，以预防感染本病。

2. 调护

（1）保持居室空气流通，注意避风寒。

（2）饮食宜清淡、易于消化，多饮温开水，忌食辛辣刺激性食物。

（3）保持皮肤清洁，避免搔抓损伤皮肤，以防继发感染。

（4）水痘患儿禁用激素，对原用激素者应及时减至生理量。

【医案举例】

1. 刘某，男，3 岁。病历号：5007794。1984 年 11 月 9 日初诊。

患儿身热 3 天，咳嗽，食少，肢倦无力，颜面、躯干发现水痘，即来门诊治疗。有水痘接触史。检查患儿头角发际皆有高粱米大之水痘，胸背部较多，大者如黄豆，小者如粟米，四肢散在。舌尖微红，苔薄黄，脉滑数。

辨证：内蕴湿热，兼感时邪，郁闭肌表，化热而发，致成水痘。

治法：清热解毒，凉血疏表。

方药：金银花 10g，连翘 6g，栀皮炭 8g，赤芍 6g，黄连 2g，蒲公英 6g，板蓝根 6g，蝉蜕 3g，焦山楂 6g，牛蒡子 6g，六一散（包煎）10g。

二诊：服药后，水痘新者未出，旧者渐回，大便未行，精神好，胃纳正常。舌苔黄而腻，脉滑数，说明积滞未化。仍施上方，加化毒散 1g 冲服，加强清热解毒之效。

三诊：药后大便通，水痘完全干痂，精神饮食皆正常，痊愈。（张文康．中国百年百名中医临床家丛书——宋祚民．北京：中国中医药出版社，2001：57）

2. 陈某，男，8 岁。

发热 4 天，近 2 天周身见有斑丘疹，中央有水疱，躯干较密，瘙痒异常，饮食略减，小便黄，大便尚调。舌红，苔黄腻，脉濡数。查：体温 38.7℃。诊为水痘。

治法：清热解毒利湿。

方药：金银花 10g，连翘 10g，紫花地丁 15g，黄花地丁 15g，鸡苏散 10g，熟大黄 10g，车前草 2 株。

上药服洗并用，4 剂后热退，水痘全部结痂，未见继发新痘，诸症向愈。（肖达民．名医临证经验丛书．北京：人民卫生出版社，2002：150）。

【古代文摘】

《小儿药证直诀·疮疹候》：“其疮出有五名：肝为水疱，以泪出如水，其色青小；肺为脓疱，以涕稠浊，色白而大；心为斑，主心血，色赤而小，次于水疱；脾为疹，小次斑疮，其主裹血，故赤色黄浅也。”

《证治准绳·幼科》：“小儿痘疮有正痘与水痘之不同……皮薄如水泡，破即易干，而出无渐次，白色或淡红，冷冷有水浆者，谓之水痘。”

《医宗金鉴·痘疹心法》：“水痘皆因湿热成，外证多与大痘同，形圆顶尖含清水，易胀易靥不浆脓，初起荆防败毒散，加味导赤继相从。”

【现代研究】

水痘系儿科常见急性传染病，由水痘－带状疱疹病毒感染所致。对水痘的治疗目前尚无特效的治疗方法，临床上主要以对症治疗以及防止继发感染为主。中医中药治疗和近年来抗病毒药物的应用取得了较好的成果。

中医内服药物治疗：沈氏等以大剂量板蓝根煎剂口服治疗34例，在2~4日内痊愈［沈建光，徐云松，俞雄杰．大剂量板蓝根治疗水痘．中国临床医生，2003，31（6）：63］。梁氏以黄连解毒汤加味治疗30例，均治愈，平均退热时间为3天，平均结痂时间为4天。全部病例未见并发症［梁治新．黄连解毒汤加味治疗小儿水痘30例．陕西中医，1996，17（8）：362］。陈氏等以三仁汤治疗小儿水痘50例，全部治愈。认为小儿水痘的发病，不仅有时邪风毒，更主要是湿热内蕴，而且是湿重于热［陈庆英，王功榕．三仁汤治疗水痘50例小结．江西中医药，1994，25（5）：37］。孙氏以桑菊饮加减内服，配合水痘酊（金黄散30g，百部酒100ml）外用，治疗小儿水痘50例，痊愈率86%，好转率98%［孙红．桑菊饮治疗水痘的临床观察．淮海医药，1996，14（2）：18］。

中药内服与外敷相结合治疗：郭氏以解毒消痘方内服，另以蛇硝散外搽，治疗小儿水痘200例，97%的患儿在内服外用各2剂后痊愈，有效率100%［郭润英．中药内服外洗治疗水痘200例．中医外治杂志，1999，8（5）：31］。李氏以薏苡竹叶散加味内服与鲜空心苋汁加白矾涂抹患处，治疗重症水痘45例，45例患者全部治愈，与使用聚肌胞肌注和利巴韦林静滴治疗相比较，平均退热时间和平均治愈时间更短［李桂芳．中药内服外敷治疗小儿重症水痘45例．浙江中医杂志，1995，16（11）：17］。

中西医结合治疗：黄氏运用祛痘解毒饮与双嘧达莫相配合，治疗水痘87例，59例治愈；20例好转；8例无效。二药配合，效果比单用中药或单用西药有明显提高，疱疹的吸收、皮损的消失和全身中毒症状的改善时间都相对较快［黄伏顺．水痘辨证体会．江西中医药，1996，27（3）：37］。马氏以清热解毒、利湿的中药内服与酞丁胺搽剂外用相结合，治疗小儿水痘136例，110例治愈、16例好转、10例无效［马自涤．中西医结合治疗水痘136例．湖南中医药导报，1997，3（5）：43］。陈氏等以清痘消疹饮配合利巴韦林及维生素等治疗水痘236例，治愈225例，治愈率达95.34%［陈义春，吴隆庆．中西医结合治疗水痘236例．四川中医，2002，20（10）：65］。万氏以内服清气凉营解毒汤配合利巴韦林肌注或静脉滴注，治疗重型水痘60例，全部治愈，疗效优于单用利巴韦林［万菊清，叶华．中西医结合治疗重型水痘60例临床观察．福建中医学院学报，1996，6（3）：12］。

其他治疗：舒氏以双黄连口服液治疗儿童水痘60例，取得较好治疗效果，与阿昔洛韦比较，治疗组退热、抑制皮疹出现时间及皮疹全部结痂时间均优于对照组［舒亚玲．双黄连治疗水痘疗效观察．浙江中西医结合杂志，1999，9（3）：188］。徐氏以双黄连粉针剂静脉滴注，并以七厘散醋调后外敷于患处，5天为一个疗程，治疗34例，与利巴韦林对照组比较，在退热时间、皮疹不再发生时间、皮疹结痂时间等方面，治疗组均较对照组为优［徐修华．双黄连粉针合用七厘散治疗水痘34例．医药导报，1999，18（3）：155］。劳氏以$VitB_{12}$在双侧曲池、血海、足三里穴位注射，治疗水痘3例，患儿均在2~3天后痊愈［劳润芝．穴位注射治疗水痘．中国针灸，1994，（2）：20］。

【结语】

水痘系儿童常见的急性传染性疾病，多由外感疫毒时邪，蕴郁于肺脾，与内湿相搏而致。病情轻者为邪伤肺卫，甚者为毒炽气营。治疗上以清热、利湿、解毒为主要原则，中药治疗以银翘散或清胃解毒汤为主，针灸治疗以大椎、风池、尺泽、外关、阴陵泉针以泻法为主。水痘一般预后良好。及时的对症治疗和护理措施，可以减轻症状、缩短病程、减少并发症。

第五节 流行性腮腺炎

流行性腮腺炎是由腮腺炎时邪（腮腺炎病毒）引起的一种急性传染病，以发热、耳下腮部肿胀疼痛为主要特征。又称“蛤蟆瘟”、“含腮疮”。本病四季均可发病，冬春两季多见。多发于3岁以上儿童。本病预后一般良好。少数患儿因体质虚弱或邪毒炽盛，可出现邪陷心肝、毒窜睾腹之变证。感染本病后绝大多数患者可获终生免疫。

《疮疡经验全书·痄腮毒》曰：“此毒受在牙根耳聤，通于肝肾，气血不流，壅滞颊腮，此是风毒症。”指出本病是邪毒阻遏少阳经脉，与气血相搏，凝滞于耳下腮部之病理机制。《幼幼全书·痄腮》云：“毒气蓄于皮肤，流结而为肿毒，多在腮颊之间。”

流行性腮腺炎潜伏期为12～22天。在腮腺肿大前6天至肿后9天从唾液腺中可分离出腮腺炎病毒，故本病传染期为自腮腺肿大前24小时至消肿后3天。

【病因病机】

本病发生的原因为感受腮腺炎时邪疫毒所致。在气候变化，腮腺炎流行期间易被传染。当小儿抵抗力下降时，时邪乘虚侵入而致。主要病机为邪毒壅阻少阳经脉，与气血相搏，凝滞于耳下腮部。

时邪病毒从口鼻而入，侵犯足少阳胆经。邪毒循经上攻腮颊，与气血相搏，凝滞于耳下腮部，则成邪犯少阳之证；若时邪病毒壅盛，循经上攻，蕴结腮颊，可逆犯于心，内扰脾胃，而成热毒蕴结之候；盖肝胆相表里，如热毒炽盛，或邪盛正衰，可内陷厥阴，扰动肝风，蒙蔽心包，形成邪陷心肝之变证；足厥阴肝经循少腹络阴器，若邪毒郁久，化热生火，热毒循经下行，引睾窜腹，可见毒窜睾腹之变证。

【诊断要点】

1. 病史 当地有本病流行，发病前2～3周有流行性腮腺炎接触史。

2. 症状 初起有发热。一侧或双侧腮腺肿大，以耳垂为中心，向前、后、下扩大，边缘不清，皮色不红，触之有痛感及弹性感，腮腺管口可见红肿，腮腺肿胀持续4～5天始消退。

3. 检查 血象检查可见白细胞总数正常或偏低，淋巴细胞相对增多，并发细菌感染时白细胞计数可增多。血清与尿淀粉酶测定可见血清和尿淀粉酶活性与腮腺肿胀程度成正比，2周左右恢复正常。病原学检查可从患者的唾液、尿、血、脑脊液中分离出腮腺炎病毒。血清学检查，双份血清补体结合抗体试验及血凝抑制试验，效价呈4倍增长或补体结合抗体试验中一次血清效价达1:64。

【鉴别诊断】

1. 发颐 本病与发颐均可出现耳周肿痛。后者多为一侧，表皮泛红，疼痛剧烈，拒按；按压腮部可见口腔内腮腺管口有脓液溢出，无传染性，血白细胞总数及中性粒细胞增高。

2. 痰毒 痰毒表现为颌下疼痛，可扪及花生米或鸽蛋大小的肿块，边缘清楚，有触痛，发病无季节性，无传染性。

【辨证】

本病主要以经络辨证为主，根据局部及全身症状，分清常证、变证。凡发热，耳下腮肿，但无神志障碍、少腹疼痛、睾丸肿胀者为病在少阳，属常证；若高热不退，神志不清，反复抽搐或少腹疼痛、睾丸肿痛者为病在少阳、厥阴二经，属变证。

1. 常证

（1）邪犯少阳

证候：一侧或两侧腮部漫肿疼痛，咀嚼不利，轻微发热恶寒，头痛，或有咽红，纳少，舌质红，苔薄白或黄，脉浮数。

分析：时邪侵袭，邪在肌表，故发热恶寒轻，舌红，苔薄，脉浮数；邪侵少阳，搏结气血，结于腮颌，则耳下腮部漫肿疼痛，咀嚼不利。

（2）热毒蕴结

证候：一侧或两侧耳下腮部肿胀疼痛，坚硬拒按，张口咀嚼困难，壮热，头痛，烦躁，口渴欲饮，咽红肿痛，颌下肿痛，纳少，大便秘结，尿短而黄，舌红苔黄，脉滑数。

分析：热毒入里，里热亢盛，正邪激争，故见壮热，烦躁，咽红肿疼痛，口渴欲饮，大便秘结，尿短而黄；热毒蕴结于少阳，气血郁结腮颌，则腮部硬肿作痛，咀嚼困难。舌红苔黄，脉滑数为热毒炽盛之象。

2. 变证

（1）毒陷心肝

证候：腮部肿胀，疼痛拒按，高热，嗜睡，头痛项强，呕吐，甚则昏迷、抽搐，舌红绛，苔黄糙，脉弦数。

分析：热毒炽盛，内陷心包，扰乱神明，则高热，嗜睡，昏迷；热极生风，肝风内动，则抽搐，项强。舌苔脉象均为热毒亢盛之象。

（2）毒窜睾腹

证候：腮部肿痛，发热烦躁，口苦咽干，男性一侧或两侧睾丸肿胀疼痛，女性少腹疼痛，痛时拒按，舌红，苔黄，脉数。

分析：热毒内蕴，正邪相争故发热烦躁；热毒循经下行，郁滞肝胆，经脉不利则少腹作痛，男性则连及睾丸肿痛。舌红、苔黄、脉数示里热之征。

【治疗】

1. 中药治疗

(1) 常证

①邪犯少阳

治法：疏风清热，散结消肿。

方药：柴葛解肌汤（《伤寒六书》）加夏枯草、牛蒡子、金银花、羌活。

方中柴胡、葛根、黄芩清利少阳；葛根、白芷、石膏透热解肌；金银花、连翘清热解毒；桔梗、牛蒡子疏风利咽；川芎、羌活引药上行清利头面；夏枯草、赤芍疏肝散结。若系春温夏热之时则加生地、丹皮清热养阴；知母、贝母清热化痰。

另可选腮腺炎片，每次服4～6片，每日3次。还可选用金黄膏，适量外敷患处，每日1～2次，脓肿已破溃者禁用。

②热毒蕴结

治法：清热解毒，软坚散结。

方药：普济消毒饮（《东垣试效方》）。

方中黄芩、黄连清热解毒；连翘、薄荷、僵蚕、牛蒡子、柴胡、升麻疏散风热，消散郁结；玄参、马勃、板蓝根、桔梗清热解毒、畅利咽喉；陈皮理气行滞。若里热较重加金银花、石膏以增强清热解毒之力；大便秘结可酌加大黄、芒硝以泻热通便。

另可选用玉枢丹（《片玉心书》），每次1g，以醋或水调匀，外敷患处，每日2次。脓肿破溃者禁用。

(2) 变证

①毒陷心肝

治法：清热解毒，熄风止痉。

方药：清瘟败毒饮（《疫疹一得》）加钩藤、僵蚕。

方中石膏、知母、竹叶清泄气分邪热；黄连、黄芩、栀子、连翘、桔梗、甘草清热泻火解毒；犀角（水牛角代）、地黄、丹皮、赤芍、玄参清热凉血滋阴；钩藤、僵蚕平肝熄风。呕吐者加代赭石、竹茹。

另可选安宫牛黄丸（《温病条辨》），每服0.3～0.6g，每日1～2次；或服紫雪丹（《太平惠民和剂局方》）、至宝丹（《苏沈良方》）等。

②毒窜睾腹

治法：清泻肝胆，活血止痛。

方药：龙胆泻肝汤（《医方集解》）。

龙胆草善泻肝胆实火；栀子、黄连、黄芩清热泻火；车前子、木通、泽泻清热利湿；柴胡疏达肝气；当归、生地补阴血养肝肾。睾丸疼痛硬结者加荔枝核、元胡散结止痛；少腹痛伴便秘者加元胡、川楝子、木香理气通腑。

另可选服腮腺炎片，每次4～6片，每日3次。还可选用金黄膏，适量外敷患处，每日1～2次，腮肿已破者禁用。

2. 针灸治疗

（1）体针

基本处方：颊车　翳风　合谷　外关　内庭　足临泣

方中颊车、翳风为局部取穴，翳风为手足少阳之会，合以足阳明经穴颊车以疏调少阳、阳明经气，宣散肿腮局部气血之壅滞；合谷配外关、内庭、足临泣均为手足阳明、少阳经远端取穴，可以清泻少阳、阳明之郁热，导热下行，通络止痛，散结消肿。

加减运用：若热毒袭表加风池、中渚疏风清热解表；热毒蕴结加大椎、曲池泻火解毒；热毒攻心加十宣、水沟、太冲醒神开窍，熄风止痉；毒邪下注加大敦、归来以疏泻肝郁，化瘀止痛。操作时均采用针刺泻法，十宣可点刺出血，大椎、曲池可刺络拔罐。

（2）其他：还可选用爆灯火：取病侧的角孙穴剃去约 0.5×0.5cm 范围毛发，用灯心草一根，蘸蓖麻油点燃后速点灸穴位即起，听到"啪"一响声即可；耳针：皮质下、面颊、腮腺，各穴强刺激，留针 1 小时，其间行针 2 次，每日 1 行。

【预防与调护】

1. 预防

（1）本病流行期间，应少去公共场所，避免传染。幼儿园及中、小学校等集体单位要经常体格检查，有接触史者应检疫 3 周，可疑患儿要及时隔离观察。

（2）未曾患过本病的儿童，可予腮腺炎免疫球蛋白被动免疫。

（3）生后 14 个月可予减毒腮腺炎活疫苗，或麻疹、流行性腮腺炎、风疹的三联疫苗进行预防。

2. 调护

（1）发病期间应隔离治疗，直至腮部肿胀完全消退后 3 天为止。

（2）居室应空气流通，衣被、用具等物品均应煮沸消毒。

（3）患儿应卧床休息，直至热退、腮肿消退为止。并发睾丸炎者适当延长卧床休息时间。

（4）予清淡易消化的流质饮食或软食为宜，忌食刺激性食物。多饮开水，保证充足的液体摄入。

（5）密切观察高热、头痛、嗜睡、呕吐患儿的病情，及时发现并发症，并给予必要的处理。睾丸肿大痛甚者，局部可给予冷湿敷，并用纱布做成吊带，将肿胀的阴囊托起。

【医案举例】

1. 徐某，女，18 岁，学生。

左侧耳根部肿胀作痛 2 天。患者耳根部肿胀伴发热（T38.5℃），曾用西药无效，故来针灸科治疗。检查：左侧耳根部红肿明显，有压痛，颌下淋巴结肿大。苔薄白，脉浮数。辨证为风热上扰，治以疏风清热。

处方：角孙　翳风　曲池

治疗经过：将火柴点燃后，旋即吹灭，快速对准角孙穴，一触即起，继针翳风（针尖斜向患处)，曲池用徐疾泻法，留针 20 分钟，隔 10 分钟运针。复诊时热退局部肿胀亦减。取穴：翳风，颊车（向大迎透刺），以巩固疗效。三诊痛除告愈。（陈佑邦．当代中国针灸临证精要．天津：天津科学技术出版社，1987：373）

2. 王某，男，7 岁。1990 年 4 月 19 日初诊。

述其右耳下肿痛 2 天，经用西药（不详）无效。刻诊：右耳垂下肿胀疼痛，皮色如常，伴咀嚼不便，纳差，口苦，舌尖红，苔薄黄，脉浮数。诊为痄腮。治宜和解少阳，疏风化痰，散结消肿。用药：柴胡 4g，黄芩 5g，半夏 6g，酒军 6g，牛子 6g，连翘 6g，僵蚕 6g，板蓝根 10g，升麻 6g，甘草 3g。外用金黄散，凡士林调膏贴敷，日换药 1 次。3 日后复诊，耳垂下肿痛减，诸症消失而告愈。[刘秀顺，刘天骥．小柴胡汤加味治疗小儿痄腮 96 例．甘肃中医，1995，8（3）：18]

【古代文摘】

《疮疡经验全书·痄腮毒》：“此毒受在于牙根耳聤，通于肝肾，气血不流，壅滞颊腮，此是风毒症。”

《幼幼全书·痄腮》：“毒气蓄于皮肤，流结而为肿毒，多在腮颊之间。”

《疮科心得集·鸬鹚瘟》：“风温偶袭少阳，络脉失和。生于耳下，或发于左，或发于右，或左右齐发，初起形如鸡卵，色白濡肿，状若有脓，按不引指，但痠不痛，微寒微热，重者或憎寒壮热，口干舌腻，此症永不成脓，过一候自然消散。”

《外科正宗·痄腮》：“痄腮乃风热、湿痰所生，有冬温后天时不正感发传染者多，两腮肿痛，初发寒热，以柴胡葛根汤散之，外敷如意金黄散。”

《医宗金鉴·痄腮》：“痄腮胃热是其端，初起焮痛热复寒，高肿焮红风与热，平肿色淡热湿原。”

《活幼心书》：“毒气蓄于皮肤，流结而为肿毒……多在腮颊之间，或耳根骨节之处。”

【现代研究】

中药治疗流行性腮腺炎，一般多责之于风温疫毒壅阻少阳，治以疏风清热、解毒消肿，而岑氏则从风寒内热论治，强调本病多由风寒之邪诱发，风寒不解，入里化热，或风寒与内热相搏，致使热毒炽盛，循经上头面而发本病。治以疏风散寒，兼以清热解毒［岑小龙．痄腮治疗体会．成都中医药大学学报，2001，3（1）：31］。张氏根据小儿稚阴稚阳、纯阳之体的特点，结合温热病传变规律，阐述本病在后期每有阴津亏损、热结阳明之证，治宜急下存阴，根据不同证型分别采用滋阴液攻腑实、补气阴攻腑实、泄小肠之热攻腑实之法，收到良好疗效［张芝，刘彩琴．通腑泄热法治疗小儿痄腮一得．陕西中医学院学报，2001，4（5）：59］。范氏根据本病风温胃热、气血凝滞的特点，治以内清外透、行气活血，方用白虎汤加减，治疗 238 例，治愈 237 例，好转 1 例［范德斌．白虎清热活血汤治疗痄腮 238 例．四川中医，1998，6（1）：48］。

中药外敷治疗本病有很好的疗效。王氏用鲜天名精 100g 洗净，捣成泥，加冰片少许混合均匀，外敷患处，每日 3～4 次，治疗 150 例，治愈 136 例，有效 14 例［王宏伟，王宏杰，朱会友，等．天名精治疗痄腮150例．中医外治杂志，1998，（5）：16］。杜氏用雄黄散（枯凡、黄柏、雄黄各50g，共研细末）加生理盐水调糊，外敷患处，1～2天换药1次，治疗116例，痊愈74例，显效26例，有效16例［杜安民．雄黄散外贴治疗小儿腮腺炎116例．陕西中医，1995，6（12）：545］。陈氏以酒制蛇蜕塞耳治疗小儿痄腮，1小时左右换卷1次，直至肿痛消失、张口自如为止，一般换药3次即可痊愈［陈寿永，江文桂，钱时来，等．酒制蛇蜕塞耳治痄腮．浙江中医杂志，1996，31（3）：134］。

针灸治疗流行性腮腺炎多有报导。马氏用三棱针挑刺角孙穴治疗小儿腮腺炎110例，总有效率98.2%［马秀萍．针挑角孙穴治疗腮腺炎110例．中国针灸，1996，（2）：50］。李氏用三棱针点刺耳尖放血，89例全部治愈［李思康，张传宝．耳尖点刺放血治疗流行性腮腺炎89例．辽宁中医杂志，1998，25（1）：37］。陈氏以灯草蘸香油点灼双角孙穴，治疗1000例，经治1～3次，痊愈888例，无效112例［陈敏，张文华．明火灸灼法治疗流行性腮腺炎1000例．中国民间疗法，2000，8（4）：20］。

【结语】

流行性腮腺炎是儿科临床常见病种，多由时邪疫毒郁阻少阳经脉，结于腮部所致，常使腹睾受累，甚或扰乱神明，重则传变肝经。证型相对简约，总体上分为常证和变证两类，治疗上以疏风清热、解毒消肿为原则，采用内服药物和（或）针灸与患处外敷相结合治疗，有利于提高疗效。

第六节　百日咳

百日咳是小儿感受百日咳时邪（百日咳杆菌）引起的肺系传染病，以阵发性痉挛性咳嗽，咳末有特殊的鸡鸣样吸气性吼声为特征。就其症状而言，又名“顿嗽”、“顿呛”、“鸬鹚咳”。因其具有传染性，又称为“疫咳”、“天哮呛”。本病一年四季均可发生，但以冬春季节多见。5岁以下婴幼儿最易发病，年龄愈小，病情大多愈重。本病病程较长，如不及时治疗，可迁延2～3个月之久。

百日咳历代儿科著作中记载颇多，《幼科金针》指出“夫天哮者，盖因时行传染，极难奏效，其症起嗽连连，呕吐涎沫，涕泪交作，眼胞浮肿，吐乳鼻血，呕血睛红。”《本草纲目拾遗》描述本病时指出“治肾咳，俗呼顿呛，从小腹下逆上而咳，连嗽数十声，小住又作，甚或咳发必呕，牵掣两胁，涕泪皆出，连月不愈者，用鸬鹚涎，滚水冲服，下咽即止。”说明古代医家不仅对本病的临床症状描述详细，而且对本病具有传染性亦早有认识，并积累了很多治疗及预后方面的经验。针灸治疗本病，古籍中虽少有专门论述，但在咳嗽门中有不少类似本病的治法，可资借鉴。

由于近年来广泛开展百日咳菌苗的预防接种，百日咳发病率已大为降低，但是，临床上由副百日咳杆菌、腺病毒等病原引起的百日咳综合征仍较常见，两者症状相似，辨证论治可参本节。

【病因病机】

本病病因为感受风温时邪所致。外感时邪，内有伏痰，时邪夹痰交结气道，导致肺失肃降，肺气上逆为其主要病因病机。百日咳病变脏腑以肺为主，初犯肺卫，继则由肺而影响肝、胃、大肠、膀胱，重者可内陷心肝。

小儿肺常不足，易感时邪，年龄愈小，肺愈娇弱，感邪机会愈多。病之初起，时邪从口鼻而入，侵袭肺卫，肺卫失宣，肺气上逆，虽有寒热之不同，但以肺失清肃的卫表症状为主。继则疫邪化火，痰火胶结，气道阻塞，肺失宣肃，气逆上冲，咳嗽加剧，而见痉咳表现；连咳不已，待胶阻之痰涎吐出，气机稍得通畅，咳嗽暂时缓解。咳虽在肺，由于时邪与伏痰胶结日久，除伤及肺气外，常常累及他脏，如气逆犯胃则胃失和降而见呕吐；气逆犯肝则肝气横逆而两胁作痛；气逆化火伤络则衄血、目睛出血、痰中带血等。心主舌本，频咳引动舌下系带，出现溃疡。又肺为水之上源，与大肠相表里，肺气宣降失令，则大肠、膀胱失约，故痉咳时可见二便失禁，面目浮肿。病之后期，由于病程日久，邪气渐退，正气耗损，肺脾亏虚，多见气阴不足证候。

年幼或体弱小儿若罹患此病，由于正气亏虚，不耐时邪痰热之侵，可发生变证。若痰热壅盛，肺气郁闭，则壮热咳喘，痰涌气急，并发肺炎喘嗽；若邪热内陷心肝，则可致昏迷、抽搐之变证。

【诊断要点】

1. 病史　未接种百日咳菌苗，有百日咳接触史。

2. 症状　发病初期感冒症状逐渐减轻，而咳嗽反增；阵发性痉咳，咳嗽末有鸡鸣样吸气性回声，日轻夜重；面目浮肿，目睛出血，舌系带溃疡等。

3. 检查　血象：初咳期末及痉咳期白细胞总数升高，可达（20~40）$\times 10^9$/L，淋巴细胞升高，可达60%~80%。并发肺炎者，白细胞总数增加，淋巴细胞相对减少。细菌培养：用咳碟法或鼻咽拭子法作细菌培养有百日咳杆菌生长。在疾病第1周阳性率高达90%，以后降低。荧光抗体检查：直接荧光抗体染色阳性，此法具有阳性率高、特异性强和诊断快速的优点。血清学检查：血清中有PT、FHA特异性抗体，其中IgG-PT最有早期诊断价值。

【鉴别诊断】

1. 感冒　以发热，恶寒，鼻塞流涕，咳嗽为特征，无日轻夜重，经治疗表解后，咳嗽也渐止。

2. 支气管炎与肺炎　有时也可有痉挛性咳嗽，但多出现在起病后几日内，咳后无鸡鸣样吸气声；血象检查肺炎患儿无淋巴细胞明显增多，听诊肺部有中细湿啰音，X线胸片肺部有炎性改变。

【辨证】

百日咳一般按初咳期、痉咳期、恢复期三个阶段辨证。初咳期邪犯肺卫又有风寒、风热之不同，风寒者咳嗽痰稀色清、鼻流清涕；风热者咳嗽痰黄稠黏、鼻流浊涕。痉咳期痰阻肺络应辨痰火、痰浊，痰火伏肺则痉咳痰黄稠难咯，目赤鼻衄舌红；痰浊阻肺则痉咳痰稀色清易咯，舌淡质润苔白。恢复期邪去正伤，当辨阴虚、气虚，阴虚则干咳痰少，音哑低热口干；气虚则咳而无力，痰稀自汗神疲。

1. 邪犯肺卫（初咳期）

证候：本病初起，一般有咳嗽，喷嚏，鼻塞流涕，或发热等伤风感冒症状，2～3 天后咳嗽日渐加剧，痰稀白、量不多，或痰稠不易咯出，咳声不畅，但尚未出现典型痉咳，咳嗽以入夜为重，舌苔薄白或薄黄，脉浮。

分析：时疫病邪侵犯肺卫，则见外感咳嗽，喷嚏，鼻塞流涕，发热等症状；肺失宣发，引动伏痰，则咳嗽加剧；时疫病邪挟风寒者，则鼻流清涕，咳痰清稀易咯，舌苔薄白；挟风热者，则鼻流浊涕，咳嗽痰黄稠黏，舌苔薄黄。

2. 痰火阻肺（痉咳期）

证候：阵发性痉挛性咳嗽频作，日轻夜重，咳末伴有深吸气样鸡鸣声，吐出痰涎及食物后，痉咳才能暂时缓解，但不久又复发作，轻则昼夜痉咳 5～6 次，重症多达 40～50 次，每次痉咳多出于自发，但进食、用力活动、闻到刺激性气味、情绪激动等外因都易引起发作，一般痉咳在第 3 周达到高峰，可伴有目睛红赤，两胁作痛，舌系带溃疡，二便失禁，舌质红，苔薄黄，脉数。婴幼儿此期可发生窒息，抽搐，神昏的变证。

分析：本病时邪郁而化热化火，火热熏肺，炼液为痰，痰火交结，则痉咳频作。肺失宣肃，气机失调，病累他脏，胃失和降则泛恶呕吐；肝火上炎则目睛出血；肝气横逆则胁肋胀痛；心火上炎则舌系溃疡；大肠、膀胱失约则可见二便失禁。婴幼儿肺脏娇弱，无力咳痰，痰热闭肺则窒息。痰动风生，邪陷心肝则神昏、抽搐。

3. 气阴耗伤（恢复期）

证候：痉咳缓解，干咳无痰或痰少而稠，声音嘶哑，伴低热，午后颧红，烦躁，夜寐不宁，盗汗，口干，舌红，苔少或无苔，脉细数。或咳声低弱，痰白清稀，神倦乏力，气短懒言，纳差食少，自汗或盗汗，大便不实，舌淡，苔薄白，脉细弱。

分析：久咳则气阴耗伤，肺阴耗伤则干咳少痰、声音嘶哑；阴虚生内热，则低热盗汗，烦躁少宁；舌红苔少，脉细数为肺阴不足之象。肺气耗伤，则咳嗽无力，痰白清稀；脾虚失运，则神倦乏力，纳差食少。舌淡苔薄白，脉细弱为肺脾气虚之象。

【治疗】

1. 中药治疗

（1）初咳期

治法：疏风祛邪，宣肺止咳。

方药：三拗汤（《太平惠民和剂局方》）加桑叶、炙紫菀、枇杷叶、瓜蒌皮、浙贝母。

方中麻黄辛温宣肺；甘草佐麻黄辛甘发散肺卫之邪；杏仁化痰止咳；桑叶、炙紫菀、枇杷叶、瓜蒌皮、浙贝母以增强宣肺止咳化痰之功。偏风寒者，加苏叶、百部、陈皮辛温发散，宣肺化痰；痰多色白者，加半夏、茯苓、枳壳燥湿理气宽胸，化痰止咳；偏风热者，加菊花、连翘、黄芩祛风清热宣肺；痰黄而黏稠者，加胆南星、鲜竹沥、黛蛤散（验方）清化痰热。

另外，还可用鹭鸶咳丸，每服1丸，1日2~3次。

（2）痉咳期

治法：泻肺清热，涤痰镇咳。

方药：桑白皮汤（《景岳全书》）合葶苈大枣泻肺汤（《金匮要略》）。

方中桑白皮、黄芩、贝母、葶苈子清泄肺热，化痰止咳；半夏、苏子、杏仁降逆化痰；黄连、栀子泻火泄热。痉咳频作者，加白僵蚕、蜈蚣解痉镇咳；呕吐频作，加代赭石、枇杷叶、紫石英降逆止呕；两目红赤者，加龙胆草清泄肝火；胁痛者，加柴胡、郁金、桃仁疏肝活血；咳血、衄血者加白茅根、侧柏叶、景天三七凉血止血；咳痰清稀，加半夏、莱菔子燥湿涤痰；呛咳少痰，舌红少苔者，去芩、连，加沙参、麦冬润肺止咳。

发生变证时，应随证论治。若痰热闭肺，宜开肺清热、涤痰定喘，用麻杏石甘汤（《伤寒论》）加味，窒息发绀时紧急予以吸痰、吸氧。邪陷心肝，宜泻火涤痰，熄风开窍，用羚角钩藤汤（《通俗伤寒论》）、牛黄清心丸（《痘疹世医心法》）等方，待神清搐止后再继续治疗百日咳。

另外，还可用新鲜鸡胆汁，加白糖适量，调成糊状，蒸熟服。每日每岁1/2只，最多不超过3只，分2次服，连服5~7日。或用紫皮大蒜，制成50%糖浆。5岁以内每次5~10ml，5岁以上每次10~20ml，每日3次，连服7日。或用蜈蚣、甘草等份为末。每服1~2g，1日3次，蜜水调服。或百部10g，白前10g，白梨1个（清水洗净，连皮切碎），同煮，加少量白糖，去渣饮汤，1日2~3次，连服5~6天。

（3）恢复期

①肺阴亏虚

治法：养阴润肺，清热化痰。

方药：沙参麦冬汤（《温病条辨》）加石斛、炙冬花、川贝母、芦根。

方中沙参、麦冬、玉竹、桑叶、天花粉、甘草养阴润肺生津润燥；石斛、炙冬花、川贝母、芦根以增强养阴润肺生津、利咽止咳之效。咳嗽时作，加桔梗、杏仁清肃肺气，化痰止咳；干咳无痰，加百合、阿胶、生地润肺止咳；盗汗甚者，加地骨皮、浮小麦、牡蛎清热敛汗；声音嘶哑者，加木蝴蝶、胖大海、凤凰衣清咽开音；大便干结者，加麻仁、全瓜蒌润燥通便。

②肺脾气虚

治法：益气健脾，化痰止咳。

方药：人参五味子汤（《幼幼集成》）加百部、白前。

方中人参、茯苓、白术、甘草、生姜、红枣补中益气，健脾养胃；麦冬甘润养肺；五味子收敛肺气，纳气益肾；百部、白前宣肺止咳。容易汗出，反复感冒，加黄芪、防风益气固表；痰稀量多，加半夏、陈皮燥湿化痰；咳嗽不止，加川贝母、炙冬花化痰止咳；不思饮食者，加砂仁、神曲、鸡内金助运开胃。

另外，还可用二冬膏，每服5~10g，1日2次。

2. 针灸治疗

（1）体针

基本处方：风门　合谷　列缺　丰隆

方中风门宣发肺卫、解表止咳；合谷、列缺为原络相配，可疏风解表、宣肺止咳；丰隆健脾利湿、化痰止咳。

加减运用：初咳期加肺俞、外关，诸穴均用泻法以宣肺解表；痉咳期加天突、孔最，诸穴均用泻法以泻热肃肺镇咳；恢复期加太渊、太白、脾俞、足三里，诸穴均用补法以补益肺脾，或加三阴交、太溪，施补法滋阴润肺；痰中带血加鱼际、孔最、膈俞，诸穴均用泻法以清热凉血止血；咳吐频繁加内关、内庭，诸穴均用泻法以和胃降逆止呕；形体虚弱加膏肓、足三里，诸穴均用补法以补气养血。

（2）其他：还可选用耳针：取肺、气管、神门、交感、对屏尖，每次选 2～3 穴，毫针中度刺激，不留针，或用王不留行籽贴压；三棱针：取身柱穴，用三棱针挑刺使之出血，然后用小口径火罐吸拔 5～10 分钟，隔日 1 次；皮肤针：取天突、膻中、风门、肺俞、丰隆、足三里以及肺经太渊至尺泽和胸 1～4 夹脊穴，叩刺至局部潮红或轻度渗血为度，每日 1 次；穴位注射：取肺俞、身柱、大杼，用 0.25% 普鲁卡因注射液，每穴注入 0.5～1ml，每日 1 次；穴位敷贴：取吴茱萸、葶苈子、甘遂、细辛各10g，共研细末，入冰片 1g，以鸡蛋清调成糊状，分 3 份，分别敷贴涌泉、神阙穴，每日换药 1 次；拔罐：取膻中、身柱、风门、肺俞、脾俞、膏肓等穴，用小罐吸拔，每日 1 次；刺四缝：常规消毒后点刺出黏液，左右手交替，治疗 7～14 日；推拿疗法：逆运八卦，退六腑，推脾经，揉小横纹，1 日 1 次，10 次为 1 疗程。

【预防与调护】

1. 预防

（1）对患儿早期隔离，隔离期自发病起至第 40 天，或出现痉咳后 30 天。有接触史者应观察 3 周。

（2）按时接种白百破三联疫苗。

（3）易感儿在本病流行期间避免去公共场所。

2. 调护

（1）居室空气新鲜，但又要防止受寒，避免接触烟尘、异味、辛辣等刺激物。

（2）注意休息，保证充足睡眠，保持心情愉快，防止精神刺激或情绪波动诱发痉咳。

（3）饮食富营养易消化，避免煎炸、辛、辣、酸、咸等刺激性食物。宜少食多餐，防止剧咳时呕吐。幼小患儿要注意防止呕吐物呛入气管，避免引起窒息。

【医案举例】

1. 史某，女，5 岁。1989 年 4 月 20 日初诊。

发病 10 余日，初起似感冒，表现头痛，咳嗽，流涕，继而发生阵咳，连续不止。经服止咳祛痰药（药物及剂量不详）、注射链霉素等罔效，近日加剧而来诊。症见：剧烈、阵发性痉咳，伴鸡鸣样吼鸣，咳时面红耳赤，静脉怒张，握拳弓腰，张口伸舌，涕泪交流。咳出之痰涎中带有血沫，时而咳兼呕吐。患儿素健，有百日咳接触史。查体：T37.8℃，眼睑浮肿，结膜充血，舌系带溃疡，咽部充血，两肺呼吸音略粗。X线胸透未见明显异常。白细胞总数$36.8\times10^9/L$，中性0.25，淋巴0.75。舌红苔白滑，指纹浮紫。诊断为百日咳。辨证外感时疫，肺失宣降，痰壅气逆。治疗：百部糖浆（百部、半夏、陈皮、前胡、杏仁、白茅根、白僵蚕等），每次15ml，每日3次口服，连服3日。配合小鸡苦胆2个，顿服，连服3日。复诊：服药3日后，痉咳缓解，眼睑浮肿渐消，结膜充血消失，诸症减轻。继服百部糖浆6日，诸症悉平，白细胞总数及分类亦恢复正常，临床痊愈。[戴志荣．百部糖浆配合鸡苦胆治疗百日咳176例．河北中医，2000，22（1）：46]

2. 赵某，男，6岁，1991年12月8日就诊。

痉咳20余天，加重14天。咳嗽日轻夜重，为阵发性痉咳，一昼夜咳10~20次，每次咳嗽十几声甚至数十声，咳时弯腰曲背，双拳紧握，涕泪交流，面色青紫，吐出痰涎或食物后咳止，不久又发作。曾口服红霉素、百咳灵、二氧丙嗪及静滴青霉素、阿米卡星等药物无效。查体：两眼轻度浮肿，右眼结膜下有一直径为3mm出血斑。双肺、心脏、腹部及神经系统检查均未见异常。X线胸片示正常。血常规：WBC $26.8\times10^9/L$，N 0.30，L 0.70。诊断为百日咳。停用一切药物，给予双侧十宣点刺出血，针刺合谷（双）、内关（双），用泻法。治疗第1天，患儿自觉症状明显减轻，体温正常，睡眠可。第2天痉咳消失，偶有轻声咳嗽。第3天咳止，一切如常。复查血象：WBC $10.2\times10^9/L$，N 0.68，L 0.32，治愈。随访1个月未复发。[侯林，庞桂香，侯冠英．十宣点刺出血为主治疗百日咳208例．新中医，1999，31（10）：30]

【古代文摘】

《针灸甲乙经》："咳，喉中鸣，咳唾血，大钟主之。"

《备急千金要方》："治小儿嗽，日中差夜甚，初不得息，不能复啼，四物款冬丸方：款冬花、紫菀、桂心、伏龙肝。"又："治少小十日以上至五十日，卒得謦咳，吐乳，呕逆，暴嗽，昼夜不得息，桂枝汤方：桂枝、甘草、紫菀、麦冬。"

《针灸资生经》："天突治咳逆上气、胸中气噎、喉中如水鸡声……璇玑疗咳逆上喘、喉鸣。"

《活幼心书》："有一证，咳嗽至极时，顿呕吐乳食，与痰俱出尽，方稍定，此名风痰壅盛。"

《针灸大成》："哮吼嗽喘：俞府、天突、膻中、肺俞、三里、中脘。……小儿此症尤多。复刺后穴：膏肓、气海、关元、乳根。"

【现代研究】

中药治疗百日咳，以清肺泄热、止咳化痰为法。邵氏则认为本病风痰阻于肺而气逆在肝，提出欲使肺气肃降，先平肝气之逆；欲使气道通畅，搜风涤痰为要，采用平肝泻肺饮治疗百日咳综合征32例取得满意疗效［邵寄民，邵新宇．平肝泻肺饮治疗百日咳综合征32

例．辽宁中医杂志，1996，23（10）：460]。杨氏认为顿咳呈阵发性痉挛样咳嗽，如风之作，应属风痰作祟，风痰伏肺，风动则咳，风静则止，亦应从肝论治。治法以祛风止痉为主，常用蜈蚣、全蝎、僵蚕等，疗效明显提高［杨乘龙．平肝息风药在儿科非痉类疾病中的运用．江苏中医，1998，19（9）：18]。王氏则从血瘀、肝风审因辨证，认为化瘀熄风是治疗本病的关键［王大铖，胡瑾．化瘀熄风法治疗支原体肺炎（痉咳）38例．江苏中医，1998，19（4）：23]。张氏从胆论治，以清胆宁嗽汤辨治85例，总有效率97.65%［张玉龙．百日咳从胆论治85例临床分析．湖南中医杂志，1988，4（4）：20]。许氏根据肺胃相关原理，总结出从胃论治6法：降胃顺气、清胃利肺、温胃化痰、泄胃肃肺、和胃调肝、培土生金，扩展了百日咳的治法［许耀恒，梅炳南．百日咳从胃论治6法．成都中医学院学报，1993，16（1）：26]。毛氏从大肠论治，认为肺与大肠相表里，攻下大肠燥实可涤除肺经郁结之痰火，泄降上逆之肺气。治宜通腑泻肺，镇咳止痉。方用小承气汤合桑白皮汤加平肝熄风之品，奏效甚捷［毛进军．急重症活用攻下法．四川中医，2001，19（1）：21]。孟氏采用中西医结合疗法，用鲜猪胆汁30ml、百部粉40g、蜂蜜50ml制成猪胆百部膏口服，配合红霉素、维生素 K_1 静脉滴注。5日为1个疗程。1个疗程治愈者23例，2个疗程治愈者16例，3个疗程治愈者1例（孟桂苹，孟桂莲．中西医结合治疗小儿百日咳40例．中国民间疗法，2000，8（12）：10）。

以针灸治疗百日咳，近年亦有较多报道，如徐氏针刺四缝穴［徐振华，王晓梅．针刺四缝穴治疗百日咳46例疗效观察．中国针灸，1996，16（2）：17]，姚氏针刺八邪穴［姚洪梅，刘淑萍，刘长江．针刺八邪穴治疗百日咳临床研究．中国针灸，1996，16（11）：20]，侯氏刺十宣，配合谷、内关［侯林，庞桂香，侯冠英．十宣点刺出血为主治疗百日咳208例．新中医，1999，31（10）：30]，王氏以天突穴刺血加火罐［王立国．天突穴刺血点醋加火罐治百日咳54例疗效观察．新中医，1996，28（6）：34］等均取得良好疗效。王氏用眼针配合穴位贴药治疗40例，20日内痊愈率达70%，有效率达100%［王远华．眼针配合穴位贴药治疗百日咳40例．中国针灸，1998，18（1）：57]。刘氏用腧穴注射法治疗57例，以链霉素隔日交替注射内关穴，3次治愈26例，余31例7次全部治愈［刘秋杰．链霉素穴位注射治疗百日咳57例．河北中西医结合杂志，1998，7（3）：431]。另外，针药并用治疗百日咳也取得良好疗效［濮方铨．针药并用治疗百日咳．浙江中医杂志，1998，33（12）：547]。

【结语】

本病病因为感受风温时邪，病机为时邪夹痰交结气道，导致肺失肃降，肺气上逆。病变脏腑以肺为主，初犯肺卫，继则由肺而影响肝、胃、大肠、膀胱，重者可内陷心肝。其治法重在涤痰清火，泻肺降逆；发生变证要开肺清热、涤痰定喘或泻火涤痰、熄风开窍；恢复期以养阴润肺、益气健脾为主。

第七节　流行性乙型脑炎

流行性乙型脑炎（简称：乙脑）乃感受暑温邪毒（流行性乙型脑炎病毒）所引起，以高热、抽搐、昏迷为特征，属儿科时行病中的热性病证。本病多发生于7～9月，具有明显的季节性。2～6岁小儿发病率高，具有较强的传染性。本病发病急骤，传变迅速，病情严重者可突然发生内闭外脱、呼吸障碍等危象，常因持续高热、抽风而留下后遗症，甚至造成终生残废。目前，由于流行性乙型脑炎疫苗的普遍接种，本病的发病率明显下降，临床多为散发病例，发病后亦以轻症多见。

早在《素问》就有类似本病的记载，如《素问·热论》指出："先夏至日者为病温，后夏至日者为病暑。"本病为发于夏日之瘟疫，属中医学暑温范畴。暑温尚有"暑风"、"暑痉"、"暑厥"之名，皆因夏令发热，热邪闭塞空窍所致，其证候特点各不相同。暑风者手足搐搦而动，暑痉则见颈强或角弓反张，暑厥者则必见手足厥冷。

【病因病机】

本病系感受暑温邪毒而致。暑乃天地热气，其性属阳，最易化火，伤人最速。小儿娇嫩之体，发病容易，传变迅速，诚如《温病条辨·解儿难·暑痉》所说："盖小儿肤薄神怯，经络脏腑嫩小，不奈三气发泄，邪之来也，势如奔马，其传变也，急如掣电。"所以，本病发病迅速，最易传变。

本病急性期按照温病卫、气、营、血的规律发展变化，但传变迅速，卫、气、营、血的界限常不分明，常见卫气同病、气营同病、营血同病。暑热之邪，其性酷烈，受邪之后，一经发热，常未经卫气，即可邪陷心包，而出现神昏抽搐的营分证候。又暑毒为阳邪，其性属火，火气通心，暑热最易内陷心营，加之暑热煎熬津液为痰，痰热闭窍导致神昏；暑热引动肝风，风火相煽，乃发生暑热风动之痉厥。所以，暑热亢盛导致的风、痰、火交炽是本病病变过程中的主要病理变化。临床表现以高热、昏迷、抽风、痰鸣等四症并见，且相互转化，互为因果，牵涉的脏腑为肺、胃、心、肝。

1. 卫气营血传变　小儿脏腑柔嫩，肌肤薄弱，容易感受暑温时邪而发病。其发病之后，急性期疾病变化主要为卫、气、营、血传变。

一般而言，暑温时邪由皮毛而入，病在卫分，首先犯肺；邪正相争，正不胜邪，暑邪由表入里，传入气分，而致肺热燔炽、胃气上逆、肝火上炎；邪势日盛，则侵入营分，心肝俱病；再传血分，伤津劫液，耗血动血，甚至出现内闭外脱。但因暑温时邪邪毒炽烈，伤人最速，既病之后传变迅速，所以卫、气、营、血传变并不遵从"卫之后方言气，营之后方言血"的一般规律。往往卫表未解，气热已炽；气热方燔，营分已灼；营热正盛，血分已伤。因此，本病在临床上常见为卫气、气营、营血同病的病理变化。

2. 热痰风演变　因暑为阳邪，化火最速，火易灼津成痰，热易引动肝风，所以热、痰、风是暑温的主要病理变化。高热、抽风、昏迷为本病急性期的主症。其热证，在初为卫表郁热，继而内犯为里热，循气、营、血分传变；痰证，包括无形之痰蒙蔽心神、有形之痰壅于肺咽；风证，乃外风初郁于表，继则因邪热化火动风、邪陷心肝生风。且热、痰、风三者非分别为病，而是相合肆虐，诚如《幼科铁镜·阐明发惊之由兼详治惊之法》所说："惊生于心，痰生于脾，风生于肝，热出于肺，此一定之理也。热盛生风，风盛生痰，痰盛生惊，此贼邪逆克必至之势。"

本病后期，邪势虽减，而气阴耗伤，证候转为以虚为主或虚实夹杂，但仍不离热证、痰证、风证之候。恢复期、后遗症期之热证，由于热伤阴液而内生虚热，或卫阳亏损、营阴失藏、营卫不和而生热；痰证由于急性期痰蕴未消，热未清者痰火内扰，热已消者痰浊内蒙；风证或因风窜络脉气血痹阻，或因热伤气阴血燥风动。此期病变脏腑在脾、肝、肾。

由上可知，流行性乙型脑炎属急性热病，邪盛毒深，病势急而病情重，病机变化复杂。急性期表现为卫、气、营、血的传变规律及热、痰、风的病理演变，但因传变迅速，往往卫、气、营、血界限较难辨清；恢复期及后遗症期，则为热、痰、风证，虚实夹杂。

【诊断要点】

1. 发病时间 有明显的季节性，多发生于7、8、9三月。

2. 临床表现

(1) 起病大多急骤，初期即见发热无汗，或头痛呕吐，嗜睡或烦躁不安，婴儿囟填，颈项抵抗感或强直，可有抽搐。

(2) 传变迅速，多数患儿发病3天后进入极期，持续高热，嗜睡昏迷，频作抽搐，甚则出现邪毒内闭、气阳外脱的变证，产生脑疝、呼吸衰竭等危症。

(3) 病程至10天后，多数进入恢复期，身热下降，神志渐清，抽搐渐止。但部分患儿仍可有不规则发热，意识障碍，吞咽困难，四肢僵硬，失语，失明，耳聋等症状。少数患儿发病1年后仍有智力障碍，躁扰多动，肢体瘫痪，癫痫发作等，称为后遗症期。

(4) 神经系统检查可见患儿肌张力增强，有不同程度的脑膜刺激征及锥体束征。

3. 检查

(1) 血象检查：白细胞总数多在5日内增高，一般在（10～20）$\times 10^9$/L，中性粒细胞增至80%以上。

(2) 脑脊液检查：早期压力增高，白细胞计数多在（50～500）$\times 10^6$/L，分类以淋巴细胞为主（早期以中性粒细胞为主），蛋白轻度增高，糖与氯化物正常。

(3) 补体结合试验：乙型脑炎病后2～5周内阳性；血凝抑制试验发病5天后出现阳性，第2周达高峰。

【鉴别诊断】

1. 中毒性菌痢（疫毒痢） 两者皆好发于夏季。中毒性菌痢（疫毒痢）起病暴急，突然高热、神昏、抽搐，常出现循环衰竭，肛门指诊或盐水灌肠检查大便可有脓血，粪便培养可见痢疾杆菌，脑脊液检查无异常。除疫毒痢的厥脱出现更具爆发性外，对二者主要靠实验室检查作出鉴别。

2. 疟疾 暑疟、瘴疟发于夏季或夏秋之交，严重时，亦有高热、神昏、谵语。但暑疟、瘴疟多具有反复发作、高热烦渴随汗而退的特点，外周血及骨髓片可发现疟原虫。

3. 暑秽 二者皆有胸膈痞闷、呕吐等症状。但暑秽属于中暑的一种类型，乃暑秽交阻，气机困滞而致，以中焦脾胃见症腹痛且胀为主，甚则出现神昏耳聋。本病发病急骤，病程较短，一般热势不甚，不出现营血分见证。

【辨证】

流行性乙型脑炎发病急骤，传变迅速，以发热、神昏、抽风为三大主症。凡夏至以后立秋以前发病而见发热，头痛，呕吐，项强，壮热口渴，皮肤灼热，少汗或无汗，嗜睡或烦躁不宁，均应考虑本病。重症病例，可在发热、呕吐的同时，迅即转入抽风、昏迷，甚则突然发生喉间痰鸣或呼吸不整，脉微欲绝等由闭及脱的危象。

本病的发病过程，可按温病的卫、气、营、血的一般规律进行辨证，病机转归主要为热、痰、风的演变。

1. 邪犯卫气

证候：突然发热，微恶风寒，或但热不寒，头痛，颈项强急，口渴引饮，常伴恶心呕吐，烦躁不安或嗜睡，或见抽搐，舌质偏红，舌苔薄白或黄，脉象浮数或洪数。

分析：发热为流行性乙型脑炎的必有症状，因发病快，故初起发热多见卫气同病。邪在卫表，则发热恶寒，无汗或少汗，头身疼痛，颈项强急；邪热入里，传入气分则壮热，烦躁，口渴；暑邪入里，上扰清阳，则见头痛，嗜睡，项强；气分证多在阳明，邪在胃则通降失司，气机不利，故见恶心呕吐；邪在肠则腑气不行，可见腹胀便秘。舌脉为邪犯卫气之象。

2. 气营两燔

证候：持续高热，头痛呕吐，颈项强直，烦躁不安，神志不清或时清时昧，或神昏谵语，四肢抽搐，喉间痰声辘辘，烦渴引饮，大便秘结，小便短赤，舌质红绛，苔黄燥，脉数有力。

分析：本证多见于暑邪毒热蕴郁气营所致。毒从火化，内窜气营，致气营两燔，热毒炽盛，故临床可见高热，头痛，烦渴引饮，大便秘结，小便短赤；热盛引动肝风，故颈项强直，四肢抽搐；风火相煽，炼液为痰，蒙蔽心包，故神志不清，或神昏谵语；痰随风动，阻塞气道，故喉间痰声辘辘。舌红绛，苔黄燥，为邪热入营，燥热内结之象。

3. 邪入营血

证候：发热起伏不退，朝轻暮重，神昏谵语，两目上视，面色灰暗，或角弓反张，口噤项强，肢端厥冷，或四肢抽动，二便失禁，或见吐衄血，肌肤斑疹，舌质红绛或紫暗，苔干或无苔，脉弦数或沉细。

分析：本证与一般温热病的发展规律相同，为暑热深入阴分，耗血伤阴，病在心肝肾。阴血不足，热留血分，故夜热甚；血脉痹阻，心神被蒙，故见神昏谵语；肝肾阴虚，水不涵木，风从内动，故见抽搐惊厥，或两目上视，手足抽动；痰热内闭，气机不畅，阳气不能达于四末，故肢厥不温，脉沉伏而细，乃热深厥深之证；肾之精气衰竭，则二便失禁；阴血内败，不荣于面，故面色灰暗；邪在血分，灼伤血络，则见吐衄血，肌肤斑疹。舌脉象均为邪入营血之征。

4. 正虚邪恋

流行性乙型脑炎属急性热病，一般可在两周左右恢复。但部分病例，特别是危重病儿，往往留有不规则发热，失语，吞咽困难，精神异常，痴呆，肢体震颤，强直性瘫痪等症状，失治可留有终身残疾的后遗症。

（1）余热未尽

证候：不规则发热为其主要症状，表现低热或不规则热，尚有口干喜饮，多汗，少尿，两颧潮红，虚烦少宁，偶有惊惕，舌光红少苔，舌红起刺，脉细数。或见汗出不温，面色白，精神委顿，小便清，大便溏，舌苔薄、质胖嫩，脉细而软。

分析：本病为余邪未尽，正气已虚所致。久热伤阴，阴虚阳亢，故见低热，虚烦不宁，面色潮红，舌苔光净、质红而起刺；阴虚风动，见惊惕抽动。若因体禀不足，营虚卫弱，表现身热时高时低，汗出不温，精神萎靡，面色白，小便清，或大便稀薄，舌苔白、质胖嫩，脉细而软。

（2）痰蒙清窍

证候：痰浊内蒙，主要表现为神识不清，痴呆失语，喉有痰声，吞咽困难，舌苔厚腻；若痰热化火，可表现狂躁不宁，嚎叫哭吵，手足躁动；或虚烦不眠，神识不清，口渴欲饮，舌质红，苔黄或无苔，脉滑而数。

分析：本证为热灼津液，痰蒙清窍所致。有痰浊、痰火之别。痰浊内蒙心包者，可出现深度昏迷，或痴呆状；痰阻舌根有内风，而为舌謇不语，吞咽困难；痰随气逆，肺失清肃，故见喉间痰鸣，舌苔厚腻；痰浊郁而化火，痰火内扰心肝，则见狂躁不宁，嚎叫哭闹，手足躁动或虚烦不寐等精神异常，舌苔多黄或无苔而光。

（3）痰风内动

证候：病后见肢体强直性瘫痪，以及震颤，不自主动作，癫痫样发作，舌苔薄白，脉细弦。

分析：风痰窜络脉，气血痹阻，乃见肢体拘紧或角弓反张，以强直性瘫痪为主。肝肾之阴不足，肾水不能涵养肝木，阴虚风躁而动，故见震颤抖动，不自主动作。舌脉象均为肝肾不足之征。

【治疗】

1. 中药治疗

（1）邪犯卫气

治法：清暑化湿，辛凉透表。

方药：新加香薷饮（《温病条辨》）或白虎汤（《伤寒论》）。

偏卫分证用新加香薷饮，方用香薷解表透暑，配以连翘、金银花清热解毒，厚朴、鲜扁豆花化湿；偏气分用白虎汤，方用石膏清阳明热，知母配石膏清热润燥。湿重见胸闷作吐，舌苔厚腻，加用藿香、佩兰以化湿和胃；卫表症状明显者，加用西瓜翠衣、菊花以解暑透热；颈项强直加葛根、僵蚕解痉熄风；腑气不通加大黄、全瓜蒌。

夹湿重者可配三石汤（《温病条辨》）；腑气不通亦可用凉膈散（《太平惠民和剂局方》）。

（2）气营两燔

治法：清气凉营，泻火涤痰。

方药：清瘟败毒饮（《疫疹一得》）。

方用石膏、知母清气分之热；犀角、生地、芍药、丹皮清解营分之毒；黄连、黄芩、栀子、连翘、玄参、甘草、竹叶清心泻火。四肢抽搐，加羚羊角、钩藤；喉间痰鸣，加鲜竹沥灌服；口干唇燥、小便短赤，加用鲜生地、西瓜翠衣清暑生津；深度昏迷，舌苔浊腻加胆星、天竺黄、菖蒲化痰开窍；喘喝不止，加用诃子肉、乌梅、罂粟壳敛肺固喘。

若高热、神昏、谵语，佐以紫雪丹（《太平惠民和剂局方》）清热、镇痉、开窍；若便秘腹胀宜调胃承气汤（《伤寒论》）加减，若邪火充斥，高热不退，频繁抽风，神昏烦躁同时并存，舌苔黄燥或灰垢，舌质红刺，脉息大而有力者，则不论有无便秘腹胀即可应用；面白肢厥，呼吸不利加独参汤（《十药神书》）益气固脱；汗出如珠，脉微欲绝用参附龙牡救逆汤（《验方》）以回阳救逆。

（3）邪入营血

治法：凉血清心，增液潜阳。

方药：犀角地黄汤（《备急千金要方》）合增液汤（《温病条辨》）。

方用犀角、鲜生地清解血分热毒；丹皮、赤芍清热凉血，活血散瘀；玄参、麦冬合生地增液清热。可加水牛角、板蓝根增强清热解毒之力；加龙胆草、黄连清热泻火；加竹叶心、连翘清心除烦；加牡蛎、珍珠母以平肝潜阳；加羚羊角粉、钩藤以熄风止痉。

肌肤斑疹、吐衄可配神犀丹（《温热经纬》引叶天士方）；昏迷不醒加安宫牛黄丸（《温病条辨》）；如出现四肢厥冷，脉微细欲绝，可急用独参汤（《十药神书》）。

（4）余热未尽

治法：养阴清热或调和营卫。

方药：青蒿鳖甲汤（《温病条辨》）或桂枝汤（《伤寒论》）。

青蒿鳖甲汤适用阴虚发热证。方中青蒿、鳖甲清虚热；生地、知母、丹皮养阴清热。可加石斛、丝瓜络、鲜荷叶以助清热。便秘，加全瓜蒌或知母清热润肠；惊惕抽动加珍珠母、钩藤镇惊熄风。桂枝汤适用于营卫不和的发热证。方用桂枝、白芍、甘草、生姜、大枣调和营卫。汗多，加龙骨、牡蛎收敛潜阳；神疲乏力，食欲不振，大便稀薄，加山药、太子参健脾益气。

（5）痰蒙清窍

治法：开窍泄浊或豁痰清心。

方药：涤痰汤（《济生方》）或龙胆泻肝汤（《兰室秘藏》）。

涤痰汤适用于暑温后期，痰浊蒙闭清窍。方中胆南星、半夏、天竺黄、石菖蒲化痰开窍；陈皮、郁金、枳壳、瓜蒌皮理气化痰。龙胆泻肝汤适用于狂躁，属实火、痰火。方用龙胆草、泽泻清湿热；柴胡、山栀泄肝胆实火。

若见虚烦不宁，属阴虚火旺者，用黄连阿胶汤（《伤寒论》）以滋阴潜阳、清心除烦。

（6）痰风内动

治法：搜风通络或养阴熄风。

方药：止痉散（《流行性乙型脑炎中医治疗法》）或大定风珠（《温病条辨》）。

止痉散适用络中之风，虚中夹实者。方用全蝎、蜈蚣、天麻、僵蚕搜风通络。可加生地、当归、红花以养血活血；加木瓜、鸡血藤以舒筋通络。大定风珠适用于真阴不足，水不涵木，阴虚风动。方中以白芍、阿胶、龟板、地黄、麻仁、五味子、牡蛎、麦冬、炙甘草、鳖甲、鸡子黄健脾益气，养肝肾之阴。

2. 针灸治疗

基本处方：曲池　合谷　百会　风府　后溪　中冲　大陵

本方针对高热、昏迷、抽风为流行性乙型脑炎的主要病机而设。合谷泻热；曲池退热，与合谷相配，泻热之力更强，强刺激，针感要强，久留针，间歇运针；百会、风府为督脉经穴位，后溪亦通督脉，共奏开窍醒神、熄风止痉之功；中冲、大陵为手厥阴心包经穴位，用之可清心泻热。

加减应用：邪在卫气者，可加内庭、大椎；腹胀便秘加天枢、上巨虚；恶心呕吐加足三里、内关；气营两燔者，除了前述加减外，可加劳宫、太冲；痰多另加丰隆；抽搐加阳陵泉；神昏加人中、涌泉；邪在营血者，在气营两燔的基础上，加膈俞、血海、三阴交、太溪；见正不胜邪欲脱者，加灸关元、神阙；呕吐便血，加足三里、天枢、上巨虚；邪恋正虚，余热未尽者，加三阴交、复溜、太溪、肾俞；痰蒙清窍者，加中脘、丰隆、人中、涌泉；痰火内扰者加太冲、侠溪、少府；内风扰动者，加太冲、肝俞、肾俞、三阴交、复溜、太溪；头痛呕吐甚剧者加太冲、内关；颈项强者加外关；昏迷抽搐者加人中；高热加太阳、大椎、委中，委中点刺放血；失语配廉泉、哑门、涌泉；智力障碍、痴呆加哑门、内关；肢体拘挛瘫痪，配曲池透少海，阳陵泉透阴陵泉。

【预防与调护】

1. 预防

（1）搞好环境卫生，做好防蚊灭蚊工作。流行区内应管理好家禽家畜。

（2）对病人应早发现，早治疗，早期隔离（一般需隔离至体温正常）。

（3）作乙型脑炎灭活疫苗的预防接种。

2. 调护

（1）居室应保持安静，凉爽通风。配备抢救药品及氧气、吸痰器等。

（2）密切观察患儿的体温、呼吸、脉搏、血压、面色及瞳孔大小、神识变化等，发现问题及时对症处理。

（3）注意患儿五官和皮肤的清洁。

（4）昏迷患儿要常翻身、拍背、更换体位，防止褥疮发生；及时清除呼吸道分泌物，防止梗阻发生。高热者应及时设法降温。抽风患儿，宜用纱布包裹压舌板放在上下牙齿之间，以免咬伤舌头，并及时止痉。

（5）供给充分的水分，饮食宜清淡流质，昏迷者可用鼻饲。

（6）恢复期及后遗症期，除积极配合针灸推拿治疗外，还要早期进行被动性功能锻炼，促进患儿肢体运动功能恢复。

【医案举例】

1. 李某某，女，5岁，1993年8月21日初诊。

患乙型脑炎20余天。开始时高热神昏，反复惊厥，在当地县医院治疗后，患儿神志已渐清醒，惊厥未再发生。仍有不规则发热，发热高时达38.1℃，失语，面红潮热，急躁不安，时撕咬他人，偶尔有惊惕，口干喜饮，小便短少色黄，舌质红而少苔，脉细数。证属余热伤阴。针灸处方：风府、风池、百会、大椎；配以肾俞、三阴交、复溜、太溪。每日1次。1次未效，第2次后，体温降至37.5℃，急躁、惊惕稍见好转。5次，体温37.1℃，急躁、惊惕、撕咬他人等症消失，小便转清，脉已不数。20余次后，说话渐复正常，余症消失而愈。5年后，其父告知，停针后小儿一切一直正常。（张文进．五百病症针灸辨证论治验方．河南：河南科学技术出版社，2002：341）

2. 翟某某，女，3岁。于1974年7月19日因高热抽搐、半昏迷而入院。

西医确诊为“乙脑”，经治疗3天，疗效欠佳，邀余诊治。查患者高热（40.2℃），肢体及颜面频频抽搐，昏迷不醒，痰鸣气促，便秘溲黄，舌苔黄而干厚腻，脉数实。诊为暑厥重症，邪热逆传心包，内陷阳明，急当釜底抽薪，下其邪热，即用犀连承气加减化裁治之。处方：羚羊角（先煎）5g，至宝丹1瓶（化服），生石膏45g，代赭石、钩藤（后下）各30g，大黄（后下）12g，芒硝（兑）、厚朴（后下）、枳实、桑叶、地龙、青蒿（后下）、莲叶各10g，竹茹、浙贝母、芦根、丝瓜络各15g。1剂行，大便畅通，神志转清，抽搐控制，热退至38℃。效不更方，前方再进1剂，热退至37.5℃，诸恙悉退。后以白虎、银翘、温胆、竹叶石膏汤等加减化裁，治疗2星期，病痊愈无后遗症而出院。[陈文翰．运用何炎燊老师下法经验治疗急重病验案举隅．新中医，1995，（6）：44]。

【古代文摘】

《温病条辨·上焦篇》：“形似伤寒，但右脉洪大而数，左脉反小于右，口渴甚，面赤，汗大出者，名曰暑温，在手太阴，白虎汤主之；脉芤甚者，白虎加人参汤主之。”

《温病条辨·中焦篇》：“阳明暑温，湿气已化，热结独存，口燥咽干，渴欲饮水，面目俱赤，舌燥黄，脉沉实者，小承气汤各等分下之。”

【现代研究】

华伟等将安宫牛黄丸和西医治疗联用治疗流行性乙型脑炎，与单纯西医常规治疗对照，结果治疗组总有效率97.2%［华伟，田永淮．中西医结合治疗乙型脑炎35例．实用中西医杂志，1994，（2）：23］。孙晓静等应用清开灵注射液治疗小儿暑温21例，并与干扰素治疗15例进行疗效对比，结果显示平均住院天数、体温复常天数和症状、体征消失天数（分别为8.2天、1.6天和2.6天）均较对照组（分别为11.9天、4.3天和4.8天）缩短，有显著性差异，提示清开灵注射液治疗小儿暑温疗效显著［胥庆华，孙晓静．清开灵注射液治疗小儿暑温21例．中西医结合实用临床急救，1996，3（12）：535］。闫长征等应用暑温合剂灌肠治疗小儿流行性乙型脑炎，两组患儿均予物理及药物降温、镇静、止痉、补液、抗感染、脑细胞代谢药物、吸氧等综合治疗。治疗组加用暑温合剂灌肠，基本方：大青叶、生石膏、生地各15g，知母、红花、赤芍、丹皮各10g，连用5天，结果显示治疗组治愈率明显高于对照组（$P<0.05$）［闫长征．暑温合剂灌肠治疗小儿流行性乙型脑炎体会．新疆中医药，1997，15（4）：9］。蔡红娇等观察体外培育牛黄治疗暑温风痰闭窍证（流行性乙型脑炎）的临床疗效及安全性。采用随机单盲对照法，与单味天然牛黄对照研究，共治疗乙脑患者165例，其中体外培育牛黄治疗组124例，天然牛黄对照组41例，结果显示治疗组与对照组的痊愈率、显效率分别为38.7%、54.0%和31.7%、43.9%，总有效率分别为92%、87.8%，两种牛黄均有较好的疗效。心电图及实验室各项检查表明，两种牛黄治疗患者均未见明显毒副作用和不良反应。表明单味体外培育牛黄治疗流行性乙型脑炎疗效显著［蔡红娇，汪世元，张渝候，等．体外培育牛黄治疗流行性乙型脑炎的临床研究．华中科技大学学报（医学版），2003，32（6）：604］。

【结语】

流行性乙型脑炎属急性热病，邪盛毒深，病势急而病情重，病机变化复杂。要掌握卫、气、营、血与热、痰、风三者病理变化的规律，总的治疗原则为：在表宜清暑透表，使邪外出；在里宜甘寒清热，或通腑泄热；邪郁化热，入营入血，则宜苦寒或咸寒清热。本病为危重病，针灸对轻型患者有肯定疗效，对重型宜采用中西医综合疗法。

第八节　中毒性细菌性痢疾

中毒性细菌性痢疾，中医称“疫毒痢”、“疫痢”、“时疫痢”，具有较强的传染性。常发于夏秋季节，好发于学龄前儿童，尤以2~7岁儿童发病率最高。发病突然、高热、抽搐、昏迷为本病的临床主症，并可迅速出现内闭外脱的危象。

对于本病，晋代《肘后备急方》有“天行诸痢”之说。其发病因素，唐《备急千金要方·脾脏下》归纳为“冷”和“寒”两大原因：“小儿夏月暴寒，寒入胃则暴下如水。”又说：“治小儿夏月伤暴寒，寒折大热，热入胃，下赤白滞如鱼脑”。后世则均认为痢由湿热所致。在治痢方法上，《幼科发挥·痢疾》指出：“痢不问赤白，皆从积治。湿热者，食积之所主也。痢初得之，其法宜下，积不去，痢不止也”。其后医家在治疗小儿痢疾方面，总结了不少临床经验，创立了许多有效的方药。对小儿中毒性细菌性疾病的临床特点，虽有“痢下作惊搐”、“痢疾致搐”以及“积毒内郁……遂而神昏扰扰”等记载，但尚缺乏系统论述。

【病因病机】

染有疫毒的不洁之物从口入腹，蕴伏肠胃，为本病主要的发生原因。着凉、疲劳、饥饿以及其他疾病后体弱未复，则为发生本病的诱因。

夏秋之季，湿热内盛，脾胃受困，运化失常。小儿肠胃脆弱，秽邪疫毒最易入侵，毒聚肠中。其正气尚盛者，与邪相争，则湿从热化，热盛化火，邪入营分，内陷心肝，扰乱神明，肝风内动，则可出现壮热、神昏、抽搐的邪实内闭之证；若正不敌邪，或在闭厥的同时，可伴见正气不支的虚脱证，此为内闭外脱之证。

【诊断要点】

1. 病史　发病多在夏秋季节，有不洁饮食接触史，有不良卫生习惯或有流行状况等。

2. 症状　多见于2～7岁小儿。起病急骤，突起高热，体温常在39.5℃以上，甚至超高热，有面色苍白，四肢冷，精神萎靡或频繁惊厥后转入嗜睡、昏迷等休克及中枢神经系统症状。

3. 检查　血象检查常有白细胞总数及中性粒细胞增高。大便检查外观为黏液脓血状，镜检可见大量脓细胞和白细胞堆积，并可见吞噬细胞和红细胞。早期无大便时，应用冷盐水灌肠，取黏液标本检查。大便常规一次正常，不能排除本病，需要连续多次检查。荧光抗体染色，可以检测到大便涂片中的抗原（细菌）。

由于本病起病急，进展快，稍有延误，往往导致死亡，故早期诊断和处理极为重要。一般在夏秋季节，2～7岁小儿突然出现高热、神昏、休克等，应及时用冷盐水灌肠，取粪便检查，并先按中毒性菌痢处理。

【鉴别诊断】

1. 流行性乙型脑炎　夏秋季7～9月发生，有高热、惊厥和昏迷，与中毒性痢疾相似，但体温多在1～2天内逐渐上升，伴有剧烈头痛和呕吐，昏迷和抽搐亦多在1～2天后才出现。患儿呈急性发热面容，皮肤灼热，颈抵抗，脑脊液常规有改变，可资鉴别。

2. 高热惊厥　多见于7个月至3岁婴幼儿，常因呼吸道病毒感染引起高热，在体温上升期突发惊厥。但本症惊厥一般仅发作一次，持续时间短，无中毒面容，抽搐停止后一般情况良好。粪便常规正常。

【辨证】

本病来势急暴，与一般湿热痢之腹痛后重、痢下脓血者不同，往往未见下痢而突然出现壮热、抽风、神昏、四肢厥冷、脉数或细弱无力等症状。如在夏秋痢疾流行季节，应先考虑本病，并与其他疾病引起惊厥者作鉴别。

1. 毒邪内闭

证候：突然高热，恶心呕吐，烦躁谵妄，甚则反复惊厥，神昏，或痢下脓血，小便黄赤，或虽未见下痢症状，但用棉签在肛门内检到黏液粪便。舌质红，苔黄厚或灰糙，脉数有力。

分析：感染暑邪湿热疠气，内蕴肠胃，外发肌表，故见壮热；毒聚肠腑，上冲及胃，胃气不降，则恶心、呕吐；湿热疫毒化火，火盛风动，内迫心肝，故见烦躁谵妄，甚则抽风、惊厥、神昏；毒从下泄，则痢下脓血；如毒聚内结，肠失传导，不见下痢则病情更为严重；湿热秽毒内蕴，故舌苔多见黄厚；热灼伤津，可见舌苔灰糙、质红而干。脉数有力为疫毒邪热炽盛之证。

2. 内闭外脱

证候：突然出现面色苍白或青灰，四肢厥冷，或见汗出不温，脉细数无力，皮肤见有花纹，口唇发绀，严重者吐血、呼吸浅促、节律不匀、目光无神、神志不清。

分析：本证多见于邪毒炽盛或患儿体虚者。因正不胜邪，导致正气内溃，而出现内闭外脱。阳气衰微，不得通达全身，故见面色苍白青灰，四肢厥冷；阳气不能温养肌肤，故皮肤出现花纹；卫阳不固，营失内守，故汗出不温；心阳不振，故脉细数无力；气不摄血，血不循经，出于上窍，则吐血；阳虚血失温化，故呼吸不整，口唇指趾端发绀。

【治疗】

1. 中药治疗

（1）毒邪内闭

治法：清肠解毒，泄热开窍。

方药：黄连解毒汤（《外台秘要》）合小承气汤（《伤寒论》）加白头翁、槟榔。

本方以黄连、黄柏、黄芩、栀子泻火解毒，泻三焦热邪；白头翁、大黄、枳实、厚朴、槟榔以清热导滞、荡涤腑气，增强清肠解毒作用。有抽搐者，加钩藤、全蝎平肝熄风；呕吐而舌苔厚者，加玉枢丹（《片玉心书》）芳香辟秽，降逆和胃；昏迷甚者，加用天竺黄、鲜石菖蒲豁痰开窍；舌苔黄腻而厚者，加用陈胆星、矾水郁金豁痰泄秽；舌苔糙灰，津液被劫者，加用鲜生地、鲜石斛保津增液。

若惊厥抽风频繁、神志不清者，治宜开窍熄风为先，药用安宫牛黄丸（《温病条辨》）、羚角钩藤汤（《通俗伤寒论》），或用蜈蚣、全蝎、僵蚕镇痉熄风。若壮热狂躁、皮肤出血点者，可用犀角地黄汤（《备急千金要方》），或用丹皮、紫草凉血解毒。

此证多见于毒邪炽盛，体质较强的患儿，故出现实热闭证，用药可稍猛，邪去一分，即能保存正气一分，否则药轻病重，邪毒鸱张，反致正不敌邪而产生由闭及脱。

（2）内闭外脱

治法：回阳救逆，益气固脱。

方药：参附龙牡救逆汤（经验方）。

本证系内闭外脱，邪热疫毒闭于内，而阳气脱于外。此时当以大温大补之品以回阳固脱以治其标，方中人参、附子回阳救逆、益气固脱；龙骨、牡蛎潜镇浮阳。如脱象已解，而闭证存在者，则按毒邪内闭治疗。如呼吸浅促不匀者，为肾气失纳，可重用五味子、山萸肉以固纳肾气；口唇青紫或见血瘀征象者，可加用桃红四物汤（《医宗金鉴》）之类活血化瘀之品。对此类危重证候，除上述措施外，并宜采取积极有效的抢救方法。待脱回闭开之后，即宗治痢法则随证施治。

2. 针灸治疗

基本处方：大椎　曲池　合谷　水沟　十宣　天枢　上巨虚

大椎为督脉经穴，为手足三阳与督脉之会，“督统诸阳”；曲池、合谷分别为手阳明之合穴、原穴，阳明为多气多血之经，大椎与曲池、合谷相配合，针用泻法，可以清泻肠道热邪；水沟、十宣刺血，清泻热邪，开窍醒神；天枢、上巨虚俞募配穴，用泻法可以通调大肠腑气。

加减运用：有反复抽搐者加委中刺血，太冲、阳陵泉用泻法，以泻热熄风止痉；恶心呕吐甚者，加内关、足三里、中脘以泻热和胃降逆；内闭外脱者，急以回阳救逆，宜重灸百会、关元，神阙穴隔盐灸，待脉苏肢温时方止。

【预防与调护】

1. 预防　注意饮食卫生，避免接触痢疾患儿，病室应隔离消毒。

2. 调护　抽风昏迷患儿，可按惊风病证护理。

【医案举例】

1. 华某，女，10岁。住院号2001030。

因发热、呕吐、腹痛半天，于2001年4月30日入院。入院15分钟后出现抽搐1次，呈角弓反张，四肢强直，双目凝视，持续时间约1分钟。体检：T 40℃，P 150次/分，R 40次/分，BP 13/7kPa，神志不清，烦躁不安，面色苍灰，肢端冷，颈无抵抗，双肺呼吸音清、未闻及干湿啰音，心率150次/分，律齐，未闻及杂音。腹平软，肝脾未触及，肠鸣音亢进，舌红，苔薄黄，脉细数。大便镜检：红细胞（＋＋＋），白细胞（＋＋＋＋），脓细胞（＋＋＋），隐血实验（＋＋＋）。血常规：WBC 18.40×10^9/L，N 0.95，L 0.075。4天后大便培养示：福氏志贺氏菌Ⅱ型生长。

入院诊断：急性中毒型细菌性痢疾，急以通腑清痢解毒汤加减。处方：生大黄、白头翁各12g，生石膏20g，枳壳、秦皮、黄芩、金银花炭、僵蚕、鲜石菖蒲各10g，黄连、赤芍、钩藤各6g，羚羊角粉（冲服）、生甘草各3g，水煎服。安宫牛黄丸1粒，分两次合中药少量多次鼻饲。西医抗感染、抗休克、补液、降温、对症治疗。服药1剂，翌日体温降至37.4℃，神志清，抽搐未作，唯大便解10余次，均为脓血便。效不更方，原方继服两剂，大便每天解3～4次，复查大便常规，明显好转。再去大黄、生石膏及熄风止痉药物，加消食导滞药物继服6天，诸症消失，大便正常。复查血常规、大便常规正常，大便培养阴性，治愈出院。[吴忆东．中西医结合治疗中毒型细菌性痢疾34例．新中医，2002，34（9）：54]

2. 葛某，男，4岁。

因高热，连续呕吐3次，于1998年7月18日由母亲抱来门诊，患儿口唇发绀，肢端冰凉，精神萎靡，腹胀拒按，大便1次，量不多，呕吐连续3～4次，吐出物呈咖啡色，体温40.4℃，指纹沉滞，推之难见，脉细数，诊断为疫毒痢。拟收传染病科，其母不允，遂留观治疗。急用葛根20g，生大黄6g（后下），槟榔6g，共煎汤，兑鲜萝卜汁20g，频频喂服，配合补液。服药后呕吐，1小时左右排大便，镜检WBC 1~6个/HP，RBC 1~5个/HP，PC +++/HP。次晨连续大便多次，排出大便呈脓血冻，体温消退，腹胀消减，精神好转，继用胡黄连2g，旱莲草12g，槟榔6g，枳壳5g，车前子5g，煎汤，马齿苋20g兑用，连服3剂。2天后体温正常，大便次数减少，粪便中还挟有少许黏冻，继服原方，加白头翁10g，秦皮10g，3剂。5天后复查便WBC 0~2个/HP，仍以原方去车前子加莱菔子10g，1周后连续复查大便3次阴性，诸症获愈。[陈国玺．小儿痢疾42例治疗检验小结．中国医师杂志，2002，(增刊)：220]

【古代文献】

《幼科全书》："凡痢不论赤白，皆属湿热。"

"赤痢者，湿热伤在血分；……白痢者，湿热伤在气分；……赤白相杂者，此血气俱伤也。"

《外台秘要·天行二十一门》："热毒伤于肠胃，故下脓血如鱼脑。"

《中国儿科医鉴·小儿赤痢》："疫痢为赤痢之重症，夏秋之候甚多。"

《中国儿科医鉴·橘窗书影》："此症俄然而来，遂发大热，或恶寒、手足冷，或发惊、搐搦、天吊、直视、咬牙、嚓急，或腹痛、呕吐、呵欠困闷，或泄泻，或洞泄，下痢带恶臭。发时，惊搐吐泻齐来，此为不治之症，若三症俱来，而势尚缓者可治。大热下痢挟惊者，用葛根黄连黄芩汤，昏睡不醒者，重症也，剧烈下痢，亦用葛根黄连黄芩汤，缓者用葛根汤加黄连；大下痢，脉沉，微昏睡，下痢多者，用桂枝人参汤加黄连，或黄连理中汤；手足厥冷者，用附子理中汤，或四逆加人参汤。"

【现代研究】

中医中药和针灸疗法一直是痢疾治疗的重要方法之一，尤其是中药剂型和给药方式的进步和近年来由于抗生素滥用所导致的痢疾杆菌耐药性日渐严重，中医中药、针灸治疗痢疾日益显现出独特的效果和优势。

中药内服治疗：任氏等以火炭母复方［火炭母30~40g，金香炉20~30g，葛根15g，车前子15g，白芍10~15g，木香5g（后下），黄芩10g，甘草5g］为主治疗小儿急性细菌性痢疾52例，治愈40例［任国珍，何世东，等．火炭母复方为主治疗小儿急性细菌性痢疾52例．广西中医药，2001，24（1）：32］。陈氏以中药四黄汤（黄连、大黄、黄柏、黄芩各5g，白及10g，甘草5g）治疗小儿急性细菌性痢疾74例，配合补液、纠酸等对症处理，疗程4~7天，治愈52例，好转16例，无效6例，总有效率为91.8%［陈丽．四黄汤治疗小儿急性细菌性痢疾74例．现代中西医结合杂志，2001，10（14）：1352］。

中药灌肠治疗：其优点不仅用药直接作用于病变部位，而且可以通过引流、冲洗使大量脓性分泌物、细菌及细菌毒素、炎性代谢产物随灌肠液一起排出体外，从而大大减少内毒素的吸收。齐氏以中药灌肠和剂（白头翁20g，黄连12g，黄柏15g，秦皮15g，马齿苋20g）进行保留灌肠，治疗小儿急性细菌性痢疾45例，3天治愈31例，占68.8%［齐方明．中药灌肠治疗小儿细菌性痢疾临床观察．贵阳医学院学报，2002，27（6）：546]。胡氏以5%大蒜煎液100ml，加呋喃唑酮1.0g、泼尼松50mg、2%普鲁卡因10ml混合，低压保留灌肠，每次20～30ml，每日1次，治疗小儿细菌性痢疾20例，全部治愈［胡喜华．大蒜煎液保留灌肠治疗小儿痢疾施护体会．当代护士，2003，（2）：63]。李氏治疗菌痢，对照组予痢特灵、诺氟沙星、头孢菌素等，治疗组加用黄连素4ml、氢化可的松20mg、盐酸普鲁卡因4ml，加生理盐水40ml，保留灌肠10～15分钟，每日1次，连用3天。治疗组显效率89.3%，对照组显效率50.0%［李凤云，王茹，宋建玲，等．黄连素灌肠治疗小儿急性细菌性痢疾56例临床观察．黑龙江医药科学，2001，24（2）：113]。

中西医结合治疗：吴氏自拟通腑解毒汤（白头翁12g，生大黄、枳壳、金银花炭、秦皮、黄芩各10g，黄连5g，赤芍6g，生甘草30g）加减，配合西医抗感染、抗休克、吸氧、扩容、扩血管、纠正酸中毒、抗惊厥以及短期内使用肾上腺皮质激素（地塞米松）治疗等，治疗小儿中毒性细菌性痢疾34例，全部治愈［吴忆东．中西医结合治疗小儿中毒性细菌性痢疾34例．新中医，2002，34（9）：54]。代氏在西医常规治疗的基础上，加用止痢汤（姜黄连6～12g，槟榔9～15g，白芍药10～15g，焦白术10～15g，陈皮9～12g，甘草6～15g）治疗小儿急性细菌性痢疾54例，52例治愈，2例显效，优于单用西药治疗［代纪娟，贾荣军，马博，等．中西医结合治疗小儿急性细菌性痢疾54例疗效观察．河北中医，2004，26（3）：215]。

针灸治疗及针药结合治疗：齐氏以针刺中脘、天枢、关元、足三里，神阙隔盐灸为主，发热重加大椎、曲池、合谷；头痛重加太阳、风池、百会；恶心呕吐重加内关；四肢厥冷、烦躁、抽搐等加十宣、尺泽、委中放血，并选用神门、劳宫、涌泉穴。治疗细菌性痢疾22例，1次见效10例，2次痊愈者6例，3次痊愈者4例，4次痊愈者2例［齐鲜玲．针灸治疗细菌性痢疾22例疗效．内蒙古医药，1996，（2）：23]。傅氏等以针刺腹哀（双）、天枢、三阴交（双）、肠炎有效穴（双）、止泻穴、尺泽、人中、十二井穴，神阙穴艾灸，配合上巨虚（双）维生素 B_1 25mg穴位注射，治疗细菌性痢疾69例，全部治愈。5次内治愈者42例，10次内治愈者27例［傅桂苓，何桂枝．针灸配合穴位注射治疗菌痢69例疗效观察．甘肃中医，2000，13（1）：42]。王氏以合谷、天枢、气海、足三里、内关、上巨虚针灸并用（每次酌取6～7穴），并于足三里用庆大霉素8万单位穴位注射，治疗急重型细菌性痢疾，取得良好效果。并提出针灸在菌痢患者中应该早期多次使用，以促进机体自身调节机能的恢复［王霭平．针灸药物并用救治急重型细菌性痢疾的验案分析．中西医结合实用临床急救，1995，2（4）：178]。

实验研究：延氏观察了针灸对菌痢猕猴模型免疫功能的影响进行了观察。在造模成功后48小时开始，取下脘、天枢、关元、足三里、神阙（灸），每天上午针刺一次。观察模型临床症状的改善情况和免疫指标（包括NBT中性粒细胞还原率、补体C3、粪抗体定性测定、血清抗体凝集效价、淋巴细胞转换率、血浆CAMP、GAMP含量测定）。发现随着针刺治疗后模型临床症状的改善，模型的特异性免疫改变也得到了良性的改善。所有的模型在3～9天内治愈，验证了针灸治疗细菌性痢疾具有较高的治愈率；提出针灸之所以能高效、彻底治愈菌痢，至少与针灸对受感染机体的非特异性免疫、体液免疫和细胞免疫功能的增强作用密切相关［延自强．菌痢猕猴模型在针灸治痢免疫功能研究中的应用．中国中医基础医学杂志，1995，1（4）：43］。

【结语】

中毒性细菌性痢疾系儿童胃肠道严重的急性传染病，起病急骤、病势严重，传变迅速。其发病多由疫毒内侵，毒聚肠中，辨证有毒邪内闭之闭证和内闭外脱之脱证的区别。闭证治疗以清热解毒、泻热开窍为主，用黄连解毒汤加减，针灸以大椎、曲池用泻法，水沟、十宣等刺血为主；脱证以回阳救逆、益气固脱为主，用参附汤或参附龙牡救逆汤加减，针灸以重灸百会、关元，神阙隔盐灸为主。诊断治疗应该及时准确，病情严重者应及时采取综合抢救措施。病情缓解后，若消化道症状存在，按普通痢疾治疗。中药保留灌肠具有较好的疗效。

第四章 新生儿疾病

第一节 胎　　黄

胎黄是以婴儿出生后皮肤面目出现黄疸为特征的一种病证，因与胎禀因素有关，故称“胎黄”或“胎疸”。多见于新生儿时期。

我国早在隋代《诸病源候论·小儿杂病诸候》已有记载，指出：“小儿在胎，其母脏气有热，熏蒸于胎，至生下小儿体皆黄，谓之胎疸也”。历代医家对此证的辨证认识不断提高。如宋代《小儿卫生总微论方·黄疸论》曰：“又有自生下，面身深黄者，此胎疸也，因母脏气有热，熏蒸于胎故也。经言诸疸皆热，色深黄者是也，若身微黄者，胃热也。若但面黄腹大，渴而食泥土者，脾疳也。”此论不但提出胎疸的病因、证候，还作出因胃热、脾疳致黄的鉴别。

西医学称胎黄为新生儿黄疸，包括了新生儿生理性黄疸和病理性黄疸。新生儿溶血症、胆汁瘀积综合征、婴儿肝炎综合征、败血症等造成的病理性黄疸，可参照本节辨证论治。

【病因病机】

本病病因为胎禀湿蕴，郁而化热，湿热熏蒸；或湿从寒化，寒湿内阻，久则脉络瘀积。其病位在肝、胆、脾、胃。其病机为脾胃湿热或寒湿阻滞，肝失疏泄，胆汁外溢而致发黄，日久则气滞血瘀。

1. 湿热郁蒸　由于孕母内蕴湿热，遗于胎儿；或因胎产之时，出生之后，婴儿感受湿热邪毒而发。新生儿脏腑娇嫩，形气未充，脾运不健，感受湿热之邪未能输化，郁结于里，气机不畅，郁蒸肝胆，以致胆汁外泄，出生以后，发于肌肤面目，而致皮肤发黄。若热重于湿，湿从热化，则见黄色鲜明，属阳黄之候。热毒炽盛，邪陷厥阴，则出现黄疸迅速加深，伴神昏、抽搐等危象。

2. 寒湿阻滞　婴儿先天禀赋不足，脾阳虚弱，湿浊内生；或生后为寒湿所侵，脾阳被困，寒湿停滞，以致气机不畅，肝失疏泄，胆汁外溢而致发黄。因湿从寒化，故黄色晦黯，精神疲乏而为阴黄之候。

3. 气滞血瘀　小儿禀赋不足，湿热或寒湿蕴阻于内，气机不畅，肝胆疏泄失常，以致气滞血瘀，脉络瘀积而发黄。其面目皮肤黄色晦黯，且伴有肚腹膨胀，腹壁青筋怒张，胁肋下有积聚痞块等症。此外亦有因先天缺陷，胆道不通，胆液不能循脉疏泄，横溢肌肤而发黄者。

【诊断要点】

1. 症状 黄疸出现早（出生 24 小时内），发展快，黄色明显，可消退后再次出现，或黄疸出现迟，持续不退。肝脾常见肿大，精神倦怠，不欲吮乳，大便可呈灰白色。

2. 检查 血清胆红素、黄疸指数显著增高。尿胆红素阳性，尿胆原试验阳性或阴性。母子血型测定，可检测因 ABO 或 Rh 血型不合引起的溶血性黄疸。肝炎综合征应作肝炎相关抗原抗体系统检查。

【鉴别诊断】

胎黄应区别其是生理性黄疸还是病理性黄疸。

1. 生理性黄疸 大部分新生儿在生后第 2～3 天出现黄疸，于第 4～6 天最重。足月儿在生后 10～14 天消退，早产儿延迟至第 21～28 天消退。血清胆红素足月儿不超过 205.2μmol/L，早产儿不超过 256.5μmol/L。一般情况良好，不伴其他临床症状。

2. 病理性黄疸 在生后 24 小时内即出现黄疸，黄疸发展迅速，消退缓慢，或退而复现。血清胆红素超过 205.2μmol/L。黄疸伴有贫血，网织红细胞增多，肝脾肿大者，为溶血性黄疸。黄疸伴持续不退而逐渐加深，肝脾肿大，陶土灰白色大便，食欲不振，出生时体重偏低者，为阻塞性黄疸。黄疸伴中毒症状，如精神萎靡、反应差、厌食及体温改变等表现者，为败血症。

【辨证】

生理性黄疸能自行消退，不需治疗。病理性黄疸一般分阳黄、阴黄两大类。凡其病程短，黄疸色泽鲜明如橘，烦躁多啼，舌红苔黄腻者，为阳黄；黄疸日久不退，色泽晦黯，神疲肢凉，大便稀薄，舌淡苔腻者，为阴黄。若黄疸逐渐加重，右胁下痞块质硬，唇舌紫黯或有瘀点瘀斑者，为瘀积发黄。若黄疸显著，见抽痉昏迷者，此为胎黄动风。若正不胜邪，阳气暴脱，症见黄疸急剧加深，四肢厥冷，不吃不哭者，则为胎黄虚脱。

1. 常证

（1）湿热郁蒸

证候：面目皮肤发黄，色泽鲜明如橘，烦躁不安，不欲吮乳，腹胀，大便秘结，小便深黄，舌质红，苔黄腻。

分析：湿热熏蒸，肝失疏泄，胆汁外溢，浸淫面目、肌肤而发黄，邪属阳属热，故色鲜；热扰心神，则烦躁；湿热郁结，脾胃升降失和，气机壅滞，则不欲吮乳，腹胀，大便秘结；湿热下注膀胱，则尿色深黄。舌质红，苔黄腻为湿热内盛之象。

（2）寒湿阻滞

证候：面目皮肤发黄，色泽晦黯，精神萎靡，四肢欠温，大便溏薄色灰白，小便短少，舌质淡，苔白腻。

分析：禀赋不足，脾阳虚弱，湿自内生，或由湿热熏蒸日久不愈，湿从寒化，寒湿内阻，气机不畅，胆汁外泄而致发黄，邪属寒属阴，故黄色晦黯；寒湿在里，脾阳不振，则精神萎靡，四肢欠温，便溏色灰白，小便短少。舌质淡，苔白腻为寒湿阻滞之征。

（3）气滞血瘀

证候：面目皮肤发黄，颜色逐渐加深，晦黯无华，右胁痞块质硬，肚腹胀满，青筋显露，或见瘀斑、衄血，唇色暗红，舌见瘀点，苔黄，指纹青紫。

分析：湿热阻遏气机，或先天胆道阻滞，血行不畅，湿瘀交阻，肝胆疏泄失常，故黄色深而黯；肝为藏血之脏，血瘀不行，则右胁痞块质硬；气机郁滞，可见肚腹胀满；瘀血内阻，血不循经而妄行，故可见衄血、瘀斑。舌见瘀点，苔黄，指纹青紫为气滞血瘀之象。

2. 变证

（1）胎黄动风

证候：面目全身发黄，逐渐加重，嗜睡，神昏，抽搐，前囟隆起，舌红，苔黄腻，指纹青紫。

分析：肝胆热毒炽盛，湿热化火，内陷厥阴，故黄疸加重，面目全身发黄；蒙蔽心包，则嗜睡、神昏；引动肝风，则抽搐。前囟隆起，舌红，苔黄腻，指纹青紫，均为湿热炽盛，胎黄动风之征象。

（2）胎黄虚脱

证候：生后24小时内出现黄疸，迅速加重，色深，常伴面色苍黄，浮肿，气促，神萎，昏睡，四肢厥冷，胸腹欠温，舌淡苔白。

分析：若正气不支，邪盛正衰，阳气暴脱，则见黄疸迅速加重；阳气衰微，不得通达全身，故见面色苍黄，四肢厥冷，胸腹欠温；心阳不振，故脉细数无力；阳衰不能温化水液，水湿内停，则浮肿。舌淡苔白为阳衰之象。

【治疗】

1. 中药治疗

（1）常证

①湿热郁蒸

治法：清热利湿，利胆退黄。

方药：茵陈蒿汤（《伤寒论》）加黄芩、金钱草、虎杖。

方中茵陈、栀子、大黄清热利湿退黄；黄芩、金钱草、虎杖清热解毒。若湿盛者，加猪苓、茯苓、滑石以利湿；呕吐者，加半夏、竹茹以降逆止呕；腹胀者，加厚朴、枳实以行气导滞；气血不和者，可加柴胡、青皮、枳壳、当归、赤芍以调气和血。

②寒湿阻滞

治法：温中化湿，益气健脾。

方药：茵陈理中汤（《张氏医通》）。

方中茵陈利湿退黄；干姜温中祛寒；党参、白术、甘草健脾益气。若寒盛者，加附子以温阳；湿盛者，加茯苓、泽泻以利湿；络脉瘀阻，肝脾肿大者，加三棱、莪术、紫丹参以活血化瘀；四肢不温者，加桂枝以温通经脉。

③气滞血瘀

治法：化瘀消积，疏肝退黄。

方药：血府逐瘀汤（《医林改错》）。

方中桃仁、当归、川芎、赤芍、生地、红花活血化瘀而养血；柴胡、枳壳、甘草、牛膝、桔梗理气和血。若小便短赤、大便干结者，加茵陈、栀子、大黄以清利湿热；皮肤瘀斑、便血、衄血者，加丹皮、仙鹤草以止血；血瘀明显，见胁下痞块者，加泽兰、郁金以活血散瘀。

（2）变证

①胎黄动风

治法：平肝熄风，利湿退黄。

方药：羚角钩藤汤（《重订通俗伤寒论》）。

方中羚羊角、钩藤凉肝熄风；桑叶、菊花助熄风之力；生地、白芍养阴柔肝；贝母、竹茹、茯神清热化痰安神；甘草调和诸药。若血虚者，加当归、赤芍、丹参以养血。

若肝肾两虚，脾虚化源不足，可从补益肝肾、养血荣筋治之，药用熟地、女贞子、白芍、沙参、丹参、龟板、茯苓、牡蛎、补骨脂、川断、鸡血藤、太子参等。

②胎黄虚脱

治法：大补元气，温阳固脱。

方药：参附汤（《世医得效方》）合生脉散（《内外伤辨惑论》）加干姜、茵陈、金钱草。

方中人参、附子大补元气，温阳固脱；五味子、麦冬敛阴。加干姜以温补脾肾；茵陈、金钱草以利胆退黄。

2. 针灸治疗

基本处方：阳陵泉　行间　太冲

方中足少阳胆经之合穴阳陵泉与足厥阴肝经之荥穴行间、原穴太冲相配，能疏通肝胆经气血以退黄。

加减运用：若为阳黄者，加大椎，诸穴均用泻法，以清热除湿，利胆退黄；若为阴黄者，加灸神阙穴，足三里用补法，余穴用泻法，以温脾利湿退黄；若发生胎黄变证后，见智能低下者，加百会、风池、四神聪、通里，用补法，以熄风醒神益智；若上肢瘫痪者，加肩髃、曲池、外关、合谷，下肢瘫痪者，加环跳、足三里、解溪、昆仑，用补法，以通经活络；语言障碍者，加哑门、廉泉、涌泉、神门，用平补平泻，以开音窍；肘关节拘急者，加手三里、支正，指关节屈伸不利者，加合谷透后溪，用平补平泻，以疏利关节。

【预防与调护】

1. 预防

（1）妊娠期注意饮食卫生，忌酒和辛热之品。不可滥用药物。如孕母有肝炎病史，或曾产育病理性黄疸婴儿者，产前宜测定血中抗体及其动态变化，并采取相应预防性服药措施。

（2）保护新生儿脐部、臀部和皮肤，避免损伤，防止感染。

2. 调护

（1）婴儿出生后密切观察皮肤颜色的变化，及时了解黄疸的出现时间及消退时间。

（2）新生儿注意保暖，早期开奶。

（3）注意观察胎黄患儿的全身证候，有无精神萎靡、嗜睡、吸吮困难、惊惕不安、两目直视、抽搐等，以便对重症患儿及早发现和治疗。

【医案举例】

患儿男性，生后 10 天。

病史：患儿出生后 4 天开始发现皮肤发黄，并渐加重，伴腹胀，吃奶后常吐出少量奶液。查体：患儿全身皮肤及巩膜呈橘黄色，精神不振，哭声小，腹胀如鼓，并吐奶，肝于肋下 3cm，脾未触及，诊为新生儿黄疸，用 5 分毫针刺患儿阳陵泉、太冲、行间、合谷 1 疗程，用泻法，配合中药金钱草 15g，茵陈 12g，黄芩 8g，柴胡 6g，木香 8g，枳壳 8g，生栀子 6g，生大黄 3g，甘草 3g，水煎，每日 1 剂。共服 6 剂，肝已回缩至右肋下 1cm，黄疸明显减轻，继续针刺上穴加足三里，用补法，合谷改用补法，并服上方中药不变，又 1 疗程后，诸症消失，痊愈出院。随访 2 个月，未复发。[侯桂荣，张淑亭，邢阳，等．针药合用治疗新生儿黄疸．河北中西医结合杂志，1998，7（11）：1788]

【古代文摘】

《婴童百问・黄疸》："又有初生而面身黄者，胎疸也。诸疸皆热，色深黄者是也。若淡黄兼白者，胃怯不和也，茵陈汤、栀子柏皮汤、犀角散、连翘赤小豆汤主之。通治黄疸，茵陈五苓散尤为稳也。"

《幼幼集成・胎病论》："胎黄者，儿生下面目浑身皆如金色，或目闭，身上壮热，大便不通，小便如栀子汁，皮肤生疮，不思乳食，啼哭不止，此胎中受湿热也。宜茵陈地黄汤，母子同服，以黄退为度。"

《幼科释谜・黄疸》："胎疸之疾，得于初产，生下即黄，遍身橘染。原虽不同，阴阳必辨。阳黄体热，二便硬短，脾与心搏，胸膈必懑，先利小便，下法莫远。阴黄肢冷，清便滋泫，大便清黄，腹痛而喘，面目爪齿，黄色暗惨，脾虚失制，肾水胀衍，约此二端。"

【现代研究】

目前，中医药治疗胎黄，采取辨证与辨病相结合，取得了显著成就。如侯萍将胎黄分为湿热、脾虚、寒湿、瘀血四种证型，运用自拟退黄汤加减，收到满意疗效。处方：茵陈10～15g，栀子、郁金、鸡内金各 6g。湿热两盛者，加柴胡 3g、黄芩 6g 以祛邪热；腹胀、食滞不化者，加枳壳 3g、陈皮 3g、神曲 6g、麦芽 6g 以消食导滞；四肢欠温、完谷不化者，加干姜 3g、附子 2g、神曲、麦芽各 6g 以温阳化湿消积。若见患儿高热烦躁，身发斑疹，尿赤而暗者，合用犀角散以清热利湿、凉营解毒；伴神昏、抽搐者，合用安宫牛黄丸或紫雪丹以清热息风开窍［侯萍．中药治疗新生儿黄疸临床体会．陕西中医，2002，23（11）：1013］。陈瑞林认为胎黄的病机为湿热滞留肝胆，湿热蕴结所致，自拟婴肝汤（茵陈、金钱草各

10g，郁金、丹参、板蓝根各6g，焦三仙各12g，鸡骨草、白花蛇舌草各6g，甘草3g）治疗新生儿肝炎综合征28例，取得良效［陈瑞林．婴肝汤治疗婴儿肝炎综合征52例．湖南中医杂志，1995，（6）：32］。黄坚明根据中医疏肝利胆、清热利湿的法则，采用中药（黄芩、大黄、枳壳、茵陈、郁金）治疗新生儿母乳性黄疸70例，并与使用西药（苯巴比妥加尼可刹米）治疗的50例进行对照，结果中药组治疗后临床症状改善情况明显优于西药治疗组［黄坚明．中医药治疗新生儿母乳性黄疸70例临床观察．湖北中医杂志，2001，23（2）：27］。张贵荣采用中药灌肠治疗新生儿迁延性黄疸86例，取得满意疗效。治疗方法：自拟方剂为茵陈9g，大黄1.5g，栀子、丹参、郁金各3g，车前子6g，腹胀者加厚朴3g，呕吐者加竹茹3g，每日1剂，分2次保留灌肠，每次药液在体内保留30分钟［张贵荣．中药灌肠治疗新生儿迁延性黄疸86例．陕西中医，2001，22（5）：280］。侯桂荣等治疗新生儿黄疸64例，将患儿随机分为治疗组和对照组各32例，治疗组采用针药并举：针灸：穴位取阳陵泉、太冲、大椎，用泻法；足三里、合谷用补法。中药：茵陈15g，金钱草15g，木香8g，黄芪15g，生栀子8g，黄芩8g，枳壳、郁金各6g，大黄、甘草各4g。对照组单纯采用上方中药治疗，结果针药并举治疗效果比单纯中药治疗为佳［侯桂荣，张淑亭，邢阳，等．针药合用治疗新生儿黄疸．现代中西医结合杂志，1998，7（11）：1788］。

【结语】

胎黄发生于新生儿，与胎禀因素关系密切，其发病有生理性、病理性之分。本病的病因病机主要为湿热郁蒸、寒湿阻滞及气滞血瘀，导致肝胆疏泄失常，胆液外泄，令面目肌肤发黄。在辨证上，应辨别阳黄与阴黄的不同。在治法上，宜以利湿退黄为主。

第二节　赤游丹

赤游丹是初生儿急性皮肤感染性疾病，以皮肤色赤如丹，形如云片，游走不定为特征。又名“赤游肿”、“赤游风”。本病一年四季都可发生，以夏秋季节发病率较高。预后一般良好，少数出现邪毒内攻者预后较差。

古代医籍对本病的病因、病机、证候、治法及预后均有记载，《诸病源候论·小儿杂病诸候·赤游肿候》指出：“小儿有肌肉虚者，为风毒热气所乘，热毒搏于血气，则皮肤赤而肿起。其风随气行游不定，故名赤游肿也。”《片玉心书·丹毒门》不仅指出小儿十种丹证，而且开出具体治疗方药，还提出“蜞针”治法：“小儿赤游丹毒，虽有十种原根，皆由心火热多深，上下游移不定，其色浑如丹石……内解归梢赤芍，羌活荆芥防风，升麻甘草地黄通，竹叶元参煎用，外用益元敷贴，更加寒水相同。”

本病属于西医学丹毒范畴。

【病因病机】

外感风毒或胎热内蕴，邪毒入侵经脉，随气血流行，发于肌表，游走全身，为本病主要病因病机。

新生儿因脐部疾患，臀部湿疹、虫咬等，局部皮肤损伤，护理不当，以致外风邪毒侵袭，感染成病；或孕母热毒蕴结于内，遗患胎儿，以致出生后热毒蒸发于肌肤而成。由于邪毒侵袭，入于经络，搏于气血，则见斑片红肿并随之游走全身，邪正交争则发热。发于头面者，多因风热火毒为患；发于腰胯者，多兼肝脾湿热；发于下肢者，多为湿热火毒；若邪毒炽盛，迫入营血，内陷心肝，化火动风，则见高热、神昏、抽搐。

【诊断要点】

1. 症状　局部皮肤红肿，形如云片，边缘清楚，游走不定，可伴有恶寒，发热等；重症患儿高热不退，烦躁，甚至惊厥，昏迷。

2. 检查　血常规检查白细胞总数一般在 $20\times10^9/L$ 以上及中性粒细胞升高。

【鉴别诊断】

胎赤　胎赤为婴儿出生后，头面、肢体赤若涂丹，虽与本病相似，但无云片状隆起及游走不定的症状，由胎毒内炽，毒热内结，蕴于胞中而成，故与本病不同。

【辨证】

本病主要辨别轻重。轻证一般精神尚好，发热不高，皮肤红肿，移行不显著，饮食二便正常；重证高热烦躁或萎靡不振，丹色红赤，形如出血，游行迅速，隐没无常，灼热疼痛，甚至昏迷、抽搐。发于四肢的较轻，发于腹背的较重。先起于腹背，再流于四肢的较轻；先起四肢，再流于腹背的较重。

1. 毒在肌肤

证候：局部皮肤红肿，形如云片，灼热疼痛，游走不定，发热恶寒，烦躁多啼，唇口干燥，舌红，苔黄，指纹紫。

分析：风热邪毒入于经络，搏于气血，外发肌肤，故皮肤红肿，灼热疼痛；风火邪毒随气血流行，游走全身，故发无定处；邪正交争则发热恶寒，热扰心神则烦躁多啼，邪毒蕴蓄则舌红，苔黄，指纹紫。

2. 毒传心肝

证候：局部皮肤焮赤肿痛，壮热，心烦，甚则神昏，抽搐，唇燥口干，舌绛，苔少，指纹紫。

分析：火毒炽盛，搏于营血则局部焮赤、肿痛；火毒内陷厥阴，则壮热，心烦，舌绛，甚则神昏，抽搐；火盛伤津则口干唇燥，舌绛，苔少，指纹紫。

【治疗】

1. 中药治疗

（1）毒在肌肤

治法：疏风散邪，泻火解毒。

方药：犀角解毒饮（《医宗金鉴》）。

方中犀角、黄连、连翘、金银花清热泻火；赤芍、生地凉血解毒；防风、荆芥、牛蒡子疏风散邪。症状较重者，取大青叶煎调如意金黄散（《外科正宗》），敷于局部。高热烦躁，面赤口干，舌红，苔黄腻者，加山栀、黄芩、大黄泄热泻火；血热甚者加丹皮、紫草清热凉血。

另外，还可用七味新消丸，每次 0.03g，1 日 3 次，饭后服。或丝瓜叶适量捣烂，取纱布蘸丝瓜叶汁涂赤肿处，1 日 3～4 次。仙人掌或紫花地丁适量，捣烂外敷，1 日 1 次。

（2）毒传心肝

治法：凉血解毒，开窍熄风。

方药：清瘟败毒饮（《疫疹一得》）。

方中犀角、丹皮、赤芍清营泻热，凉血散瘀；石膏、知母清气分之热；黄芩、栀子、竹叶、黄连、连翘清热泻火解毒；玄参、生地清热养阴。神昏者，加用安宫牛黄丸（《温病条辨》）清心开窍；抽搐者，加羚羊角、钩藤平肝熄风。

另外，还可用紫雪丹（《太平惠民和剂局方》），每次 0.2g～0.3g，1 日 2 次。或安宫牛黄丸（《温病条辨》），每次 1/4 粒，1 日 2 次。或用如意金黄散（《外科正宗》）适量，用大青叶煎水，调敷患处，1 日 1 次。

2. 针灸治疗

（1）体针

基本处方：合谷　曲池　血海　委中　阿是穴

方中合谷、曲池均属于手阳明经穴，能清泻阳明之热毒；血海属足太阴脾经，泻之可化瘀利湿；委中为血郄，配阿是穴散刺出血可清泻血分郁热，凉血解毒。

加减运用：风热上扰加风门、大椎疏风清热；湿热蕴结加阴陵泉、内庭、丰隆清热利湿化痰；胎火蕴毒加中冲、大椎、水沟凉血解毒开窍；胸闷心烦加内关、膻中理气宽胸散结；呕吐加内关、中脘和胃降逆止呕。

（2）其他：还可选用耳针：取神门、肾上腺、皮质下、枕，毫针中强度刺激，或用王不留行籽贴压；刺络拔罐：于皮损局部用三棱针散刺或皮肤针叩刺，使其少量出血，加拔火罐。

【预防与调护】

（1）注意保持婴儿皮肤清洁、干燥，避免损伤，尤其注意脐部和臀部的护理，防止感染。

（2）有湿疹或皮肤损伤的患儿，应及时治疗。

【医案举例】

患儿，女，8 个月。1995 年 3 月 6 日就诊。

母诉：患儿 1 日前出现烦躁不安，啼哭，纳少，喜饮。体检：颈项、腋窝、腹股沟等处红晕片压之退色，无肿胀，大小约 2cm×3cm，边界清楚，色如涂丹，唇红，指纹紫黑。其母诉怀孕期间嗜食辛辣食物，患儿出生后奶水不足，以奶粉喂食。近年因天气潮湿，多用炭火烘烤患儿衣服。此乃胎热火毒所致，予薄荷叶4g，生栀子2g，玄参、连翘、桔梗、麦冬、升麻、炒牛蒡子各5g，黄芩3g，生甘草1g治疗。患儿服1剂后，症状改善，服2剂后痊愈，随诊半年未复发。［黄金彬，余根泉．加减凉膈散治疗小儿丹毒30例．医药导报，2001，20（6）：361］

【古代文摘】

《外科正宗·小儿赤游丹》：“欲发之时，必先身热、啼叫、惊搐，次生红肿，光亮发热，瞬息游走，发无定处。……起于腹背，流入四肢者轻；起于四肢，流入胸腹者重……换如意金黄散，用水芭蕉根捣汁调敷，甚者日换二次；内以大连翘饮、消毒犀角饮、五福化毒丹。毒气入里，腹胀坚硬不乳者，紫雪散下之。”

《幼科铁镜·胎毒发丹》：“此症由娠妇常浴热汤，或久卧火炕，或过食煎炒辛辣。其候丹发头面四肢，赤色游走不定。先用天保采薇汤表散，次用大连翘饮。”

《神应经·小儿部》：“赤游风：百会、委中。”

《针灸大成》：“浑身发红丹：百会、曲池、三里、委中。”

【现代研究】

王氏用牛黄败毒散治疗新生儿丹毒，药用西牛黄0.3g，绿豆衣0.5g，生甘草1.5g，金银花3g。共研细末，分成7包，每日1包，分2次服。结果：治513例，痊愈503例［王均模．牛黄败毒散治疗新生儿丹毒．江苏医药，1981，7（1）：55］。郑氏采用家传秘方外用治疗，药用绿豆30g，黄柏3g，清粉4.5g，飞辰砂3g，各研细末，以生甘草3g熬水调，用新毛笔蘸药涂患处，每日3～4次，重症辅以连翘、玄参、金银花、丹皮、焦山楂、石斛、生地、薄荷水煎服［郑日新．郑景岐治疗新生儿丹毒的经验．辽宁中医杂志，1993，20（10）：5］。潘氏治疗小儿赤游丹226例，轻症或恢复期用凉血解毒汤：生地、桑白（下肢用桑枝）、连翘、金银花、牛蒡子、赤芍、钩藤、芦根、甘草；重症用托毒汤：羚羊、皂角刺、赤芍、连翘、车前、钩藤、金银花、栀子、黄连。伴恶寒加防风、荆芥；患于头部去皂刺、加蝉蜕，患于下肢加川萆、薏苡仁；配合白冬瓜肉或白萝卜肉外用。结果全部治愈［潘鸿江．小儿赤游丹226例疗效观察．天津中医，1995，12（2）：22］。

【结语】

本病为急性感染性疾病，多由护理不当，皮肤损伤，以致风热邪毒入侵，与血中之热毒相搏，外发肌肤而成；或由孕母热毒蕴结于内，搏于气血，以致出生后热毒蒸发于外而发病。临床以皮肤出现红、肿、热、痛，发无定处，形如云片，边缘隆起，界限分明为其特征。严重者，可出现高热、神昏、抽搐。治疗以散风清热，解毒凉血为其大法，邪毒内陷则须清心开窍、平肝熄风；亦可结合外治法治疗。

第三节　硬肿症

硬肿症是新生儿时期由多种原因引起的局部甚至全身皮肤和皮下脂肪硬化及水肿的一种严重疾病，常伴有低体温及多器官功能低下的综合征。其中只硬不肿者称新生儿皮脂硬化症，受寒所致者称新生儿寒冷损伤综合征。多于出生后2~3天发病，寒冷地区或寒冷季节多发。

本病与古代医籍中的"胎寒"、"寒厥"、"五硬"相似。《保婴撮要·五硬》说："五硬者，仰头取气，难以动摇，气壅作痛，连于胸膈，脚手心冷而硬，此阳气不营于四末也……脾主诸阴，今手足冷而硬者，独阴无阳也，故难治……若系风邪，当参惊风治之。"可见古代医家对本病的病因病机、治法方药及预后转归都有一定的认识。

本病在西医学中称为新生儿硬肿症。国外认为此病是一种少见病，而国内报道本病在新生儿疾病中是一种常见病。一般来说体温愈低，硬肿愈严重，硬肿面积也愈大，多于出生后数日内发病，并发症多。本病重症预后较差，病变过程中可并发肺炎和败血症，严重者常合并肺出血等导致死亡。

【病因病机】

本病发生有内外两因。初生小儿为稚阴稚阳之体，尤其双胎儿、早产儿和低体重婴儿，先天禀赋不足，阳气虚弱，此为本病的内因。若护养保暖不当，复感寒邪，或感受他病，气血运行失常，此为发病之外因；但也有感受温热毒邪者，受寒使机体易感，感染进一步损伤正气，使病情加重。本病的病变脏腑在脾肾，阳气虚衰、寒凝血滞是本病的主要病机。

1. 感受寒邪　新生儿阳气未充，阴气未长。寒为阴邪，最易伤人阳气。先天禀赋不足之小儿，或先天中寒，或后天感寒，寒邪直中脏腑，伤脾肾之阳；或者生后感受他病，阳气受损，致寒邪凝滞。寒凝则气滞，气滞则血凝血瘀，产生肌肤硬肿。脾阳不振，运化失调，水湿内停故有水肿。肺朝百脉，外合皮毛，通调水道，寒侵腠理，肺气失宣，肌肤失调，皮肤硬肿加重。

2. 肾阳虚衰　因先天禀赋不足，阳气虚弱；或寒邪直中脏腑，脾肾阳气损伤。肾阳虚衰，阳气不能温煦肌肤、营于四末，故身冷肢厥。阳虚则内寒，寒凝则气滞血瘀，所以肌肤僵硬，肤色紫暗，唇及肢端发青。严重血瘀者致血不循经而外溢，故晚期常见阴络伤而出血。阳气虚极，正气不支，直至阳气衰亡，可见气息微弱，全身冰冷，脉微欲绝等危象。如《医林改错·膈下逐瘀汤所治之症目》所云："血受寒则凝结成块，血受热则煎熬成块。"所以寒热均可引起血瘀。有少数患儿因感受邪毒后，毒热蕴郁，耗气伤津，阴液不足，血脉不充，血行涩滞，气血运行不畅，亦可致肌肤硬肿。

【诊断要点】

1. 病史　发病于寒冷季节，环境温度过低或保暖不当史；严重感染史；早产儿或足月小样儿；窒息、产伤等所致的摄入不足或能量供给低下。

2. 症状　早期哺乳差，哭声低微，反应低下。病情加重后体温低于35℃，严重者低于30℃，肛温可能低于腋温，感染或夏季发病者不出现低体温。硬肿为对称性，依次为双下肢、臀、面颊、双上肢、背、腹、胸部等，严重时肢体僵硬，不能活动。

3. 检查　血常规检查见白细胞总数升高或减少，中性粒细胞增高，血小板减少。由于缺氧与酸中毒，血气分析可有血 pH 降低、PaO_2 降低、$PaCO_2$ 增高。由于心肌损害，心电图可表现为 Q－T 延长、低电压、T 波低平或 S－T 段下移。有 DIC 表现者，血 DIC 指标阳性。

4. 病情分度　见表 4－1。

表 4－1　新生儿硬肿症病情分度

分　度	硬肿范围（%）	肛温（℃）	肛－腋温差	器官功能改变
轻	<20	≥35	正值	无或轻度功能低下
中	20～50	<35	0 或正值	功能损害明显
重	>50	<30	负值	功能衰竭，DIC，肺出血

注：硬肿范围估算：头颈部 20%，双上肢 18%，前胸及腹部 14%，背部及腰骶部 14%，臀部 8%，双下肢 26%。

【鉴别诊断】

1. 新生儿水肿　全身或局部水肿，但不硬，皮肤不红，无体温下降。全身水肿原因可有先天性心脏病、心功能不全、新生儿溶血症、低蛋白血症、肾功能障碍、维生素 B_1 或维生素 E 缺乏等。局部水肿有时因产道挤压所致。

2. 新生儿皮下坏疽　常有难产或产钳助产史。多发生于身体受压部位（枕、背、臀）以及受损部位。病变局部皮肤发硬，略红肿，迅速蔓延。病变中央转为软化，呈暗红色。逐渐坏死，形成溃疡，可融合成大片坏疽。

【辨证】

本病临床主要从虚、实、寒、热、瘀辨证。虚证以脾肾阳虚为主，常伴胎怯，身凉皮硬，硬肿范围大，哭声低微，吮乳无力，尿少水肿。寒证全身欠温，僵卧少动，肌肤硬肿，是多数患儿共同的临床表现。若见发热面红，肌肤硬肿紫红，尿短赤，舌苔黄，乃毒热蕴郁之征。若伴有气滞血瘀，则见面色紫暗，肌肤硬肿色暗或青紫，唇舌黯红，指纹紫暗等症。

1. 寒凝血涩

证候：面色紫暗，全身欠温，四肢发凉，反应尚可，哭声较低，肌肤硬肿，难以捏起，硬肿多局限于臀、小腿、臂、面颊等部位，色暗红、青紫，或红肿如冻伤，指纹紫暗。

分析：本证为轻症，多系小儿先天不足，阳气薄弱，复感外寒所致。阳气被寒邪所遏，不能温煦机体，则全身欠温，四肢发凉；寒凝血滞，经脉不通，而见肌肤硬肿，面色紫暗；寒凝血涩，气阳不足，故哭声较低。硬肿色暗红、青紫、指纹紫暗均系寒凝之征。

2. 阳气虚衰

证候：全身冰冷，面色灰黯，僵卧少动，昏昏多睡，哭声低微，吮乳无力，局部皮肤发硬，水肿发亮，按之凹陷，硬肿范围较广，尿少或无，唇白舌淡，苔白，指纹淡红不显。

分析：本证病情危重，多发生在早产儿、低出生体重儿。先天禀赋不足，感受寒邪，伤及脾肾之阳，致命门火衰，元阳不振，生生之气不充，故面色灰黯，全身冰冷，昏昏多睡，哭声低微，吮乳无力；阳气虚不能温煦肌肉，充实皮肤，血运无力，血脉郁滞，故皮肤冰冷僵硬；气化失司，水湿停聚则皮肤发亮，按之凹陷，尿少或无。唇白舌淡，苔白，指纹淡红不显，均为阳虚之征。

3. 热毒蕴郁

证候：发热，烦躁，面赤，肌肤硬肿紫红，尿短赤。严重者鼻窍出血，血色鲜红。舌紫红，苔黄，指纹紫滞。

分析：主要见于感染所致的硬肿症。由于热毒蕴郁，故发热、面赤、尿短赤、舌紫红、苔黄；热扰心神则烦躁；热郁血滞则肌肤硬肿紫红、指纹紫滞；严重者热郁化火动血，故鼻窍出血，血色鲜红。

【治疗】

1. 中药治疗

（1）寒凝血滞

治法：温经散寒，活血通络。

方药：当归四逆汤（《伤寒论》）。

方中桂枝、细辛温经散寒，白芍和血，当归养血活血。硬肿甚者，加桃仁、红花、丹参、郁金、鸡血藤活血行瘀；虚甚加人参、黄芪补气；寒甚加制附子、干姜温阳散寒。

（2）阳气虚衰

治法：益气温阳，通经活血。

方药：参附汤（《正体类要》）加黄芪、巴戟天、桂枝、丹参、当归。

方中人参、黄芪补气；制附子、巴戟天温肾阳；桂枝、丹参、当归温经活血。肿甚、小便不利者加猪苓、泽泻、木通、车前子利水渗湿；血瘀明显者加桃仁、红花、赤芍活血化瘀；肾阳衰加鹿茸补肾壮阳。

（3）热毒蕴郁

治法：清热解毒，活血化瘀。

方药：黄连解毒汤（《外台秘要》）加川芎、丹参、红花。

方中黄连、黄芩、栀子清热解毒；川芎、丹参、红花活血化瘀。发热伤阴者，加玄参、麦冬；鼻衄加仙鹤草、白茅根；大便秘结者，加大黄、槟榔。

2. 针灸治疗

（1）体针

基本处方：关元　气海　足三里

方中关元为足三阴经与任脉交会穴，是人体元气的根本，补之可养脏腑，补肾填精，以壮先天之本；气海为任脉穴，可暖下焦，温养冲任；足三里为足阳明胃经合穴，合治内腑，具有益脾养胃，调补气血的功能。诸穴均用补法，针后加灸，局部用艾条温灸。

（2）其他：还可选用万花油推拿法：万花油含红花、独活、三棱等20味药，功效为消肿散瘀，舒筋活络。若双下肢硬肿明显用抚摩两法；若整个双下肢似硬橡皮状并伴有水肿则用抚搓两法。氦氖激光照射疗法：取主穴足三里、丰隆、飞扬，配穴按病区随症加减，每穴照射3分钟，每日1次。

【预防与调护】

1. 预防

（1）做好孕妇保健，尽量避免早产，减少低体重儿的产生，同时防止产伤、窒息、感受寒冷。

（2）冬季出生的新生儿要注意保暖，尤其早产儿及低体重儿。

（3）出生后1周内的新生儿，应经常检查皮肤及皮下脂肪的软硬情况。加强消毒隔离，防止或减少新生儿感染的发生。

2. 调护

（1）注意消毒隔离，防止交叉感染。

（2）患儿衣被、尿布应清洁柔软干燥，睡卧姿势须勤更换，以防并发症。

（3）应给足够热量，促进疾病恢复，对吸吮能力差的新生儿，可用滴管喂奶，必要时鼻饲或静脉点滴葡萄糖注射液、血浆等。

【医案举例】

1. 某男，出生后13天就诊。

生后第6天发现两下肢发硬，用针刺及中药外洗治疗数日，症状加重。体温35℃，面颊、四肢及臀部皮肤发硬，下肢皮色青紫、不温，按之没指，哭声低微，呼吸浅弱，舌质淡白，指纹色青。证属肾阳虚衰，寒凝血滞。治宜温阳补肾、活血化瘀。处方：熟附子6g，黄芪6g，当归3g，桂枝3g，丹参3g，熟地5g，巴戟天5g，鹿茸0.3g（研末调服），川芎1.5g，水煎服。同时采取复温措施。服药9剂，治愈。[郑启仲．新生儿硬肿症治例．浙江中医杂志，1980，15（10）：465]

2. 吕某某之女，出生后4天就诊。

母孕33周，早破水54小时后剖宫产娩出。以早产儿生活能力低下、肺炎直接转入儿科新生儿病房，住院号118512。第二天发现小腿、大腿外侧及臀部轻度硬肿，面积约25%。已置于暖箱中，予抗生素、654－2、血浆与支持治疗等，未见好转。生后第四天，患儿精神反应差，体温38℃，心率110次/分，双下肢、臀、腹及面颊部皮下组织均硬化伴水肿，皮肤红嫩，硬肿面积达50%以上。采取穴位激光照射治疗3天硬肿减轻，6天后基本消退，化验恢复正常。（于秀卿，王津．He－Ne激光照射治疗围产新生儿硬肿症疗效观察与分析．中国针灸，1992，12（5）：9）

【古代文摘】

《诸病源候论·小儿杂病诸候·胎寒候》："小儿在胎时，其母将养，取冷过度，冷气入胞，伤儿肠胃，故儿生之后，冷气犹在胃肠之间。其状，儿肠胃冷，不能消乳哺，或腹胀，或时谷利，令儿颜色素皅，时啼者，是胎寒故也。"

《婴童百问·五硬》："五硬则仰头取气，难以动摇，气壅疼痛连胸膈间，脚手心如冰冷而硬，此为风症难治。"

《古今医统·五软五硬候》："五硬证，头硬不能俯视，气壅胸膈，手足心冷如冰而硬，名曰五硬。"

《医宗金鉴·幼科心法要诀·杂证门》："阳气不营成五硬，仰头取气难摇动，手足强直冷如冰，气壅胸膈牵连痛。小续命汤最为良，乌药顺气散极应，若遇肝木乘脾经，加味六君妙无竞。"

【现代研究】

大量的研究证明中医药治疗新生儿硬肿症具有一定的优势，已成为中医治疗新生儿疾病的一个突破口。曹振祥认为新生儿硬肿症是因为阳气不足，阴寒内盛所致，治以温阳益气，用人参、熟附子各6g，枳实2g，每日一剂，治疗56例患儿，疗效良好［曹振祥．中药治疗新生儿硬肿症56例．中医杂志，1994，35（4）：214］。陆传宝将新生儿硬肿症分为三种证型，患儿皮肤硬肿，全身冰冷，气息微弱，哭声低怯者，给予益气温阳，药用人参、黄芪、茯苓各6g，桂枝1.5g，附片3g。全身皮肤苍白肿亮，关节不利，按之凹陷者，治以补气利水，药用人参、白术、甘草、茯苓、泽泻各6g，黄芪、猪苓各9g，五味子1g。皮肤硬肿色暗，不能捏起者，治以益气活血，药用人参2g，黄芪9g，肉桂、炙甘草、木通、赤芍各3g，川芎、当归各6g［陆传宝．中西医治疗新生儿硬肿症．浙江中医杂志，1996，（3）：217］。张西艺以温阳益气、活血化瘀药物治疗新生儿硬肿症95例，有效率达95.79%，其内服药为附子、川芎各0.3g，人参、白术各1g，黄芪、茯苓各2g，红花0.6g；外敷药为肉桂6g，丁香9g，乳香8g，红花、赤芍各15g，没药7g。其作用为活血止痛消肿、改善血液循环［张西艺．中西医结合治疗新生儿硬肿症95例小结．新中医，1996，（5）：27］。李建民以654－2，每次1.5～2mg，每2～4小时1次；云南白药每次0.25g，每日4次，调匀口服。设单纯西药对照组。结果配合云南白药组在促使硬肿消退、缩短，提高治愈率方面优于单用654－2组［李建民，马玉英，商金平，等．云南白药佐治新生儿重度硬肿症疗效观察．中国中西医结合杂志，1992，12（11）：696］。康文昭用川乌、草乌各7.5g，肉桂6g，桂枝、生姜、丁香各10g，当归、川芎、赤芍、红花各15g，加凡士林制膏，加温涂敷于硬肿部位，治疗新生儿硬肿症轻症38例，重症17例，疗效均优于对照组［康文昭．温经活血膏外敷治疗新生儿硬肿症57例观察．中国中西医结合杂志，1994，14（4）：246］。于秀卿等用He－Ne激光照射足三里、丰隆、飞扬等穴，每穴照射3分钟，每日1次；对照组采用654－2或加肝素静脉输注，每日1～2次。结果He－Ne激光照射组在硬肿消退时间，硬肿面积缩小方面均优于对照组［于秀卿，王津．He－Ne激光照射治疗围产新生儿硬肿症疗效观察与分析．中国针灸，1992，12（5）：9]。

【结语】

硬肿症是新生儿期常见病、多发病，病死率高。全身欠温，僵卧少动，肌肤硬肿是多数患儿共同的临床表现。临床主要从虚、实、寒、热、瘀辨证。虚证以脾肾阳虚为主；实证以外感寒邪为主。本病的病变脏腑在脾肾，阳气虚衰、寒凝血滞是其主要病机。在治法上以补益元气，温阳祛寒，活血化瘀，调其阴阳，和其气血为治疗大法。另外，复温疗法是治疗本症的重要措施之一。

第四节　脐　　风

脐风多系接生时断脐不慎、接触不洁之物，为风冷水湿秽毒邪气所侵，而引起严重的全身性疾病。以牙关紧闭、苦笑面容、阵发抽搐、角弓反张为特征。古有“四六风”、“七日风”、“撮口”、“噤口”、“噤风”之称。

本病的发生，隋《诸病源候论》认为系“脐疮不瘥，风气入伤经脉”所致。宋《小儿卫生总微论方》阐述了本病的临床表现：“亦如大人因有破伤而感风，则牙关噤而口撮，不能入食，身硬，四肢厥逆，与此候颇同。故谓之脐风撮口，乃最恶之病也。”《婴童百问·噤风撮口脐风》认为“初生噤风、撮口、脐风三者，一种病也”。

本病相当于现代医学所称的新生儿破伤风。

【病因病机】

本病的发生，主要是断脐时感染，邪毒由脐部侵入，着于肌表，传于经络，甚至攻入脏腑所致。

1. 风毒在表　多因创伤感染，以致经络受阻，营卫壅滞，气血不运，经脉为邪毒所闭而发生本病。

2. 风毒入里　肝为风木之脏，易为外风引动。风毒入里，引动肝风；又肝藏血、主筋，热毒灼筋伤血，筋脉失养，致风动而发痉，甚至传入五脏，危及生命。

【诊断要点】

1. 病史　有脐带处理不洁史。

2. 症状　发病常在出生后1周左右，可更早或迟到2周。早期表现精神躁动，吮乳口松，随后出现牙关紧闭，全身强直，阵发性抽搐，屏气青紫。光、声刺激或触动可使抽搐发作加重。

3. 检查　外周血白细胞变化很大，中性粒细胞偏高。多数患儿脐部有脓性分泌物，但局部病原体培养阳性率不高。

【鉴别诊断】

1. 风痫 抽搐反复发作，抽搐时口吐白沫或作畜鸣声，双目上视，抽搐停止后神情如常。一般不发热，无苦笑面容，年长儿较为多见，有家族史，脑电图检查可见癫痫波。

2. 小儿急惊风 痰、热、惊、风四证具备，临床以高热、抽风、昏迷为主要表现，多由外感时邪、内蕴湿热或暴受惊恐而引发。

【辨证】

1. 风毒在表

证候：轻度牙关紧闭，张口困难，尚能吞食，周身拘急，抽搐较轻，痉挛期短而间歇期长，苔微黄，脉弦紧。

分析：经脉行气血而营阴阳，筋主束骨而利机关。由于风毒之邪从创口侵入经脉、经筋，致使经筋拘急而抽搐。伤于风者，上先受之，风邪外袭，先袭肌表，首犯阳经，而太阳、阳明经脉、经筋皆循行于面颊，故初起先从头面开始，症见轻度牙关紧闭、张口困难、尚能吞食；风毒循经窜扰，则周身拘急；风性善行而数变，故时作时止，抽搐较轻，发作时间短而间歇期长。苔微黄、脉弦紧为初起风毒在表、邪袭经络、其势未盛之象。

2. 风毒入里

证候：角弓反张，牙关紧闭，频繁而间歇期短的全身痉挛，腹壁板硬，面色青紫，伴有呼吸急促、痰涎壅盛、高热汗出、大便秘结、小便不通，舌红绛，苔黄糙，脉弦数。

分析：本证既有风毒之邪侵袭诸阳经，又有循经传里之变。肝为风木之脏，主系诸筋，风毒入里，引动肝风则角弓反张，牙关紧闭，全身肌肉痉挛，腹壁板硬；热毒灼伤阴血，经筋失养，故发作频繁而间歇期短，抽搐频作；经络气血瘀阻，则面色青紫；若风毒闭肺，痰气交阻，肺气不利，则伴有呼吸急促，痰涎壅盛；若风毒循经闭阻膀胱，则小便不通；若风毒入里，化燥伤津，阳明热盛，则见高热汗出，大便秘结。舌红绛，苔黄糙，脉弦数为风毒入里、毒热壅盛之象。

【治疗】

1. 中药治疗

（1）风毒在表

治法：祛风通络，解毒定痉。

方药：玉真散（《外科正宗》）。

方中白附子、天南星开通结滞，宣通荣卫，熄风化痰，解痉止痛；羌活、防风、白芷疏散外风，驱邪外出；天麻熄风解痉；酒、童便通经络、行气血，风祛经通，痉除痛止。风邪偏盛者加蝉蜕、荆芥等以加强祛风之力；抽搐重，甚至角弓反张者加全蝎、蜈蚣、地龙等虫药以止痉通络。

（2）风毒入里

治法：平肝熄风，泻热解毒。

方药：撮风散（《证治准绳》）。

方中麝香辛散走窜，宣通经络；蜈蚣、全蝎、僵蚕、钩藤驱风镇痉；竹沥、朱砂化痰清心。便秘者加大黄；牙关紧闭、面色苍白、汗出不止、元阳欲脱者加参附汤。

2. 针灸治疗

（1）体针

①风毒在表

治法：祛风通络，解毒定痉。

基本处方：大椎　委中　后溪　三间　下关　合谷　风池

方中大椎为诸阳经交会穴，能疏通诸阳经经气，祛风泻毒，通络止痉；委中、后溪调节太阳经气，泻热缓急以止痉；三间清热解痉；下关、合谷调节阳明经气以开口窍；风池为足少阳经与阳维脉的交会穴，能疏风通络以除风毒。上穴针刺，均用泻法，可留针1～2小时。

②风毒入里

治法：平肝熄风，泻热解毒。

基本处方：大椎　百会　下关　丰隆　太冲　委中　后溪　风池　阳陵泉　三阴交

方中大椎、下关、委中、后溪泻热解毒以定痉；丰隆为足阳明胃经络穴，能通络化痰；百会、风池、太冲平肝熄风镇痉；阴血伤则风易动，三阴交为足三阴交会穴，能益气生血，滋阴潜阳，平肝熄风。

加减运用：若抽搐频作、不能缓解者，加人中、筋缩、承山；口噤不开、难以吞食者，加颊车、地仓、合谷；伴呼吸急促者加肺俞；兼尿闭者加膀胱俞、中极；便秘者加天枢、支沟；高热汗出者加曲池、合谷；神志不清者加人中、十宣。上穴针刺，三阴交用补法，余用泻法，可留针数小时，必要时可24小时留针。

（2）其他：还可选用耳针：皮质下、枕、心、神门、脑点，每次取2～3穴，中强度刺激，留针30分钟。

【预防与调护】

1. 预防　积极推行新法接生，严格执行无菌操作，重视脐部清洁与护理，防止感染。

2. 调护

（1）保持居室安静，空气流通，光线宜暗，避免刺激患儿。

（2）抽搐时不宜给药及喂奶。

【医案举例】

1. 王某某，男，7天。

现病史：出生后7天发病，曾按一般感染治疗5天无好转，且逐渐加重而入院。症见发热（T39.4℃），苦笑面容，牙关紧闭，口噤，不能吸吮吞咽，形瘦，面色铁青，项强，时四肢抽搐、角弓反张，心率105次/分，呼吸短促，腹肌板硬。唇舌红，苔薄白，指纹青紫。

辨证：婴幼初生，稚阴稚阳，外感疫毒，长驱直入，客经留络，经脉拘急，痉挛抽搐，发为脐风。

诊断：中医诊断为脐风（西医：新生儿破伤风）。

治则：辛凉解表，活血化瘀，入络搜邪，熄风解痉。

治法：荆防消风散加减。荆芥 10g，防风 5g，当归 5g，红花 3g，桃仁 5g，乌蛇 5g，蜂房 5g，僵蚕 5g，蝉蜕 10g，土大黄 10g，臭牡丹 10g，千里光 10g，珍珠母 10g，京半夏 10g，水煎 20 分后取汁 200ml，少量频服。另加 TAT 皮试（+）1500U 作注射，次日全程足量静滴青霉素、清开灵、肌苷、维生素 C。呼吸困难时给低流量吸氧，抽搐时针刺合谷、手三里等。

疗效：患儿入院后第 3 天病情稳定，抽搐次数减少。第 5 天能进乳食。第 6 天病情好转，体温 37.5～38℃，手足躁动、四肢抽搐已控制，开始行大小便。第 7 天能自己吮乳。第 9 天能安静入睡。第 11 天痊愈出院。［施国翠．1 例新生儿破伤风中西医结合治疗与护理．时珍国医国药，2001，12（1）：91］

2. 吕某，男。

出生后第 2 日，体温 37.8℃。众医以新生儿体温略高而忽视，然而，一直哭闹不止，5 日后体温降至 36.4℃。7 日后，出现苦笑，易惊，众皆喜，以为小儿聪明机灵。时至 20 日，体温又升至 37.4℃以上，手足冰凉，发绀，时而两目上视，角弓反张，抽搐等脐风症俱。急取八鱼穴针刺法施治，每日 2 次。连续施术 3 日而愈。［王美，张改生，王文怀，等．针刺八鱼穴治疗新生儿破伤风．上海针灸杂志，1996，15（3）：22］

【古代文摘】

《医宗金鉴·幼科杂病心法要诀·初生门上》："撮如囊口吮乳难，舌强唇青吐沫痰，面色赤黄胎热极，四肢厥冷命难全。痰盛宜用僵蚕散，便秘须进紫霜丸，惊热龙胆汤极妙，抽搐撮风散自安。"

《幼科全书·脐风》："脐风者，由断脐之后，被水湿风冷之气所乘而流入心脾，遂令腹胀脐肿，四肢强直，日夜多啼，不能吮乳，甚则发为风搐。"

《幼科发挥·脐风》："脐在两肾之间，任冲胃三脉之所系也。儿之初生，断脐护脐，不可不慎，…以火燎而断之。"

【现代研究】

中药治疗小儿脐风，一般责之于肝，治以驱风止痉。周氏采用一方（钩藤 15g，蝉蜕 3g，金银花 3g，荆芥 3g，甘草 3g）预防小儿脐风，疗效满意［周邦涛．中医中药预防小儿脐风．中国基层医药，2000，9（10）：945］。肖氏用 200g 蝉蜕分两次水煎，频频喂服，治愈新生儿破伤风［肖本浓．大剂量蝉蜕治愈新生儿破伤风．浙江中医杂志，1996，31（9）：428］。黄氏采用玉真散结合青霉素、破伤风抗毒素治疗小儿脐风 21 例，痊愈 7 例，好转 12 例，无效 2 例，总有效率 90.48%［黄秀兰．中西医结合治疗新生儿破伤风 21 例．湖南中医杂志，2002，18（5）：35］。刘氏等采用青霉素、破伤风抗毒素结合中医分期论治。前驱期治以清热解毒，方用银翘散、黄连解毒汤加减；痉挛期治以熄风止痉，清热解毒，方用自拟驱风止痉汤加减（蝉蜕、天南星、全虫、葛根、生白芍、蜈蚣、连翘、甘草等）；恢复期治以滋阴生津，舒筋活络，方用沙参麦门冬汤、生脉散加减［刘文明，牛宛柯，苏永瑾，等．中西医结合治疗新生儿破伤风．湖南中医药导报，2002，8（9）：546－547］。针灸治疗小儿脐风亦有报导。王氏等针刺八鱼穴治疗脐风1000余例，疗效卓著。八鱼穴为：趾鱼穴，位于足趾腹部近趾甲处，左右各5穴，以三棱针点刺出黑血为佳，趾、足、小腿部返温为验，产后1～2日出现隐发期症状速施；跟鱼穴，位于足腹，足跟前人字纹内，左右各1穴，以三棱针点刺；眉三鱼穴，位于眉的头、中、尾部，左右各3穴，毫针点刺，留针亦可；眉间鱼穴，位于两眉正中，毫针点刺，留针亦可；人中鱼穴，位于鼻柱下沟中部，毫针点刺，惊厥、休克重刺，或留针捻转至苏醒；口周鱼穴，位于鼻翼旁，口裂纹尽处，左右各2穴，毫针点刺；百会鱼穴，位于两耳尖连线中点，毫针点刺，留针亦可；指鱼穴，位于手指指腹近指甲处，左右各5穴，以三棱针点刺出黑血，手臂返温为验［王美，张改生，王文怀，等．针刺八鱼穴治疗新生儿破伤风．上海针灸杂志，1996，15（3）：22］。

【结语】

脐风现已少见，证型简单，不外乎表里两类。在表者感受风毒，邪毒闭阻经脉为其病机特点；在里者风毒入里，肝风内动、筋脉失养为其病机特点。脐风的病变部位在经络，涉及肝及其他脏腑。在治法上表证宜疏风止痉，里证宜解毒定痉。

第五节　脐部疾患（脐湿、脐疮、脐血、脐突）

脐部疾患是小儿出生后断脐结扎不当，或护理不善，或由于先天性异常而发生的脐部病证。其中脐部湿润不干者，称为脐湿；脐部红肿热痛或流出脓水者，称为脐疮；血从脐中溢出者，称为脐血；先天发育缺陷，小肠脂膜突入脐中，脐部突出者，称为脐突，亦称脐疝。

脐湿、脐疮西医泛指新生儿脐炎，脐血西医称脐带出血，脐突包括西医的脐带膨出的病证。

【病因病机】

脐湿、脐疮多由新生婴儿断脐护理不当，感受外邪所致。婴儿洗浴时，脐部为水湿所浸，或为尿液浸渍，或脐带未干脱落过早，或为衣服摩擦损伤等，均可致水湿邪毒所感染而发病。若邪毒浸淫皮肤，久而不干者，则为脐湿；若邪毒浸入脐部，气血凝滞，酿毒成火，则致脐部溃烂，发为脐疮；甚则邪毒内陷，导致神昏抽搐，或继发脐风。

脐血则是断脐时，脐带结扎不当所致。脐带结扎过松，血渗于内；结扎过紧，伤及血脉；或啼叫过多，逼血外出，而致脐部出血。亦有因先天禀赋不足，中气虚弱，脾不统血，导致脐血不止。

脐突是由于小儿先天发育不全，脐孔闭合不全，留有脐环；或出生之后，啼哭叫扰过多，不时用力努挣伸引，致小肠脂膜突入脐中，称为脐突。

【诊断要点】

1. 病史 有脐带处理不洁，尿液及水湿浸渍脐部或脐带根痂撕裂等病史。

2. 症状 脐带根部或脱落后的根部见发红、肿胀、渗液为脐湿。有脓性分泌物渗出，气味秽臭者为脐疮。断脐后，血从脐孔渗出为脐血。脐部呈半球状或囊状突起，虚大光浮，大小不一，以手按之，肿块可以回纳腹内为脐突。

【辨证】

脐湿、脐疮应辨常证与变证。仅见脐部发红，创面肿胀，有脓水，一般情况尚好为常证；若脐部红肿，有脓性或血性渗出，伴烦躁不宁，甚则昏迷抽风，为变证。对脐血则辨轻证、重证。轻证出血量少，患儿精神、吮乳俱佳，无明显全身不适症状；重证则出血量较多，烦躁不安或萎靡不振，拒乳，甚而同时吐血、便血。脐突包括西医学所称的脐疝与脐膨出。脐疝是肠管自脐部凸出至皮下，形成球性软囊，易于压回。脐膨出是部分腹腔脏器通过前腹正中的先天性皮肤缺损，突入脐带的基部，上覆透明的囊膜，是较少见的先天性畸形。

1. 脐湿

证候：脐带脱落以后，脐部创面渗出脂水，浸渍不干，或微见红肿。舌淡红，苔薄白，指纹淡红。

分析：脐部为水湿或秽毒之邪浸渍，滞壅肌肤，故局部渗出脂水，浸渍不干；邪毒内侵化火，壅滞气血，故见红肿。舌淡红苔薄白，指纹淡红为水湿浸渍之象。

2. 脐疮

证候：脐部红肿热痛，甚则糜烂，脓水流溢。邪毒内攻，可伴见恶寒发热，啼哭烦躁，口干欲饮，唇红舌燥，局部红肿可波及脐部周围。舌质红，苔黄腻，指纹紫。

分析：本病为脐湿失治，病情进一步发展。毒邪可内侵化火，壅滞气血，结聚成疮，出现红肿热痛等症。风火内炽，邪毒内攻，则见恶寒发热，啼哭烦躁，唇红舌燥，红肿波及脐周。舌红苔黄腻，指纹紫均为毒热之邪内侵之象。

3. 脐血

证候：断脐后，脐部有血渗出，经久不止。或见发热，面赤唇焦，舌红口干，甚则吐血、衄血、便血、肌肤紫斑，或见手足欠温，精神萎靡。舌淡苔薄、指纹淡。

分析：断脐后，如脐带结扎过松，可致血溢外出，啼哭时出血加重，静止时稍止。如胎热内蕴，迫血妄行，血循脐带口而外溢，则见脐血鲜红渗泻，并见发热，面赤唇焦，舌红口干，甚则吐、衄、便血及肌肤紫斑；若脾虚气不摄血，可见脐血色淡，缓渗不止，并见手足欠温、精神萎靡、舌淡苔薄、指纹淡等脾气不足、脾阳虚弱之征；若出血过多，气从血脱，则可导致元气虚脱的危重证候。

4. 脐突

证候：脐部呈半球状或囊状突起，虚大光浮，大如核桃，以指按之，肿物可推回腹内，但啼哭叫闹时，又可重复突出。脐部气色如常，精神、饮食无明显改变，亦无其他症状表现。

分析：由于新生婴儿腹壁肌肉嫩薄松弛，或先天发育不全，脐孔未全闭合，留有脐环。加之婴儿啼哭过多，用力努挣伸引，致使小肠脂膜突入脐中，见脐部光浮胀突。

【治疗】

1. 中药治疗

（1）脐湿

治法：收敛固涩。

方药：龙骨散（《杂病源流犀烛》）。

本方由龙骨、枯矾组成，收敛燥湿，有利于生肌。外用，干撒脐部。

若局部红肿热痛者，用如意金黄散（《外科正宗》）外敷，以清热收敛。

（2）脐疮

治法：清热解毒，疏风散邪；佐以外治。

方药：犀角消毒饮（《医宗金鉴》）。

本方以金银花、水牛角、甘草清热解毒；防风、荆芥、牛蒡子疏风散邪。热毒炽盛，加黄连、连翘、紫花地丁清热解毒；见大便秘结、舌苔黄燥，加大黄；脐部渗出血液，加三七、紫草。

病情危重，伴有神昏、抽搐，加安宫牛黄丸（《温病条辨》）或紫雪丹（《太平惠民和剂局方》），以清心开窍。

本病除药物治疗外，可配合外治法，先用防风、金银花、野菊花煎汤，洗涤脐部，拭干后，再以如意金黄散（《外科正宗》）调敷。如全身症状不显，单用外治，亦能取效。

（3）脐血

治法：胎热内盛者，宜清热凉血止血；气不摄血者，宜益气摄血。结扎松脱者，宜重新结扎脐带。

方药：胎热内盛者，用茜根散（《景岳全书》）；气不摄血者，用归脾汤（《济生方》）。

茜根散以黄芩清热；生地、茜草、侧柏叶、阿胶凉血止血；当归活血散瘀；甘草调和诸药。可加水牛角、生地、丹皮清热凉血；赤芍、紫草、仙鹤草活血止血。

归脾汤用党参、黄芪、白术、甘草、生姜、大枣健脾益气；当归、龙眼肉、茯神、远志、酸枣仁养血补血，安神定志；木香理气醒脾。可加血余炭、藕节炭摄血止血。

若因结扎松弛而致脐部出血者，应重新检查，再行结扎脐带。

（4）脐突

治法：压脐法外治。

先将突出脐部的小肠脂膜推回腹内，再以纱布棉花包裹光滑质硬的薄片，厚垫脐部，外用纱布包紧。

可配用二豆散（《医宗金鉴》）外敷脐上。若脂膜突出过大，或不能回纳，并见哭闹不安或年龄已逾 2 岁仍未痊愈者，应考虑手术治疗。

【预防与调护】

1. 预防

（1）新生儿断脐后，应注意脐部残端的保护，保持清洁干燥。

（2）脐部残端让其自然脱落。保持内衣和尿布的清洁、干燥、柔软。

2. 调护

（1）脐部换药时要注意局部的消毒，若有干痂形成，切不可强剥，以免发生出血和伤及肉芽。防止脐疮脓液外溢污染健康皮肤，造成其他感染。

（2）减少婴儿啼哭。若啼哭频频，脐突肿物久不回复，应注意检查其原因，及时做出相应处理。

【医案举例】

1. 张某某，男，7天。

现病史：因脐部红肿，有少许分泌物1天来诊。患儿在1天前因沐浴时不慎脐部沾水，随后出现红肿，有少许的分泌物，其他未见异常。

诊断：脐疮。

先用生理盐水清洗脐部，待干后取冰黄散1g，洒敷于脐部，用纱布包扎，每天2次。1天后红肿消退，分泌物消失，脐部干燥而痊愈。［李刚．冰黄散治疗小儿脐疮40例．中医外治杂志，2001，10（3）：24］

2. 李某，男，3个月。

现病史：患儿时常啼哭不休，脐部突起如鸡卵大，啼哭时脐疝呈气球状，光亮欲穿，按之辘辘有声，余无其他阳性体征。

诊断：脐疝。

外敷药物丁香、肉桂各4g，五倍子8g，朴硝40g，共研细末备用。外敷3次，脐突平复，再敷2次巩固，脐突凹陷如常，至今未再复发。［钱勤贤．中药外敷治疗婴儿脐疮42例．中医外治杂志，1999，8（2）：51］

【古代文摘】

《证治准绳·幼科·生下胎疾》："《千金》有脐风、脐湿、脐疮三者，皆因断脐后为风湿伤而成。夫风入脐，脐肿腹胀，四肢不利，多啼，不能乳，甚者发搐，为脐风。肿湿经久不干，为脐湿。风湿相搏，令脐生疮久不差，为脐疮。有一不已，入于经脉，多变为痫。"

《医宗金鉴·幼科杂病心法要诀别·初生门上》："婴儿热在腹中，无所发泻，故频频伸引，睡卧不宁，努胀，其气冲入脐间，所以脐忽肿赤，虚大光浮，名曰脐突。此乃胎热所致，非断脐不利之过也，内服犀角消毒饮，外敷二豆散，其肿自消。最忌寒凉之药敷于脐上，恐寒凝毒热，反为害也。"

【现代研究】

朱凤玉治疗新生儿脐炎，取川黄连 5g，枯矾 5g，乌贼骨 5g，共研细粉。用时取适量药粉，局部有分泌物者用粉干敷，无分泌物者用水调敷，3 天为 1 个疗程。治疗 18 例，15 例 1 周内痊愈［朱凤玉．新生儿脐炎的外治及护理．中医外治杂志，2002，11（3）：55］。李刚用冰黄散（大黄、黄连、冰片）外敷脐部治疗小儿脐疮 40 例，全部治愈，有效率为 100%［李刚．冰黄散治疗小儿脐疮 40 例．中医外治杂志，2001，10（3）：24］。刘沁清等应用中药脐疝带（脐疝粉由黄芪、当归、苍术、升麻、柴胡、川楝子、吴茱萸、荔枝核、小茴香、丁香、红花、细辛、麝香、陈皮组成）治疗婴幼儿脐疝，治疗组给患儿穿戴装有中药芯脐疝带，并使装有中药芯或木片的方形内袋紧贴神阙穴（即脐）；对照组患儿佩戴有直径 4cm 光滑木片的脐疝带，直至痊愈；自愈组不加任何治疗。分别计算痊愈天数。结果显示实验组治愈天数明显比对照组缩短，平均缩短 93 天，比自愈组更短，未发现皮肤过敏及皮肤刺激症状。三组对照，其治愈率或愈合率并无明显差异，采用装有补中益气、疏肝健脾类中药芯的脐疝袋治疗婴幼儿脐疝，能明显促进脐环愈合，能缩短闭合时间［刘沁清，戴蓓蕾，王庆云，等．中药脐疝带治疗婴幼儿脐疝临床研究．河南中医，1998，18（4）：221］。钱勤贤用中药外敷治疗婴儿脐疝 42 例，以丁香、肉桂各 4g，五倍子 8g，朴硝 40g，共研细末备用，经 1 个疗程治疗全部治愈［钱勤贤．中药外敷治疗婴儿脐疮 42 例．中医外治杂志，1999，8（2）：51］。何晓琴用艾灸大横治疗婴儿脐疝，将艾绒搓成圆锥形艾炷，底部直径约 1cm，直接灸双侧大横穴，每日 1 次，每次每侧灸 5～8 个艾柱，至愈。治疗 3 例，皆取得满意疗效［何晓琴．艾灸大横治疗婴儿脐疝的临床体会．针灸临床杂志，2003，19（2）：43］。

【结语】

脐部疾患多因断脐结扎不当，或护理不善，或由于先天性异常而致。治疗多以外治为主。

附 录

一、小儿推拿疗法

小儿推拿疗法历史悠久，易为患儿接受，用于治疗儿科的一些疾病有良好的疗效。

小儿推拿手法应轻快柔和，有的手法虽与成人推拿相同，但手法动作及操作方法却有所不同，采用的穴位也有与成人不同之处。

（一）常用手法

1. 推法 用拇指面（正、侧两面均可）或食、中指面，在选定的穴位上作直线推动，称直推法（附图1）；用双手拇指面在同一穴位起向两端分开推，称分推法（附图2）。

2. 揉法 用指端（食、中、拇指均可）或掌根，在选定的穴位上贴住皮肤，带动皮肉筋脉作旋转回环活动，称揉法（附图3）。治疗部位小的用指端揉，大的用掌根揉。

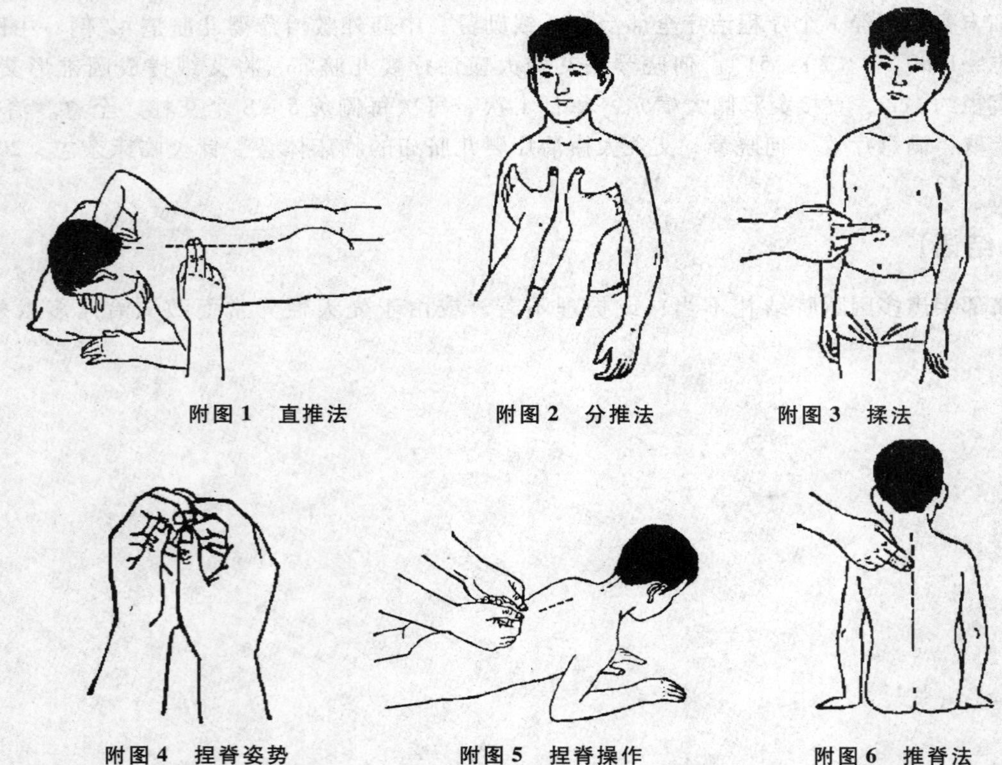

附图1 直推法　附图2 分推法　附图3 揉法

附图4 捏脊姿势　附图5 捏脊操作　附图6 推脊法

3. 捏脊法 用双手的中指、无名指和小指握成半拳状，食指半屈，拇指伸直对准食指前半段（附图4），然后顶住患儿皮肤，拇、食指前移，提拿皮肉（附图5）。自尾椎两旁双手交替向前，推动至大椎两旁，算作捏脊一遍。此法多用于小儿疳积，故又称“捏积”。

4. 推脊法 用食、中指（并拢）面自患儿大椎起循脊柱向下直推至腰椎处，称推脊法（附图6）。此法适用于高热。

（二）常用穴位

小儿推拿的常用穴位，见附图7及附表1。

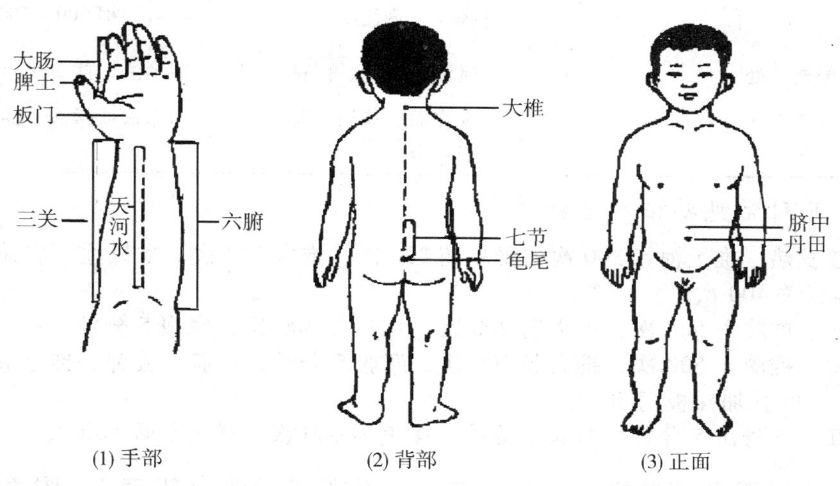

附图7 小儿推拿的常用穴位

附表1 小儿推拿常用穴位表

穴 名	位 置	主 治	操 作
脾土	拇指罗纹面	泄泻、呕吐	用推法，推200～500次
大肠	自示指端桡侧边缘至虎口成一直线	积滞、泄泻	用推法，推100～300次
板门	大鱼际隆起处	胸闷、呕吐、积滞、腹满、食欲不振	用推法或揉法，操作50～200次
三关	前臂桡侧边缘，自腕横纹直上至肘横纹成一直线	外感怕冷无汗、营养不良	用推法，自腕部向上推至肘部，推200～500次
六腑	前臂尺侧边缘，自腕横纹直上至肘横纹成一直线	发热、多汗 虚证忌用	用推法，自肘部向下推至腕部，推100～500次

续表

穴名	位置	主治	操作
天河水	前臂掌侧正中，自腕横纹中点至肘横纹中点成一直线	身热烦躁，外感发热	用推法，自腕部向上推至肘弯处，推100～500次
七节	第4腰椎至尾骶骨成一直线	泄泻、痢疾、食积、腹胀、肠热便秘	用推法，自上而下或自下而上均可，推200～500次
龟尾	尾椎骨处	泄泻、脱肛、便秘	用揉法，揉300～600次
丹田	脐下2寸	少腹痛、遗尿、脱肛、小便赤少	用摩法或揉法，操作3～5分钟

（三）几种常见病证的治疗举例

1. 外感发热 推天河水300次，推六腑300次，推脊500次，拿风池、肩井各数次。发热无汗加推三关400次。

2. 疳证 推脾土500次，推大肠200次，推三关400次，摩腹5分钟，捏脊5遍。

3. 泄泻 推脾土500次，推大肠200次，摩腹5分钟，揉脐3分钟，推七节300次，揉龟尾500次。吐乳加揉板门50次。

4. 脱肛 揉丹田5分钟，摩腹3分钟，揉龟尾600次，推七节骨800次。

二、7岁以下儿童体重、身高、胸围、头围正常值（附表2、附表3）

附表2　中国九市城郊7岁以下正常男童体格发育的衡量数字（1995年，均值）

年龄	体重（kg）		身高（cm）		胸围（cm）		头围（cm）	
	城区	郊区	城区	郊区	城区	郊区	城区	郊区
初生～3天	3.30	3.27	50.4	50.3	32.7	32.7	34.3	34.2
1月～	5.10	5.08	56.9	56.5	37.6	37.5	38.1	38.0
2月～	6.16	6.20	60.4	60.0	39.8	39.6	39.7	39.7
3月～	6.98	6.93	63.0	62.5	41.4	41.1	41.0	40.9
4月～	7.56	7.45	65.1	64.4	42.3	41.9	42.1	41.9
5月～	8.02	7.91	67.0	66.2	43.0	42.8	43.0	42.9
6月～	8.62	8.34	69.2	68.3	44.0	43.5	44.1	43.9
8月～	9.19	8.89	72.0	71.0	44.8	44.3	45.1	44.7
10月～	9.65	9.29	74.6	73.4	45.5	44.9	45.8	45.5
12月～	10.16	9.72	77.3	76.1	46.3	45.6	46.5	46.0
15月～	10.70	10.17	80.3	78.7	47.2	46.5	47.1	46.5
18月～	11.25	10.72	82.7	81.3	48.0	47.3	47.6	47.1

续表

年 龄	体重（kg）		身高（cm）		胸围（cm）		头围（cm）	
	城区	郊区	城区	郊区	城区	郊区	城区	郊区
21 月 ~	11.83	11.27	85.6	83.8	48.6	48.0	48.1	47.5
2.0 岁 ~	12.57	12.00	89.1	87.0	49.4	48.9	48.4	48.0
2.5 岁 ~	13.56	12.98	93.3	90.9	50.3	49.8	49.0	48.5
3.0 岁 ~	14.42	13.85	96.8	94.3	50.9	50.5	49.4	48.9
3.5 岁 ~	15.37	14.67	100.2	97.6	51.7	51.3	49.8	49.2
4.0 岁 ~	16.23	15.51	103.7	101.0	52.4	51.9	50.1	49.5
4.5 岁 ~	17.24	16.29	107.1	104.2	53.3	52.7	50.4	49.8
5.0 岁 ~	18.34	17.17	110.5	107.5	54.2	53.4	50.7	50.0
5.5 岁 ~	19.38	17.99	113.7	110.4	55.0	54.1	50.9	50.3
6 ~ 7 岁	20.97	19.33	117.9	114.3	56.3	55.3	51.3	50.5

附表 3　　中国九市城郊 7 岁以下正常女童体格发育的衡量数字（1995 年，均值）

年 龄	体重（kg）		身高（cm）		胸围（cm）		头围（cm）	
	城区	郊区	城区	郊区	城区	郊区	城区	郊区
初生 ~ 3 天	3.20	3.18	49.8	49.7	32.6	32.5	33.9	33.9
1 月 ~	4.81	4.78	56.1	55.7	36.9	36.7	37.4	37.3
2 月 ~	5.74	5.73	59.2	59.0	38.9	38.7	38.9	39.0
3 月 ~	6.42	6.40	61.6	61.3	40.2	40.0	40.1	40.0
4 月 ~	7.01	6.97	63.8	63.0	41.3	40.9	41.2	41.0
5 月 ~	7.53	7.37	65.5	64.8	42.1	41.6	42.1	41.9
6 月 ~	8.00	7.81	67.6	66.8	42.9	42.5	43.0	42.8
8 月 ~	8.65	8.37	70.6	69.4	43.9	43.4	44.1	43.7
10 月 ~	9.09	8.72	73.3	72.1	44.5	44.0	44.3	44.4
12 月 ~	9.52	9.23	75.9	75.0	45.2	44.7	45.4	45.0
15 月 ~	10.09	9.60	78.9	77.3	46.1	45.4	46.0	45.5
18 月 ~	10.65	10.14	81.6	79.9	46.8	46.3	46.5	46.1
21 月 ~	11.25	10.70	84.5	82.6	47.4	47.1	46.9	46.5
2.0 岁 ~	12.04	11.49	88.1	85.9	48.2	47.9	47.4	47.0
2.5 岁 ~	12.97	12.49	92.0	89.7	49.2	48.9	48.0	47.5

续表

年龄	体重（kg）		身高（cm）		胸围（cm）		头围（cm）	
	城区	郊区	城区	郊区	城区	郊区	城区	郊区
3.0岁～	14.01	13.39	95.9	93.5	49.9	49.5	48.4	48.0
3.5岁～	14.94	14.18	99.2	96.6	50.7	50.1	48.8	48.3
4.0岁～	15.81	14.94	102.8	99.9	51.3	50.6	49.1	48.5
4.5岁～	16.80	15.84	106.2	103.2	52.1	51.5	49.4	48.8
5.0岁～	17.84	16.70	109.8	106.5	52.9	52.1	49.7	49.1
5.5岁～	18.80	17.53	112.9	109.5	53.6	52.8	50.0	49.4
6～7岁	20.36	18.74	117.1	113.5	54.9	53.8	50.3	49.6

三、常见急性传染病的潜伏期、隔离期和检疫期（附表4）

附表4　常见急性传染病的潜伏期、隔离期和检疫期

病名	潜伏期（常见）	隔离期	接触者检疫期
水痘	10～21日（13～17日）	隔离至全部皮疹干燥、结痂、脱落为止，不得少于发病后2周	医学观察21日
麻疹	6～21日（10～12日）	隔离至出疹后5日，合并肺炎者延长隔离至出疹后10日	易感者医学观察21日，接受过被动免疫者检疫28日
风疹	5～25日（10～21日）	隔离至出疹后5日	不检疫
流行性腮腺炎	8～30日（14～21日）	隔离至症状和体征消失为止或发病后10日	医学观察21日
流行性感冒	数小时～4日（1～2日）	隔离至症状消失止或热退后2日	大流行期集体机构人员检疫4日
猩红热	1～7日（2～4日）	隔离至接受治疗后7日	医学观察7日
白喉	1～7日（2～4日）	隔离至症状消失后咽拭子培养2次阴性为止或于症状消失后14日	医学观察7日
百日咳	2～21日（7～10日）	隔离至发病后40日或痉咳后30日	医学观察21日
流行性脑脊髓膜炎	1～7日（2～3日）	隔离至症状消失后3日或发病后7日	医学观察7日
流行性乙型脑炎	4～21日（10～14日）	隔离至体温正常为止，隔离在有防蚊设备室内	不检疫

续表

病 名	潜伏期（常见）	隔离期	接触者检疫期
脊髓灰质炎	3～35日（5～14日）	隔离期不少于发病后40日	集体机构儿童检疫35日
病毒性肝炎	甲型15～40日（3～4周）乙型2～6月（60～160日）	隔离自发病日起不少于30日	密切接触者检疫40日
细菌性痢疾	数小时～7日（2～4日）	隔离至症状消失后粪便培养连续3次阴性为止	医学观察7日
阿米巴痢疾	4日～1年（7～14日）	隔离至症状消失后粪便检查3次阴性为止	不检疫
食物中毒	沙门氏菌4小时～3日(18小时),葡萄球菌0.5～6小时(2.5～3小时),肉毒杆菌2小时～10日(12～36小时),嗜盐菌(副溶血弧菌)1～99小时(6～20小时)	病人集中隔离治疗	不检疫
伤寒	5～40日（7～14日）	隔离至体温正常后16日为止；或症状消失，停药3日后大便培养连续3次阴性为止	医学观察25日
副伤寒	2～15日（6～8日）	同伤寒	医学观察15日
霍乱、副霍乱	数小时～7日（1～3日）	隔离至症状消失后，大便培养连续3次阴性为止，或自发病日起至少2周	医学观察5日，并大便培养3次阴性
流行性斑疹伤寒	5～21日（10～14日）	彻底灭虱，或体温正常后12日解除隔离	彻底灭虱，医学观察15日
恶性疟	7～15日（12日）	不隔离，住室内应防蚊、灭蚊	不检疫
疟疾间日疟、卵形疟	10～20日（13～15日）长潜伏期原虫可达6个月以上）	不隔离，住室内应防蚊、灭蚊	不检疫
三日疟	14～45日（21～30日）	不隔离，住室内应防蚊、灭蚊	不检疫
流行性出血热	4～60日（7～14日）	隔离至急性症状消失为止	不检疫
布氏杆菌病	3日～1年（14日）	隔离至临床症状消失为止	不检疫

续表

病　名	潜伏期（常见）	隔离期	接触者检疫期
钩端螺旋体病	3～28日（10日）	隔离治疗至痊愈为止	不检疫
鼠疫、腺鼠疫	1～12日（3～4日）	隔离治疗至淋巴结肿完全愈合，菌检3次阴性为止	医学观察9日，接受过预防接种或血清者检疫12日
肺鼠疫	数小时～3日（1～3日）	隔离至症状消失后痰液培养3次阴性为止	
狂犬病	10日～1年以上（12～99日）	病程中隔离治疗	不检疫，被可疑狂犬咬伤后注射疫苗

四、计划免疫程序（附表5）

附表5　　计划免疫程序

免疫制剂名称	接种对象	接种方法及剂量	初种和复种时间	免疫期	备注
卡介苗	初生婴儿及结核菌素试验阴性儿童	皮内注射每次0.1ml	初种:出生24～48小时;复种:3～4岁、7～8岁、11～12岁(结核菌素试验阴性者)	3～4年	
脊髓灰质炎减毒活疫苗	2足月龄～7足岁	先服Ⅰ型糖丸1粒，间隔1月后再同时服Ⅱ、Ⅲ型各1粒	初服：2足月龄婴儿；加服：1、2、7足岁时，剂量同初服	3年以上	切忌用热开水吞服
百日咳菌苗、白喉类毒素、破伤风类毒素三联	3足月龄～4足岁	皮下注射0.25～0.5ml共3次，每次间隔1～3个月	初种：3足月龄婴儿；复种：第2年、4足岁时各加强1次		如5足月龄开始全程，则首次加强在3足岁
麻疹减毒活疫苗	8足月龄以上的易感儿童	皮下注射0.35ml	初种：8足月婴儿；复种：小学一年级学生	4～6年以上	丙种球蛋白注射后至少间隔1～3月才能注射麻疹减毒活疫苗

续表

免疫制剂名称	接种对象	接种方法及剂量	初种和复种时间	免疫期	备注
流行性乙型脑炎灭活疫苗	1足岁以上儿童	皮下注射2次，间隔7～10天，学龄前儿童全程和加强均为0.5ml，小学生为1.0ml	初种：1足岁开始；加强：次年，小学一、四年级各加强1次	1年	
伤寒、副伤寒甲乙三联死菌苗	疫点周围人群（2岁以上儿童）	皮下注射全程3次，每次间隔7～10天，剂量2～6岁0.2ml、0.4ml、0.4ml，7～14岁0.3ml、0.6ml、0.6ml，15岁以上0.5ml、1.0ml、1.0ml	每年加强1次，连续3年（加强剂量为2～6岁0.4ml，7～14岁0.6ml，15岁以上1.0ml）	1年	可采用皮内注射法，剂量均为0.1ml，加强时每年1次，连续2年
霍乱死菌苗	疫区儿童	皮下注射2次，间隔7～10天，剂量6岁以下0.2、0.4ml，7～14岁0.3ml、0.6ml，15岁以上0.5ml、1.0ml	每年加强1次，（加强剂量为6岁以下0.4ml，7～14岁0.5ml，15岁以上1.0ml）	3～6个月	要求在流行前1月完成
流行性斑疹伤寒死疫苗	疫区儿童	皮下注射全程3次，每次间隔5～10天，剂量14岁以下为0.3～0.4ml、0.6～0.8ml、0.6～0.8ml，15岁以上0.5ml、1.0ml、1.0ml	每年加强1次，加强剂量为14岁以下0.6～0.8ml，15岁以上1.0 ml	1年	
狂犬病死疫苗	被狂犬、疑似狂犬的动物咬伤、抓伤者	肌肉注射全程10针，即被咬伤后0、1、2、3、7、10、14、20、30、90天各1次，每次1支疫苗			和狂犬病血清40U/kg联合应用（将抗血清先作过敏试验，再于伤口滴注，局部浸润注射，剩余的血清可肌肉注射）可提高预防效果。伤口及早处理

续表

免疫制剂名称	接种对象	接种方法及剂量	初种和复种时间	免疫期	备注
冻干流行性脑脊髓膜炎多糖体菌苗(A群)	与患者密切接触的3~14岁儿童	皮下注射0.5ml		1年左右	作应急接种用的制剂用稀释液稀释
精制白喉抗毒素	与白喉患者密切接触而锡克反应阳性的体弱儿	皮下或肌肉注射1000~2000U		3周	可和白喉类毒素0.5ml分别注射,达联合预防作用。注前先作过敏试验
精制破伤风抗毒素	受伤后有发生破伤风可能者	5年内未经破伤风类毒素全程免疫者,皮下或肌肉注射1500~3000U,伤口严重者加倍量		3周	可和破伤风类毒素0.5ml同时分别注射,注前先作过敏试验

五、儿科常用临床检验正常值(附表6、附表7、附表8、附表9)

附表6　小儿各年龄血液细胞参考值(均数)

测定项目	第1日	2~7日	2周	3月	6月	1~2岁	4~5岁	8~14岁
红细胞($\times 10^{12}$/L)	5.7~6.4	5.2~5.7	4.2	3.9	4.2	4.3	4.4	4.5
有核红细胞	0.03~0.10	0.03~0.10	0	0	0	0	0	0
网织红细胞	0.03	…	0.003	0.015	0.005	0.005	0.005	…
红细胞平均直径(μm)	8.0~8.6	…	7.7	7.3	…	7.1	7.2	…
血红蛋白(g/L)	180~195	163~180	150	111	123	118	134	139
红细胞压积	0.53	…	0.43	0.34	0.37	0.37	0.40	0.41
红细胞平均体积(MCVfl)	35	…	34	29	28	29	30	31
红细胞平均血红蛋白浓度(MCHC)	0.32	…	0.34	0.33	0.33	0.32	0.33	0.34

续表

测定项目	第1日	2~7日	2周	3月	6月	1~2岁	4~5岁	8~14岁
白细胞（$\times 10^9$/L）	20	15	12	…	12	11	8	…
中性粒细胞	0.65	0.40	0.35	…	0.31	0.36	0.58	0.55~0.65
嗜酸与嗜碱粒细胞	0.03	0.05	0.04	…	0.03	0.02	0.02	0.02
淋巴细胞	0.20	0.40	0.55	…	0.60	0.56	0.34	0.30
单核细胞	0.07	0.12	0.06	…	0.06	0.06	0.06	0.06
未成熟白细胞	0.10	0.03	0	…	0	0	0	0
血小板（$\times 10^9$/L）	150~250			250	250~300			

附表7 尿检查正常参考值

测定项目		法定单位	旧单位
蛋白	定性	阴性	阴性
	定量	<40mg/24h	<40mg/24h
糖	定性	阴性	阴性
	定量	<2.8mmol/24h	<0.5g/24h
比重		1.010~1.030	1.010~1.030
渗透压		婴儿 50~700mmol/L 儿童 300~1400mmol/L	50~700mOsm/L 300~1400mOsm/L
氢离子浓度		0.01~32μmol/L （平均1.0μmol/L）	4.5~8.0pH （平均6.0）
沉渣	白细胞	<5个/HP	<5个/HP
	红细胞	<3个/HP	<3个/HP
管型		无或偶见	无或偶见
Addis计数	白细胞	<100万/12h	<100万/12h
	红细胞	0~50万/12h	0~50万/12h
	管型	0~5000/12h	0~5000/12h

续表

测定项目		法定单位	旧单位
尿液化学检测	尿胆原	<6.72μmol/24h	<4mg/24h
	钠	95~310mmol/24h	2.2~7.1g/24h
	钾	35~90mmol/24h	1.4~3.5g/24h
	氯	80~270mmol/24h	2.8~9.6g/24h
	钙	2.5~10mmol/24h	100~400mg/24h
	磷	16~48mmol/24h	0.5~1.5g/24h
	镁	2.5~8.3mmol/24h	60~200mg/24h
	肌酸	0.08~2.06mmol/24h	15~36g/24h
	肌酐	0.11~0.132mmol/(kg·24h)	12~15mg/(kg·24h)
	尿素	166~580mmol/24h	15~36g/24h
	淀粉酶	80~300U/h（somogyi 法）	<64U（温氏）
	17-羟类固醇	婴儿 1.4~2.8μmol/24h 儿童 2.8~15.5μmol/24h	0.5~1.0mg/24h 1.0~5.6mg/24h
	17-酮类固醇	<2 岁者 <3.5μmol/24h 2~12 岁者 3.5~21μmol/24h	<1mg/24h 1~6mg/24h

附表 8　小儿脑脊液正常参考值

测定项目		法定单位	旧单位
压力		新生儿 290~780Pa 儿童 690~1765Pa	30~80mmH_2O 70~180mmH_2O
细胞数	红细胞	<2 周 675×10^6/L >2 周（0~2）×10^6/L	675/mm^3 0~2/mm^3
	白细胞（多为淋巴细胞）	婴儿（0~20）×10^6/L 儿童（0~10）×10^6/L	0~20/mm^3 0~10/mm^3
蛋白	定性（Pandy 试验）	阴性	阴性
	定量	新生儿 200~1200mg/L 儿 童 <400mg/L	20~120mg/dl <40mg/dl
糖		婴 儿 3.9~4.9mmol/L 儿 童 2.8~4.4mmol/L	70~90mg/dl 50~80mg/dl
氯化物		婴儿 111~123mmol/L 儿 童 118~128mmol/L	111~123mEq/L 118~128mEq/L

附表 9

血液生化检验正常参考值

测定项目		法定单位	法定→旧	旧单位	旧→法定
总蛋白（P）		60～80g/L	×0.1	6～8g/dl	×10
白蛋白（P）		34～54g/L	×0.1	3.4～5.4g/dl	×10
球蛋白（P）		20～30g/L	×0.1	2～3g/dl	×10
蛋白电泳（S）	白蛋白	0.55～0.61	×100	55%～61%	×0.01
	α_1 球蛋白	0.04～0.05	×100	4%～5%	×0.01
	α_2 球蛋白	0.06～0.09	×100	6%～9%	×0.01
	β 球蛋白	0.09～0.12	×100	9%～12%	×0.01
	γ 球蛋白	0.15～0.20	×100	15%～20%	×0.01
纤维蛋白原（P）		2～4g/L	×0.1	0.2～0.4g/dl	×10
α_1－抗胰蛋白酶（S）		1.5～2.5	×100	150～250mg/dl	×0.01
C－反应蛋白（S）		68～1800μg/L	×1	68～1800ng/dl	×1
免疫球蛋白	A（S）	140～2700mg/L	×0.1	14～270mg/dl	×10
	G（S）	5～16.5g/L	×0.1	500～1650mg/dl	×10
	M（C）	500～2600mg/L	×0.1	50～260mg/dl	×10
补体 C3（S）		600～1900mg/L	×0.1	60～190mg/dl	×10
铜蓝蛋白（S）		0.2～0.4g/L	×100	20～40mg/dl	×0.01
转铁蛋白（S）		2～4g/L	×100	200～400mg/dl	×0.01
铁蛋白（S）		7～140μg/L	×1	7～140ng/ml	×1
红细胞原卟啉		<0.89μmol/LRBC	×56.26	<50μg/dl	×0.017
葡萄糖（空腹 B）		3.3～5.5mmol/L	×18	60～100mg/dl	×0.056
胆固醇（P.S）		2.8～5.2mmol/L	×38.7	110～200mg/dl	×0.026
甘油三酯（S）		0.23～1.24mmol/L	×88.54	20～110mg/dl	×0.011

续表

测定项目		法定单位	法定→旧	旧单位	旧→法定
血气分析（A. B）	氢离子浓度	35～50nmol/L	－－	7. 3～7. 45pH	－－
	二氧化碳分压	4. 7～6kPa	×7. 5	35～45mmHg	×0. 133
	二氧化碳总含量	20～28mmol/L	×1	20～28mEq/L	×1
	氧分压	10. 6～13. 3kPa	×7. 5	80～100mmHg 新生儿60～90mmHg	×0. 133
	氧饱和度	0. 91～0. 97mol/mol 0. 6～0. 85（V）	×100	91%～97% 60%～85%	×0. 01
	标准重碳酸盐	20～24mmol/L	×1	20～24mEq/L	×1
	缓冲碱	45～52mmol/L	×1	45～52mEq/L	×1
	碱剩余	－4～＋2mmol/L 婴儿－7～－1mmol/L	×1	－4～＋2mEq/L －7～－1mEq/L	×1
	二氧化碳结合力（P）	18～27mmol/L	×2. 24	40～60Vol%	×0. 449
	阴离子间隙	7～16mmol/L	×1	7～16mEq/L	×1
血清电解质、无机盐和微量元素（S）	钠	135～145mmol/L	×1	135～145mEq/L	×1
	钾	3. 5～4. 5mmol/L	×1	3. 5～4. 5mEq/L	×1
	氯	96～106mml/L	×1	96～106mEq/L	×1
	磷	1. 3～1. 8mmol/L	×3. 1	4～5. 5mg/dl	×0. 323
	钙	2. 2～2. 7mmol/L	×4. 0	8. 8～10. 8mg/dl	×0. 25
	镁	0. 7～1. 0mmol/L	×2. 43	1. 8～2. 4mg/dl	×0. 411
	锌	10. 7～22. 9μmol/L	×6. 54	70～150μg/dl	×0. 153
	铜	12. 6～23. 6μmol/L	×6. 355	80～150μg/dl	×0. 157
	铅	＜1. 45μmol/L	×20. 7	＜30μg/dl	×0. 048
	铁	9. 0～28. 6μmol/L	×5. 58	50～160ug/dl	×0. 179
铁结合力		45～72μmol/L	×5. 58	250～400μg/dl	×0. 179
尿素氮（B）		1. 8～6. 4mmol/L	×2. 8	5～18mg/dl	×0. 357
肌酐（S）		44～133μmol/L	×0. 0113	0. 5～1. 5mg/dl	×88. 4

续表

测定项目		法定单位	法定→旧	旧单位	旧→法定
氨（B）		29～58μmol/L	×1.7	50～100μg/dl	×0.588
总胆红质（S）		3.4～17.1μmol/L	×0.059	0.2～1.0mg/dl	×17.1
直接胆红质（P）		0.50～3.4μmol/L	×0.059	0.03～0.2mg/dl	×17.1
凝血酶时间（P）		15～20s	--	15～20s	--
凝血酶原时间		12～14s	--	12～14s	--
凝血酶原消耗时间（S）		>35s	--	>35s	--
抗溶血性链球菌素O		--	--	< 500U	--
血清酶	脂肪酶	18～128U/L	×1	18～128U/L	×1
	淀粉酶	35～127U/L	×1	35～127U/L	×1
	γ-谷氨酰转肽酶	5～32U/L	×1	5～32U/L	×1
	谷-丙转氨酶（赖氏）	<30U/L	×1	<30U/L	×1
	谷-草转氨酶（赖氏）	<40U/L	×1	<40U/L	×1
	乳酸脱氢酶	60～250U/L	×1	60～250U/L	×1
	碱性磷酸酶（金氏）	106～213U/L	×1	106～213U/L	×1
	酸性磷酸酶（金氏）	7～28U/L	×1	7～28U/L	×1
	肌酸磷酸酶	5～130U/L	×1	5～130U/L	×1
血清激素	促肾上腺皮质激素	25～100μg/L	×1	25～100Pg/ml	×1
	皮质醇（空腹8am）	138～635nmol/L 8pm为8am值的50%	×0.0362	5～23μg/dl	×27.6
	C-肽（空腹）	0.5～2μg/L	×1	0.5～2ng/ml	×1
	胰岛素(空腹)	7～24mU/L	×1	7～24μU/L	×1
	三碘甲状腺原氨酸（T_3）	1.2～4.0nmol/L	×65.1	80～260ng/dl	×0.0154
	甲状腺素（T_4）	90～194nmol/L	×0.078	7～15μg/dl	×12.9
	促甲状腺激素（TSH）	2～10mU/L	×1	2～10μU/ml	×1
	抗利尿激素（血渗透压正常时）	1～7ng/L	×1	1～7Pg/ml	×1

注：（A）动脉血；（B）全血；（C）血清

六、常用方剂

二　画

二至丸（《证治准绳》）旱莲草　女贞子

二陈汤（《太平惠民和剂局方》）半夏　橘红　白茯苓　炙甘草

二豆散（《医宗金鉴》）赤小豆　豆豉　天南星　白蔹

十味温胆汤（《世医得效方》）人参　熟地　枣仁　远志　五味子　茯苓　半夏　枳实　陈皮　甘草

丁萸理中汤（《医宗金鉴》）丁香　吴茱萸　党参　白术　干姜　炙甘草

七味白术散（《小儿药证直诀》）藿香　木香　葛根　人参　白术　茯苓　甘草

八正散（《太平惠民和剂局方》）车前子　瞿麦　萹蓄　滑石　栀子　甘草　木通　大黄

八珍汤（《正体类要》）当归　川芎　熟地　白芍　人参　白术　茯苓　甘草

人参乌梅汤（《温病条辨》）人参　乌梅　木瓜　山药　莲子肉　炙甘草

人参理中丸（《疠疡机要》）人参　干姜　甘草　白术

人参五味子汤（《幼幼集成》）人参　白术　茯苓　五味子　麦门冬　炙甘草

三　画

三拗汤（《太平惠民和剂局方》）麻黄　杏仁　甘草

三甲复脉汤（《温病条辨》）炙甘草　生地　白芍　牡蛎　麦冬　阿胶　麻仁　鳖甲　龟板

三子养亲汤（《韩氏医通》）苏子　白芥子　莱菔子

下虫丸（《直指小儿方》）新苦楝根皮　绿色贯众　木香　桃仁　芜荑　鸡心槟榔　鹤虱　轻粉　干蛤蟆　使君子

大补阴丸（《丹溪心法》）黄柏　知母　熟地黄　龟板　猪脊髓

大定风珠（《温病条辨》）白芍　阿胶　龟板　地黄　麻仁　五味子　牡蛎　麦冬　炙甘草　鳖甲　鸡子黄

大青龙汤（《伤寒论》）麻黄　桂枝　甘草　杏仁　生姜　大枣　石膏

大承气汤（《伤寒论》）大黄　厚朴　枳实　芒硝

小儿回春丹（《上海市中药成药制剂规范》）牛黄　冰片　朱砂　羌活　僵蚕　天麻　防风　麝香　雄黄　胆南星　天竺黄　川贝母　全蝎　白附子　蛇含石　钩藤　甘草

小青龙汤（《伤寒论》）麻黄　桂枝　芍药　细辛　半夏　干姜　五味子　甘草

小建中汤（《伤寒论》）桂枝　白芍　甘草　生姜　大枣　饴糖

小蓟饮子（《济生方》）生地黄　小蓟根　滑石　木通　炒蒲黄　淡竹叶　藕节　山栀　甘草　当归

己椒苈黄丸（《金匮要略》）防己　椒目　葶苈　大黄

四画

五皮饮（《中藏经》）生姜皮　桑白皮　陈橘皮　大腹皮　茯苓皮

五苓散（《伤寒论》）桂枝　茯苓　泽泻　猪苓　白术

五虎汤（《证治汇补》）麻黄　杏仁　石膏　甘草　桑白皮　细茶

五味消毒饮（《医宗金鉴》）野菊花　金银花　蒲公英　紫花地丁　紫背天葵子

不换金正气散（《太平惠民和剂局方》）苍术　厚朴　陈皮　甘草　藿香　半夏

止痉散（经验方）全蝎　蜈蚣　天麻　僵蚕

少腹逐瘀汤（《医林改错》）小茴香　炒干姜　元胡　没药　当归　川芎　肉桂　赤芍　蒲黄　五灵脂

牛黄夺命散（《幼幼集成》）白牵牛　黑牵牛　大黄　槟榔

牛黄清心丸（《痘疹世医心法》）牛黄　黄芩　黄连　山栀　郁金　朱砂

丹栀逍遥散（《内科摘要》）柴胡　当归　白芍　白术　茯苓　甘草　薄荷　生姜　丹皮　山栀

匀气散（《医宗金鉴》）陈皮　桔梗　炮姜　砂仁　木香　炙甘草　红枣

乌药散（《小儿药证直诀》）乌药　白芍　香附　高良姜

乌梅丸（《伤寒论》）乌梅　细辛　干姜　川椒　黄连　黄柏　桂枝　附子　人参　当归

六一散（《伤寒标本》　滑石　生甘草

六君子汤（《世医得效方》）人参　白术　茯苓　甘草　陈皮　半夏

六味地黄丸（《小儿药证直诀》）熟地　山茱萸　山药　茯苓　泽泻　丹皮

五画

玉女煎（《景岳全书》）石膏　熟地　牛膝　知母　麦冬

玉屏风散（《医方类聚》）防风　黄芪　白术

玉真散（《外科正宗》）防风　南星　白芷　天麻　羌活　白附子

甘麦大枣汤（《金匮要略》）甘草　小麦　大枣

甘露消毒丹（《医效秘传》）滑石　淡黄芩　茵陈　藿香　连翘　石菖蒲　白蔻　薄荷　木通　射干　川贝母

石斛夜光丸（《原机启微》）天门冬　人参　茯苓　麦门冬　熟地黄　生地黄　菟丝子　菊花　草决明　杏仁　干山药　枸杞子　牛膝　五味子　白蒺藜　石斛　肉苁蓉　川芎　炙甘草　枳壳　青葙子　防风　川黄连　水牛角　羚羊角

左归丸（《景岳全书》）熟地　山药　山茱萸　枸杞子　菟丝子　鹿角胶　龟板胶　牛膝

左金丸（《丹溪心法》）黄连　吴萸

右归丸（《景岳全书》）熟地黄　山药　山茱萸　枸杞子　鹿角胶　菟丝子　杜仲　当归　肉桂　制附子

龙骨散（验方）龙骨　枯矾

龙胆泻肝汤（《太平惠民和剂局方》）龙胆草　黄芩　栀子　泽泻　木通　车前子　当归　生地黄　柴胡　甘草

归脾汤（《正体类要》）白术　当归　白茯苓　黄芪　龙眼肉　远志　木通　酸枣仁　木香　甘草　人参

四逆汤（《伤寒论》）甘草　干姜　附子

四神丸（《内科摘要》）补骨脂　肉豆蔻　吴茱萸　五味子　生姜　大枣

四君子汤（《太平惠民和剂局方》）白术　茯苓　人参　甘草

生脉散（《医学启源》）麦冬　五味子　人参

失笑散（《太平惠民和剂局方》）五灵脂　蒲黄

白虎汤（《伤寒论》）石膏　知母　粳米　甘草

白头翁汤（《伤寒论》）白头翁　秦皮　黄芩　黄柏

白虎加人参汤（《伤寒论》）人参　石膏　知母　甘草　粳米

瓜蒌薤白半夏汤（《金匮要略》）瓜蒌实　薤白　半夏　白酒

加味六味地黄丸（《医宗金鉴》）熟地黄　山药　山萸肉　牡丹皮　茯苓　泽泻　鹿茸　五加皮　麝香

六　画

至宝丹（《苏沈良方》）犀角（用水牛角代）　朱砂　雄黄　玳瑁　琥珀　麝香　冰片　牛黄　安息香　金箔　银箔

当归四逆汤（《伤寒论》）当归　桂枝　芍药　细辛　甘草　通草　大枣

朱砂安神丸（《内外伤辨惑论》）川连　生地　当归　甘草　辰砂

竹叶石膏汤（《伤寒论》）竹叶　石膏　半夏　麦门冬　人参　甘草　粳米

华盖散（《太平惠民和剂局方》）麻黄　杏仁　甘草　桑白皮　紫苏子　赤茯苓　陈皮

血府逐瘀汤（《医林改错》）当归　生地黄　牛膝　红花　桃仁　柴胡　枳壳　赤芍　川芎　桔梗　甘草

行军散（《霍乱论》）牛黄　麝香　珍珠　冰片　硼砂　雄黄　火硝　金箔

交泰丸（《韩氏医通》）川连　桂心

安宫牛黄丸（《温病条辨》）牛黄　郁金　犀角（用水牛角代）　黄连　山栀　朱砂　雄黄　冰片　麝香　珍珠　黄芩

羊肝丸（《证治准绳》）羊肝　砂仁　豆蔻

异功散（《小儿药证直诀》）人参　白术　茯苓　陈皮　甘草

导赤散（《小儿药证直诀》）生地黄　竹叶　木通　甘草

防己黄芪汤（《金匮要略》）防己　甘草　白术　黄芪　生姜　大枣

防己茯苓汤（《金匮要略》）防己　黄芪　桂枝　茯苓　甘草

七 画

麦味地黄丸（《寿世保元》）生地黄 山茱萸 山药 茯苓 牡丹皮 泽泻 五味子 麦门冬

远志丸（《济生方》）远志 菖蒲 茯神 茯苓 龙齿 人参 朱砂

苏葶丸（《医宗金鉴》）苦葶苈子 南苏子

苏合香丸（《外台秘要》）白术 青木香 水牛角 香附子 朱砂 诃黎勒 白檀香 安息香 沉香 麝香 丁香 荜茇 龙脑 苏合香油 薰陆香

苏子降气汤（《丹溪心法》）苏子 半夏 当归 陈皮 甘草 前胡 厚朴 枳实

杞菊地黄丸（《医级》）生地黄 山茱萸 茯苓 山药 丹皮 泽泻 枸杞子 菊花

连翘败毒散（《医方集解》）黑荆芥 炒防风 金银花 连翘 生甘草 前胡 柴胡 川芎 枳壳 桔梗 茯苓 薄荷 生姜 羌活 独活

牡蛎散（《太平惠民和剂局方》）煅牡蛎 黄芪 麻黄根 浮小麦

沙参麦冬汤（《温病条辨》）沙参 麦冬 玉竹 桑叶 甘草 天花粉 白扁豆

补中益气汤（《脾胃论》）黄芪 人参 白术 甘草 当归 陈皮 升麻 柴胡 生姜 大枣

补阳还五汤（《医林改错》）黄芪 当归 赤芍 川芎 地龙干 桃仁 红花

补肾地黄丸（《医宗金鉴》）熟地 泽泻 丹皮 山萸肉 牛膝 山药 鹿茸 茯苓

附子泻心汤（《伤寒论》）附子 大黄 黄芩 黄连

附子理中汤（《三因极一病证方论》）附子 人参 干姜 甘草 白术

驱虫粉（验方）使君子 生大黄

驱绦汤（验方）南瓜子 槟榔

驱蛔承气汤（《急腹症方药新解》）大黄 芒硝 枳实 厚朴 槟榔 使君子 苦楝子

沈氏閟泉丸（《杂病源流犀烛》）黑山栀 白芍 白术 茯苓 白蔹 益智仁

八 画

青蒿鳖甲汤（《温病条辨》）青蒿 鳖甲 知母 生地 丹皮

固真汤（《证治准绳》）人参 白术 茯苓 炙甘草 黄芪 附子 肉桂 山药

知柏地黄丸（《医宗金鉴》）干地黄 牡丹皮 山萸肉 山药 泽泻 茯苓 知母 黄柏

使君子散（验方）使君子肉 甘草 吴茱萸 苦楝子

金沸草散（《南阳活人书》）金沸草 前胡 荆芥 细辛 半夏 茯苓 甘草 生姜 大枣

金匮肾气丸（《金匮要略》）干地黄 山药 山茱萸 泽泻 茯苓 炮附子 桂枝

肥儿丸（《医宗金鉴》）麦芽 胡黄连 人参 白术 茯苓 黄连 使君子 神曲 炒山楂 炙甘草 芦荟

炙甘草汤（《伤寒论》）炙甘草 大枣 阿胶 生姜 人参 生地 桂枝 麦冬 麻仁

定喘汤（《摄生众妙方》）白果　麻黄　苏子　甘草　款冬花　杏仁　桑皮　黄芩　法半夏

定痫丸（《医学心悟》）天麻　川贝　胆星　半夏　陈皮　茯苓　茯神　丹参　麦冬　菖蒲　远志　全蝎　僵蚕　琥珀　辰砂　竹沥　姜汁　甘草

实脾饮（《济生方》）白术　茯苓　大腹皮　木瓜　厚朴　木香　草果仁　附子　干姜　甘草　生姜　大枣

河车八味丸（《幼幼集成》）紫河车　地黄　丹皮　大枣　茯苓　泽泻　山药　麦冬　五味子　肉桂　熟附片　鹿茸

泻心汤（《金匮要略》）大黄　黄连　黄芩

泻黄散（《小儿药证直诀》）藿香叶　山栀子仁　石膏　甘草　防风

泻心导赤散（《医宗金鉴》）生地　木通　黄连　甘草梢

参附汤（《世医得效方》）人参　附子

参蛤散（《济生方》）人参　蛤蚧

参苓白术散（《太平惠民和剂局方》）人参　茯苓　白术　桔梗　山药　甘草　白扁豆　莲肉　砂仁　薏苡仁

参附龙牡救逆汤（验方）人参　附子　龙骨　牡蛎　白芍　炙甘草

贯众汤（验方）贯众　苦楝根皮　土荆芥　紫苏

九　画

胃苓汤（《丹溪心法》）苍术　陈皮　川朴　甘草　茯苓　猪苓　白术　泽泻　桂枝

荆防败毒散（《摄生众妙方》）荆芥　防风　羌活　独活　柴胡　川芎　枳壳　茯苓　甘草　桔梗　前胡

茵陈蒿汤（《伤寒论》）茵陈　栀子　大黄

茵陈理中汤（《张氏医通》）茵陈　党参　干姜　白术　甘草

茜根散（《景岳全书》）茜草根　黄芩　阿胶　侧柏叶　生地　甘草

枳实导滞丸（《内外伤辨惑论》）大黄　枳实　黄芩　黄连　神曲　白术　茯苓　泽泻

栀子豉汤（《伤寒论》）栀子　豆豉

香砂平胃散（《医宗金鉴》）香附　苍术　陈皮　厚朴　砂仁　山楂肉　神曲　麦芽　枳壳　白芍　甘草

保元汤（《博爱心鉴》）人参　黄芪　甘草　肉桂

保和丸（《丹溪心法》）山楂　神曲　半夏　茯苓　陈皮　连翘　莱菔子

追虫丸（《普济方》）雷丸　白芜荑　槟榔　使君子　白术　黑牵牛　大黄　当归

独参汤（《十药神书》）人参

养脏散（《医宗金鉴》）当归　沉香　木香　肉桂　川芎　丁香

养胃增液汤（经验方）石斛　乌梅　沙参　玉竹　白芍　甘草

宣毒发表汤（《痘疹仁端录》）升麻　葛根　枳壳　防风　荆芥　薄荷　木通　连翘　牛蒡子　竹叶　甘草　前胡　桔梗　杏仁

济生肾气丸（《严氏济生方》）附子　白茯苓　泽泻　山萸肉　山药　车前子　丹皮　牛膝　官桂　熟地黄

神犀丹（《医效秘传》）犀角（用水牛角代）　石菖蒲　黄芩　生地　金银花　连翘　板蓝根　豆豉　玄参　天花粉　紫草　金汁

十　画

都气丸（《医宗己任编》）熟地黄　山药　山茱萸　茯苓　泽泻　丹皮　五味子

柴葛解肌汤（《伤寒六书》）柴胡　葛根　黄芩　石膏　芍药　羌活　白芷　桔梗　生甘草　生姜　大枣

桂枝汤（《伤寒论》）桂枝　芍药　生姜　甘草　大枣

桂枝加龙骨牡蛎汤（《金匮要略》）桂枝　芍药　生姜　甘草　大枣　龙骨　牡蛎

桂枝甘草龙骨牡蛎汤（《伤寒论》）桂枝　甘草　龙骨　牡蛎

桃仁承气汤（《伤寒论》）桃仁　大黄　甘草　桂枝　芒硝

桃红四物汤（《医宗金鉴》）当归　川芎　桃仁　红花　芍药　地黄

真武汤（《伤寒论》）茯苓　芍药　白术　生姜　附子

逐寒荡惊汤（《福幼编》）胡椒　炮姜　肉桂　丁香　灶心土

透疹凉解汤（经验方）桑叶　甘菊　薄荷　连翘　牛蒡子　赤芍　蝉蜕　紫花地丁　黄连　藏红花

健脾丸（《证治准绳》）人参　白术　茯苓　甘草　陈皮　麦芽　山楂　神曲　黄连　木香　砂仁　山药　肉蔻

射干麻黄汤（《金匮要略》）射干　麻黄　细辛　五味子　紫菀　款冬花　半夏　大枣　生姜

益脾镇惊散（《医宗金鉴》）人参　白术　茯苓　朱砂　钩藤　炙甘草　灯心

资生健脾丸（《先醒斋医学广笔记》）人参　白术　茯苓　扁豆　陈皮　山药　甘草　莲子肉　苡仁　砂仁　桔梗　藿香　橘红　黄连　泽泻　芡实　山楂　麦芽　白豆蔻

凉膈散（《太平惠民和剂局方》）大黄　芒硝　甘草　栀子　黄芩　薄荷　连翘　竹叶　白蜜

凉营清气汤（《喉痧症治概要》）水牛角　鲜石斛　山栀　丹皮　鲜生地　薄荷　川连　赤芍　玄参　石膏　甘草　连翘　竹叶　茅根　芦根　金汁

消乳丸（《证治准绳》）香附　神曲　麦芽　陈皮　砂仁　炙甘草

海藻玉壶汤（《医宗金鉴》）海藻　海带　昆布　半夏　陈皮　青皮　连翘　象贝　当归　川芎　独活　甘草

涤痰汤（《严氏易简归一方》）半夏　陈皮　甘草　竹茹　枳实　生姜　胆星　人参　菖蒲

调元散（《活幼心书》）人参　茯苓　茯神　白术　白芍　熟地　当归　黄芪　川芎　甘草　石菖蒲　山药

通窍活血汤（《医林改错》）赤芍　川芎　桃仁　红花　红枣　生姜　麝香　大葱

桑菊饮（《温病条辨》）杏仁　连翘　薄荷　桑叶　菊花　苦桔梗　甘草　苇根

桑白皮汤（《景岳全书》）桑白皮　半夏　苏子　杏仁　贝母　黄芩　黄连　山栀

十一画

理中丸（《伤寒论》）人参　干姜　白术　甘草

黄连温胆汤（《六因条辨》）半夏　陈皮　竹茹　枳实　茯苓　炙甘草　大枣　黄连

黄连解毒汤（《肘后方》）黄连　黄柏　黄芩　栀子

黄芪桂枝五物汤（《金匮要略》）黄芪　桂枝　芍药　当归　炙甘草　大枣

菟丝子散（《医宗必读》）菟丝子　鸡内金　肉苁蓉　牡蛎　附子　五味子

银翘散（《温病条辨》）金银花，连翘　竹叶　荆芥　牛蒡子　薄荷　豆豉　甘草　桔梗　芦根

麻黄汤（《伤寒论》）麻黄　桂枝　杏仁　甘草

麻杏石甘汤（《伤寒论》）麻黄　杏仁　石膏　甘草

麻黄连翘赤小豆汤（《伤寒论》）麻黄　连翘　赤小豆　杏仁　生梓白皮　生姜　大枣　炙甘草

羚角钩藤汤（《通俗伤寒论》）羚羊角片　霜桑叶　川贝母　鲜生地　钩藤　滁菊花　茯神　白芍　甘草　竹茹

清络饮（《温病条辨》）鲜荷叶边　西瓜翠衣　鲜金银花　鲜扁豆花　鲜竹叶心　丝瓜皮

清营汤（《温病条辨》）犀角（用水牛角代）　生地　玄参　竹叶　金银花　连翘　黄连　丹参　麦冬

清肝达郁汤（《重订通俗伤寒论》）焦山栀　白芍　归须　柴胡　丹皮　炙草　橘白　薄荷　菊花　鲜青橘叶

清金化痰汤（《东病广要》引《统旨方》）黄芩　山栀　桑白皮　知母　瓜蒌仁　贝母　麦冬　桔梗　甘草　橘红　茯苓

清胃解毒汤（《痘疹传心录》）当归　黄连　生地黄　天花粉　连翘　升麻　牡丹皮　赤芍药

清咽下痰汤（经验方）玄参　桔梗　甘草　牛蒡子　贝母　瓜蒌　射干　荆芥　马兜铃

清热泻脾散（《医宗金鉴》）栀子　石膏　黄连　生地黄　黄芩　茯苓　灯心

清暑益气汤（《温热经纬》）西洋参　麦冬　知母　甘草　竹叶　黄连　石斛　荷梗　鲜西瓜翠衣　粳米

清解透表汤（经验方）西河柳　蝉蜕　葛根　升麻　紫草根　桑叶　菊花　甘草　牛蒡子　金银花　连翘

清瘟败毒饮（《疫疹一得》）生石膏　生地黄　犀角（用水牛角代）　黄连　栀子　桔梗　黄芩　知母　赤芍　玄参　连翘　甘草　丹皮　鲜竹叶

猪苓汤（《伤寒论》）猪苓　茯苓　泽泻　滑石　阿胶

十二画

琥珀抱龙丸（《活幼心书》）琥珀 天竺黄 檀香 人参 茯苓 粉草 枳壳 枳实 朱砂 山药 南星 金箔

越婢加术汤（《金匮要略》）麻黄 石膏 甘草 大枣 白术 生姜

葛根黄芩黄连汤（《伤寒论》）葛根 黄芩 黄连

葱豉汤（《肘后备急方》）葱白 豆豉

葶苈大枣泻肺汤（《金匮要略》）葶苈子 大枣

紫雪丹（《太平惠民和剂局方》）滑石 石膏 寒水石 磁石 羚羊角 木香 犀角（用水牛角代） 沉香 丁香 升麻 玄参 甘草 朴硝 硝石 辰砂 麝香 金箔

普济消毒饮（《景岳全书》）黄芩 黄连 橘红 玄参 生甘草 连翘 牛蒡子 板蓝根 马勃 白僵蚕 升麻 柴胡 桔梗

温胆汤（《世医得效方》）半夏 竹茹 枳实 陈皮 炙甘草 茯苓 人参

温下清上汤（验方）附子 黄连 磁石 蛤粉 天花粉 补骨脂 覆盆子 菟丝子 桑螵蛸 白莲须

犀角地黄汤（《备急千金要方》）犀角（用水牛角代） 生地 丹皮 芍药

犀角消毒饮（《医宗金鉴》）防风 牛蒡子 荆芥 犀角（用水牛角代）金银花 甘草

犀地清络饮（《重订通俗伤寒论》）犀角 牡丹皮 连翘 赤芍 生地 桃仁 竹沥 生姜 菖蒲

缓肝理脾汤（《医宗金鉴》）桂枝 人参 茯苓 白术 白芍 陈皮 山药 扁豆 炙甘草 煨姜 大枣

疏凿饮子（《太平惠民和剂局方》）商陆 泽泻 槟榔 椒目 赤豆 羌活 云苓皮 生姜皮 秦艽 木通 大腹皮

十三画

槐花散（《本事方》）槐花 侧柏叶 荆芥穗 枳壳

解肝煎（《景岳全书》）紫苏叶 白芍 陈皮 半夏 厚朴 茯苓 砂仁 生姜

解肌透痧汤（《喉痧证治概要》）荆芥 牛蒡子 蝉蜕 浮萍 僵蚕 射干 豆豉 马勃 葛根 甘草 桔梗 前胡 连翘 竹茹

新加香薷饮（《温病条辨》）香薷 金银花 鲜扁豆花 厚朴 连翘

碧玉散（《宣明论方》）滑石 甘草 青黛

十四画

磁朱丸（《千金方》）磁石 朱砂 神曲

缩泉丸（《校注妇人良方》）益智仁 台乌药 山药

十五画以上

增液汤（《温病条辨》）生地　玄参　麦冬

镇惊丸（《医宗金鉴》）茯神　麦冬　朱砂　远志　石菖蒲　枣仁　牛黄　黄连　钩藤　珍珠　胆南星　天竺黄　犀角（用水牛角代）　甘草

藿香正气散（《太平惠民和剂局方》）藿香　紫苏　白芷　桔梗　白术　厚朴　半夏曲　大腹皮　茯苓　陈皮　甘草　生姜　大枣

撮风散（《证治准绳》）蜈蚣　钩藤　蝎尾　朱砂　麝香　僵蚕　竹沥

囊虫丸（《全国中成药产品集》）雷丸　干漆炭　桃仁　水蛭　五灵脂　丹皮　大黄　芫花　白僵蚕　茯苓　橘红　生川乌　黄连

七、常用中成药

二　画

二冬膏：天门冬　麦门冬

十全大补丸：党参　白术　茯苓　甘草　当归　川芎　白芍　熟地黄　黄芪　肉桂

人参归脾丸：人参　苡仁　远志　甘草　白术　黄芪　当归　木香　茯苓　龙眼肉

三　画

三黄片：黄连　黄芩　大黄

大山楂丸：山楂　六神曲　麦芽

大补阴丸：熟地黄　知母　黄柏　龟甲　猪脊髓

川芎嗪注射液：川芎嗪

小儿化毒散：牛黄　珍珠　雄黄　大黄　黄连　甘草　天花粉　川贝母　赤芍　乳香　没药　冰片

小儿回春丸：防风　羌活　雄黄　牛黄　天竺黄　川贝母　胆南星　麝香　冰片　朱砂　蛇含石　天麻　钩藤　全蝎　僵蚕　白附子　甘草

小儿金丹片：胆南星　橘红　羌活　前胡　天麻　防风　葛根　大青叶　山川柳　玄参（去皮）　甘草　生地　钩藤　木通　枳壳　牛蒡子　桔梗　赤芍　川贝母（去心）朱砂粉　冰片粉　清半夏　羚羊角粉　犀角粉　薄荷冰　荆芥穗

小儿香橘丹（丸）：苍术　白术　茯苓　甘草　山药　白扁豆　薏苡仁　莲子肉　泽泻　陈皮　砂仁　木香　法半夏　香附　枳实　厚朴　六神曲　麦芽　山楂

小儿消炎栓：金银花　连翘　黄芩

小儿健脾丸：人参　白术　炙甘草　山药　莲子　扁豆　木香　草豆蔻　陈皮　青皮　神曲　麦芽　谷芽　山楂　芡实　苡仁　当归　枳壳

小儿羚羊散：羚羊角　水牛角浓缩粉　人工牛黄　黄连　金银花　连翘　西河柳　牛蒡子　葛根　浮萍　紫草　赤芍　天竺黄　川贝　朱砂　冰片　甘草

小儿紫草丸：紫草 西河柳 升麻 羌活 菊花 金银花 地丁 青黛 雄黄 制乳香 没药 牛黄 玄参 朱砂 琥珀 石决明 梅片 浙贝 核桃仁 甘草

小儿生血糖浆：大枣 山药 熟地等

小儿清肺颗粒：茯苓 半夏 川贝 百部 黄芩 胆南星 白前 石膏 沉香

小儿宝泰康颗粒：连翘 浙贝母 蒲公英 桑叶 生地黄 竹叶 柴胡 玄参 马兰 桔梗 莱菔子 紫草 甘草

小儿宣肺止咳颗粒：麻黄 竹叶 防风 黄芩 桔梗 白芥子 苦杏仁 南葶苈子 马兰 黄芪 山药 山楂 甘草

小儿热速清口服液：柴胡 黄芩 板蓝根 葛根 水牛角 连翘 大黄

小儿清热解毒口服液：金银花 连翘 黄芩 栀子 知母 生地 石膏 玄参 板蓝根 麦冬

小青龙口服液：麻黄 桂枝 芍药 甘草 干姜 细辛 半夏 五味子

四 画

开窍通关散：牙皂 雄黄 细辛 蟾蜍 麝香 冰片等

元胡止痛片：醋制元胡索 白芷

云南白药：参三七等

木香槟榔丸：木香 槟榔 枳壳 陈皮 青皮 香附 三棱 莪术 黄连 黄柏 大黄 牵牛子 芒硝

五子衍宗丸：枸杞子 菟丝子 覆盆子 五味子 车前子

五福化毒丹：连翘 犀角（用水牛角代） 黄连 玄参 生地 赤芍 青黛 桔梗 炒牛蒡子 芒硝

午时茶颗粒：苍术 柴胡 羌活 防风 白芷 川芎 藿香 前胡 连翘 陈皮 山楂 枳实 炒麦芽 甘草 炒六神曲 桔梗 紫苏叶 厚朴 红茶

牛黄清心丸：牛黄 当归 川芎 甘草 山药 黄芩 苦杏仁 大豆黄卷 大枣 白术 茯苓 桔梗 防风 柴胡 阿胶 干姜 白芍 人参 六神曲 肉桂 麦冬 白蔹 蒲黄 麝香 冰片 水牛角粉 羚羊角 朱砂 雄黄

牛黄解毒片：牛黄 雄黄 石膏 大黄 黄芩 桔梗 冰片 甘草

牛黄镇惊丸：牛黄 全蝎 僵蚕 珍珠 麝香 朱砂 雄黄 天麻 钩藤 防风 琥珀 胆南星 白附子 半夏 天竺黄 冰片 薄荷 甘草

化虫丸：玄明粉 大黄 雷丸 槟榔 苦楝皮 芜荑 牵牛子 使君子 鹤虱

化积口服液：茯苓 莪术 雷丸 海螵蛸 三棱 红花 鸡内金 槟榔 鹤虱 使君子

丹参滴丸：丹参

丹参注射液：丹参

丹栀逍遥丸：柴胡 当归 白芍 茯苓 白术 甘草 薄荷 丹皮 栀子

乌鸡白凤丸：乌鸡 鹿角胶 鳖甲 牡蛎 桑螵蛸 人参 黄芪 当归 白芍 香附 天冬 甘草 生地黄 熟地黄 川芎 银柴胡 丹参 山药 芡实 鹿角霜

六神丸：人工牛黄　蟾酥　珍珠　冰片　麝香　雄黄粉　百草霜

六味地黄丸：熟地黄　山茱萸　牡丹皮　山药　茯苓　泽泻

孔圣枕中丹：龟板　龙骨　远志　菖蒲等

双黄连口服液：黄芩　金银花　连翘

双黄连注射液（粉针剂）：黄芩　金银花　连翘

五　画

玉枢丹（紫金锭）：麝香　雄黄　山慈菇　千金子霜　红大戟　朱砂　五倍子

玉屏风颗粒：黄芪　白术　防风

玉屏风口服液：黄芪　白术　防风

龙胆泻肝丸（片）：龙胆草　柴胡　黄芩　栀子　泽泻　木通　车前子　当归　地黄　甘草

龙牡壮骨颗粒：党参　茯苓　白术　龙骨　牡蛎　龟板　黄芪　山药　五味子　麦冬

归脾丸：党参　白术　黄芪　甘草　茯苓　远志　酸枣仁　龙眼肉　当归　木香　大枣

生脉注射液：红参　麦冬

生脉饮口服液：人参　麦冬　五味子

半夏露：生半夏　枇杷叶　远志　紫菀　麻黄　甘草　桔梗

宁血糖浆：花生衣

六　画

西瓜霜：西瓜　硝石　芒硝　冰片

百令胶囊：发酵虫草菌粉

如意金黄散（金黄散）：姜黄　大黄　黄柏　苍术　厚朴　陈皮　甘草　生胆南星　白芷　天花粉

至宝丹：牛黄　麝香　水牛角粉　玳瑁等

当归龙荟片：当归　龙胆　芦荟　青黛　栀子　黄连　黄芩　黄柏　大黄　木香　麝香

血康口服液：肿节风等

冰硼散：冰片　硼砂　朱砂　玄明粉

安宫牛黄丸（散）：牛黄　水牛角浓缩粉　麝香　珍珠　朱砂　雄黄　黄连　黄芩　栀子　郁金　冰片

七　画

杞菊地黄丸：枸杞子　菊花　熟地黄　山茱萸　丹皮　山药　茯苓　泽泻

医痫丸：白附子　天南星　半夏　猪牙皂　僵蚕　乌梢蛇　蜈蚣　全蝎　白矾　雄黄　朱砂

抗病毒口服液：板蓝根　石膏　芦根　生地　藿香　连翘等

局方至宝丹：犀角（用水牛角代） 牛黄 玳瑁 麝香 朱砂 雄黄 琥珀 安息香 冰片

附子理中丸：附子 党参 白术 干姜 甘草

纯阳正气丸：藿香 半夏 木香 陈皮 丁香 肉桂 苍术 白术 茯苓 朱砂 硝石 硼砂 雄黄 金礞石 麝香 冰片

八 画

板蓝根颗粒：板蓝根

肾康宁片：黄芪 锁阳 丹参 茯苓 泽泻 附子 益母草 山药

肾炎消肿片：桂枝 泽泻 陈皮 苍术 大腹皮 南五加皮 茯苓 淡姜皮 西瓜皮 益母草 黄柏等

肾炎清热片：白茅根 连翘 杏仁 大腹皮 蒲公英 泽泻 茯苓皮 桂枝 车前子 蝉蜕 赤小豆 生石膏等

罗汉果止咳糖浆：罗汉果 百部 杏仁 北沙参 白前 桑白皮 枇杷叶 桔梗 薄荷油

知柏地黄丸：知母 黄柏 熟地黄 山茱萸 牡丹皮 山药 茯苓 泽泻

使君子丸：使君子 制南星 槟榔

肥儿丸：肉豆蔻 木香 六神曲 炒麦芽 胡黄连 槟榔 使君子仁

鱼腥草注射液：鱼腥草

河车大造丸：紫河车 熟地黄 天冬 麦冬 杜仲 牛膝 黄柏 制龟甲

泻青丸：龙胆草 栀子 大黄 羌活 防风 当归 川芎

参附注射液：人参 附子

参麦注射液：人参 麦冬

九 画

茵陈五苓丸：茵陈 泽泻 茯苓 猪苓 白术 肉桂

茵栀黄注射液：茵陈 山栀子 黄芩苷

枳实导滞丸：枳实 大黄 黄连 黄芩 六神曲 白术 茯苓 泽泻

柏子养心丸：柏子仁 党参 黄芪 川芎 当归 茯苓 远志 酸枣仁 肉桂 五味子 半夏曲 炙甘草

哮喘颗粒：麻黄 石膏粉 白果 前胡 桑白皮 旋覆梗 半夏 大青叶 平地木 甘草 砂糖

香砂养胃丸：白术 厚朴 木香 砂仁 陈皮 茯苓 半夏 香附 枳实 藿香 甘草

复方鹧鸪菜散：鹧鸪菜等

复方丹参注射液：丹参 降香

脉络宁注射液：玄参 牛膝 红花 党参 石斛 金银花 炮山甲等

急支糖浆：炙麻黄 野荞麦根 四季青 前胡等

养阴清肺口服液：生地黄　川贝母　甘草

穿琥宁注射液：穿心莲内酯

济生肾气丸：熟地黄　山茱萸　牡丹皮　山药　茯苓　泽泻　肉桂　附子　牛膝　车前子

十　画

珠黄散：珍珠　牛黄

桂龙喘咳宁：桂枝　龙骨　牡蛎　瓜蒌皮　半夏　黄连等

健儿清解液：金银花　陈皮　连翘　山楂　菊花　杏仁

健脾八珍膏：党参（炒）　茯苓　薏仁（炒）　芡实　陈皮　白术（炒）　白扁豆（炒）　山药（炒）　莲子　粳米（炒）

健脾生血颗粒：黄芪　党参　茯苓　白术　鸡内金　大枣　硫酸亚铁等

十一画

蛇胆川贝液：三蛇胆汁　杂蛇胆汁　川贝母　杏仁水　蜂蜜　薄荷脑

银黄片（口服液）：金银花　黄芩提取物

羚羊清肺液：羚羊角　川贝　川军　甘草　朱砂　青礞石　黄芩　牛黄　生石膏

清开灵颗粒：胆酸　去氧胆酸　水牛角　珍珠母　黄芩　金银花　栀子　板蓝根

清开灵注射液：水牛角　黄芩苷　珍珠粉　栀子　板蓝根　金银花　胆酸

清胃黄连丸：黄连　石膏　桔梗　甘草　知母　玄参　地黄　牡丹皮　天花粉　连翘　栀子　黄柏　黄芩　赤芍

清热化滞颗粒：大黄　大青叶　北寒水石　焦麦芽　焦山楂　焦槟榔　草豆蔻　广藿香　薄荷　化橘红　前胡

清热解毒口服液：金银花　连翘　黄芩　栀子　知母　生地黄　石膏　玄参　板蓝根　麦冬

十二画

琥珀抱龙丸：琥珀　天竺黄　檀香　党参　茯苓　甘草　山药　枳壳　枳实　胆南星　朱砂　牛黄

琥珀镇惊丸：琥珀　麝香　僵蚕　浙贝母　牛黄　珍珠　朱砂　雄黄　胆星　橘红　法半夏　天麻　钩藤　全蝎　麦冬　天竺黄等

越鞠丸：香附子　川芎　山栀　苍术　神曲

葛根芩连微丸：葛根　黄芩　黄连　炙甘草

紫金锭（玉枢丹）：山慈菇　红大戟　千金子霜　五倍子　麝香　朱砂　雄黄

紫雪丹：石膏　寒水石　滑石　磁石　玄参　木香　沉香　升麻　甘草　丁香　芒硝　水牛角浓缩粉　羚羊角　麝香　朱砂

猴枣散：猴枣　羚羊角　贝母　天竺黄　礞石　伽楠香　月石　麝香

强肾片：鹿茸　人参茎叶皂苷　熟地　山药　山茱萸　茯苓　丹皮　泽泻　补骨脂　杜仲　枸杞子　桑椹子　益母草　丹参

十三画

雷公藤多苷片：雷公藤总苷类

锡类散：冰片　珍珠　人工牛黄　象牙屑　人指甲

腮腺炎片：大青叶　板蓝根　连翘　夏枯草　蒲公英　牛黄

十四画

静灵口服液：熟地　淮山药　山茱萸　丹皮　茯苓　泽泻　石菖蒲　远志　龙齿　知母　黄柏等

赛金化毒散：大黄　黄连　人工牛黄　珍珠（飞）　朱砂（飞）　雄黄（飞）　乳香（制）

没药（制）　赤芍　冰片　川贝　天花粉　甘草

缩泉丸：益智仁　乌药　山药

十五画以上

醒脑静：麝香　冰片　黄连　郁金　栀子　黄芩

藿香正气液：苍术　陈皮　厚朴　白芷　茯苓　大腹皮　生半夏　甘草浸膏　藿香油　苏叶油

囊虫丸：雷丸　干漆　桃仁　水蛭　五灵脂　牡丹皮　大黄　芫花　僵蚕　茯苓　橘红　生川乌　黄连

鹭鸶咳丸（鹭鸶涎丸）：鹭鸶涎　牛蒡子　栀子　生石膏　天花粉